Nursing of Stomatology

口腔护理学

（第四版）

主　编　赵佛容　毕小琴

副主编　邓立梅　林　洁　曾琪芸

编　委　（以姓氏笔画为序）

邓立梅　四川大学华西口腔医院

王　鸣　首都医科大学附属北京口腔医院

王春丽　北京大学口腔医院

古文珍　中山大学光华口腔医学院附属口腔医院

毕小琴　四川大学华西口腔医院

李秀娥　北京大学口腔医院

林　洁　四川大学华西口腔医院

赵佛容　四川大学华西口腔医院

袁卫军　上海交通大学医学院附属第九人民医院

高玉琴　中国医科大学附属口腔医学院

徐庆鸿　四川大学华西口腔医院

徐佑兰　武汉大学口腔医院

鲁　喆　四川大学华西口腔医院

曾琪芸　四川西南航空职业学院

其他编写者　（以姓氏笔画为序）

王玉静　王　静　王璧霞　左　珺　冯　婷　张玉革　李　丽
陈丽先　辛利琼　张宗骊　吴　玲　李　晶　郑佳丽　宣　岩
高晓彦　梁　彦　龚彩霞　熊茂婧

復旦大學 出版社

· 内 容 简 介 ·

　　《口腔护理学》已经第四次修订，其内容更加丰富，既突出了专业特色，又互有联系与照应，结构层次清晰，突出了以病人健康为中心的护理理念。全书共有10章。第一章绪论，概述了口腔护理的发展、工作任务及工作特点，并介绍了口腔解剖生理基础及一般口腔检查技能和口腔四手操作技术。第二章介绍了龋齿、牙周疾病及口腔癌的流行病学与预防，阐述了临床口腔预防保健基本技术及护理，以及特殊人群(儿童、孕产妇、老年人、残疾人)的口腔健康保健，体现了全生命周期的口腔预防保健理念。第三~九章，仍以护理程序为主线，分别介绍了口腔各专科疾病的护理和专科常用材料、器械、药物的使用，以及各专科的常规护理。新增了第八章口腔常见急救护理处置，剖析了口腔诊疗及非诊疗的急救，以及突发意外的原因、对策及紧急救治。新增口腔颌面外科日间手术病人的护理一节，介绍了口腔颌面外科日间手术的管理、流程及护理等知识。第十章针对口腔医院感染的特点，阐明了口腔医院感染管理的重要性、原则与措施。

　　本书既可作为高等口腔护理学的教材，又可作为临床护师、医师以及口腔医学院校师生的教学参考用书。

序 一

《口腔护理学》一书即将出版，应主编之邀作序。常言道："三分医疗，七分护理。"医护本是一个同舟共济、合作共事的团队；医护一家，救死扶伤又是共同的宗旨。为此，当欣然从命。

多年来，我国的护理专业一直是以中等教育为主。随着医疗卫生事业的发展，为适应卫生健康的高标准、高要求，近年来护理专业已由中等教育向高等教育发展，不少医学院校已设立高等护理系或护理学院，显示了我国的护理教育正逐步向发达国家的护理专业教育看齐，逐步过渡。为了培养高素质、高水平的护理人才，教材是教学的重要基础。为口腔医学护理专业而正式出版的《口腔护理学》教材在国内可能还是第一本。这是一个明显的进步，也是全面提高我国护理专业教育水平的一个新起点。

医学是一个十分广泛的概念。口腔医学是医学中一门与基础医学、临床医学、公共卫生学平行的一级学科。从历史上看，口腔医学是在 17 世纪中叶从临床医学的外科学系统中分化出来和逐渐形成的。口腔医学既有医学的共性，同时又具有与其他医学一级学科的不同特点。据此，口腔护理学也是护理学中的一门特色学科。这本教材不仅是培养口腔护理专业人才的主要蓝本，也可作为今后非口腔专业护理人才培养和进修护理人员的重要教学参考书。

本书的作者来自全国几大口腔医学院校，均为多年从事口腔护理工作的经验丰富的专家。书中涵盖了目前全部口腔医学的护理内容，突出了口腔护理的特色，同时还简介了口腔颌面部常见疾病的有关诊治内容，应是一本有较高水平的教科书。本书的出版有利于今后培养高级口腔护理专业人才，特别是培养口腔内科、口腔修复科、口腔正畸科等专业的护理人员。

　　本书填补了我国口腔护理高等教育教材的空白，在此表示热烈的祝贺和诚挚的谢意！

中国工程院院士

上海交通大学医学院附属第九人民医院教授

邱蔚六

2004 年 1 月

序　二

　　口腔护理学是护理学与口腔医学紧密结合的一门新学科，既要求具有护理学的基础理论和基本实践的内容，又突出口腔医学的专业特点和特殊的专科护理技能。口腔护理学为口腔医学的发展增添了新的内容，使口腔医学与临床医学的交融更有深度和广度。

　　长期以来，我国对口腔护理专科人才的培养力度不够，口腔专科护理人才奇缺，问题的关键是缺乏与国际接轨、具有中国特色的口腔专科护理人才的培养体系和教材。由四川大学华西口腔医院护理部主任、硕士研究生导师赵佛容教授主编，全国多个著名口腔医院的专家合作编写的《口腔护理学》，为口腔护理学科的发展和人才培养作出了突出的贡献。为适应快速发展的护理学和满足人才对新理论、新技术的迫切需求，作者对《口腔护理学》进行了修订再版，突出介绍了整体护理新理念、口腔专科护理新进展及护理诊断新方法等全新的护理学知识，使全书内容更加新颖，更加符合口腔医学对护理的需求。《口腔护理学》（第四版）既可作为口腔护理学的专业教材，也能作为口腔科护理人员继续教育的教材。

四川大学华西口腔医学院

周学东

2022 年 7 月

前　言

　　随着现代化工业发展的进程及健康中国战略的提出,人民群众对口腔健康的需求日益增强,口腔医学的发展日新月异,新业务、新技术、新材料层出不穷,这对口腔护理专业提出了更新、更高的要求,以适应口腔医学的快速发展。《口腔护理学》一书问世 20 年来,深受广大有志于口腔护理专业服务的学生和口腔护理人员的厚爱。为了满足广大读者的需求与口腔专业发展、专业人才培养的要求,我们对《口腔护理学》教材第三版进行了修订。第四版《口腔护理学》教材有如下 5 个特点。

　　1. 突出口腔专科"三基"　各章节以简练的文字介绍了口腔专业护士必备的基本理论、基础知识与基本技能,铺垫与夯实了口腔专业护理的临床应用基础。

　　2. 突出以病人为中心的整体护理理念　全书以护理程序为框架,详细介绍了口腔疾病病人的护理,充分体现了整体护理理论在口腔护理临床应用中的可及性、科学性与严谨性,更进一步地展现了护理人文关怀精神在口腔护理中的应用。

　　3. 以问题为导向的学习　临床专业各章节以案例导入开始,提出相关护理问题,引导学生带着问题积极学习、思考、解惑,以期提高学生学习兴趣与效果,培养护士的临床思维。

　　4. 护理内容与口腔医疗的发展紧密契合　在口腔医疗新业务、新技术的临床应用基础上,第四版教材删减了不常用的、淘汰的材料、药物、器具,并增添、更新了相关内容。比如,口腔急救护理处理、口腔颌面外科日间手术病人的护理等。同时,介绍了护理新业务、新技术。

5. 指导学生学习,检验学习效果 为方便学生自学,提升学习应用能力,本教材仍配有同步的《口腔护理学习指导与习题》,以助其自学自检,夯实专业理论。

《口腔护理学》教材的再版并呈现给学生和广大读者,凝聚了编者们的智慧和辛劳,展现了编者们严谨、认真、科学的工作作风和对口腔护理专业发展的竭心尽力之精神。在此表示最诚挚的感谢! 对参编单位给予的大力支持一并致以谢意!

由于时间原因与编者水平的局限,书中有缺点与不足,疏漏之处,还望广大读者批评指正。

赵佛容　毕小琴

2022 年 7 月

目 录

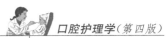

第一章

绪 论

【学习目标】

1. 掌握口腔的解剖生理、口腔四手操作技术、口腔器械的传递与交换。
2. 熟悉口腔护理工作的任务和特点。
3. 了解口腔护理发展史。
4. 能运用所学知识在口腔四手操作中传递与交换器械。

口腔护理学是研究维护与增进人类口腔健康的护理理论、操作技术及其发展规律的应用科学,是运用科学思维的方法,整体认识护理学研究对象,逐渐形成自己特有的理论和实践体系,从而形成的一门独立的学科。

第一节　口腔护理学的发展

口腔护理学是一门年轻的学科,属于临床护理学的一个分支。本学科从护理学的角度观察口腔健康状况和疾病状态,紧密联系临床护理实践,运用护理程序及护理学的理论与技术,协同医师做好各种口腔治疗及护理工作,促使其从疾病状态向健康状态转化。

一、古代口腔护理的发展

口腔护理学是由牙医学逐渐发展而来的。自从有了人类,就有了口腔疾患,也就有了护理活动。在原始社会中,我们祖先为了生活和生存,在与疾病斗争中逐步积累了不少护理知识。例如,遇有伤患会用舌头舔或涂抹唾液;外伤时会用溪水冲洗血污,防止感染;为解除病痛,将舐、吸、压、揉、打等方法施于患处。这些救护行为是人类口腔护理活动的原型。

公元前约 1400 年,在商朝武丁时代的甲骨文中就出现了口腔疾病的文字记载,如"口疾""齿疾""舌疾"等。由此可见,口齿病是我国古代的常见疾病。公元前 1100 年的西周时期,《礼记·内则》中记载的"鸡初鸣,咸盥漱",说明当时已有每天清晨漱口的卫生习惯。公元前 500 年,简帛医书中《养生方》曾记载:"朝夕啄齿不龋。""鸡鸣时叩齿 30 下,长行无齿虫,令人齿坚。""叩齿百遍,咽唾三次,常数行子,用齿不痛,发不白。"从中可看出,古人对牙齿的按摩保健、维护口腔功能已积累了丰富的经验。公元前 215 年,汉代司马迁编著的《史记·扁鹊仓公列传》中记载:"得之风,食而不漱。"指出不注意口腔卫生是发病的根本原因。公元 25 年,《金丹全书》记载:"今人漱齿每以早晨,是倒置也。凡一日饮食之毒,积于齿缝,当于夜晚洗刷,则污垢尽去,齿自不坏。故云晨漱不如夜漱,此善于养齿者。"公元 317 年,东晋释法显撰《佛国记》有"沙祇国南门道东,佛在此嚼杨枝"的记载,杨枝即指当时的牙刷。唐朝医书《千金方》对口腔脓肿早有切开引流的记述。公元 900 年,晚唐敦煌壁画《劳度叉斗圣图》中有一幅描写着剃头、刮脸及用手指揩齿的《揩齿图》,这是我国现存的一幅最早有关口腔卫生的绘图。

牙刷也是我国很早就发明的,在 1956 年出土的辽驸马卫国墓的陪葬品里,发现了两把骨制的牙刷柄,它们的形状和现代的牙刷很相似,刷头植毛部分为两排,共有 8 个孔,孔部上下相通,毛束之间均有相等的间隔,时间在公元 9～11 世纪,这是我国现存的最早的牙刷实物。

公元 1150 年,《济生方》中有治疗口腔内肿瘤的记载:"恶疮生上腭,初发如莲花痔,根蒂小而下垂,及大。治法以勾刀决断其根,烧铁器七八分赤,烙之以上止血;次以雄黄、轻粉、粉霜、香白芷、白蔹为散敷其上,令病人侧卧,以槐枝作枕,支其牙颌间,勿令口合。一两时许疮瘢定,令病人自便。"可见,当时口齿外科已较发达,对肿瘤的症状、手术方法及止血方法记载详细,并提出了术后应采取的卧位及颌面部术后的护理方法。公元 1330 年,忽思慧著《饮膳正要》是我国第一部营养学专书,有"清旦用盐刷牙,牙无齿疾""食盐温水漱口,令人无齿疾、口臭"的记载。公元 1578 年,李时珍著《本草纲目》记载有:"柳枝去风消肿止痛,其嫩枝削为牙杖,剔齿甚妙。"公元 1742 年,清代吴谦编著的《医宗金鉴》一书是我国医学丛书中最完备的一种,其中记载了口腔及牙齿疾病治疗及护理,例如,用冰硼散治疗鹅口疮,护理面部诸骨的外伤骨折。这些是我国口腔护理学最初思想和实践,至今仍是口腔护理和用药护理的指导文献。

二、近代口腔护理的发展

近代护理学的发展主要从南丁格尔时代开始,这是护理学发展的一个重要转折点。南丁格尔作为近代护理学与护士教育的创始人,为护理成为一门学科、一种专业作出了杰出贡献。她强调新鲜空气、舒适和安静的环境对病人恢复健康的重要性,提出了公共卫生的护理思想,重视病人生理及心理护理,并发展了自己独特的护理环境学说。自 1841 年开始,由于科技发展及现代治疗手段的提高,随着医学的出现,护理专业化的趋势越来越明显,专科护士受到欢迎。

18～19 世纪,机械、化学工业的发展为口腔疾患治疗提供了较理想的手段。以研究和治疗龋齿、牙周疾病,修复牙列缺失、缺损为主要内容的口腔学科初具雏形,在其发展的同时,涉及口腔预防、口腔护理等方面也有了论证。19 世纪中叶,被誉为牙科之父的法国牙医福查德(Fauchard)出版了《外科牙医学》,使牙医学知识更加系统化,从而奠定了牙科作为一门临床学科的基础。1889 年,世界牙科医学会议在巴黎召开。1911 年,西方牙医学传入我国,英、美、法、日、俄相继在我国开办牙医诊所和牙医学校,为中国积累了口腔医学人才,同时培养了口腔专科护士。1928 年,华西协和大学牙医学院第一幢牙科楼竣工,为口腔学科的发展奠定了基础。我国近代第一部由司徒博编著的《齿科医学全书》于 1929 年 1 月出版。1930 年《家庭口腔卫生学》出版,这是我国早期的牙医学科普读物,为口腔医学护理奠定了实践的理论基础。但是,自鸦片战争以来,我国长期处于帝国主义侵略和内部战乱,牙医学的发展极为缓慢,口腔护理学的发展几乎停滞。

三、现代口腔护理的发展

新中国成立以来,随着口腔医学的发展,口腔护理学亦有了相应的发展。20世纪50年代初,我国对口腔医学教育机构进行了调整,先后在四川、北京、上海等地有关医学院校相继成立了口腔医学系,使口腔学科的设置更趋向合理,口腔专科医师、口腔专科护士陆续出现,此时为牙医学师资积累阶段和口腔专科护士培养阶段。1954年出版了我国第一套口腔教材,并确定了我国口腔医学的培养目标。1957年,卫生部召开了全国口腔科学研究规划会议,决定将龋病、牙周病以及口腔颌面缺损畸形与发育畸形作为3个重点研究题目,部分口腔专科护士也参加到此项调研之中。50年代后期,我国采用苏联的口腔医学教学模式,将一些相关的口腔临床学科合并,分为口腔内科、口腔外科和口腔矫形三大临床学科。随着口腔医学专业的分科及发展,口腔护理专业的分科也作了相应调整,出现口腔内科、口腔外科和口腔矫形科的专科护士,并在临床护理实践中制订和补充了口腔专科护理常规,推动了口腔护理事业的发展。1963年,中华医学会在成都召开了首届全国口腔科学术会议,此次会议的论文除涉及口腔医疗的内容外,还涉及口腔预防及护理内容。"文革"期间,口腔医疗、护理、教学、科研和师资培养均受到影响。1978年以来,随着国家的对外开放,口腔医学进入了快速发展时期,同时口腔护理也得到了相应的发展。1982年,由饶立本、熊志忠主编的《口腔护理》一书正式出版,从而确立了口腔专科护士的雏形。目前,世界卫生组织(WHO)把龋齿列为世界范围内重点防治的疾病之一,我国把每年9月20日定为全国爱牙日。以此为契机,在全国开展了广泛的口腔健康教育活动,对人们的口腔健康意识与行为培养起到了重要作用。为了提高口腔专科护士的理论与技能,保证口腔护理事业不断发展,北京大学口腔医院、四川大学华西口腔医院等院校开设了口腔护理大专班、中专班,为口腔护理事业培养了一批专科护理人才。1990年,中华护理学会口腔护理专业委员会正式成立,结合专科及发展要求,制订了远期和近期学术活动计划,使口腔专科护理学术活动能够有计划、有目的地开展起来。2007年,吉林大学、四川大学培养了口腔临床护理方向的护理硕士研究生。现在,越来越多的院校开始培养护理博士研究生,我国已形成了多层次、多渠道的口腔护理学历教育体系。

四、口腔护理发展趋势

随着医学模式的改变,社会大众对口腔卫生服务的需求不断增加,高质量、高技能的口腔服务模式,培养21世纪需要的高级护理人才,将成为发展的方向。

1. 护理教育

为适应护理事业的发展,1984年1月教育部、卫生部联合召开了全国高等护理专业教育座谈会,提出多层次、多规格的护理教育要求。从此,口腔专科护理教育提到了议事日程,多层次、多元化的护理教育体系相继出现,形成以高等护理教育为主流的口腔护理大专、本科、硕士、博士等专科护理教育体系,口腔护理继续教育也应运而生。

2. 护理实践

WHO提出"在2000年人人享有健康保健"的目标,开展以"整体人的健康为中心的护理"成为当代护理学发展趋势。口腔专科护理通过几十年的实践,已形成了一套从理论到实践的具有专科特色的口腔护理基础知识与专科技能,口腔专科护士的工作内容与范畴亦在不断延伸与拓展。随着社会经济与文化的发展,人们越来越重视对口腔疾病的预防和保健,口腔护理模式也适应其发展趋势,护理工作的场所已逐渐由医院扩展到家庭、社区;工作内容由单纯的"椅旁护理"转变为"四手操作"技术;护理模式从以疾病为中心的护理服务转至以人的健康为中心的整体护理。护士从协助口腔疾病的治疗转向口腔疾病的预防,倡导口腔健康行为习惯与生活方式,提供口腔卫生咨询,使其防患于未然,以达到不治而治的目的,尽早实现"人人拥有一副健康牙齿""人人享有口腔卫生保健"的目标。

3. 护理科研

口腔护理学研究的目标是维护人类口腔健康。研究的内容是口腔护理理论、知识技能及发展规律,以及口腔健康保健知识和方法,让口腔护士为人们提供更好的口腔护理服务,提高人们的生活质量。为适应社会进步和科技发展的需要,加强口腔护理科研是促进口腔护理发展的迫切任务。

4. 护理管理

口腔护理学不仅具有医学特征,还具有独立和日趋完整的护理相关理论体系。经过改革开放和加入 WTO 等历程,以病人为中心的护理服务已成为口腔护理管理者的理念。随着人们爱牙意识的增强,以及口腔保健预防工作的展开,口腔疾病谱发生了改变,口腔护理标准化、科学化、现代化的管理模式已经形成。口腔护理质量保障体系的建立及完善将成为管理的重点,促进口腔护理的专业化、科学化、规范化、程序化和信息化是现代口腔护理管理的方向。

第二节　口腔护理工作的任务及特点

21 世纪,人们更注重生活质量和生存质量,口腔健康的概念及口腔卫生的需求发生了转变,新的口腔健康模式为"预防口腔疾病,保护和维护自身完好的牙颌系统,建立良好的口腔卫生习惯,增长自我口腔保健能力"。因而,正确运用口腔护理知识以满足个体、社区和社会的需求是口腔护士的责任和义务,提高口腔护理质量将成为护理服务的方向。

一、口腔护理工作的任务

口腔专科护士应掌握基本的服务艺术,将口腔服务扩展到社区和社会,完成从口腔疾病治疗至口腔疾病预防,最终达到促进口腔健康的目的,以满足人民群众生理、心理和社会的需求。口腔护理工作的主要任务包括以下 5 个方面。

（1）心理护理　随着社会的进步和发展,人们的生活节奏和生活压力也随之加大,有些病人可能因为口腔疾病出现一系列心理方面的问题。这就需要口腔专科护士使用所掌握的口腔护理专科知识和心理护理知识,为病人提供心理方面的咨询、疏导和治疗,解除病人的痛苦,从而最大限度地满足健康需求。

（2）减轻疼痛　口腔专科护士应以整体观评估、分析和满足病人生理、心理和社会的需求,帮助各类人群减轻口腔疾患带来的身心痛苦,确保他们得到及时必要的诊治。

（3）维护健康　向社区各类人群提供不同年龄阶段的口腔预防保健服务，实施健康教育，以帮助改变不良行为，达到良好的口腔健康功能，有效保存健康牙列，维持口腔结构；宣传普及口腔预防保健知识，让人们充分认识口腔健康在维持机体健康中的作用，帮助人们取得并维护最佳程度的口腔健康状态，达到控制口腔疾病、促进健康长寿的目的。

（4）预防疾病　随着医学模式的转变，护理模式也发生了相应的变化。WHO 对现代人的 10 条健康标准中，对口腔卫生的要求是"牙齿清洁，无龋洞，无感染，牙龈颜色正常，无出血现象"。因而，口腔护理的服务应延伸至个人、家庭、人群和社会，口腔护理工作的任务将扩大到对病人群体、个体、社会，乃至从疾病到健康的全过程。护士将成为医师及其他保健人员平等的合作者，从而提高全民的口腔健康水平。

（5）促进康复　口腔专科护士应用所学的专业知识及技能，为病人提供口腔保健及服务，开展健康教育，纠正病人不良的口腔卫生习惯及生活方式，有针对性地采取口腔护理干预措施，提供综合性的整体口腔保健医疗，达到促进口腔健康、预防口腔疾病和恢复口腔功能的目的。

二、口腔护理工作的特点

口腔护理将口腔医学与护理学有机地结合在一起，既强调口腔疾病的预防，又强调口腔疾病的护理，最终达到促进和维护口腔健康的目的。其 5 个特点如下。

（1）口腔护理工作贯穿于病人就诊的全过程　从病人的分诊、导诊、协助医生治疗到诊后的健康指导，口腔专科护士以病人为中心，实行全程无缝护理服务。

（2）口腔护理工作专科特性强　口腔疾患位于头颈、颌面及口腔内，其邻近解剖结构复杂，颌面部损伤及口腔疾患易致呼吸道阻塞，导致窒息，危及病人生命。口腔门诊诊疗工作须借助多种设备和器械，使用不同种类的材料以及消毒用品。因此，护士除须掌握普通的基础护理知识及技能以外，还须掌握口腔专科基础理论及口腔专科护理技能，才能与医师密切协作，为病人提供满意的护理服务。

（3）口腔专科护士在医院物流管理中承担着重要作用　口腔治疗时所需的卫生材料品种繁多，性质各异，大小不一，使用的仪器和材料件小，但价格高，需要特殊和常规保养。保证治疗所需的卫生材料的齐备、到位及设备物资的性能工作状态良好，是确保完成治疗与保证质量的前提。护理人员应强化管理意识，加强责任心，做好护理工作中的物流管理，为医院成本及效益分析提供科学的依据。

（4）口腔诊疗工作中医护配合紧密　在口腔疾患的诊治中，护士不但要保证治疗所用的器械、药物、设备、材料到位，更须与医师配合默契，保证材料、药物、器械的准确平稳快速的传递。同时，在治疗过程中护士须密切观察病人的心理及生理状况，为口腔医师的治疗决策提供第一手资料。

（5）口腔医院感染的预防和控制贯穿于护理活动的全过程　由于口腔临床工作的特殊性，口腔疾患的各项治疗操作均在口腔内完成，病人流量大，仪器、器械使用频繁，许多精细、价格昂贵的牙科器械材料的消毒灭菌受到一定限制，病原体可经医护人员的手、空气、污染后溅出的碎屑、污染的诊疗环境传播。如果处理不当，极易导致经血液传播疾病的发生，直接影响医疗质量和病人的安全，造成医院内感染。因此，口腔医院感染的预防与控制渗透在护理工作的每一个环节。

第三节 口腔的解剖与生理

一、颌面部的应用解剖与生理

口腔颌面部是指上至发际，下达下颌骨下缘，两侧至下颌支后缘的部位。它是机体的主要显露部分，由颌骨、颞下颌关节、唾液腺及周围软组织构成，具有咀嚼、消化、呼吸、吞咽、言语及表情等功能。

口腔颌面部按解剖区域可分为额部、眼眶部、眶下部、颧部、鼻部、口唇部、颏部、颊部、腮腺咬肌部、耳部、颞部、颏下部、颌下部、颈部，如图 1-1 所示。

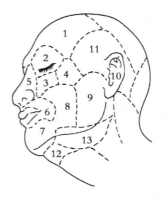

图 1-1 颌面部解剖分区

注：1. 额部；2. 眼眶部；3. 眶下部；4. 颧部；5. 鼻部；6. 口唇部；7. 颏部；8. 颊部；9. 腮腺咬肌部；10. 耳部；11. 颞部；12. 颏下部；13. 颌下部

（一）上颌骨

上颌骨位于颜面中部，如图 1-2 所示，左右各一，互相对称，参与眼眶底、口腔顶、鼻腔底

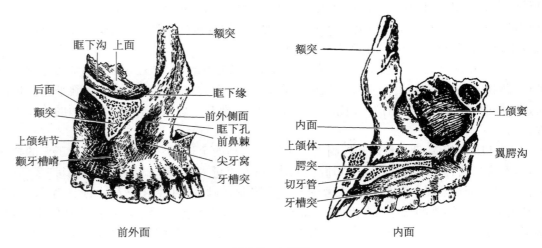

图 1-2 上颌骨

前外面（标注：眶下沟、上面、额突、眶下缘、后面、前外侧面、眶下孔、颧突、前鼻棘、上颌结节、尖牙窝、颧牙槽嵴、牙槽突）

内面（标注：额突、上颌窦、内面、上颌体、腭突、翼腭沟、切牙管、牙槽突）

及侧壁、颞下窝和翼腭窝、翼上颌裂及眶下裂的构成。其解剖形态极不规则,分为一体(上颌骨体)和四突(额突、颧突、牙槽突、腭突)。

1. 上颌骨体

上颌骨体是上颌骨的主体,分为前外、后、上、内 4 个面。

(1)前外面 又称为脸面,上界为眶下缘,下方移行于牙槽突。在眶下缘中点下方 0.6～1 cm 处有椭圆形的眶下孔,孔内有眶下神经、血管通过。眶下孔的下方,尖牙与双尖牙(前磨牙)的上方骨面有一深窝,称为尖牙窝。此处骨质甚薄,上颌窦手术常由此开窗进入窦内,上前牙根端感染常向此处蔓延。

(2)后面 又称为颞下面,参与颞下窝及翼腭窝前壁的构成。该面与前外面之间的颧牙槽嵴,在面部与口腔前庭均可扪及,为上牙槽后神经麻醉的重要标志。后面中部有数个小孔,称为牙槽孔,向下导入上颌窦后壁的牙槽管,此管有上牙槽后神经和血管通过。上牙槽后神经阻滞麻醉时,麻药由此注入。后面之下部有粗糙圆形隆起,称为上颌结节,为翼内肌浅头的起始处。其上方有 2～3 个小骨孔,上牙槽后神经和血管通过这些小孔进入颌骨内。

(3)上面 又称为眶面,构成眶下壁的大部分,光滑,呈三角形。其后份中部眶下沟,向前、内、下通眶下管,该管以眶下孔开口于上颌体的前外面。上牙槽前、中神经分别由眶下管的前与后部发出。眶面骨质很薄,上颌窦的恶性肿瘤可破坏眶下壁侵入眶内,使眼球突出移位。

(4)内面 又称为鼻面,构成鼻腔外侧壁。有一三角形的上颌窦裂孔通向鼻腔的中鼻道。施行上颌窦根治术和上颌骨囊肿摘除时,可在鼻道开窗引流。

2. 上颌骨四突

(1)额突 为一坚韧骨片,自上颌体的前内上部突向后上方,其上、前、后缘分别与额骨、鼻骨和泪骨连接。

(2)颧突 为三角形,伸向外上与颧骨连接,向下至第一磨牙部分形成颧牙槽嵴。

(3)牙槽突 又称为牙槽骨。自上颌体向下方伸出,系上颌骨包围牙根周围的突起部分,厚而质松,其前部较薄,后部较厚,两侧牙槽突在正中线结合形成铁蹄形的牙槽骨弓。牙槽突容纳牙根的深窝称为牙槽窝,牙槽窝的形态、大小、数目和深度与所窝纳的牙根相适应。尖牙的牙槽窝最深,磨牙的牙槽窝最大,牙槽窝的游离缘为牙槽嵴。两牙之间的牙槽骨称为牙槽间隔,容纳分叉牙根之间的牙槽骨称为牙根间隔。牙槽骨内、外骨板由骨密质构成,中间夹有骨松质。一般上颌骨牙槽窝的唇侧、颊侧骨板均较腭侧骨板薄。上颌第一磨牙颊侧骨板因有颧牙槽嵴而使之增厚,上颌第三磨牙牙根远中面牙槽骨骨质疏松。了解牙槽窝的骨板厚薄关系,有利于拔牙时的脱位运动。

(4)腭突 为水平骨板,在上颌体与牙槽突的移行处伸向内侧,与对侧腭突在正中线相接,形成腭正中缝,参与构成口腔顶及鼻腔底。上颌体内的空腔为上颌窦,窦腔为锥体形,周壁骨质菲薄。上颌窦的下壁与上颌双尖牙和磨牙的根尖较近,若有感染易侵入上颌窦内可引起牙源性上颌窦炎,故拔除牙齿时应注意避免将牙根推入上颌窦内。

上颌骨为内腔宽大的拱形结构,一旦遭受较大暴力,常易造成上颌骨与邻骨的骨折,可累及颅脑。上颌骨血液供应极为丰富,主要来自颌内动脉的分支并且相互吻合,故抗感染能力强,若发生骨折较易愈合。

(二)下颌骨

下颌骨是颌面部骨中唯一可活动的骨骼,两侧对称。在中线联合呈马蹄形。分为水平部分的下颌体和垂直部分的下颌支,如图 1-3 所示。

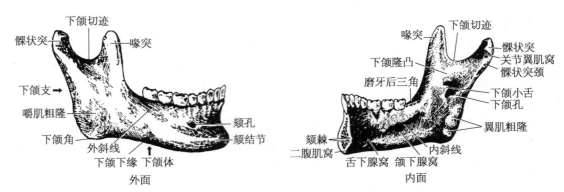

图 1-3　下颌骨

1. 下颌体

下颌体呈弓形,可分为内、外两面以及牙槽突和下缘。

(1) 外面　正中有骨嵴称为正中联合。在正中联合两旁近下颌骨下缘处,左右各有一隆起,称为颏结节。在下颌第二前磨牙下方或第一、二前磨牙之间的下方,下颌骨上、下缘之间的稍上方有颏孔,孔内有颏神经和血管通过。颏孔的位置可随年龄的增长而逐渐上移或后移。颏神经麻醉在颏孔注射时应注意此方向。

(2) 内面　近中线处有上下两对突起,称为上颏棘和下颏棘,分别有颏舌肌及颏舌骨肌附着。颏棘下方斜向后上与外斜线相适应的骨嵴为内斜嵴,下颌舌骨肌起始于此,故又称为下颌舌骨线。内斜嵴上方、颏棘两侧有舌下腺窝,与舌下腺相邻。内斜线下方,中线两侧近下颌骨下缘处有不明显的卵圆形陷窝,称为二腹肌窝。二腹肌窝后上方有下颌下腺窝与下颌下腺相连。

(3) 牙槽突　下颌骨牙槽突与上颌骨牙槽突相似,其内外骨板均由较厚的骨密质构成。除切牙区外,很少有小孔通向其内的骨松质。下颌拔牙及牙槽骨手术时,除切牙区可采用浸润麻醉外,一般均采用阻滞麻醉。

(4) 下缘　外形圆钝,骨质致密而厚,较长于上缘。为下颌骨最坚实处。下颌骨下缘常作为颈部的上界及下颌下区切口的有关标志。

2. 下颌支

下颌支为一垂直的略呈长方形骨板,可分为喙突、髁状突及内外两面。

(1) 喙突　或称为肌突,呈扁三角形,有颞肌与咬肌附着。颧骨骨折时,骨折片可压迫喙突,影响下颌运动。

(2) 髁状突　或称为关节突,分髁、颈两部分。髁上有关节面,与颞下颌关节盘相邻。髁状突下部缩小,称为髁状突颈。颈下部前方有小凹陷,称为关节翼肌窝。喙突和髁状突间借"U"形的下颌切迹分隔。髁状突是下颌骨的主要生长中心之一,在下颌骨发育完成前遭受损伤或破坏,可影响下颌骨的发育,导致颌面部畸形。

(3) 内面　其中央稍偏后上方处有呈漏斗形骨孔,为下颌孔,孔前方有锐薄的小骨,为下颌小舌,为翼内肌的附着处。孔后上方有下颌神经沟,下牙槽神经和血管通过此沟进入下颌孔。

（4）外面　外面上中部突起为下颌支外侧隆突。行下颌支手术时以下颌支外侧隆突为标志，保护下牙槽血管和神经。

下颌骨为颌面部诸骨中体积最大、面积最广、位置最为突出者，下颌骨的正中联合、颏孔区、下颌角、髁状突颈部等为其最薄弱处，为骨折的好发部位。

下颌骨的血液供应主要来自下牙槽动脉，血运较上颌骨差，因此，骨折愈合较上颌骨缓慢，骨髓炎发生率亦较上颌骨多且严重。

（三）颞下颌关节

颞下颌关节由下颌骨髁突、颞骨关节窝及关节结节，以及居于两者间的关节盘、关节囊和囊内外韧带组成，主要参与咀嚼和吞咽活动，还参与言语和表情功能。在咀嚼运动时，其承受咀嚼压力可高达数十千克，具有负重功能。而在语言表达时，关节运动又极为灵活。颞下颌关节的血液供应主要来自颞浅动脉和颌内动脉，感觉由耳颞神经和嚼肌神经支配。颞下颌关节的解剖与生理特点为结构精细、功能复杂，与殆牙关系密切，为全身唯一的联动关节，是人体中最复杂的关节之一。

（四）颌面部肌肉

颌面部肌肉可分为表情肌与咀嚼肌两类，前者受三叉神经、下颌神经的前股纤维支配，后者受面神经支配。其主要功能为管理人体的咀嚼、语言、表情和吞咽动作等。

1. 表情肌

面部表情肌起自骨壁或筋膜浅面，止于皮肤。面部表情肌多薄而短小，收缩力弱，肌纤维排列成环行或放射状，主要有眼轮匝肌、口轮匝肌、上唇方肌、额肌、笑肌、三角肌和颊肌等，如图 1-4 所示。当肌纤维收缩时，可显露各种表情。由于表情肌与皮肤紧密相连，当手术或外伤切开皮肤和表情肌后，创口常裂开较大，应顺着肌纤维的走向逐渐缝合，以免形成内陷瘢痕。面部表情肌运动均由面神经支配，若面神经受到损伤，则引起表情肌瘫痪，导致面部畸形。

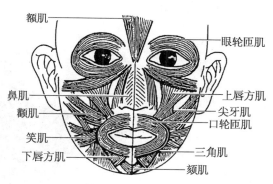

图 1-4　面部表情肌

2. 咀嚼肌

咀嚼肌主要附着在下颌骨上，管理开口、闭口和下颌骨前伸与侧方运动，可分为闭口、开口两组肌群和翼外肌。咀嚼肌运动主要由三叉神经下颌支支配。

（1）闭口肌群（升颌肌）　主要附着在下颌支上，由咬肌、颞肌和翼内肌构成。这组肌肉发达，收缩力强。作用是牵引力以向上为主，伴有向前和向内的力量。

① 咬肌：咬肌为长方形的厚肌。起自颧骨和颧弓下缘，止于下颌角和下颌支外侧面。作用是牵下颌向上前方，并参与下颌侧方运动。

② 颞肌：颞肌为扇形起于颞窝内骨面和颞深筋膜深面，止于喙突。作用是上提下颌开口，并参与下颌侧方运动。

③ 翼内肌：翼内肌是咀嚼肌中最深的一块，位于下颌支内侧面呈四边形的厚肌。作用是

上提下颌，并辅助下颌前伸和侧方运动。

（2）开口肌肌群（降颌肌）　主要附着在下颌体上，是构成口底的主要肌群。由二腹肌、下颌舌骨肌和颏舌骨肌组成。

① 二腹肌：作用是提舌骨向上或牵下颌骨向下。前腹起于上颌二腹肌凹，后腹起于颞骨乳突切迹，前、后腹在舌骨处形成中间腱，止于舌骨及其大角。

② 下颌舌骨肌：起于下颌体内侧下颌舌骨线，止于舌骨体。呈扁三角形，作用是提舌骨和口底向上，并牵引下颌骨向下。

③ 颏舌骨肌：起于下颌骨颏下棘，止于舌骨体。作用是提舌骨向前，使下颌骨下降。

3. 翼外肌

翼外肌位于颞下窝，分上、下两头。上头起于蝶骨大翼之颞下嵴及其下方的骨面，止于下颌关节盘前缘；下头起自翼外板的外面，止于髁突颈部。作用是在开口运动时牵引下颌骨前伸和侧向运动。

（五）血管

颌面部的动、静脉纵横交错，血供网络与血液循环十分丰富。

1. 动脉

颌面部的动脉来源于颈总动脉和锁骨下动脉。颈总动脉在颈部分为颈内及颈外动脉。颈内外动脉及锁骨下动脉之间都有大量血管吻合，构成密集的动脉网，因此，颌面部的血液供应非常丰富，如图 1-5 所示。

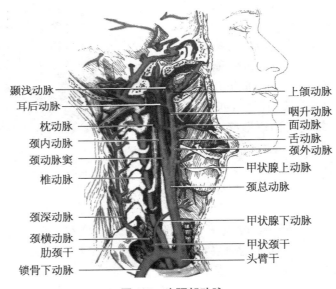

左侧标注（自上而下）：颞浅动脉、耳后动脉、枕动脉、颈内动脉、颈动脉窦、椎动脉、颈深动脉、颈横动脉、肋颈干、锁骨下动脉

右侧标注（自上而下）：上颌动脉、咽升动脉、面动脉、舌动脉、颈外动脉、甲状腺上动脉、颈总动脉、甲状腺下动脉、甲状颈干、头臂干

图 1-5　头颈部动脉

2. 静脉

口腔颌面部静脉分浅静脉和深静脉两类，静脉属支多而细，互相吻合成网，变异较多，多数静脉与同名动脉伴行。其静脉血主要通过颈内、外静脉回流至心脏。浅静脉网由面前静脉和面后静脉组成，深静脉网主要为翼静脉丛。翼静脉丛与口腔颌面各部的静脉有着广泛

交通,并可经卵圆孔网与破裂孔使血流通向颅内海绵窦。因此,颌面部感染若处理不当,感染可循静脉逆行向颅内扩散,引起海绵窦血栓性静脉炎等严重并发症,故临床上将鼻根部至两侧口角连成的三角区称为面部危险三角区。

（六）淋巴结和淋巴管

颌面的淋巴组织分布极其丰富,淋巴管组成网状结构,收纳来自口腔及颌面部不同区域的淋巴液,构成颌面部的重要防御系统,参与机体的免疫反应。在正常情况下,淋巴结与软组织硬度相似,一般不易触及。当淋巴结所收纳的范围内有炎症时,则淋巴结会肿大和疼痛。如系肿瘤侵及,淋巴结多呈无痛性肿大且硬,逐渐固定并可被触及。因此,了解淋巴结的部位、收集范围及淋巴结的状态,对临床诊断与治疗具有重要意义。

（七）神经

口腔颌面部主要的相关神经有运动神经(面神经)和感觉神经(三叉神经)。

1. 面神经

面神经又称为中间神经,为第Ⅶ对脑神经,主要是运动神经,伴有味觉和分泌神经纤维。面神经经茎乳孔出颅后进入腮腺实质内分为5支,从上而下依次为颞支、颧支、颊支、下颌缘支和颈支,支配面部表情肌的活动。面神经损伤可能导致较明显的面瘫表现。

（1）颞支 自颞面干发出后,经髁突浅面或前缘距耳屏前10～15 mm,出腮腺上缘,主要分布于额肌。当其受损伤后同侧额纹消失。

（2）颧支 由颞面干发出,自腮腺前上缘穿出后行向前上,主要分布于上、下眼轮匝肌。当其受损伤后眼睑不能闭合。

（3）颊支 由颈面干发出,或来自颞面、颈面两干,出腮腺前缘,主要分布于颊肌、上唇方肌、笑肌和口轮匝肌等。当其受损伤后鼻唇沟消失变平坦,且鼓腮无力,食物积存于颊部等。

（4）下颌缘支 自腮腺前下方穿出,向下前行于颈阔肌深面。在下颌角处位置较低,然后往上前行,越过颌外动脉和面前静脉往前上方,分布于下唇诸肌。当其受损伤后病人口角下垂、流涎。

（5）颈支 自腮腺下缘穿出,分布于颈阔肌。当其受损伤时,颈部皮纹消失,影响口角的微笑活动。

腮腺的各种病变可影响面神经各支功能,发生暂时性或永久性麻痹。在面部进行手术时,应了解面神经各分支的走行,避免损伤面神经。

2. 三叉神经

三叉神经为第Ⅴ对脑神经,是脑神经中最大的一对,如图1-6所示。起于脑桥嵴,主管颌面部的感觉和咀嚼肌的运动。自三叉神经半月神经节分出3支,即眼支、上颌支和下颌支;运动神经根较小,在感觉根的下方与下颌神经相合,组成混合神经。

（1）眼神经 属感觉神经,由眶上裂出颅,分布于眶、眼球和额部,以及鼻内部分皮肤及部分鼻黏膜。

（2）上颌神经 属感觉神经,自圆孔出颅,向前越过翼腭窝达眶下裂,再经眶下孔分为睑、鼻、唇3个末支,分布于下睑,鼻侧和上唇的皮肤和黏膜。一般将上颌神经分为4段:颅内段、翼腭窝段、眶内段和面段。其分支为颧神经、蝶神经、上牙槽后神经、眶下神经及其分支、上牙槽中神经和上牙槽前神经。

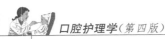

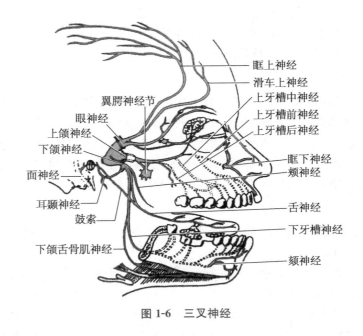

图 1-6　三叉神经

（3）下颌神经　为三叉神经半月节发出的最粗分支，属混合神经，含有感觉和运动神经纤维。下颌神经自卵圆孔出颅后，在颞下窝分为前、后两支。

（八）唾液腺

唾液腺又称为涎腺，人体的唾液腺由左、右对称的3对大的唾液腺，即腮腺、下颌下腺和舌下腺，以及分布于唇、颊、舌、腭等处黏膜下的小黏液腺构成。各有导管开口于口腔。唾液腺分泌的液体进入口腔内则称为唾液，具有湿润口腔黏膜、消化食物、调和食物、便于吞咽等作用，还与口腔清洁、抗菌、免疫和味觉功能有关。

1. 腮腺

腮腺是唾液腺中最大的一对，质地较软，呈浅黄色，重20～30 g。位于两侧耳垂前下方和颌后窝内，其分泌液主要为浆液。腮腺实质内有面神经分支穿过，在神经浅面的腮腺组织称为浅叶，呈三角形，位于耳前下方和咬肌浅面；在神经深面则称为深叶，呈小锥体形，经下颌后窝突出咽旁间隙。腮腺被致密的腮腺咬肌筋膜包裹，并被腮腺鞘分成数个小叶。当腮腺感染化脓时脓肿多分散，且疼痛较剧烈。

腮腺导管在颧弓下一横沟处，长5～7 cm，由浅叶前缘穿出，绕咬肌前缘垂直向内穿过颊肌，开口于正对上颌第二磨牙的颊黏膜上。腮腺导管在面部投影标志：耳垂到鼻翼和口角中点连线的中1/3段。腮腺有炎症时，腮腺管口表现红肿，挤压时可见炎性分泌物溢出。在面颊部手术时，注意不要损伤导管，以免导致涎瘘。

2. 下颌下腺

下颌下腺为第二对大唾液腺，重10～20 g，位于颌下三角，形似核桃。分泌液主要为浆液，含有少量黏液。颌下腺深层延长部，经下颌舌骨肌后缘进入口腔内。其导管起自深面，自下后方向前上方走行，开口于舌系带两旁的舌下肉阜。导管开口较大，常有异物进入，易被涎石堵塞而导致颌下腺炎症。

3. 舌下腺

舌下腺位于口底舌下，是最小的一对唾液腺，重3～4g。分泌液主要为黏液，含有少量浆液。其导管小而多，直接开口于口底。若导管阻塞，易形成潴留性囊肿。

二、口腔的应用解剖与生理

口腔是消化道的起端，由唇、颊、腭、口底等组织器官所组成，如图1-7所示，具有摄食、吸吮、咀嚼、味觉、消化、吞咽、语言及辅助呼吸等生理功能。当闭口时，由上下牙列、牙龈及牙槽骨将口腔分为两部分，前外侧部为口腔前庭，后内侧部为固有口腔。

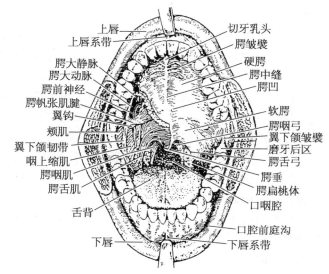

图1-7 口腔（右侧腭黏膜部分切除）

（一）口腔前庭

口腔前庭是唇、颊与牙列、牙龈及牙槽骨弓之间蹄铁形的潜在腔隙。由唇颊移行至牙槽的黏膜穹隆部，称为口腔前庭沟，是局部麻醉常用的穿刺及手术切口部位。口腔前庭沟中线的扇形或线形黏膜小皱襞为上、下唇系带。上唇系带较下唇系带明显，随着儿童年龄增长，唇系带应逐渐缩小。口腔前庭沟相当于上、下尖牙或双尖牙区的扇形黏膜皱襞为颊系带。制作义齿时，基托边缘应注意此关系，平对上颌第二磨牙牙冠的颊黏膜上的腮腺乳头为腮腺导管的开口，作腮腺造影或腮腺导管内注射治疗时，须找到此导管口。颊部脂肪组织发达，大张口时，平对上、下颌后牙颌平面间颊黏膜上有一个三角形隆起，称为颊脂垫。其尖端为颊脂垫尖，向后邻近翼下颌皱襞前缘，此尖相当于下颌孔平面，为下牙槽神经阻滞麻醉的重要标志。

1. 唇

唇的上界为鼻底，下界为颏唇沟，两侧以鼻唇沟为界。口裂将唇分为上唇和下唇，口裂两端为口角。上下唇的游离缘系皮肤与黏膜的移行区称为唇红。唇红与皮肤交界处为唇红缘，上唇中央有一纵行的浅沟，称为人中，是一急救穴位。上述解剖部位在唇裂手术以及外伤修复时，均为重要标志。供应唇部血液的上、下唇动脉来自颌外动脉，在进行唇手术时，在内侧口角区压迫此血管可止血。唇部皮肤有丰富的汗腺、皮脂腺和毛囊，为疖、痈的好发部位。

2. 颊

颊的上界为颧骨下缘，下界为下颌骨下缘，前以唇面沟、后以咬肌前缘为界。由皮肤、浅层表情肌、颊脂垫、颊肌和黏膜构成。颊的组织疏松且有弹性，若发生感染，感染灶可通过相连的蜂窝组织互相扩散。颊的血液供应主要来自面动脉、眶下动脉和面横动脉，彼此之间有众多吻合支。静脉血主要回流至面静脉。颊部的感觉由三叉神经上、下颌支支配，运动由面神经管理。

（二）固有口腔

固有口腔是口腔的主要部分，上为硬腭和软腭，下为舌和口底，前界和两侧界为上、下牙列，后界为咽门。

1. 腭

腭分隔口腔和鼻腔，参与发音、言语及吞咽等活动，分为前2/3的硬腭及后1/3的软腭两部分。

（1）硬腭　呈穹隆状，由上颌骨的腭突与腭骨水平板共同构成，覆盖以黏骨膜。硬腭中线纵行的黏膜隆起为腭中缝，腭前部中缝两侧有横向黏膜皱襞。两中切牙的腭侧有一黏膜隆起为切牙乳头，其下方为切牙孔，是鼻腭神经阻滞麻醉的进针标志。在硬腭后缘前方约0.5cm、上颌第三磨牙腭侧、腭中缝至第二磨牙腭侧缘的外中1/3处，左右各有一孔，称为腭大孔，腭前神经与血管经此孔向前走行。黏膜凹陷处为腭大孔麻醉的表面标志。

（2）软腭　呈垂幔状，向前与硬腭连接，后为游离缘。其中央伸向下方的舌状突起为腭垂（又称为悬雍垂），两侧有两个皱襞向下称为腭舌弓与腭咽弓，其间容纳腭扁桃体。软腭较厚，主要由几束小肌和腱膜所构成，表面覆盖以黏膜组织。在正常情况下，通过软腭和咽部的肌肉彼此协调运动，共同完成腭咽闭合，行使语言功能。

腭部血液主要由上颌动脉的分支腭降动脉供应，软腭尚有咽升及腭升动脉分布。静脉血流至翼丛。腭部感觉神经来自三叉神经上颌支，软腭运动主要由副神经的颅根经迷走神经咽支支配。

2. 舌

舌为口腔内重要器官，在参与言语、协助咀嚼、感受味觉和吞咽等功能活动中起着重要作用。舌上面拱起为舌背，舌前2/3为舌体部，舌后1/3为舌根部，两部以"∧"形界沟分界。界沟尖端有盲孔，为胚胎甲状舌管咽端的遗迹，此管如未消失，则可形成甲状舌管囊肿。舌由横纹肌组成，肌纤维呈纵横、上下交错排列，因而舌能前伸、后缩、卷曲等多方向活动，非常灵活。

舌前2/3遍布乳头，舌乳头可分为4种：丝状乳头、菌状乳头、轮廓乳头和叶状乳头。丝状乳头的数目最多，体积甚小，呈天鹅绒状，布于舌体上面，司一般感觉。菌状乳头的数目较少，色红，有味蕾，司味觉。轮廓乳头的体积最大，排列于界沟前方，乳头周围有深沟环绕，沟内有味蕾，司味觉。叶状乳头位于舌侧缘后部，含味蕾，司味觉。舌后1/3黏膜无乳头，但有许多结节状淋巴组织，为舌扁桃体。舌腹黏膜平滑而薄，正中有一黏膜皱襞与口底相连，称为舌系带。若舌系带过短，可造成吮吸、咀嚼及言语障碍等，可在1～2岁时行舌系带矫正术。

舌的血液供应来自舌动脉，舌后1/3有咽升动脉的分支。舌的静脉除存在与舌动脉伴行的静脉外，尚有舌下神经伴行静脉，两者向后均注入舌静脉。因舌的血液充足，运动频繁，一旦出现肿瘤易早期发生转移。

3. 口底

口底指舌体和口底黏膜以下，下颌舌骨肌和舌骨肌之上，下颌骨体内侧面与舌根之间部分，表面为黏膜覆盖。舌阜正中可见舌系带，在舌系带两侧的口底黏膜处各有一乳头状突起，为舌下肉阜，是颌下腺导管的开口。舌下肉阜两侧各有一条向后外斜行的舌下皱襞，是舌下腺的多个小导管开口。由于口底组织比较疏松，在外伤或感染时容易形成较大血肿、水肿、脓肿等，将舌推向上后方，容易造成呼吸困难或窒息，应引起警惕。行口底手术时，应注意此处的重要解剖结构，避免损伤神经和导管。

三、牙齿与牙周组织的应用解剖与生理

（一）牙的萌出及临床牙位记录方法

1. 牙的萌出

人的一生有两副牙齿，即乳牙和恒牙。

(1) 乳牙　婴儿出生后 6 个月左右牙开始萌出，约 2 岁半萌齐。正常乳牙为 20 个。自 6～7 岁乳牙开始陆续脱落，由新生的恒牙所代替。至 12～13 岁，所有的乳牙被恒牙替换完毕。乳牙保留时间最短者为 5～6 年。自婴儿出生后 6 个月左右至 6 岁左右，口腔内只有乳牙，这段时间称为乳牙列时期。自 6 岁左右至 12～13 岁期间，口腔内既有乳牙又有恒牙，称为混合牙列时期。乳牙分为乳切牙、乳尖牙和乳磨牙 3 类。

(2) 恒牙　继乳牙脱落之后的第二副牙列，脱落后再无牙齿萌出而替代之。恒牙自 6 岁左右开始萌出和替换，口腔内常见的恒牙数目为 28～32。12～13 岁以后，乳牙已全部被恒牙所替代，称为恒牙列时期。

牙的萌出有一定次序，一般左、右同名牙同时萌出。下颌牙萌出略早于上颌同名牙，同名牙女性萌出较早于男性。最先萌出的恒牙不替换乳牙。乳牙一般用罗马数字表示，恒牙用阿拉伯数字表示。

2. 临床牙位记录方法

(1) 乳牙的记录方法　例如，左侧上颌第二乳磨牙书写为|V。

						上					
	V	IV	III	II	I		I	II	III	IV	V
右											左
	V	IV	III	II	I		I	II	III	IV	V
						下	乳中切牙	乳侧切牙	乳尖牙	第一乳磨牙	第二乳磨牙

(2) 恒牙的记录方法　例如，右侧上颌第一磨牙写为 6|。

									上									
	8	7	6	5	4	3	2	1		1	2	3	4	5	6	7	8	
右																		左
	8	7	6	5	4	3	2	1		1	2	3	4	5	6	7	8	
									下	中切牙	侧切牙	尖牙	第一双尖牙	第二双尖牙	第一磨牙	第二磨牙	第三磨牙	

（二）牙的组成

牙齿又称为牙体，从外观上看，牙由牙冠、牙根及牙颈 3 个部分组成，如图 1-8 所示。

(1) 牙冠　牙体外层被牙釉质覆盖的部分。牙冠的大部分显露在口腔，牙冠与牙根以龈缘为界，称为临床牙冠。以牙颈为界的牙冠称为解剖牙冠，系牙釉质覆盖的部分。牙冠的外

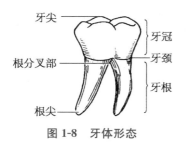

图1-8　牙体形态

表形态有5个面：唇（颊）面、舌（腭）面、近中面、远中面、咬合面，还有沟、窝、点隙等标志。

（2）牙根　牙体外层由牙骨质覆盖的部分称为牙根，是牙体的支持部分。每一根的尖端称为根尖。每个根尖都有通过牙髓血管和神经的小孔，称为根尖孔。牙根的数目和形态随功能而有所不同。切牙、尖牙用以切割和撕裂食物，为单根；磨牙用以磨细食物，功能复杂，故多为双根或三根。了解牙根的数目和形态，对拔牙手术及牙髓病的治疗具有一定的临床意义。

（3）牙颈　牙冠与牙根交界处呈一弧形曲线，称为牙颈，又名颈缘或颈线。

（4）髓腔　牙齿中央的空腔称为髓腔，冠部髓腔较宽大称为髓室，根部髓腔细小，称为根管，根的尖部有一根尖孔，是进入髓室营养牙齿的血管、淋巴管及神经的通道。

（5）𬌗面和切嵴　上、下牙齿相对发生咀嚼作用的一面称为𬌗面。上、下颌骨静止时，上、下颌牙齿发生各种不同方向的接触，这种相互接触的关系称为咬合关系。牙齿及颌骨发育异常、损伤或病变时可使牙齿排列紊乱，破坏正常的咬合关系，影响咀嚼功能。临床上常以牙列和咬合关系变化作为颌骨疾病诊断和治疗的参考依据。

（三）牙体组织

从牙体的纵剖面可见牙体由3层硬组织（牙釉质、牙骨质、牙本质）及1层软组织（牙髓）构成，如图1-9所示。

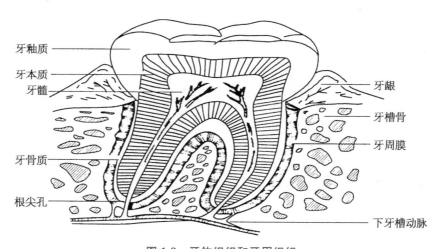

图1-9　牙体组织和牙周组织

（1）牙釉质　构成牙冠表层的半透明白色钙化组织。釉质为人体最硬的组织，其中含有96％有机盐，主要为磷酸钙及碳酸钙。牙釉质在牙尖处最厚，沟窝处较薄，牙颈部最薄。釉质没感觉，缺失后不会再生。

（2）牙骨质　构成牙根表层色泽较黄的硬组织。含有50％无机盐，其营养来自牙周膜，借以牙周膜纤维与牙槽骨紧密连接并固定牙根。牙根的炎症刺激可使牙骨质增生或吸收，往往会增加拔牙手术的困难。当牙根表面受损伤时，牙骨质可新生而有修复功能。

（3）牙本质　构成牙体的主质，位于牙釉质与牙骨质的内层。含有70％有机盐、30％有机物,硬度较牙釉质低。在其内层有一空腔,称为髓腔。牙本质内有牙髓神经末梢,是痛觉感受器。当牙本质暴露时能感受外界刺激,产生酸痛反应。

(4)牙髓 充满在髓腔中的疏松结缔组织,内含血管、神经和淋巴,其主要功能是营养牙本质,并形成继发性牙本质。牙髓内神经纤维丰富,属无髓鞘纤维,对外界刺激十分敏感,稍多刺激即可引起剧烈疼痛,但无定位功能。

(四)牙周组织

牙周组织包括牙龈、牙槽骨和牙周膜,上述组织共同完成支持牙的功能。

(1)牙龈 包围和覆盖在牙颈部及牙槽骨表面,呈浅粉红色,坚韧而富有弹性。其内与腭或舌下区、其外与牙槽黏膜相连。根据与牙齿和牙槽骨的关系,可分为游离龈、附着龈和龈乳头。牙龈边缘不与牙面附着的部分为游离龈;位于游离龈的根方、紧密附着在牙槽嵴表面的为附着龈;两牙间隙的突起部分称为龈乳头,牙龈的边缘称为龈缘。龈缘与牙颈之间的环状小沟称为龈沟,正常深度<2 mm。如龈沟过深,则表示有牙周病变。炎症或食物嵌塞时,龈乳头可肿胀、破坏或消失。

(2)牙槽骨 上、下颌骨包围和支持牙根的部分,骨质疏松,且富于弹性,是支持牙齿的重要组织。牙槽骨容纳牙根的凹窝称为牙槽窝,牙根与牙根之间的骨板称为牙槽中隔,牙槽骨的游离缘称为牙槽嵴。当牙齿脱落后,牙槽骨逐渐萎缩。牙槽骨是最易变化的骨组织,由于功能的改变而发生吸收与新生,为根周病变造成牙槽骨吸收后的重建创造条件,临床上可以用以整复牙列不齐。

(3)牙周膜 界于牙根与牙槽骨之间,由致密结缔组织构成,包括细胞、基质和纤维。将牙齿稳定地固定于牙槽窝内。牙周膜可以调节牙齿所承受的咀嚼压力,对咬合的冲撞起缓冲作用,并有形成和营养牙骨质的功能。牙周膜内有神经、血管和淋巴,具有营养牙体组织的作用。

(五)牙的功能

牙是直接行使咀嚼功能的器官,与言语、发音、保持面部的协调美观均有密切关系。食物进入口腔后,会经切牙的切割、尖牙的撕裂和前磨牙的捣碎及磨牙的磨细等系列机械加工过程,以及唾液中酶对食物的部分消化作用。可以通过咀嚼力刺激颌骨正常发育,增进牙周组织的健康。

牙、唇和舌参与发音和言语。牙的位置限定了发音时舌的活动范围,对发音的准确性和言语的清晰程度有重要影响。

由于牙及牙槽骨对面部组织的支持,并有正常的牙弓及咬合关系的配合,唇颊部丰满,面部形态正常,表情自然。若牙齿缺失或牙弓及咬合关系异常,面形也会受到影响。

(六)牙弓与𬌗关系

牙按照一定的顺序和位置排列成弓形,称为牙列(或弓)。上颌称为上牙列或上牙弓,下颌者称为下牙列或下牙弓。下颌静止时,上、下颌牙的接触称为𬌗,习惯上把这种接触关系称为𬌗关系。临床上最重要和最常用的咬合接触关系为牙尖交错𬌗。

上颌牙盖过下颌牙的水平距离称为覆盖。在正常情况下,距离在3 mm以内。上颌牙盖过下颌牙唇面、颊面的垂直距离称为覆𬌗。若在前牙盖过的部分不超过前牙唇面切缘1/3,称为正常覆𬌗。

覆盖与覆𬌗的正常生理意义：①因上牙列大于下牙列，便于下颌咀嚼运动。保持𬌗接触关系，有利于咀嚼功能的提高。②因上牙列的切缘与颊尖覆盖着下牙列的切缘与颊尖，使唇侧、颊侧软组织得到保护，而不致咬伤。

牙列异常会对面部美观、咀嚼、发音等功能产生不同程度的影响。牙齿及颌骨发育异常、病变或损伤可造成牙齿排列紊乱，破坏正常咬合关系，影响咀嚼功能。临床上常以牙列与咬合关系的变化作为颌骨疾病诊断与治疗的参考依据。

第四节　口腔及颌面部常用检查

口腔与颌面部检查是正确诊断口腔及全身疾病的重要手段，检查前应详细询问病史，既要认真检查局部病变，又要有整体观念。在口腔检查时，护士应配合医师准备好检查所需的各种物品。

一、口腔检查前的准备

1. 检查室

室内清洁、整齐、安静，应具有较充足的自然光线，如自然光线不足，必须采用灯光辅助照明，室内温、湿度应适宜。

2. 设备

合理摆放设备、器械及材料。其摆放原则应以方便医师及护士操作为宜。

3. 常用检查器械

口腔器械盘一个，内盛口镜、探针、镊子。

（1）口镜　口镜分为镜头、颈与柄3个部分，如图1-10所示。利用口镜反光与影像作用观察直视不到的部位，如牙的远中面、舌腭面等，通过口镜反光增强视野照明。此外，还可牵拉唇、颊及推压舌体，镜柄可以叩诊牙齿。

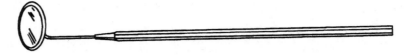

图1-10　口镜

（2）镊子　镊子分为工作头与镊柄两部分，可夹持敷料、药物、异物、器械，亦可夹持牙齿，测定其松动度，如图1-11所示。

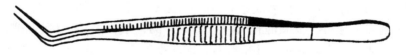

图1-11　镊子

（3）探针　探针分为2个不同形状，如图1-12所示。弯曲的工作端，一端呈弧形，另一

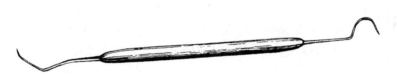

图 1-12　探针

端呈尖角形,可检查牙体点、隙、裂沟、龋洞及牙体的感觉,也可用于检查皮肤或黏膜的感觉功能。带有刻度的探针可测量牙周袋的深度。

4. 病人体位

病人坐于治疗椅上,护士应为其围好胸巾,备好检查器械一套,放好漱口杯,调整好椅位,使病人头、颈、背呈一直线,舒适,便于接受检查。同时,调节好照明灯光。检查上颌时,下牙殆面与地面呈 $45°\sim60°$ 角,检查下颌时,下牙殆面与地面大致平行。高度与医师肘部相齐,医师一般站在病人的右后方。

二、一般检查

（一）口腔一般检查

1. 口腔前庭检查

依次检查唇、颊、牙龈黏膜、唇颊沟及唇颊系带的情况。注意观察口腔黏膜有无颜色异常、质地改变,有无瘘管、新生物及溃疡;腮腺导管乳头有无红肿、溢脓,有无瘘管等。检查唇颊沟时应注意有无肿胀、压痛、糜烂,有无角化异常。检查唇颊系带时应注意其数目、形状、位置及其附着情况,对牙的位置及口腔功能有无影响。

做口腔检查时,对白假丝酵母(白念菌)感染、坏死性牙周炎和口炎、牙龈线形红斑要引起足够重视,以利于对艾滋病作出早期诊断,必要时做血清学检查,以便明确诊断。

2. 牙齿及咬合检查

（1）牙的检查　采用探针和叩诊结合的方式,明确牙体硬组织、牙周和尖周等情况,如有无龋坏、探痛、缺损、牙齿松动及叩痛等。

（2）咬合关系检查　应区别正常殆及错殆,着重检查咬合关系是否正常,以确定其有无骨折、颌骨肿瘤、颌骨畸形和颞下颌关节病变。

3. 固有口腔的检查

检查舌、腭、口咽、口底等部位的颜色、质地、形态和大小,并注意有无溃疡、新生物、畸形和缺损情况。注意观察舌、软腭、腭垂(悬雍垂)、舌腭弓、咽腭弓的运动情况并应特别注意系带附着是否正常。检查口底时应注意下颌下腺导管及其开口情况,对口底占位性病变主要借助扪诊或口内外双手合诊,应按"由后向前"顺序进行。

4. 牙齿检查

牙齿的检查方法主要有问诊、视诊、探诊、叩诊、扪诊及牙齿松动度检查。

（1）问诊　询问病人疾病发生、发展、治疗经过,既往史、家族史等,如牙病部位、疾病时间、有无放射痛等。

（2）视诊　依一定顺序,视诊观察病人的面部表情、神态、颜色、发育及营养等。首先应检查病人主诉部位,然后观察牙齿的数目、形态、色泽、牙位置、牙萌出情况、松动度、排列及哈关系。

（3）探诊　利用探诊检查和确定病变部位，探明龋的部位、深浅，牙髓反应及是否暴露，有无继发龋，充填牙的密合程度及牙周袋深度，龈下结石的分布及瘘管的方向。

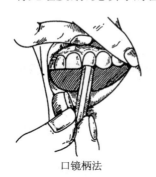

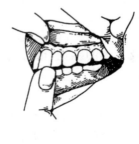

口镜柄法　　　　　　　手指法

图 1-13　牙齿的叩诊

（4）叩诊　利用口镜或镊子柄端轻轻叩击牙齿，如图 1-13 所示。应先叩正常牙作对比，以观察病人反应。叩痛的程度用轻（＋）、中（＋＋）、重（＋＋＋）表示。有根尖炎及牙周炎的患牙多有不同程度叩击痛。

（5）扪诊　用手指或器械轻压牙周组织，观察龈缘处有无溢脓，以了解牙周袋炎症情况；触诊根尖部牙龈，注意检查是否有压痛或波动感。

（6）牙齿活动度的检查　牙齿活动度是检查牙周膜和牙槽骨健康状况的重要指标。牙齿的松动度是以牙齿向唇（颊）舌（腭）侧移动幅度的总和而定。正常牙齿可以有 1 mm 幅度的活动度，超出此幅度为病理性松动。牙松动记录方法如下。

Ⅰ度松动：仅有唇（颊）舌向松动，松动幅度＜1 mm。

Ⅱ度松动：唇（颊）舌向及近远中向均有松动，松动幅度为 1～2 mm。

Ⅲ度松动：（颊）舌（腭）向、近远中向及垂直向均松动，松动幅度＞2 mm。

（二）口腔专科检查

1. 颞下颌关节检查

主要检查关节运动及功能是否正常。常用的方法是医师站在病人的前方，将双手的示指及中指的腹面分别贴放于两侧耳屏前髁状突的外侧面（下关穴处），或用两手的小指末端放在两侧的外耳道内，以拇指放在颧骨部固定，请病人做开闭口及侧方、前伸运动，以触知髁状突运动是否协调，有无杂音、滑动情况，并观察下颌运动是否正中或向一侧偏斜等。要特别注意杂音出现的时间、性质、数量，再用手指触诊髁状突前后方、喙突、乙状切迹及各咀嚼肌群的肌肉等，若有压痛可协助关节病的诊断。如翼外肌痉挛的病人在下关穴深层有压痛；关节后区损伤者其髁状突后有压痛；患有夜磨牙症者，在触压咀嚼肌或颞肌时常有酸胀或痛感等。还应检查咬颌关系是否正常，有无紊乱，有无早接触，牙齿的磨耗程度，正中关系位与正中颌位是否协调，正中接触是否平衡，义齿是否合适等。若有异常则可引起下颌关节运动不适或障碍。

2. 颌面部检查

颌面部检查主要用视诊和触诊。视诊时，首先要注意观察面部表情，意识神态，颜面部皮肤色泽、弹性、皱纹，有无瘢痕、瘘口；颜面外形左右是否对称，比例是否协调，有无突出、凹陷、畸形、肿胀、包块等。面部器官与颌面部疾病关系密切，检查时应注意检查眼睑的活动及睑裂大小、瞳孔大小和对光反射；对外伤后有耳、鼻损伤者，应注意耳、鼻缺损的部位及缺损大小，以及有无脑脊液耳漏、鼻漏。触诊时要按照颌面部分区由上到下、由外到里逐一触诊。注意病变的部位形态、大小、表面特征、硬度、浸润范围、与邻近组织的关系、活动度，以及有无压痛、波动；触诊骨组织应注意骨膨隆或肥厚的部位，骨面有无乒乓球感等。同样，淋巴结也可用触诊的方法检查,应注意淋巴结的数目、大小、硬度、活动度、压痛等,这对判断肿瘤的转移具有重要的临床意义。

3. 唾液腺的检查

唾液腺检查的重点是 3 对大唾液腺,即腮腺、颌下腺和舌下腺的检查。但是,因某些唾液腺疾病是全身性的,故不可忽视小唾液腺的检查。检查的方法如下。

(1)视诊 主要观察腺体两侧是否对称,形态大小有无变化,导管开口处有无红肿、狭窄、瘢痕和分泌物情况,特别应注意分泌物的颜色、量和性质。

(2)触诊 检查腮腺的分泌情况,采用示指、中指和无名指的指腹由后向前揉压腺体及导管,观察分泌物是否清亮,有无脓液或混浊、水样或黏稠样等。颌下腺和舌下腺的触诊要用双手触诊法,注意有无肿块及压痛。触诊导管时要了解是否有结石,导管的质地如何。

(3)探诊 唾液腺的探诊主要检查导管是否狭窄。探查导管口时要选择适当的钝头探针或注射针,操作前必须确诊导管内无结石,动作要轻柔、耐心、认真,以免损伤导管乳头或使药物注入软组织中。

4. 张口度检查

张口度采用圆规或卡尺测量上、下切牙间距离,也可用手指宽度表示。张口受限常见于翼外肌痉挛,张口过大常见于翼外肌功能亢进。记录方法如下。

(1)轻度张口受限 上、下切牙牙缘间距可置入 2 横指,2~3 cm。

(2)中度张口受限 上、下切牙切缘间距可置入 1 横指,1~2 cm。

(3)重度张口受限 上、下切牙牙缘间距不足 1 横指。

(4)完全性张口受限 完全不能张口,也称牙关紧闭。

(三)辅助检查

(1)检验检查 这是全面认识疾病的主要辅助手段,主要通过临床检验、生物化学检验、免疫学检验、细菌及血清学检验等,对颌面外科疾病的诊断、治疗及全身情况监测具有重要意义。手术前准备应进行生化和血液学检查。

(2)穿刺检查 通过穿刺抽吸肿块内容物,鉴别囊液、脓液、血液的性质,了解内容物的颜色、透明度、黏稠度等,以进一步明确诊断。

(3)活体组织检查 获取局部病变组织,做病理切片检查,可确定病变的性质、类型及分化程度,对诊断和治疗具有决定性意义。血管瘤和恶性黑色素瘤一般不做活体组织检查,以免造成肿瘤转移或大出血。

(4)涂片检查 取脓液、创面分泌物或溃疡进行涂片检查,可观察确定分泌物感染菌种及性质,必要时可做细菌培养及药敏试验,以指导临床用药。

(5)X 线检查 包括 X 线平片检查、X 线体层摄影和 X 线造影检查,以协助作出牙体、牙周组织、牙髓、尖周组织及颌骨组织疾病的诊断。

(6)温度测试 患牙通过冷、热刺激立即表现出短暂的疼痛。温度测试可帮助患牙定位及诊断牙髓炎。

(7)牙髓活力测验 主要用于检查牙髓神经末梢对电刺激的反应,了解深龋的牙髓状况,以确定治疗方案。

(8)其他 超声检查、CT、MRI、数字减影血管造影(DSA)、放射性核素发射计算机断层摄影(ECT)、放射性核素、关节内镜等各种检查,可根据病情及临床需要选择应用。

第五节 口腔四手操作技术

口腔四手操作技术是在世界工业技术不断发展及牙科设备、器械不断改革，为保护口腔医师、护士的体力及健康，逐步完善发展起来的国际标准化牙科治疗操作模式。也就是说，在口腔治疗的全过程中，医师、护士采取舒适的坐位，病人平卧在牙科综合治疗台上，医护双手（四只手）同时在口腔内进行各种操作，平稳而迅速地传递所用器械、材料，从而提高工作效率及质量。这种操作技术目前已得到了 WHO 的认可，并通过世界 pd 学会（World Society for pd Health Care）正向全世界推广。

一、四手操作技术的由来

早在 1945 年，美国 Kil Pathoric 曾经提出所谓的"四手操作"，但受当时经济形势及工业技术等原因未能付诸实践。20 世纪 50 年代初，牙科设备及器械进行了改革，随着平卧位牙科综合治疗台、高速涡轮手机和强力吸引器的出现，明显提高了口腔科的治疗效果及治疗时间。为了适应这种改革，1960 年，美国牙科医师 Beach 提出"平衡的家庭操作位"（balance home operating position with natural consistent movement，BHOP with NCM），并付诸实践，从而改变了牙科医师长期处于弯腰、扭颈的工作姿势，减少了牙科医师颈椎、腰背部疾病及精神上的疲劳，既缩短了病人就诊及治疗的时间，又提高了工作效率及质量。1985 年，Beach 在 BHOP 的基础上提出了"pd"理论。"pd"意译为"固有感觉诱导"（proprioceptive derivation），其核心观点为"以人为中心，以零为概念，以感觉为基础"。这种操作原理是通过人的本体感觉诱导，使人体的各个部位处于最自然、最舒适的状态。在这种姿势与体位下进行精细操作，既保护了医师免受不良姿势造成的损害，又保证了护士的工作效率，使治疗达到最大功效。经过长期临床实践，Beach 将这种由 pd 理论指导的牙科四手操作称为 pd 操作（pd performance），从而为口腔医护人员正确的操作姿势和体位提供了理论基础。目前，pd 理论已成为指导口腔医师正确诊疗操作的理论体系，也是指导口腔设备、器械设计的主导思想。

二、保证正常操作姿势的基本条件

口腔诊疗过程是一个极精细的操作过程，根据口腔诊疗的不同内容，在调整各自的操作体位和姿势时还需要一些必要的基本条件。

1. 操作体位的调整

操作时，医师应采取正确的体位和姿势进行操作，选择平衡舒适的体位。其整体位置的移动主要由操作点决定，保证医师的用力点与作业面的相互垂直，以达到较好的操作效果。病人则需随诊疗部位的改变调整位置，一般头部左、右侧转动的幅度不应超过 45°，以防止医师的手指、腕和臀部出现较大幅度的变化或处于强制状态。护士采用坐位，在符合生理的治疗环境中保持松弛、自然的操作体位和姿势，与医师相互配合工作。可根据诊疗内容的不同适当调整综合治疗台的高度，使病人做整体移动，以保持医师始终处于最佳操作位置。

2. 主要设备配备

（1）综合治疗台的配备　综合治疗台是口腔诊治工作的基本设备，应具备安全、舒适、高效及抗感染能力等功能。随着口腔医学的发展,新型的综合治疗台的设计更符合人体工程学原理和四手操作要求。人体最稳定和自然的体位是平卧位,因此,综合治疗台的长与宽应根据人体的身高与宽度决定,因其涉及人体体重的支点部位,因而要加一定厚度的软垫。椅座面、背靠面的机械曲度与人体生理性弯曲尽可能一致,使病人的背部、坐骨及四肢都有比较完全的支托,身体各部分的肌肉和关节均处于自然松弛状态。综合治疗台上的头托应适宜,可向上、下、前及后方移动。整个综合治疗台牙椅、椅面的硬软应适度,头靠、背靠和椅面的调节要求灵活。综合治疗台部件较多、结构复杂,主要有全方位冷光无影灯、器械台和观片灯、汽水雾三用枪、强力吸引装置等。

（2）座椅的配备　座椅是保持医师正常操作姿势与体位的重要保证。基本要求是椅位能上、下调节,有适当厚度的泡沫软垫,坐垫柔软适当,可使医师臀部完全得到支持,小腿和足有一定的空间,有利于医师更换体位。护士的用椅应高于医师座椅 10～15 cm,底盘宜宽大稳定,有可旋转的放前臂的扶手。

三、医、护、患的体位及动作

（1）医师的体位　采用平衡舒适的坐位,坐骨粗隆与股骨粗隆连线呈水平状,大腿与地面约呈 15°角,身体长轴平直,上臂垂直,肘应维持与肋接触,头部微向前倾,视线向下,两眼瞳孔的连线呈水平位,双手持在心脏水平。医师的眼与病人口腔距离为 36～46 cm。

（2）护士的体位　护士应面对医师,座位比医师高 10～15 cm,护士双脚放在座椅脚踏上,维持舒适的平衡工作位置。髋部与病人肩部平齐,大腿与地面平行。左腿靠近综合治疗台并与综合治疗台边缘平行,护士的座椅前缘应位于病人口腔的水平线上,应尽可能靠近病人,以便与医师传递交换的器械和材料,确保医师保持正确的操作姿势,减少其在精神、体力上的疲劳。

（3）病人的体位　病人采用平卧位,诊疗椅靠背呈水平或抬高 7°～15°,脊柱完全放松,头部位置舒适。当医师的头部和眼睛正确地向前倾斜时,口腔部应在医师眼睛的正下方,病人的上颌𬌗面平行于医师的身体,下颌𬌗面与医师面部相对,头部与心脏平位。病人头部必须靠于头托端部。

四、医、护、患的位置关系

在实施 pd 操作时,医师、护士和病人要有其各自的互不干扰的工作区域和空间,以保证通畅的工作线路和密切的相互配合。如将医师、护士、病人的位置关系假想成一个钟面,可将仰卧位的病人分为 4 个时钟区,如图 1-14 所示。

（1）医师工作区　此区不能放置物品,上颌操作多选时钟 12 点,下颌操作多选时钟 7～9 点。最常用的是时钟 11 点,此区为较理想的诊断入口及最清晰的操作视野。

（2）静止区　此区可放置活动器械柜,多选时钟 12～2 点。

（3）护士工作区　此区不能放置物品,便于在静止区活动柜内取所需器械、材料,又可接近传递区,多选时钟

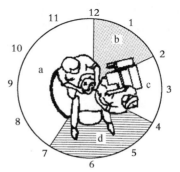

图 1-14　医、护、患位置关系（以惯用右手的医师为例）

注:a.医师工作区;b.静止区;c.护士工作区;d.传递区

2～4点。

（4）传递区　此区为传递器械和材料区，是医师和护士传递器械、材料的地方，多选时钟4～7点。

五、四手操作法对口腔器械传递及交换的要求

1. 器械的传递

为维持医师正确的操作姿势，使医师充分利用治疗时间并提高工作质量，护士应协助拿取治疗器械。传递时要求时间准确、位置恰当、传递器械无误。临床上使用的器械传递的方法：握笔式直接传递法、掌-拇握式传递法、掌式握持传递法。最常用的方法为握笔式直接传递法，即医师以拇指和示指握住器械工作端的2/3部位，中指置于器械下面作为支持。器械在传递区的位置方向与病人额部平行，肘部平行传递于医师手中。医师从病人口中拿出器械时，护士左手保持传递区，正确的接过器械部位是非工作端。传递过程中应注意：

① 传递器械前应注意检查器械性能，防止意外发生。

② 禁止在病人头面部传递器械，以确保病人治疗安全。

③ 传递细小器械要准确、平稳，防止误伤。

④ 器械的传递尽可能靠近病人口腔。

2. 器械的交换

实行正确的器械交换是缩短病人治疗时间、保证医疗质量的前提。临床上使用器械交换的方法有双手器械交换法、平行器械交换法和旋转器械交换法。最常用的方法为平行器械交换法，即护士以左手拇指、示指及中指递送消毒好的器械，以无名指和小指接过使用后的器械。在器械交换过程中应注意：①护士应提前了解病情及治疗程序，准时、正确交换医师所需器械；②器械交换过程中，护士应注意握持器械的部位及方法，以保证器械交换顺利，无污染，无碰撞。

3. 吸唾器的使用

吸唾器是现代口腔治疗中必备的工具之一，吸唾器的正确使用可保持手术视野的清晰，及时吸净口腔内的水、雾、粉末、碎屑及唾液。护士在操作时，应以不影响医师的视线以及保持治疗区域清晰为原则。操作时应注意：①吸唾器应放入治疗部位附近区域，以保证吸引的有效，并注意吸唾器放置的位置不影响医师的操作；②吸唾器头勿紧贴黏膜，以避免损伤黏膜和封闭管口；③操作时动作宜轻柔，牵拉软组织时病人无不适感。

（邓立梅　赵佛容）

第二章

口腔预防保健

口腔健康与全身健康关系密切，口腔的多种疾病与全身疾病相关联，如牙周病与糖尿病的关系、龋病与心内膜炎的关系等。口腔疾病不仅限于牙齿及其周围组织的疾病，还包括颅颌面、口腔软组织发生的疾病。因此，口腔疾病预防不仅包括龋病、牙周病、牙列不齐、牙本质敏感等常见口腔疾病的预防，也包括严重影响人类健康和生命的疾病的预防，如口腔颅颌面恶性肿瘤等。由于口腔疾病的病因复杂多样，有些口腔疾病病因至今不明。因此，口腔疾病的预防方法除了一些具体的干预措施，也包括普及口腔健康知识、改变口腔不良习惯、提高口腔保健意识，以及控制与全身健康相关的共同危险因素等。

第一节 | 分级预防的原则

在医学实践中，预防和治疗相辅相成，无法分割。预防可以从疾病发展的任何阶段介入，这就形成了分级预防概念。根据介入疾病的不同阶段，可以将预防划分为3级，不同阶段的预防有各自的特点和内容。

（1）一级预防（primary prevention） 又称为病因预防，是疾病发生前，针对致病因素所采取的根本性预防措施，如窝沟封闭、刷牙漱口、氟化物的使用、控制菌斑等。

（2）二级预防（secondary prevention） 又称为临床前期预防，即在疾病的前期做好早期发现、早诊断和早期治疗的"三早"预防措施，如早期龋病充填、牙龈炎治疗等。

（3）三级预防（tertiary prevention） 又称为临床预防，是针对已明确诊断的病人采取适时、有效的处置，防止病情恶化，促进功能恢复，预防并发症和后遗症，如牙列缺损和缺失的修复等。

第二节 龋病的流行病学及预防

龋病是人类最常见的口腔疾病,其流行情况在不同的社会经济状态下表现不同。

一、评价龋病的常用指数

评价龋病的常用指数是龋失补指数。"龋"即已龋损尚未充填的牙,"失"指因龋丧失的牙,"补"为因龋已做充填的牙。龋、失、补指数是检查龋病时最常用的指数,该指数由 Klein 等人于 1938 年研究龋病分布时提出,其主要依据是牙体硬组织已形成的病变不可能再恢复为正常状态,将永远留下某种程度的历史记录。

（1）恒牙龋失补指数　用龋、失、补牙数（decayed,missing,and filled teeth,DMFT）或龋、失、补牙面数（decayed,missing,and filled surface,DMFS）表示,作为病人个人统计,是指龋、失、补牙数或牙面数之和。

（2）乳牙龋失补指数　乳牙龋失补指数用小写英文字母表示,乳牙龋失补牙数即 dmft,乳牙龋失补牙面数即 dmfs。在混合牙列中,也可用乳牙龋补牙数（dft）或乳牙失补牙面数即（dfs）说明乳牙的患龋情况。

（3）龋均和龋面均　龋均指受检人群中每人平均龋、失、补牙数,恒牙龋均数值范围为0～32,乳牙为 0～20。龋面均指受检人群中每人平均龋、失、补牙面数。两个指数均反映龋病的严重程度。计算公式如下:

$$龋均 = \frac{龋、失、补牙数之和}{受检人数}$$

$$龋面均 = \frac{龋、失、补牙面数之和}{受检人数}$$

（4）患龋率和龋病发病率　患龋率是指在调查期间,某一人群中患龋病的频率,人口基数以百人计算,故以百分率表示,主要用于龋病的流行病学研究。龋病发病率是指至少在 1 年时间内某人群新发生龋病的频率;与患龋率不同的是,仅指在这个特定时期内新龋发生的频率。此指标可以估计龋病流行强度、探索龋病的分布特点、发生因素以及评价预防措施的效果等。计算公式如下:

$$患龋率 = \frac{患龋病人数}{受检人数} \times 100\%$$

$$龋病发生率 = \frac{发生新龋人数}{受检人数} \times 100\%$$

（5）评价根面龋的指数　根面龋常见于中老年人群。随着人口的老龄化,根面龋越来越受到关注。根面龋可以是有龋未充填、已充填无继发龋或已充填有继发龋的病损。为了方便检测,可使用根面龋补指数（decayed, filled roots, DF-root）描述。

二、龋病的流行特征及其影响因素

(一)龋病的流行特征

1. 地区分布

世界各国龋病患病率差别很大,为了衡量各国或各地区居民患龋高低,WHO制订了12岁和35~44岁年龄组龋病流行程度的评价标准,见表2-1。

表 2-1　WHO龋病流行程度评价标准

12岁		35~44岁	
龋均(DMFT)	等级	龋均(DMFT)	等级
0.0~1.1	很低	0.0~4.9	很低
1.2~2.6	低	5.0~8.9	低
2.7~4.4	中	9.0~13.9	中
4.5~6.5	高	>13.9	高
>6.5	很高		

根据世界卫生组织2014年数据,全球12岁儿童平均DMFT为1.86,其中美国为1.2,日本为1.4,英国为0.8,德国为0.5。12岁儿童龋均,北美、澳洲、西欧、东亚等地区患龋率为"很低"或"低"等级,而南美、中东和非洲部分地区患龋率较高。2015年第四次全国口腔健康调查数据显示,我国12岁儿童平均DMFT为0.86,35~44岁年龄组平均DMFT为4.54,按照该标准,均处于"很低"水平。

2. 时间分布

西方发达国家自20世纪70年代起,患龋率逐渐下降,这归功于其口腔预防保健工作的成功。含氟牙膏和饮水氟化对龋病下降起重要作用。相反,随着发展中国家人民生活水平逐渐提高,糖的消耗量增加,而口腔预防保健方面并未跟上,龋病患病率仍在继续上升。第四次全国口腔健康调查数据显示,我国12岁儿童恒牙患龋率为38.5%,比10年前上升了9.6个百分点。5岁儿童乳牙患龋率为71.9%,比10年前上升了5.9个百分点。儿童患龋情况已呈现上升态势。

3. 人群分布

(1)年龄　乳牙萌出后即可患龋病,并随着年龄的增长患龋率逐渐增高,在26~32个月间患龋率急速上升,到5~8岁乳牙患龋率达到高峰。6岁左右恒牙开始萌出,乳牙逐渐脱落,患龋率逐渐下降。至12岁全部恒牙萌出,恒牙患龋率又开始上升。25岁以后,随着牙齿釉质的再矿化,牙齿对龋蚀的抵抗力增强,进入患龋的稳定期。进入中老年,由于牙龈退缩,牙根暴露,加之个人口腔卫生较差,根面上常有牙菌斑堆积,容易引起根面龋,患龋率再次上升。所以,50岁以后老年人的患龋情况比较严重。

(2)性别　目前并无明确定论。第四次全国口腔健康流行病学调查结果显示,我国5岁组儿童乳牙列龋均,男童与女童十分接近,分别为4.27和4.21。恒牙龋均则女童高于男童,见表2-2。

表 2-2 2015 年我国 5～74 岁年龄组不同性别人群龋均

年龄(岁)	龋 均	
	男	女
5(乳牙)	4.27	4.21
12	0.7	1.02
35～44	3.93	5.14
65～74	12.87	13.78

（3）城乡 在发展中国家,一般城市居民的患龋率高于农村,这与居民的生活方式、饮食结构的特点有关,见表 2-3。城市居民的食糖量增多,若口腔卫生状况不良,口腔保健措施滞后,患龋的可能性将会增大。但随着经济文化的发展,口腔健康活动的广泛开展,刷牙等口腔卫生习惯的建立,氟化物的推广使用等口腔保健措施的有利配合,城市儿童的患龋率、龋均得到较好控制。在城市郊县的农村,由于经济的快速发展,而口腔预防保健措施相对落后,出现了患龋率高于城市的现象。目前,这种现象已变得越来越明显。

表 2-3 2015 年我国 5～74 岁年龄组城乡人群龋均

年龄(岁)	龋 均	
	城市龋均	乡村龋均
5(乳牙)	4.03	4.47
12	0.83	0.88
35～44	4.49	4.58
65～74	12.71	13.96

（4）民族 由于饮食习惯、宗教、人文、地理环境的差异,同一个国家不同的民族之间患龋情况不同。

（二）影响龋病流行的因素

龋病是一种多因素疾病,各种因素从个体、家庭、社会经济环境不同层面直接或间接影响龋病的发生和发展。

1. 社会经济因素

社会经济因素是龋病流行的重要影响因素。在社会层面,社会经济因素决定了为大众提供口腔公共保健服务的水平;在家庭层面,家庭的经济情况以及父母的受教育程度、职业等会影响健康观念以及卫生习惯等;在个体层面,这些因素又影响了个体对社会口腔保健服务的利用,影响饮食和口腔卫生习惯等。

2. 饮食习惯

（1）营养与龋病 人体的主要营养来源于食物,口腔内的微生物也利用残留食物获取能量进行合成和分解代谢。糖是微生物代谢产酸的重要物质基础。

（2）糖与龋病 糖的摄入量、摄入频率和糖加工形式与龋病的发生有着密切关系。食黏性奶糖或巧克力,龋齿发生最为严重;进食糖的频率越高,或者糖在牙面上停留时间越长,龋坏危险越大。

3. 氟摄入量

人体氟的主要来源是饮水,患龋率一般与水氟浓度呈负相关。1983 年,全国中、小学生龋病和牙周病调查结果显示,水氟浓度为 0.6~0.8 mg/L 时,龋均及患龋率最低,氟牙症率在 10% 左右,无中度氟牙症发生;当水氟浓度高于 0.8 mg/L 时,氟牙症率快速上升,低于此浓度时,龋均、患龋率上升。

4. 家族影响

龋病常在家族中流行,一般通过遗传、饮食、行为习惯互相影响。父母亲如果是龋病易感者,子女常常也是龋病易感者。

三、龋病的危险因素

龋病是在以细菌为主的多因素影响下,牙体硬组织发生慢性进行性破坏的一种疾病。龋病危险因素包括细菌、宿主、食物、时间,以及各种因素同时作用。了解龋病危险因素是做好龋病防治工作的前提。

1. 细菌

口腔中多种细菌参与龋的形成,这些细菌在牙表面形成牙菌斑。牙菌斑内的嗜糖致龋菌利用碳水化合物连续代谢产生酸,促使牙齿脱矿,造成牙体硬组织的腐蚀性损害,这种过程持续存在即产生龋病。

2. 食物

能引起龋病的食物主要是碳水化合物,即含糖类的食物。根据糖的产酸性排列,依次是蔗糖、葡萄糖、麦芽糖、乳糖、果糖等。黏性的、易附着在牙面的食物致龋性更高,因此,饮食中糖摄入的数量、成分、频率越高越容易产生龋病。非致龋性食物多为含蛋白质、脂肪和纤维素的食物,如肉食、蔬菜等。

3. 宿主

宿主因素是指宿主对龋病的易感程度,包括牙的形态、结构和钙化程度,唾液流速、缓冲能力和 pH 值、机体营养、免疫力等因素。在口腔治疗过程中,不良充填体、修复体、正畸装置也会导致菌斑不易清除,增加患龋病的风险。

4. 时间

龋病的发病过程需要时间。从牙面上获得性膜形成、细菌附着、菌斑形成、细菌代谢碳水化合物产酸,到釉质脱矿等过程均需要时间。时间因素与上述其他 3 个因素密切相关。

四、早期龋的诊断

在龋形成过程中,最初的酸是细菌代谢碳水化合物的正常代谢副产品。外层牙釉质较深层牙釉质矿化程度高,大量脱矿发生于牙釉质表面下,导致早期的表层下牙釉质脱矿,即临床所观察到的白斑,这就是早期龋,也称白斑龋。除非脱矿被抑制或再矿化,否则表层下脱矿继续扩大,牙釉质表层崩塌,形成明显的龋损。因此,早期龋的发现尤为重要。因为早期龋具有可逆性,只要预防治疗措施得当,可以完全恢复为健康状态。这些措施包括良好的饮食行为习惯、良好的口腔保健行为习惯、口腔局部专业用氟、再矿化治疗及渗透树脂治疗等。

早期龋的诊断方法分为 3 种:常规临床诊断(视觉与触觉诊断)、X 线诊断、特殊仪器

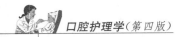

诊断。

1. 常规临床诊断

（1）光滑面早期龋　光滑面（包括唇颊面、舌腭面）的牙釉质表层下脱矿，表现为白垩色斑，称为龋白斑（white spot）。临床检查方法：清洁牙面，隔湿吹干牙表面，观察白垩色斑的存在。为避免破坏表面再矿化，尽量不用尖的探针划探，防止破坏表面。

（2）窝沟早期龋　将窝沟清洁干燥后，观察可见的白垩色脱矿（有的颜色变暗），探诊粗糙感，质地变软，可初步确定为龋损。

（3）邻面早期龋　这是容易忽略的部位，表面粗糙或 X 线显示牙釉质表面脱矿，呈透影表现。

2. X 线诊断

X 线诊断早期龋是临床常用的方法，适合邻面龋或继发龋的诊断。由于 X 线剂量、曝光及投照技术的改进，早期龋的诊断率也在不断提高。

3. 特殊仪器诊断

随着科技的进步，有许多新的检测技术应用于临床，对发现早期龋起到很重要的作用，包括激光荧光龋检测仪、定量光导荧光法、光纤透照技术等。

五、龋病预防方法

（一）龋病的分级预防

分级预防包括一级预防、二级预防和三级预防。一级预防是针对病因的预防，从控制龋病的危险因素入手；二级预防强调在龋病的早期控制，防止龋病的危害扩大；三级预防是进行龋病的功能修复。从预防的角度讲，一级预防最重要，其次是二级预防，做到早期控制龋病。

（1）一级预防　开展口腔健康教育，促进口腔健康，提高自我口腔保健意识，定期检查。控制和消除危险因素，合理使用预防措施，如氟化物防龋、窝沟封闭防龋、预防性充填和非创伤性充填等技术。

（2）二级预防　早期诊断和早期处理，包括定期口腔检查、X 线片的辅助诊断、对早期龋的及时干预治疗。

（3）三级预防　防止龋病并发症的进一步发展，对由于龋病而引起的牙髓病、根尖周病进行恰当的治疗以保存患牙，防止自然牙列的缺失和功能障碍，保持牙列的完整性。有牙体组织缺损和牙齿缺失的尽量恢复牙颌系统的生理功能，保持口腔健康和身体健康。不能保留的牙应及时拔除。

（二）龋病的预防方法

龋病是多因素导致的慢性进行性破坏的一种疾病，应采取综合的防治措施预防。其中，针对病因的一级预防是重点，包括菌斑控制、控制糖的摄入和使用糖代用品、增强牙齿抗龋能力。

1. 菌斑控制

（1）机械方法　机械清除菌斑是简易的自我保健方法，可使用刷牙、牙线、牙间隙刷、牙间清洁器等口腔卫生用品，最大限度地清除牙齿表面菌斑，减少牙表面的磨损及牙龈损伤。

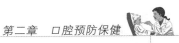

（2）化学方法　临床上通常使用洗必泰（氯己定），对革兰氏阳性、阴性菌和真菌有效，对防止猖獗龋有一定效果。其缺点是使牙齿和舌背黏膜着色，且味道较苦。

（3）生物学方法

① 抗菌剂：主要起抑制致龋菌的作用，达到控制菌斑的效果，长期使用存在耐药性及毒性作用。因此，天然植物抗菌剂的使用较广泛，例如，五倍子、厚朴、血根草、甘草、金银花等加入牙膏及漱口水中。

② 抗菌斑附着剂：主要起抑制细菌吸附及解除吸附作用，能抑制细胞多糖形成，破坏细菌表面蛋白，阻止细菌黏附于牙面上形成菌斑，例如，天然植物药类（红花等）、酶类和甲壳素类，已广泛添加到口香糖、漱口水、牙膏中。

（4）免疫方法　包括主动免疫和被动免疫。主动免疫就是使用防龋疫苗。被动免疫就是用特异性抗原使动物或植物产生抗致龋菌抗体，将这些抗体提取出，制成某种形式的制剂，如漱口水、牙膏等。通过漱口、刷牙等形式作用于口腔致龋菌，从而获得防龋效果。

2. 控制糖的摄入和使用糖代用品

（1）控制糖的摄入　蔗糖是致龋性最强的糖，果糖、麦芽糖等也具有一定的致龋性，乳糖的致龋性较弱。以淀粉为主要成分的食物（如马铃薯、面包，米饭等）不易致龋；但精制面粉经过加热处理与糖混合制成的食物（如饼干等）则像糖本身一样具有致龋性；饮料的致龋性也不应忽视。

① 进食频率：摄取糖的频率对龋的发生十分重要，须减少摄糖频率。建议龋易感者减少食糖量和摄糖频率，每次摄糖后应及时清洁口腔。

② 饮食中糖的来源：学龄儿童2/3的游离糖来源于零食、软饮料和餐食中的糖。零食和饮料的糖往往对儿童甚至成人牙有巨大的破坏作用。另外，奶制品中加入额外的糖，也是导致儿童易患龋的原因。

③ 防龋建议：最主要的建议就是减少食糖的量和频率。多食淀粉类食物、新鲜水果及蔬菜，吃糖后及时清洁口腔，减少糖在口腔内的滞留时间尤为重要。

（2）使用糖代用品　蔗糖代用品有两类：一类为高甜度代用品，有抑菌作用；另一类为低甜度代用品，如木糖醇等。

3. 增强牙抗龋能力

（1）加强孕期及婴幼儿保健　注意孕妇和婴幼儿的营养与保健，避免乳牙和恒牙发育缺陷。

（2）加强儿童及青少年口腔保健

① 合理使用氟化物，增加乳牙的抗龋能力，促使年轻恒牙钙化完全，增强年轻恒牙的抗腐蚀能力。

② 对乳磨牙和恒磨牙的深窝沟进行窝沟封闭，阻止菌斑滞留及减少龋病发生率。

③ 养成合理的饮食习惯，增强咀嚼功能，促进颌骨发育；保证牙的正常替换，减少因牙替换异常而造成的牙列不齐；加强儿童及青少年健康教育，养成良好的自我口腔保健习惯，增强口腔保健意识。

4. 定期检查口腔健康，早发现早治疗

建议学龄前儿童每隔3～6个月进行一次口腔检查；学龄儿童应每隔6个月进行一次口腔检查；成人则每隔6～12个月进行一次口腔检查。建议龋易感者缩短定期复查的间隔。

第三节 氟化物与龋病预防

氟是人体健康必需的一种微量元素，正确和合理地使用氟化物，有利于机体的代谢及预防龋病。

一、概述

（一）氟在自然界中的分布

氟在自然界中的分布十分广泛，土壤中水溶性的氟对生物体是最有价值的。火山爆发和工业污染可使其附近区域土壤的氟含量升高。各种植物普遍含有一定量的氟，多数来源于土壤。含氟量最高的植物是茶树，有的茶树含氟量高达每公斤几百毫克。

地壳中普遍存在氟化物，因此，水会含有不同浓度的氯化物。多数地区的地面水氟浓度低于 0.1 mg/L；大多数河水氟浓度低于 0.5 mg/L。海水的含氟量较高，在 1.2～1.4 mg/L 之间。雨水中含氟量约为 0.1 mg/L。我国长江、黄河、珠江水的含氟量偏低，大多数大城市自来水含氟量都较低。中国预防医学科学院环境卫生监测所 1995 年报告显示，我国约有 7 亿人饮用的水含氟量低于 0.5 mg/L。

大气中的氟主要来源于火山爆发、工业废气和煤的燃烧，是以尘埃微粒或气体的形式存在。我国受到生活燃煤氟污染的地区，室内空气的含氟量最高可达 0.5 mg/m³。经过高氟煤烘烤的粮食、蔬菜（主要是辣椒）中的含氟量超过卫生标准几倍到几十倍；用高氟煤烧开的饮用水含氟量可比原水升高 1～10 倍。

（二）人体氟来源

（1）饮水　人体氟的主要来源是饮水，约占人体氟来源的 65%，水中氟很容易被吸收。

（2）食物　人体每天摄入的氟约有 25% 来自食品。所有食品，包括植物或动物食品，都含有一定量的氟，但差异很大。

（3）空气　空气中的氟不是人体氟的主要来源，但在某些特殊环境条件下可引起空气中氟的污染。空气中的氟可通过呼吸道进入人体，造成氟中毒。

（4）其他可能的氟来源　某些口腔局部用氟产品的氟浓度很高，如果不在医师指导下适量应用，可导致机体氟摄入量增高。

（三）人体氟代谢

（1）吸收　氟可以通过消化道、呼吸道和皮肤接触等途径进入人体。大多数水溶性氟化物被机体摄取后，迅速吸收，在几分钟内血浆氟浓度可明显上升，30～60 min 内达到高峰。除胃肠道、呼吸道外，皮肤和口腔黏膜也能吸收部分氟。

（2）分布　人体血液中 75% 的氟存在于血浆中，其余的主要存在于红细胞。成人体内约 99% 的氟沉积在钙化组织中。牙釉质的氟主要聚集在表层，牙本质的氟浓度介于表层和深层牙釉质之间。唾液中的氟浓度低于血浆氟浓度，约为血浆氟的 2/3。

（3）排泄　肾脏是排泄体内氟的主要途径，一般成人摄氟量的 40%～60% 由尿排出，12.6%～19.5% 的氟经粪便排出，由汗腺排出的氟占 7%～10%。还有微量的氟可由泪液、头发、指甲排出。

（四）氟化物对人体健康的影响

氟化物对人体健康的影响与氟的摄入量有关。

1. 氟的总摄入量

氟的总摄入量为机体每日从空气、水、膳食等摄取氟量的总和（mg/d）。氟的总摄入量有两个含义：一个是适宜摄氟量；另一个是安全摄氟量，是指人体最大可能接受的量。氟的适宜摄入量和安全摄入量的标准难以统一，每天的摄氟量在每公斤体重 0.05～0.07 mg 为适宜，一般不应超过上限。

2. 氟化物的生理作用

氟是人体必需的 14 种微量元素之一，适宜剂量的氟化物是维持人体生理功能的需要，对机体的代谢有一定的积极影响，起到预防疾病的作用；在唾液中维持一定浓度的氟化物可有效预防和减少龋病的发生；临床上应用氟化物治疗骨软化和骨质疏松有一定的效果，补充适量氟能加速骨折愈合。

3. 氟的毒性作用

（1）急性氟中毒　一次大量服用氟化物，可造成急性氟中毒。主要临床表现为恶心、呕吐、腹痛、腹泻、肌肉痉挛、血压下降、虚脱等。重者引起心、肝、肾器质性损害，甚至昏迷。病人通常可在 4 h 内死亡或康复，这一关键时期非常短暂。急救处理原则有催吐、洗胃、口服或静脉注射钙剂、补糖、补液以及对症治疗等。在现场最简易可行的抢救措施之一是迅速给病人补充大量牛奶，减轻氟对机体的损害，争取时间采取其他急救措施。

（2）慢性氟中毒　慢性氟中毒是机体长期处于高浓度的氟环境中，摄入过量氟造成的。主要临床表现为氟牙症、氟骨症以及神经系统、骨骼肌和肾脏的损害。氟骨症可分为地方性中毒和工业氟中毒；根据氟的来源，又可分为生活燃煤污染型和饮水型。调查显示，饮用水中氟大于 3 mg/L 可产生氟骨症，表现为骨质硬化和骨旁软组织骨化；轻者表现在牙齿上，形成氟牙症。预防慢性氟中毒，饮水应以适宜水源或取水除氟为主；消除因生活燃煤带来的氟污染；合理处理工业"三废"，做好个人防护，改善工作环境，防止氟污染。

（五）氟牙症

氟牙症又称为氟斑牙或斑釉症，是牙齿发育钙化时期，机体过量摄入氟引起釉质矿化不良或发育不全，是慢性氟中毒的主要症状之一，也是地方性慢性氟中毒的早期表现。

1. 临床特点

釉质失去光泽，为白垩色斑块或条纹与切缘平行，斑块多在牙尖或唇颊面；白垩色区可有黄褐或棕黑色染色，严重者釉面有多处凹坑或大片釉质发育不全，以致失去牙面正常形态；一般多见于恒牙，而乳牙较少见；牙釉质和牙本质变脆，耐磨性差，抗酸性强，对染料的渗透性大，色素易沉着。

2. 防治

预防氟牙症的基本原则是在牙齿的生长发育和矿化期避免摄入过量的氟。选择新的含氟量适宜的水源时，应用活性矾土或活性骨炭去除水源中过量的氟，消除其他致摄氟量高的影响因素。已发氟牙症的，可用以下方法处理：

① 对无实质性缺损的氟牙症，前牙可采用脱色法；后牙不予处理。

② 对有实质性缺损的氟牙症，前牙适合用光固化复合树脂修复，重者可用贴面、烤瓷器或全亮冠修复；后牙氟牙症影响咀嚼功能者，可采取充填法或全冠修复。

二、氟化物的防龋机制

氟化物防龋机制可归结为抑制牙釉质的脱矿和促进早期脱矿区域的再矿化作用。

三、氟化物的局部应用

局部用氟是采用不同方法将氟化物直接用于牙的表面，目的是抑制牙齿表面的溶解脱矿和促进再矿化，以提高牙齿的抗龋力。局部用氟的途径包括使用含氟牙膏、含氟漱口液、含氟凝胶、含氟泡沫与含氟涂料等。其中，含氟牙膏可由个人直接使用；含氟漱口液漱口需要在医务人员的帮助和督促下使用；含氟凝胶、含氟泡沫与含氟涂料等应由经过培训的专业人员实施。局部用氟适用于大多数人群，尤其多用于儿童和青少年。

1. 氟化物牙膏

含氟牙膏是指含有氟化物的牙膏。用于含氟牙膏的氟化物有氟化钠、单氟磷酸钠及氟化亚锡等。6 岁以上的儿童和成人每天用含氟浓度高于 1 000 mg/kg 的牙膏刷牙两次，每次用量约 1 g（约 1 cm 长度的牙膏量），可达到预防效果。3～6 岁的儿童每次牙膏的用量约为豌豆大小，应在家长监督与指导下使用。Cochrane 系统评价显示，用含氟牙膏刷牙可使龋病患病率降低 24%。

2. 含氟漱口液

含氟漱口液是指用中性或酸性氟化钠、氟化亚锡、氟化铵等配成的漱口液。含氟漱口液适用于 6 岁以上的龋活跃性较高或易感人群，尤其是配戴正畸固定矫治器者、头颈部肿瘤需做放疗的病人，以及不能自我口腔护理的残障人士等。

漱口是一种使用方便、容易掌握、价格较低、适用性广的方法。适用于低氟区或适氟区。0.05%NaF（230 mg/L）溶液每天使用一次。成人可在家使用，儿童须在家长的监督下使用。0.2%NaF（900 mg/L）溶液每周使用一次，适用于学校的防龋项目，须在老师或专业人员的监督下使用。有研究表明，使用含氟漱口液，可获得 26% 的防龋效果。

3. 含氟涂料

含氟涂料是一种加入了氟化物的有机溶液，将其涂布于牙齿表面，可预防龋病。涂布后病人在 2～4 h 内最好不进食，当晚不刷牙，以保证涂料与牙面的长时间接触。涂料一般保持 24～48 h。在一般情况下，含氟涂料 1 年用两次即可达到预防效果。对易患龋人群，1 年可用 2～4 次。乳恒牙含氟涂料的防龋效果可达 38%。含氟涂料的优点如下。

① 含氟浓度高。由于所需剂量少（涂布全口约需 0.3～0.5 ml），减少了被吞咽的危险。因此，涂料中可含较高的氟浓度。

② 快速凝固并黏附到牙面。不但提高了釉质表面的氟化物浓度，而且延长了氟化物与釉质表面的接触时间。

③ 操作简单，用时少。由于潮湿的表面能促进涂料的凝固，因此无需严格的干燥牙面；每例病人仅需 3～5 min。

④ 少有恶心、呕吐等不适反应，病人易于接受。

使用含氟涂料的缺点：涂布后可导致牙齿短暂的变色，刷牙可使其恢复正常；少数病人

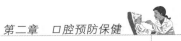

可产生接触性过敏;牙龈出血者禁用。

四、氟化物的全身应用

1. 饮水氟化

饮水氟化是将饮用水调整到最适宜的水氟浓度,以达到既防龋又不发生氟牙症的流行。在预防龋病和预防氟牙症之间存在着一个既安全又有效的饮水氟浓度。根据我国具体情况,饮水加氟应遵循以下 5 项原则:

① 饮水的适宜氟含量应保持在 0.7～1 mg/L。

② 低氟区饮水氟含量在 0.5 mg/L 以下,应调查此地区氟牙症和龋病的流行情况,决定是否需要加氟。

③ 饮水氟含量超过 1.5 mg/L 或氟牙症指数超过 1 时,尽采取措施,减少氟的摄入量。

④ 饮水氟含量应按季节、气温的变化调整。

⑤ 饮水加氟需要有严格的管理制度和监测。

2. 食盐氟化

食盐氟化是调整食盐的氟浓度并以食盐作为载体摄入体内,以达到适量供氟、预防龋病的目的。适用于没有开展饮水氟化或没有自来水的低氟地区。由于饮食习惯不同,食盐含氟量一般为 90～350 mg/kg。食盐氟化的优点主要包括:

① 覆盖人群广泛,不受地区条件限制,可大规模生产和供应。

② 不需要设备完好的供水系统。

③ 与饮水氟化相比,减少了氟的浪费。

④ 生产和控制方法简单,费用较低。

⑤ 家庭可自由选择,无心理上的压力。

氟化食盐的不足之处在于:

① 防龋效果与大众接受程度和范围有关。

② 难以精确控制每一个体的耗盐量。

③ 食盐摄取量在不同地区与不同人群之间差异很大,这对氟化食盐氟含量的确定带来一定困难。

④ 氟化食盐的销售范围难以控制,进入高氟或适氟地区会造成危害。

3. 牛奶氟化

氟化牛奶可以不同形式生产,如液体奶和奶粉。牛奶含氟浓度可根据饮用者年龄、当地饮水含氟量等适当调整,3～6 岁一般为 0.5 mg/d,也有 0.75 mg/d 或 1 mg/d。有报道表明,每天饮用氟化奶可降低乳牙患龋率 40%～53%,而对恒牙龋可减少 46%～89%。北京开展社区牛奶氟化的试点工作两年,结果显示,可降低乳牙新生龋 33%。氟化奶的防龋效果还须做更多的研究观察。

4. 氟片、氟滴剂

由口腔科医师根据服用对象的年龄、体重和当地饮水氟浓度计算出适宜的口服氟片剂量,每次处方氟化钠总剂量不得超过 120 mg。氟滴剂是一种含氟溶液,每滴含氟离子 0.125 mg,适用于 2 岁以下幼儿。每天睡觉之前,用滴管将药物滴于颊黏膜或舌部,不漱口,不饮水,具有全身和局部双重防龋作用。研究显示,使用氟滴剂可使龋病降低 40%。

第四节　临床口腔预防技术及护理

一、窝沟封闭

窝沟封闭又称为点隙窝沟封闭(pit and fissure sealant)，是指不去除牙体组织，在殆面、颊面或舌面的点隙窝沟涂布一层树脂或玻璃离子材料，保护牙釉质不受细菌及代谢产物侵蚀，预防龋病的一种防龋方法。窝沟封闭使用的黏性高分子材料，包括树脂、玻璃离子等，称为窝沟封闭剂。

（一）窝沟封闭剂的防龋原理

这主要是利用了树脂对牙面沟裂的物理性填塞作用。经酸蚀后的牙釉质表面脱矿，形成无数微孔，树脂渗入这些微孔，聚合固化成为树脂突，与牙釉质形成相嵌锁结作用，堵塞微生物的通路，切断残留微生物的营养来源，使之存活率下降。

（二）窝沟封闭剂的组成

1. 窝沟封闭剂的组成

窝沟封闭剂通常由高分子树脂、稀释剂、引发剂和一些辅助剂（溶剂、填料、氟化物、涂料等）组成。

（1）树脂基质　封闭剂的主要成分，目前广泛使用的是双酚 A-二甲基丙烯酸缩水甘油酯。

（2）稀释剂　一般用甲基丙烯酸甲酯、二缩三乙二醇双甲基丙烯酸酯、甲基丙烯酸缩水甘油酯等一定比例的活性单体来调节稀释度。

（3）引发剂　分为自凝引发剂、光固引发剂。

2. 封闭剂的类型

依照固化方式，可以分为光固化与自凝固化两种。

（三）窝沟封闭的适应证与非适应证

（1）适应证　临床诊断为无龋且深的窝沟，特别是可以插入或卡住探针的可疑龋；对侧同名牙已患龋或有患龋倾向的牙齿。

（2）非适应证　殆面沟裂点隙浅、自洁作用好、牙萌出 4 年以上无龋、不合作儿童、已有龋或已充填的牙齿，可以不做窝沟封闭。

（3）牙釉质发育不全　殆面有充填物但存在未封闭的深窝沟，可根据具体情况决定是否封闭。

（4）窝沟封闭的最佳时机　牙齿完全萌出、龋尚未发生最为合适。一般乳磨牙在 3～4 岁，第一恒磨牙在 6～7 岁，第二恒磨牙在 11～13 岁为最适宜封闭年龄。

（四）窝沟封闭的操作步骤与护理

窝沟封闭的操作分为清洁牙面、酸蚀、冲洗和干燥、涂布封闭剂、固化、检查 6 个步骤。

1. 术前准备

（1）用物　治疗盘一套、漱口杯、灭菌干棉球或棉卷、锥形小毛刷、长柄小毛刷、橡皮杯、吸唾管、材料盘和光固化灯。

（2）材料 37％磷酸液或含磷酸的凝胶、窝沟封闭剂。

2. 护理配合

（1）准备 安排儿童在治疗椅上就座，系上胸巾，调节椅位及光源，告知注意事项并取得合作。

（2）清洁牙面 酸蚀与封闭前彻底清洁窝沟。在低速手机上装好锥形小毛刷或橡皮杯，蘸上适量清洁剂，来回刷洗牙面（也可不使用清洁剂，蘸水后清洁）；刷洗后用高压水枪彻底冲净窝沟中残留的清洁剂。要注意不使用含有油质、氟化物或过细的磨料清洁牙面。

（3）酸蚀 清洁牙面后，用棉球或棉卷隔湿，吹干牙面；用小毛刷蘸取酸蚀剂，涂在要封闭的牙面上，酸蚀范围应宽于窝沟封闭剂涂布面，一般为牙尖斜面2/3。恒牙酸蚀时间20～30 s，乳牙酸蚀60 s。酸蚀剂用量不宜过多，避免损伤口腔软组织。窝沟封闭采用的酸蚀剂为37％磷酸液或含磷酸的凝胶。

（4）冲洗和干燥 酸蚀后用清水彻底冲洗，通常用水枪加压冲洗牙面10～15 s，边冲洗边用吸唾管吸去冲洗液。冲净酸蚀剂后，用无油无水的压缩空气吹干牙面约15 s。保持牙面干燥，不被唾液污染是封闭成功的关键。酸蚀后的牙面呈白垩色，如未形成白垩色或被唾液污染，都应重新酸蚀。

（5）涂布封闭剂 用长柄小毛刷蘸取光固化封闭剂，沿沟裂由远中向近中涂布，让封闭剂深入窝沟内。在不影响咬合情况下，尽量涂厚，涂布范围应小于酸蚀面，要求无气泡。

（6）固化 自凝封闭剂涂布后1～2 min即可自行固化。光固化封闭剂涂布后，立即用光固化灯照射。照射距离约离牙面1 mm，一般固化时间为20～40 s。

（7）检查 用探针检查固化情况，有无遗漏、气泡，与牙面的结合情况等。

3. 健康指导

封闭后还应定期复查，一般3个月、半年或一年，检查窝沟封闭剂保留及龋病发生情况。指导家长观察封闭剂的保留情况。病人定期接受口腔医师的专业保健知识宣教，了解预防口腔疾病的方法、途径。

二、预防性树脂充填

预防性树脂充填是一种窝沟封闭与充填相结合，修复小的窝沟龋和窝沟可疑龋的措施，即仅除去窝沟处的病变牙釉质或牙本质，不作预防性扩展；采用酸蚀技术和树脂材料充填龋洞，并在牙面上涂一层封闭剂。

（一）适应证

深的点隙窝沟有患龋倾向，可能发生龋坏；窝沟和点隙有龋损，能卡住探针尖；沟裂有早期龋迹象以及釉质混浊或呈白垩色。

（二）操作步骤及护理

预防性树脂充填除了去除龋坏组织和使用黏结剂外，其操作步骤与窝沟封闭相同。

1. 术前准备

（1）用物准备 治疗盘一套、漱口杯、双头挖器、黏固粉充填器、柳叶蜡刀、长柄小毛刷、小球钻、吸唾器、光固化灯。

（2）药品及材料准备 37％磷酸液或含磷酸的凝胶、窝沟封闭剂、复合树脂、氢氧化钙。

（3）病人准备　了解儿童全身情况及性格行为特征。

2. 护理配合

① 调节合适椅位，系胸巾，做好解释工作，取得合作。

② 协助牵拉口角，及时吸唾，保持术区视野清晰。

③ 清洁牙面，冲洗、干燥、隔湿。

④ 对暴露的牙本质用氢氧化钙垫底。

⑤ 酸蚀殆面和窝洞：用 37％磷酸液或含磷酸的凝胶。

⑥ 涂布牙本质黏结剂，固化后用复合树脂充填窝洞；最后，用窝沟封闭剂封闭沟裂点隙。中等深度窝洞用加有填料的封闭剂或流体树脂材料充填，很浅的窝洞用封闭剂直接封闭。

⑦ 检查充填和固化情况，有无遗漏或咬合过高等。

注意，在操作中应避免唾液对酸蚀牙面和窝洞的污染，保证充填和封闭的质量。

三、非创伤性修复治疗

非创伤性修复治疗（atraumatic restorative treatment，ART）是以破坏牙齿最小和预防效果最大为目标的阻止龋病发展的治疗方法。以手用器械清除完全脱矿的、软化的龋坏牙体组织，然后使用黏结力强、耐磨和耐压性能较好的新型玻璃离子材料充填龋洞。

（一）非创伤性修复治疗的优点

① 只去除软化脱矿的牙体组织，允许最小的洞型预备，最大限度保存完好的牙体组织。

② 不使用电源，不需要昂贵的设备，仅使用简单手用器械。

③ 可随身携带，可以到病人生活的环境中工作，如到社区、学校、家庭中提供口腔治疗。

④ 操作简单、易学，口腔医师和护士完成的治疗结果相似。

⑤ 容易控制交叉感染，不需要高压消毒的手机。使用后，手用器械容易清洁和消毒。

⑥ 没有令人恐惧的牙钻或吸唾器的噪音，病人容易接受，尤其在儿童中更易普及。

⑦ 玻璃离子中的氟离子释放能预防和阻止龋病，有助于牙体组织的健康。

（二）ART 的适应证及操作配合

1. 适应证

适用于无牙髓暴露、无可疑牙髓炎的恒牙和乳牙的中小龋洞，允许最小的挖器进入。

2. 基本材料和器械用物

（1）材料　ART 用玻璃离子粉、液和牙本质处理剂。

（2）器械用物　检查盘一套、不同型号的剔挖器各 1 把、牙用手斧（或锄形器）、雕刻刀、棉卷或棉球、隔水剂（凡士林）、调和纸或玻璃板、调和刀、成型片、木楔。

3. 操作步骤及护理配合

（1）备洞　协助隔湿，用湿棉球去除牙面菌斑，再用干棉球擦干表面，确定龋损大小；以牙用手斧除去软化牙体组织，嘱病人咬合，观察对颌牙是否接触窝洞，有助于充填后调整咬合。

（2）清洁　用处理剂清洁窝洞。用小棉球或小海绵蘸适量 10％弱聚丙烯酸处理液，涂布于全部窝洞 10 s，用高压水枪冲净，隔湿干燥。

（3）材料调和　根据产品规定的粉液比例，应在 20～30 s 内完成。

（4）充填　用雕刻刀将玻璃离子放入窝洞内，用挖器凸面压紧玻璃离子，去除多余材料；

使用凡士林覆盖材料表面,维持充填物干燥时间 30 s;调整咬合关系,再涂一层凡士林,漱口。嘱咐病人 1 h 内不进食。

四、树脂渗透术

树脂渗透术是避免磨除牙体组织的一种新型微创治疗方法,可治疗早期龋的白垩色病变,改善患牙的美观,阻断早期龋继续发展。

1. 适应证

树脂渗透治疗仅适用于尚未形成龋洞的、病损范围局限于牙釉质表层至牙本质浅 1/3 的邻面及光滑面早期龋,不适合治疗早期窝沟龋。

2. 优点

树脂渗透可以稳定脱矿龋损,保存硬组织,永久封闭牙釉质表面微孔,阻止病变发展;无术后敏感及牙髓感染风险,降低龈炎和牙周炎的概率;用于正畸病人牙齿唇面的白垩色脱矿时,美观效果好,病人接受度高。

3. 临床操作方法

① 清洁患牙及邻牙;常规使用橡皮障隔离操作区域,避免盐酸凝胶酸蚀邻牙、灼伤黏膜,可以有效隔离唾液,防止污染牙面。

② 涂布 15% 盐酸凝胶,酸蚀 2 min,大量清水加压冲洗。

③ 干燥牙面,将无水乙醇注入病变区保持 30 s;吹干术区,涂布渗透树脂 30 s,避光静置 3 min;牙线清理邻面多余树脂,光固化 40 s。重复涂布,静置 1 min,清理干净后光固化 40 s。

④ 拆除橡皮障后抛光牙面。

第五节　牙周病流行病学及预防

牙周病包括牙龈病和牙周炎。牙周病对口腔健康的损害极大,是中老年人失牙的主要原因。

一、评价牙周健康指数

用于评价牙周病的指数较多,下面介绍几种常用的牙周病指数。

1. 简化口腔卫生指数

简化口腔卫生指数(oral hygiene index-simplified,OHI-S)包括简化软垢指数(debris index- simplified,DI-S)和简化牙石指数(calculus index-simplified,CI-S)。简化口腔卫生指数只选择、评价 6 个牙的牙面,即 16、11、26、31 的唇(颊)面,36、46 的舌面。用于衡量个人口腔卫生的效果,但主要用于人群口腔卫生状况评价。

(1)检查方法　检查软垢以视诊为主,按标准记分。在软垢量少、视诊不可见时,可用探针,自牙切缘 1/3 向颈部轻刮。检查出软垢面积按标准记分。牙石检查时,将带刻度的钝头牙周探针轻轻插入牙远中面龈沟内,沿着龈沟向近中移动,根据牙颈部牙石的量记分。

(2)记分标准

① 软垢指数(DI-S):

0＝牙面上无软垢

1＝软垢覆盖面积占牙面 1/3 以下,或没有软垢但有面积不等的外来色素沉着

2＝软垢覆盖面积占牙面 1/3～2/3 之间

3＝软垢覆盖面积占牙面 2/3 以上

② 牙石指数(CI-S):

0＝龈上、龈下无结石

1＝龈上牙石覆盖面积占牙面 1/3 以下

2＝龈上牙石覆盖面积在牙面 1/3～2/3 之间,或牙颈部有散在龈下牙石

3＝龈上牙石覆盖面积占牙面 2/3 以上,或牙颈部有连续而厚的龈下牙石

简化口腔卫生指数适用于口腔保健工作的初期阶段,是检查牙齿清洁效果的一种方法。此时口腔卫生习惯尚未形成,正确的刷牙方法还未普及和掌握。

2. 菌斑指数

菌斑指数(plaque index,PII)只检查牙面菌斑的厚度,不记菌斑覆盖的面积,用于评价口腔卫生状况和衡量牙周病防治效果。

(1) 检查方法　漱口后,吹干牙面。检查全口牙或所选择的几个牙,每颗牙检查 4 个牙面,即近中颊面、正中颊面、远中颊面和舌面,按标准记分。

(2) 记分标准

0＝近龈缘区无菌斑

1＝龈缘区和邻近牙面有薄的菌斑,但视诊不可见,用探针可刮出菌斑

2＝龈沟内和(或)龈缘附近牙面可见中等量菌斑

3＝龈沟内或龈缘附近牙面有大量菌斑

3. 牙龈指数

牙龈指数(gingival index,GI)只检查牙龈情况,观察牙龈颜色和质地改变,有无出血倾向,不考虑有无牙周袋及牙周袋的深度。

(1) 检查方法　使用钝头牙周探针,采用视诊和探针的方法。检查全口牙或 6 颗指数牙。6 颗指数牙是 16、12、24、32、36、44,每颗牙检查唇(颊)侧的近中龈乳头、正中龈缘、远中龈乳头和舌(腭)侧正中龈缘。

(2) 记分标准

0＝牙龈正常

1＝牙龈有轻度炎症:牙龈的颜色呈轻度改变,并有轻度水肿,探诊不出血

2＝牙龈有中度炎症:牙龈色红,水肿光亮,探诊出血

3＝牙龈有重度炎症:牙龈明显红肿或有溃疡,有自动出血倾向

4. 牙龈出血指数

1975 年由 Ainamo 和 Bay 提出,他们认为牙龈出血情况更能反映龈炎的活动状况。牙龈出血指数(gingival bleeding index,GBI)记分是探查后牙龈出血部位的数目占总的检查部位数目的百分比。

(1) 检查方法　可以检查全口牙或只检查指数牙,采用视诊和探诊相结合的方法。使用牙周探针轻探牙龈,观察出血情况。每颗牙检查唇(颊)面的近中、正中、远中 3 点和舌(腭)面正中 4 个点。

（2）记分标准

0＝探诊后牙龈不出血

1＝探诊后可见牙龈出血

5．龈沟出血指数

龈炎一般都有红肿现象,但龈沟出血则是龈炎活动期的表现,因此根据龈沟出血情况评价龈炎,更能反映龈炎的活动状况,即龈沟出血指数(sulcus bleeding index,SBI)。有学者提出了改良龈沟出血指数(modified sulcus bleeding index,mSBI),简化了计分标准,近年来应用越来越广泛。

（1）检查方法 可以检查全口牙或只检查部分牙,用视诊和探诊相结合的方法。所用探针为钝头牙周探针。观察牙龈颜色和形状,轻探龈沟,观察出血情况。每颗牙分近中、远中、颊(唇)侧和舌(腭)侧共4个检查部位记分,得分为4个部位分数的平均值。

（2）记分标准

① 龈沟出血指数(SBI)：

0＝龈缘和龈乳头外观健康,探诊龈沟后不出血

1＝龈缘和龈乳头探诊出血,无颜色改变,无肿胀

2＝龈缘和龈乳头探诊出血,有颜色改变,无肿胀

3＝龈缘和龈乳头探诊出血,有颜色改变,有轻微肿胀

4＝龈缘和龈乳头探诊出血,有颜色改变,肿胀明显

5＝探诊出血,有自发性出血,有颜色改变、肿胀显著,有时有溃疡

② 改良龈沟出血指数(mSBI)

0＝探诊不出血

1＝探诊后可见散在出血点

2＝探诊后出血,在龈缘处汇流成一红线

3＝探诊后大量出血

6．社区牙周指数

社区牙周指数(community periodontal index,CPI)反映牙周组织健康状况、牙周的治疗需要情况。CPI需借助特殊器械在规定的牙位上检查。世界卫生组织2013年出版的《口腔健康调查基本方法》(第5版)改良了CPI:检查全部存留牙齿,检查内容包括牙龈出血和牙周袋,分别记分。

（1）检查器械 WHO推荐使用CPI牙周探针。探针尖端为小球形,直径为0.5 mm,距顶端3.5～5.5 mm为黑色区域,距顶端8.5 mm和11.5 mm处有两条环线。顶端为球形,在探诊时不易刺伤牙龈出血而误诊为龈炎;用于探测牙龈沟或牙周袋的深度。

（2）检查项目 改良CPI检查内容为牙龈出血和牙周袋深度。

（3）检查方法 将CPI探针轻缓地插入龈沟或牙周袋内,探针与牙长轴平行,紧贴牙根。查看牙龈出血情况,并根据探针上的刻度观察牙周袋深度。未满15岁病人,为避免牙齿萌出过程中产生的假性牙周袋,只检查牙龈出血,不检查牙周袋深度。

（4）记分标准

① 牙龈出血记分：

0＝牙龈组织健康

1＝探针后出血

9＝除外

X＝牙齿缺失

② 牙周袋记分：

0＝袋深不超过 3 mm

1＝袋深在 4～5 mm

2＝袋深在 6 mm 以上

9＝除外

X＝牙齿缺失

二、牙周病流行特征及其有关因素

（一）牙周病的流行特征

1. 地区分布

一般认为,社会经济落后地区的人群口腔卫生保健较差,牙龈炎的患病率较高。牙周炎情况则有所不同,牙周病的患病率在发达国家与发展中国家之间通常无明显差异。WHO 全球口腔资料库的牙周袋检出率见表 2-4。

表 2-4　一些国家 35～44 岁年龄组牙周状况（WHO）

发展中国家				发达国家			
国家	年份	浅牙周袋检出率/%	深牙周袋检出率/%	国家	年份	浅牙周袋检出率/%	深牙周袋检出率/%
马来西亚	2010	35	25	德国	2005	52	21
伊朗	2002	13	10	西班牙	2005	22	4
巴西	2010	23	6	希腊	2005	24	3
纳米尼亚	2013	8	3	日本	2011	23	3

2. 年龄和性别

流行病学调查显示,牙周病患病率随着年龄增长而增高。第四次全国口腔健康流行病学调查中,对牙周病调查分别记录了牙龈出血、牙石、浅牙周袋和深牙周袋、附着丧失等数据,见表 2-5。结果显示:牙龈出血和牙石检出率从 12 岁开始逐渐上升,至 35～44 岁年龄组最高,65～74 岁组人群因牙缺失,牙龈出血和牙石检出率有所下降;但所有被调查人群的牙石百分率均处于很高水平;牙周袋和附着丧失百分率随年龄增加,老年人最高。牙周病与性别的关系不明确,但多数报告为男性重于女性。各年龄组人群牙周状况男性均差于女性。

表 2-5　2015 年我国 12～74 岁年龄组不同性别牙周状况

年龄（岁）	牙龈出血检出率/%		牙石检出率/%		牙周袋检出率/%	
	男	女	男	女	男	女
12	59.3	57.5	64.1	58.4	—	—
35～44	88	86.8	98	95.5	58.7	46.8
65～74	82.5	82.6	90.5	90.1	67.6	61.7

3. 民族

牙周疾病的患病率在民族之间存在一定差异,这可能与各民族遗传背景、社会经济状况、文化及宗教信仰、生活和饮食习惯差异有关。

(二)影响牙周病流行的因素

牙周病的患病情况还受到口腔卫生习惯、吸烟、营养和一些全身系统性疾病的影响。

1. 口腔卫生

口腔内菌斑清除彻底,龈炎发病率低,牙周状况就好;口腔内菌斑多,牙石堆积,则产生龈炎。如果这种情况持续,就会引起牙周炎。

2. 吸烟

吸烟是牙周病的高危因素之一,吸烟者牙周病患病危险高于不吸烟者。吸烟者菌斑、牙石堆积增多,牙槽骨吸收加快,牙龈炎和牙周炎加重。有研究报道,吸烟史在 10 年以下的,患牙周病的概率是不吸烟者 1.3 倍;吸烟史为 16～20 年的,患牙周病的概率是不吸烟者 8.0 倍。这是由于牙周组织受到的破坏具有累积作用,吸烟史越长,牙周组织的患病情况越严重。因此,戒烟应是牙周病预防和治疗的一个重要方面,在日常临床工作中,应高度重视戒烟的宣教工作。

3. 营养

营养是维持牙周组织健康的必要条件之一,营养不良可使牙周组织对口腔局部刺激因素的抵抗力降低,因而易患牙周病。

4. 系统性疾病

系统性(全身性)疾病常伴有组织缺损和某些功能下降,或机体免疫调节能力减退,使牙周组织或易于发生炎症,或伤口难于修复,最终产生牙周疾病。公认的影响牙周组织的疾病是糖尿病。有研究表明,糖尿病病人牙周组织内一些炎症细胞活跃,炎症介质增多,使牙周组织受到破坏;牙周组织的修复功能也有所减弱。如果能够控制糖尿病的发展,就可能显著减轻牙周病的症状。

三、牙周病的分级预防

绝大多数慢性牙周炎是可以预防和控制的,应遵循三级预防的原则,强调一级预防措施。菌斑控制是预防牙龈炎和牙周炎最主要的措施。

(1)一级预防 在疾病发生前,去除炎症始动因子和局部危险因素。主要是清除菌斑和其他有害刺激,定期洁牙,修复牙周组织的解剖缺陷或异常,调𬌗,纠正不良习惯、不良修复体,减少牙周疾病的局部促进因素。

(2)二级预防 早发现、早诊断、早治疗。刷牙出血是龈炎的指征,有刷牙出血的症状要尽早就诊。由口腔专业人员采用专业手段治疗,消除病变,改善牙周组织的健康状况。二级预防是在一级预防的基础上的,其远期效果与病人是否能长期坚持各种预防措施有关。

(3)三级预防 牙周组织遭到破坏,牙周病发展到严重和晚期阶段所采取的治疗措施。修复失牙,重建功能,牙周维护治疗;通过随访和口腔健康维护,维持疗效,预防复发。还应治疗相关的系统性疾病,如糖尿病。

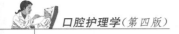

四、控制菌斑

牙菌斑生物膜是口腔中不能被水冲去或漱掉的细菌性斑块，是黏附于牙面的软而未矿化的细菌性群体，是口腔细菌生存、代谢和致病的基础。

（一）显示菌斑的方法

常用的菌斑显示剂有赤藓红、碱性品红、荧光素钠等制成的溶液或片剂。

1. 溶液使用方法

（1）棉球涂布法　用小棉球蘸取菌斑显示液，涂布于全口牙的唇（颊）舌（腭）面，漱口1 min后，牙面菌斑即可着色，显示为红色。

（2）舌尖法或漱口法　将菌斑显示液滴在病人舌尖数滴，让其用舌尖舔至各牙面，或将菌斑显示液稀释后漱口，菌斑即可显示。

2. 片剂使用方法

将菌斑显示片咀嚼均匀，用舌尖舔至各牙面，然后漱口，即可显示菌斑。菌斑显示片的主要成分是荧光素二钠盐，使用前要询问过敏史，儿童要在家长监督下使用。

（二）菌斑控制的方法

机械清除法包括使用刷牙、使用牙线等颌面清洁工具等；化学制剂通常只起辅助作用；常规漱口可以保持口腔清新，但其力量不足以去除菌斑。刷牙只能清除唇（颊）舌（腭）面和咬合面的菌斑，不足全口菌斑的一半，难以清洁牙邻面菌斑。另外，还应该采用邻面清洁工具如牙线、牙间隙刷等帮助去除牙间隙的菌斑及软垢。

1. 刷牙

刷牙的目的在于清除牙面和牙间隙的菌斑、软垢与食物残屑，减少口腔细菌和其他有害物质，防止龋病，适用于所有人群。选择设计合理的牙刷、采取科学有效的刷牙方法能有效去除菌斑，建议每天至少早晚刷牙两次。

2. 牙线

牙线由多股平行排列的尼龙丝组成，也可用细丝或涤纶线制成。有含蜡或不含蜡牙线，也有含香料或含氟牙线，还有膨胀牙线用于清洁义齿桥体下的区域。

3. 牙签

牙签用来剔除嵌塞在牙间隙内的食物碎屑和软垢，适用于龈乳头退缩、根面暴露及牙间隙较大的部位。可用牙签清洁邻面和根分叉区。常用的有木质牙签、塑料牙签、橡胶牙签。使用牙签时应避免用力太大损伤牙龈，加重牙龈退缩和增大牙间隙。

4. 牙间隙刷

牙间隙刷是单束毛刷，一般有手柄，有多种大小不同的形态和型号，适用于牙龈退缩、暴露的根分叉区及排列不整齐的牙邻面。这主要用于清除刷牙难以达到的邻面菌斑，特别是牙颈部和根面附着的菌斑。

5. 化学制剂控制菌斑

（1）氯己定　又称为洗必泰（hibitane）。作用机制主要是减少细菌在牙面的黏附和定殖，主要用于含漱、涂擦和冲洗。常用含漱液浓度为0.12%或0.2%，每天早晚使用2次，在刷牙后含漱1 min，可减少菌斑45%～61%，龈炎发生减少27%～67%。氯己定溶液长期使用可能会出现牙面染色,应遵医嘱使用。

（2）酚类化合物　又称为香精油,主要为麝香草酚、薄荷醇、甲基水杨酸盐混合制成的抗菌剂含漱液。每天使用2次,6个月后菌斑可减少28%,龈炎发生减少16%。

（3）季铵化合物　对革兰阳性菌有较强的杀灭作用,常用剂型为0.05%的含漱液,可抑制菌斑形成和龈炎的发生。

（4）三氯羟苯醚　广谱抗菌剂,主要用于牙膏及含漱液。

五、口腔专业人员控制菌斑

菌斑控制是个人口腔保健的主要内容,但在清除菌斑时,牙的有些部位难以被清洁干净。一般建议每6～12个月进行一次口腔检查,由口腔专业人员采用预防性清洁术或龈上洁治术彻底去除牙石,清除菌斑。

1. 预防性清洁术

此术仅用于没有龈下牙石或牙周袋的牙龈健康者。口腔专业人员采用洁治和抛光技术去除牙冠上的菌斑、牙石及着色,是为牙龈健康者定期口腔检查时提供的主要口腔卫生服务内容。操作方法如下:

① 用菌斑显示剂显示病人菌斑。

② 指导病人用牙刷清除难刷部位的菌斑。

③ 使用邻面清洁器或牙线清除邻面菌斑。

④ 若有龈上牙石,使用洁治器去除。

⑤ 用橡皮杯蘸抛光膏,清洁、抛光牙面。

2. 洁治术

洁治术是由口腔专业人员进行洁治磨光,去除龈上、龈下的菌斑和牙石的一种方法,是一项贯穿牙周病三级预防的措施。分为龈上洁治术和根面平整术两种方式,或分为手工器械洁治和超声波洁治两种方法。牙周病病人无论是活动期还是非活动期,都要面临疾病结局——全口广泛的牙槽骨丧失和牙周袋形成。牙周病不能治愈,但大多数情况下可以控制,要通过长期规范的牙周治疗和定期的监测才能有效控制牙周病,而洁治术是最常用的措施之一。

3. 牙周维护治疗

通常把牙周病控制后的所有随访均称为牙周维护治疗。其内容包括针对已经完成牙周治疗的病人去除牙颈部、牙周袋区域的菌斑,洁治和抛光牙面,牙周评估,以及病人的菌斑控制效果评价。牙周维护治疗与预防性清洁术不同,牙周维护是牙周治疗之后的随访治疗,预防性清洁术是对牙龈健康者的牙周维护。牙周维护治疗与牙周治疗也不同,牙周维护治疗的目的是去除龈沟区域的菌斑微生物;而牙周治疗的目的是尽可能去除龈下菌斑、牙石,阻止细菌的聚集。超声洁治去除菌斑和牙石比手动洁治效率更高。病人的自我口腔清洁护理主要是控制龈上菌斑;专业人员的口腔护理可帮助病人获得并保持良好的口腔卫生。

六、控制局部相关因素

局部不良因素影响牙周健康,去除不良因素是预防牙周病的重要手段。

（1）改善食物嵌塞　找出造成食物嵌塞的原因,采取相应的方法及时去除。

（2）调𬌗　因咬颌创伤造成的牙周疾病应及时调𬌗，尽量减少创伤，促进愈合。

（3）破除不良习惯　减少吸烟、夜磨牙对牙周组织造成的损害。

（4）预防、矫治错𬌗畸形　因咬合不平衡导致牙周组织损伤，应预防和矫治错𬌗畸形。

（5）制作良好的修复体　如有牙体、牙列损伤和缺失，制作精良合理的修复体恢复功能是维持牙周健康的基础。

（6）提高宿主抵抗力

① 通过有效的健康教育，提高人群维护牙周健康的积极性和主观能动性。

② 提高宿主的防御能力，保持健康的生理和心理状态，控制局部和全身因素对牙周组织的影响。

③ 开展口腔卫生训练，正确使用口腔卫生用品和药物，清除牙菌斑和其他有害刺激，保持清洁的口腔环境，养成良好口腔卫生习惯。

第六节　自我口腔保健方法

自我口腔保健方法主要有使用含氟牙膏刷牙、使用牙线、漱口和养成良好的饮食习惯。

一、刷牙

刷牙的目的在于清除牙面和牙间隙的菌斑软垢与食物残屑减少口腔细菌和其他有害物质防止龋病的发生。

1. 牙刷的选择

一般选择中软毛或软毛牙刷，刷毛末端充分磨圆的牙刷。刷头大小则根据口腔情况自由选择。刷牙时可以配合使用计时器、菌斑显色剂等工具提高刷牙效果。针对口腔内的特殊解剖情况或修复体，可以选用特殊种类的牙刷，如正畸牙刷、牙缝刷，最大限度地控制牙菌斑。

2. 含氟牙膏的使用

含氟牙膏是最易推广的预防龋齿的有效方法。含氟牙膏中的氟化物和牙齿接触后，会使牙齿组织中容易被酸溶解的羟基磷灰石变成不容易被酸溶解的氟磷灰石，从而提高牙齿的抗腐蚀能力。氟化物还有抑制细菌繁殖生长的作用，减少龋齿的发生。含氟牙膏的防龋效果与所含氟离子浓度相关。6 岁以上的儿童和成人，建议每天用含氟浓度约 1 000 ppm 的牙膏刷牙两次，每次用量约 1 g；3～6 岁的儿童每次牙膏用量为豌豆大小，应在家长监督与指导下使用，以防儿童过多吞咽牙膏；3 岁以下的儿童不推荐使用含氟牙膏。

3. 刷牙方法

为保证刷牙范围能完全覆盖所有牙面，应从起始部位开始，循序渐进，面面俱到。

（1）水平颤动拂刷法（改良巴氏刷牙法）　是推荐给成年人的刷牙方法。水平颤动法主要是去除牙颈部及龈沟内的菌斑，拂刷主要是清除唇（颊）舌（腭）面的菌斑。具体操作方法：

① 将刷头放置于牙颈部，刷毛指向牙根方向（上颌牙向上、下颌牙向下），与牙长轴大约呈 45°角，轻微加压，使刷毛部分进入牙龈沟内，部分置于牙龈上。

② 从后牙颊侧以 2～3 颗牙为一组开始刷牙，用短距离水平颤动的动作在同一个部位数

次往返;然后,将牙刷向牙冠方向转动,拂刷颊面。刷完第一个部位之后,将牙刷移至下一组2～3颗牙的位置重新放置,注意与前一部位有重叠,继续刷下一部位,按顺序刷完上下牙齿的唇(颊)面。

③ 同样的方法刷后牙舌(腭)侧。

④ 刷上前牙舌面时,将刷头竖放在牙面上,使前部刷毛接触龈缘,自上而下拂刷。刷下前牙舌面时,自下而上拂刷。

⑤ 刷咬合面时,刷毛指向咬合面,稍用力,前后短距离来回刷。

(2) 圆弧刷牙法　推荐给年幼儿童使用。具体操作方法:在闭口情况下将牙刷置于颊间隙,刷毛轻度接触上颌最后磨牙的牙龈区,以较快、较宽的圆弧动作,较小的压力,从上颌牙龈拖拉至下颌牙龈。前牙切缘对切缘接触,做连续的圆弧形颤动。舌侧与腭侧牙面需往返颤动,并拂刷舌腭侧牙面。前后短距离来回刷上下颌牙的咬合面。

4. 刷牙的时间和次数

建议每天早、晚刷牙各一次,晚上睡前刷牙更重要,每次刷牙时间为 3 min。

二、牙间隙清洁

牙间隙容易滞留菌斑和软垢。刷牙时刷毛难以进入牙间隙,需要采取其他清洁方法清除邻面菌斑。

1. 使用牙线

牙线用于清洁牙刷不能到达的邻面间隙或牙龈乳头处。

(1) 牙线的使用方法　使用方法如下:

① 取一段长约 20～25 cm 的牙线,将线的两端合拢,打结形成一个线圈;或取一段 30～40 cm 长的牙线,将其两端各绕在左右手的中指上。用双手的食指和拇指将牙线绷紧,两指间距离为 1.0～1.5 cm。

② 先在上颌前牙使用牙线。牙线紧贴一侧牙面,手指轻轻加力,使牙线进入牙间隙到达龈缘下。注意不要用力过大以免损伤牙龈。如果两颗牙紧密接触不易通过,牙线要前后做水平向拉锯式动作,可通过邻面接触点。

③ 将牙线贴紧牙面的牙颈部,并呈 C 形包绕牙面,使牙线与牙面接触面积最大。然后,上下拉动,刮除邻面菌斑及软垢。每个牙面要上下剔刮 3～4 次,直至牙面清洁为止。随即将牙线包绕该牙间隙中的另一侧牙面,重复上述动作。

④ 将牙线从牙间隙取出,再按上法依次进入相邻牙间隙,逐个将全口牙邻面菌斑彻底刮除。

(2) 注意事项　勿遗漏,包括最后一颗牙的远中面。每清洁一个区域的牙后,用清水漱去刮下的菌斑。在操作时不要用力过大,避免损伤牙龈。

2. 牙签和牙间隙刷

牙签和牙间隙刷的使用,详见本章第五节。

3. 电动冲牙器

电动冲牙器通过泵体对水加压,可冲刷到口腔许多部位,包括牙刷、牙线、牙签不易达到的牙缝和牙龈深处,如佩戴正畸托槽、固定修复体的组织面等。

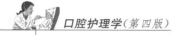

三、漱口

漱口是最常用的清洁口腔的方法，能清除口腔内食物残渣和部分软垢。应注意，漱口不能代替刷牙。为了辅助预防和控制某些口腔疾病，常加入一些药物作为漱口剂。根据药物的不同，漱口液可具有抗菌、消炎和防龋等作用。

四、养成良好的饮食习惯

① 提倡科学吃糖，减少每天吃糖的次数，少喝（碳）酸饮料，进食甜食后用清水或茶水漱口。

② 注意饮食平衡，不挑食，多吃蔬菜水果等纤维素含量高、营养又丰富的食物；养成晚上睡前刷牙后不再进食的习惯。

③ 适当使用无糖口香糖。咀嚼无糖口香糖如木糖醇、山梨醇、麦芽糖醇等，对口腔健康有益，可辅助清除牙菌斑和食物残渣，还可促进唾液分泌，减少菌斑堆积形成，抑制细菌糖酵解产酸，起到辅助防龋的作用。

第七节　其他口腔疾病的预防

一、口腔癌的预防

狭义的口腔癌是指发生于舌、口底、腭、牙龈、颊和牙槽黏膜的恶性肿瘤，以鳞状细胞癌最多见，约占80%，是世界上10种最常见的癌症之一。在我国，以舌癌、颊黏膜癌、牙龈癌、腭癌最常见。

（一）危险因素

1. 不良生活方式

（1）吸烟　吸烟的量、时间长短与口腔癌的危险度成正相关。

（2）咀嚼槟榔　与口腔黏膜的纤维性变呈正相关。

（3）饮酒　饮酒量越大，发生口腔癌的危险性越高。

2. 环境因素

（1）光辐射（波长 320～400 nm）　皮肤癌的主要危险因素，长期强烈光照是唇癌发生的危险因素。唇癌多发生在下唇。

（2）核辐射　对人有致癌作用。临床上常见癌症病人放疗后易发生黏膜表皮样癌和唾液腺癌。

（3）污染　高度工业化造成的煤烟污染、纺织工业中的纤维刺激、土壤中的重金属等。

3. 生物因素

（1）感染　病毒、细菌的感染与癌症有着密切的关系。EB病毒和人乳头瘤病毒与口腔癌发生有关。HPV16与口腔癌的发生有关，特别是与发生在口腔后部，如口咽、舌根、扁桃体及周边组织的癌症密切相关。在中国，口腔癌病人中，HPV 的总感染率为 52%，HPV16 感染率为 42%。HPV16 感染还与低年龄组口腔癌患病率增高有关。此外，口腔菌群也被认为与口腔癌的发生有关，特别是牙周炎的口腔微生物菌群。

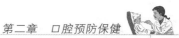

（2）慢性刺激与损伤　口腔卫生不良，尖锐牙尖及不良修复体的长期刺激，被认为是口腔癌危险因素之一。

（3）其他　口腔癌的致病因素是复杂、综合的，还与营养不良、缺乏运动、遗传、年龄、种族、药物等有关系。

（二）口腔癌的分级预防

口腔癌的一级预防包括消除和减少可能致癌的因素，防止口腔癌的发生；二级预防包括早发现、早诊断、早治疗，防止口腔癌的发展；三级预防主要是治疗后的康复，尽可能恢复咀嚼功能和美观，促进健康。口腔癌的预防措施包括：

（1）加强口腔健康教育　消除口腔癌的危险因素对口腔癌的预防至关重要，应戒除吸烟、过量饮酒、嚼槟榔等不良嗜好；注意对光辐射的防护；避免过热饮食刺激口腔黏膜组织；及时调磨尖锐牙尖和义齿锐利边缘，防止对软组织反复刺激；保持良好的口腔卫生。

（2）控制环境污染　无论是工作环境还是生活环境，都应该注意控制污染，降低口腔癌的发病率和死亡率。

（3）定期口腔检查　癌症疗效的关键在于早发现，早诊断，早治疗。口腔癌的发生常伴有明显的体征。提高公众对这些体征的认识，加以警惕，及时就医，有利于口腔癌的早期发现。如口腔内有 2 周以上未愈合的溃疡；口腔黏膜有白色、红色和发暗的斑；口腔与颈部有不明原因的肿胀和淋巴结肿大；口内有不明原因的反复出血；面部、口腔、咽部和颈部有不明原因的麻木与疼痛。

（4）自我口腔检查　除了定期进行口腔检查外，还要学会自我检查的方法，以便早发现，早就医。

二、牙本质敏感的预防

牙本质敏感是指暴露的牙本质对外界刺激产生短而尖锐的疼痛感，并且产生不能归因于其他特定原因引起的牙体缺损或病变。典型的刺激包括温度刺激、机械性刺激或化学刺激。

1. 危险因素

（1）磨损　异常的咬合状况可导致夜磨牙症，是牙体磨损的一个重要危险因素。

（2）酸蚀　导致牙本质小管口暴露的一个重要原因。外源性酸主要是酸性食物和饮料；内源性酸来源于胃、食管返流。这些都会导致牙本质表面覆盖物溶解、牙本质小管口暴露。对酸蚀过的牙釉质，刷牙可产生磨损效果。因此，避免进食酸性食物和饮料后马上刷牙，以减少酸性食物与刷牙磨损的协同作用。

（3）牙龈退缩　牙本质敏感最重要的危险因素之一。多种因素可导致牙龈退缩，如使用不合格牙刷、刷牙用力过大、牙龈自身损伤、牙周病及牙周病的不当治疗等。

2. 预防

① 养成餐后漱口的习惯。

② 减少酸性食物和饮料的摄入。

③ 进食酸性食物和饮料后，即刻漱口，1 h 后再刷牙。

④ 选择合格的牙刷，采用正确的刷牙方法，避免刷牙时用力过大。

⑤ 有牙周疾病、夜磨牙症、牙齿过度磨耗等相关疾病的病人应及时诊治。

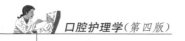

⑥ 有内源性酸来源的病人,建议治疗全身疾病。

三、牙外伤的预防

牙外伤是指牙齿受急剧创伤,特别是打击或撞击,引起的牙体硬组织、牙髓或牙周组织发生急性损伤的一种疾病。导致牙外伤的因素很多,机械外力直接或间接作用于牙齿都可造成牙体硬组织或牙周组织的损伤。各种活动及体育运动,频繁使用交通工具,及各种暴力行为等都可能造成牙外伤,摔倒、交通事故、体育运动及暴力等是牙外伤的主要原因。

1. 危险因素

(1) 摔倒和碰撞　摔倒、碰撞以及物体撞击是发生牙外伤最常见的原因,学龄前及学龄儿童无意识牙外伤最常发生于家中及附近地区。

(2) 交通意外伤害　行走时被交通工具撞伤,或骑自行车、驾驶汽车时发生意外,造成牙及颌面部的复合伤。15岁以下儿童骑自行车引起的面部外伤常伴有牙外伤。

(3) 运动损伤　体育运动是发生牙外伤的主要原因之一。

(4) 暴力　导致牙外伤的危险因素之一。

(5) 不良行为　很多人经常把牙当成工具,造成牙齿的损伤,例如,用牙开启瓶盖等。

(6) 唇闭合不全和深覆盖　唇闭合不全与牙外伤密切相关。唇部对前牙有一定的保护作用,唇闭合不全的儿童更易发生前牙的外伤。

除上述常见的牙外伤外,还有医源性牙外伤和口腔内的穿孔装饰品对牙的损伤等。

2. 预防

(1) 增强保健意识　首先要提高公众,特别是学校师生、家长,对牙外伤的认知水平,增强防护意识。有条件的地方应积极采取防护措施。教育学生避免暴力行为,遵守交通规则,以减少牙外伤的发生。教师、家长和校医应了解牙外伤急诊处理的基本常识,以利于无外伤后的应急处理等。

(2) 环境保护　建立安全的娱乐场所和人性化的生活交通设施;体育设施和娱乐设施应提高安全性能;加强校车的管理,公交车应设置专用扶手;铺设盲道。

(3) 配戴护牙托　作用是:

① 保护牙齿和口内其他组织,如牙龈、颊和唇。

② 防止颌骨骨折,特别是保护颞下颌关节。

③ 预防外力对颅脑的冲击伤害,降低脑震荡发生的可能。

④ 增强运动员的安全感。

(4) 矫治唇闭合不全和深覆盖　患有唇闭合不全和深覆盖等错𬌗畸形的儿童应及早进行矫治。

四、牙酸蚀症的预防

牙酸蚀症是指在无细菌参与的情况下,由于接触牙面的酸或其螯合物的化学侵蚀作用而引起的一种慢性的、病理性的牙体硬组织丧失。

(一) 危险因素

研究认为,牙酸蚀症是种多因素的疾病,来自体内、体外的酸作用于易感的牙齿是引起牙酸蚀症最基本的原因。

1. 化学因素

化学因素主要指接触牙的酸性物质,包括内源性酸和外源性酸。

(1)内源性酸 最常见的原因是由于患有某些疾病,使胃内容物进入口腔,胃酸长时间定期作用于牙齿硬组织而患牙酸蚀症。

(2)外源性酸 饮食因素中各类酸性水果、果汁、碳酸类饮料均与牙酸蚀症的发生发展有关。

2. 药物因素

药物因素包括维生素 C 片剂、氨基酸、补铁剂、阿司匹林和一些治疗哮喘的口服药物等。

3. 环境因素

长期暴露于酸性气体或液体工作环境中的人易患牙酸蚀症,如电池厂或硫酸厂的工人、专业游泳运动员等。其患病率及严重程度与接触酸的时间、是否采取保护措施有关。近年来,随着工业条件的改善,这类牙酸蚀症已很少见。

4. 生物因素

唾液的缓冲能力、牙齿的结构和矿化程度、牙齿和软组织的位置关系等生物因素都与牙酸蚀症的发生和发展有关。

5. 行为因素

据统计,美国 1946 年人均消费碳酸饮料 49.14 L,2000 年升至人均 192 L。与此同时,牙酸蚀症的发病率也在逐年上升。另有研究表明,牙酸蚀症的严重程度与夜间饮用酸性饮料后是否刷牙、漱口明显相关。不正确使用口腔护理产品也可能导致牙酸蚀症。

(二)预防

① 加强口腔健康教育,普及牙酸蚀症的基本知识,树立自我保健意识。

② 治疗可引起牙酸蚀症的疾病,如慢性呕吐、持续返酸等其他疾病。

③ 减少酸性食物和饮料的摄入量及摄入频率,可用吸管饮用,减少酸性饮料接触牙面的时间;避免嚼服 pH 值较低的药物,如果不能避免应及时漱口。

④ 改善工作环境,消除空气中的酸雾,尽量避免暴露于酸性环境中,必要时需戴防酸口罩。

⑤ 增强牙对酸的抵抗力,最好用含氟牙膏刷牙和含氟漱口水漱口,增强牙齿对酸的抵抗力。

⑥ 改变不良饮食习惯及口腔卫生习惯。酸性饮食的摄入最好安排在就餐时,不要安排在两餐之间,尤其不要在晚上睡觉前。摄入酸性饮食后可用含氟漱口水漱口。刷牙时宜用含氟牙膏刷牙,选用刷毛软硬适度的牙刷,采用正确的刷牙方法及合适的力度刷牙均能预防牙酸蚀症。

五、错𬌗畸形的预防

错𬌗畸形是指在儿童生长发育过程中由于先天遗传因素或后天环境因素,导致牙、𬌗、颌骨及颅面的畸形。

(一)危险因素

1. 遗传因素

错𬌗畸形具有多基因遗传特性,常表现为家族性遗传倾向。常见因遗传因素所致的错殆畸形主要有:颜面不对称,牙列有间隙,牙列拥挤,牙齿数目、形态或萌出时间异常,下颌前突,上颌前突,下颌后缩和深覆殆等。

2. 环境因素

(1)先天因素　妊娠期妇女的健康和营养状况直接关系到胎儿颌面部的生长发育,妊娠期营养不良、疾病、外伤、大剂量放射线照射,都会造成胎儿发育不良或畸形。

(2)后天因素　后天因素包括:

① 全身因素:内分泌功能异常、营养不良、口呼吸、阻塞性睡眠呼吸暂停综合征、磨牙症等会导致颜面和牙列的发育畸形。

② 局部因素:乳牙龋是引起错殆畸形的重要因素之一。

③ 口腔不良习惯:不良习惯的作用频率、持续时间和强度均与颌骨畸形有关。各种口腔不良习惯中,吮指习惯、咬物习惯等的发病率随着年龄增长而逐渐减少,而夜磨牙、咬指甲习惯的发病率却逐渐增加。

④ 功能因素:当口腔功能出现异常时,颌面部的相应结构受到过强或过弱的功能刺激,出现形态异常,产生错殆畸形。

● 口呼吸:慢性鼻炎、鼻窦炎、鼻甲肥大、腺样体肥大及鼻肿瘤等疾病,造成鼻呼吸障碍。用口呼吸代偿者可导致面部高度增加、前牙开殆,覆盖增大,上腭狭窄等殆、颌、面等的发育畸形。

● 吮吸功能异常:吮吸习惯若持续到3岁以后,长时间的吮吸习惯与上颌牙弓狭窄、深覆盖、前牙开殆、后牙反殆有关。

● 异常吞咽:异常的舌位置和偏离正常的吞咽方式,可能与前牙开殆、上颌前牙前突有关。如果舌体比正常的位置偏前,可能产生下颌前牙唇倾,前牙反殆等畸形。

(二)预防

(1)妊娠期　要合理选择和调配食物。孕妇如患有风疹、内分泌失调或其他疾病,应及时诊治。妊娠期母体要避免大量放射线的深部照射,防止孕期和临产前的外伤等。

(2)婴儿期　提倡母乳喂养。人工哺乳时应注意婴儿的喂养姿势、奶瓶的位置、人工奶头的开口和穿孔的大小。还应注意睡眠姿势,不可长期偏向一侧以免一侧颌面长期受压导致颜面不对称。

(3)乳牙列期　要注意牙列发育与咬合管理,包括早期破除不良口腔习惯、乳牙反殆的干预、预防和及早治疗口颌系统疾病。

(4)替牙列期　注意牙列发育异常与咬合管理,包括埋伏牙、乳牙早失、乳牙滞留、恒牙萌出异常。

六、口臭的预防

口臭又称为口腔异味,是指从口腔中发出不良气味,是影响社会交往和造成心理障碍的原因之一。

(一)口臭的分类

口臭可由多种原因引起,如口腔和全身性疾病、不良生活习惯、饮食因素和心理因素等。口臭可分为真性口臭、假性口臭以及口臭恐惧症,后两类病人的口臭实际上并不存在。真性口臭分为生理性口臭、病理性口臭以及其他因素引起的口臭。

1. 生理性口臭

正常口腔的气味一般不易察觉。在基础代谢率低、唾液分泌减少、口腔自洁作用受限时,口腔中的食物残渣和脱落的上皮细胞易发生腐败而产生不良气味。通常睡眠后口腔易出现异味,但这种异味持续时间短,经口腔清洁后很快消失。

2. 病理性口臭

病理性口臭是因疾病、病理状态所致的口臭,可分为口源性口臭和非口源性口臭。

(1)口源性口臭 绝大多数口臭是由口腔局部因素引起的。龈炎、牙周病、龋病等口腔疾病及口腔卫生不良是口臭的常见病因;口腔恶性肿瘤会产生明显并持续加重的口臭;患口腔干燥综合征时,由于唾液分泌及流速下降,清除细菌、腐败物能力下降,加重了口臭。

(2)非口源性口臭 包括呼吸道来源的口臭、血液携带来源的口臭以及某些食物引起的口臭等。

① 呼吸道来源的口臭:上呼吸道来源的口臭可发生在慢性上颌窦炎、鼻阻塞、鼻咽脓肿、喉癌的病人;下呼吸道来源的口臭可由支气管炎、支气管扩张、肺炎、肺脓肿、肺癌等疾病引起。

② 血液携带来源的口臭:主要发生在系统性疾病(如肝硬化、晚期肾病、糖尿病等)、代谢紊乱、药物作用等,引起此类口臭的主要成分为二甲基硫化物(CH_3SCH_3)。

③ 食物引起的口臭:食用某些食物如大蒜、韭菜、洋葱和一些辛辣的调味品后可发生口臭,也可经血液循环带往肺部发出臭味。

另外,不良的生活习惯如吸烟、酗酒等也可引起口臭,女性月经期也可出现口臭。

(二)口臭与牙周病的关系

牙周病病人伴发口臭。牙周炎的致病菌能够产生挥发性硫化物(VSC),常规的牙周治疗(刮治和根面平整)结合正确的口腔卫生措施(刷牙、清除舌苔)能使口气的嗅觉评价值显著下降。

(三)口臭的防治

(1)漱口 许多研究证明,使用漱口液可明显降低 VSC 值和嗅觉分值。漱口液改善口气的机制有机械清洁作用、掩盖异味作用、杀菌作用、拮抗异味物的产生。

(2)刷牙 是个人常规的自我口腔保健措施,每天坚持正确有效刷牙,在预防牙周病和口臭方面起到重要作用。

(3)舌清洁 常规有效的口腔卫生措施,结合用舌刷清洁舌背部,能明显改善口臭。Tonzetich 发现,刷牙结合刷舌能减少 70%～80% 的 VSC,为避免牙膏刺激口咽引起呕吐反射,应先清洁舌背部后刷牙。

(4)使用牙线 单纯刷牙难以消除牙邻面菌斑,除了刷牙以外,还须使用牙线去除牙间隙的菌斑和软垢,预防牙周病和口臭。

(5)及时治疗口腔疾病 在改善口腔卫生状况的前提下,及时治疗口腔疾病,减少口臭发生。其他口腔疾病的治疗包括治疗龋病、恢复牙间隙接触点、拔除无法修复的患牙、治疗口腔溃疡和口干症。

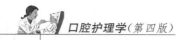

第八节　特定人群口腔健康保健

一、婴幼儿口腔保健

（一）婴幼儿口腔健康问题

（1）奶瓶龋（低龄儿童龋）　也称为低龄儿童龋，是婴幼儿乳牙列最常见的问题。患龋原因是有的婴幼儿习惯于含奶瓶睡觉，好发年龄为1～2岁幼儿，好发部位是上颌乳前牙的唇面和邻面。

（2）乳牙外伤　多发生在1.5～2.5岁的幼儿。跌倒、碰撞会使乳牙受到损伤，前牙处于面部较为突出的部位更容易受伤。

（3）急性假膜性念珠菌性口炎　俗称鹅口疮或雪口病，是由白色念珠菌感染引起的口腔黏膜炎症。病因多由于奶具消毒不严格、母乳奶头不洁或哺喂者手指污染所致，也可由出生时经产道感染，或见于腹泻、使用广谱抗生素、营养不良、睡眠不足和免疫力低下的婴幼儿。新生儿和6个月以下的婴幼儿多见。

（4）乳牙早萌　乳牙早萌较少见，有两种早萌现象：一种是指婴儿出生口腔内已萌出的牙，称为诞生牙；另一种是出生后30天内萌出的牙，称为新生牙。

（二）婴幼儿口腔保健方法

1. 避免致龋菌早期定植

致龋微生物的传播主要发生在乳牙萌出阶段，母亲口腔中很低水平的变异链球菌就足以传播到婴幼儿口腔。唾液是细菌传播的载体，父母通过亲吻、食物嚼碎喂孩子、把奶嘴或勺子放到自己口中试温后喂食等，均可造成致龋菌的传播。

2. 培养良好的口腔清洁习惯

（1）出生后至6个月　出生后即应建立口腔清洁习惯。每日为婴儿清洁口腔，在哺乳后或晚上睡前用手指缠上清洁纱布为婴儿清洁口腔。

（2）6个月至1岁　牙萌出后，家长可以用手指缠上清洁干净纱布，蘸清水为孩子擦洗牙面、牙龈和腭部，清除黏附的食物残渣，使其逐渐适应每日的口腔护理。还可使用硅胶制成的牙齿训练器，清洁消毒后让婴儿放在口中咀嚼，促进颌骨和牙床发育。

（3）1～3岁　开始刷牙去除菌斑。儿童1.5岁左右乳磨牙开始萌出，可以用牙刷帮助孩子刷牙。家长站在儿童的后侧面，用一只手轻托孩子的下颌，头部稍向上抬，握住儿童的手和儿童一起刷牙。还可以让孩子坐在小板凳上，头后仰靠在家长腿上来帮助刷牙。当儿童能漱口（约3岁）时可以使用牙膏刷牙，但一定要控制用量，每次用豌豆大小的量。目前，不建议3岁以下的儿童使用含氟牙膏。牙邻面有食物嵌塞时，建议在家长的帮助下使用牙线。

3. 采用正确喂养姿势

喂奶经常偏于一侧，则该侧面部受压，长期可导致面部双侧发育不对称。喂养时奶瓶不能紧压下颌或过高抬起，避免下颌过度前伸，造成下颌前突畸形。

4. 培养良好饮食习惯

给幼儿的食物应碎、软、细、烂、新鲜、清洁，并适当地增加一些粗糙的、富有纤维质的食

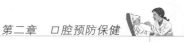

物成分。要注意培养儿童建立良好的咀嚼习惯和吞咽习惯;切忌边吃边玩,使食物在口腔中长时间滞留不吞咽;应定时定量集中在一段时间内完成进食。除正餐外平时少喂甜食,特别是黏性甜食;睡前不吃零食和甜点;1岁以上应停止使用奶瓶喂养;不再夜间哺乳。

5. 预防低龄儿童龋

提倡母乳喂养,定时哺乳。破除含奶瓶入睡、牙齿萌出后喂夜奶、延长母乳或奶瓶喂养的时间、过多饮用含糖饮料等不良喂养习惯。零食应选择低致龋性食物,并及时清洁牙面或温开水漱口。

6. 预防乳牙外伤

应加强对儿童活动时的监护,防止意外跌倒和损伤。发生乳牙外伤后应及时带去医院就诊,避免不良结局。

7. 定期口腔检查

第一次口腔检查应在第一颗乳牙萌出后6个月内,或最迟在12个月之前。

二、学龄前儿童口腔保健

(一)常见口腔健康问题

(1)乳牙龋 3～6岁是儿童乳牙患龋的高峰期。乳牙龋的特点是进展快,早期自觉症状不明显,家长不易发现,严重龋损时可导致乳牙缺失。

(2)乳牙错𬌗畸形 3岁以上儿童如果长期有吮指、吐舌、咬下唇、口呼吸等不良习惯,容易造成上颌前突、牙弓狭窄、牙列拥挤和开𬌗等问题。

(3)乳牙外伤 可能造成面部软组织的损伤、牙冠折断或牙齿脱位,还有可能伤及恒牙胚,造成恒牙胚的发育异常。

(二)保健方法

1. 幼儿园口腔保健

(1)幼教老师培训 可以采取多种形式为,幼教老师提供口腔保健的基本知识和口腔护理基本技能的培训和指导。

(2)儿童口腔保健 幼儿园儿童集中,适宜开展群体预防保健,可组织儿童定期(最好每半年一次)口腔检查,并接受专业人员实施的局部用氟防龋措施。

(3)儿童良好习惯建立 幼教老师培养儿童良好的饮食习惯和口腔卫生习惯,包括:

① 饮食习惯:膳食要定时定量,定餐次数,尽量减少餐间甜食摄入和次数,或选择致龋性低的食物。

② 口腔卫生习惯:餐后漱口,并教会儿童正确的刷牙方法。

(4)与家长沟通 与家长及时沟通和密切配合,共同关注和促进儿童的口腔健康,使儿童在幼儿园和家庭形成连续的氛围;通过老师和家长的督促,帮助儿童形成稳定的口腔卫生习惯。

2. 家庭口腔保健

(1)培养刷牙习惯 应教会3～6岁儿童正确的刷牙方法,并坚持每日帮助儿童认真、彻底地刷牙一次(最好是晚上),检查刷牙效果。父母应起到示范作用,最好与儿童一起刷牙。3～6岁儿童建议开始在家长的帮助下使用牙线。

(2)预防乳牙龋 乳牙龋会给儿童的局部和全身带来许多不良影响,早期治疗时间短、痛苦小、治疗效果好。对于窝沟较深的乳磨牙,要尽早进行窝沟封闭。每半年1次应用局部氟化物,可以有效地预防光滑面龋。

（3）预防错𬌗畸形　儿童时期的口腔不良习惯与错𬌗畸形的发生有密切关系,如有吮指、咬下唇、吐舌、口呼吸、偏侧咀嚼等不良习惯,需要充分重视。一旦出现牙齿排列不齐、咬合异常等应尽早检查,及早矫治。乳牙期最佳矫治年龄为4～5岁。

3. 预防牙外伤

家长应评估儿童的活动场所和运动项目,做好儿童的个人防护;在剧烈运动时应配戴护齿器。

4. 定期口腔检查

学龄前儿童建议每3～6个月接受一次口腔健康检查,口腔疾病需要早发现、早诊断、早治疗。

三、学龄儿童口腔保健

学龄儿童指6、7岁至17、18岁整个普通教育阶段的学生。此阶段是口腔健康观念和行为的形成期,也是接受新知识、树立新观念、培养终生口腔卫生好习惯的最佳时期。

（一）常见口腔健康问题

（1）第一恒磨牙龋　又称为6龄牙,是6岁左右萌出的恒磨牙。因其萌出早,矿化程度低,溶解度高,渗透性强,加之𬌗面的窝沟较深,食物残渣及菌斑不易清洁,极易发生窝沟龋。

（2）龈炎　学龄儿童常见的龈炎包括单纯性龈炎、萌出性龈炎和青春期龈炎。单纯性龈炎以前牙为主,表现为龈缘和龈乳头红肿,易出血。青春期龈炎是菌斑引起的慢性龈炎,受内分泌的影响。如有牙齿排列不齐或配戴正畸矫治器者,则菌斑不易去除,更易导致龈炎的发生。

（3）错𬌗畸形　牙列不齐、牙齿拥挤、上下颌牙弓间𬌗关系异常、颌骨大小形态位置异常等。

（4）牙外伤　7～9岁学龄儿童是牙外伤的高峰期,以前牙为主。如果有上颌前突畸形,牙外伤风险增大。

（二）口腔保健方法

1. 学校口腔保健

口腔保健应成为学校公共卫生的一项重要工作内容。学校开展口腔保健的优势在于,学生在校期间相对集中,便于组织和管理,并有完善的教育体系可保障口腔健康教育项目的实施。教育主管部门应该为学校老师提供口腔保健培训计划,定期培训。口腔专业机构与口腔保健人员应配合教育部门,提供科学规范的培训内容,以确保老师拥有不断更新的口腔保健知识。

（1）口腔健康教育的原则

① 与学生的普通教育同步:学校在对学生进行普通教学的同时,组织和开展一些促进学生口腔健康的活动,使学生在得到口腔健康知识的同时逐渐建立起口腔健康的观念。通过对不正确口腔行为的早期干预,达到预防口腔疾病发生的目的。

② 应纳入学校的卫生课程:在中小学校健康教育教材中增加口腔卫生知识,例如龋病、

牙周病、错殆畸形的防治,前牙外伤和颌骨折预防等。

（2）口腔健康教育的方式

① 启发诱导式:应根据学生的心理特点,采取启发和诱导的方法,调动其自身的积极性。对刷牙的指导和口腔健康教有要有不断强化的过程,才能有效地巩固和提高学生的自我保健能力。

② 设立实习课程:通过口腔健康教育实习课的学习,相互或自我观察牙龈颜色与形态,了解正常牙质色和形态。通过影像资料或实物来讲解牙刷的选择、正确的刷牙方法和牙线的使用等。

③ 形式多样化:除课堂书本知识讲授外,可通过文字宣教。如图书、画册、各种报刊等,范围广泛,效果持久;电化宣教如影像、动画等,形象逼真,通俗易懂;艺术宣教如表演、说唱等;还可举办报告会、座谈会、专题讲座、知识竞赛等;也可借助微信、微博、手机 App 等新载体,拓展科普宣传的途径和方法。

④ 内容规范性:授课内容应具有科学性、专业性、准确性和规范性的特点,讲授形式可以根据学生的年龄特点,生活化和科普化,使学生易于接受。

2. 个人口腔保健

（1）保护好第一恒磨牙　采取积极主动的保护措施,对完全萌出达咬合平面,且殆面深窝沟的第一恒磨牙进行窝沟封闭是最佳保护方法。

（2）预防龈炎　有效方法是刷牙,清除菌斑。有牙石者应及时请专业医师进行牙周洁治,邻面菌斑应在刷牙前或刷牙后配合使用牙线,去除效果更佳。

（3）科学合理摄入糖　控制摄糖的频率比控制摄糖的量更重要。含糖饮食一般建议在三餐中或餐前食用,要少食黏性大的含糖食品。睡前刷牙后不再吃甜食和加糖的奶类和饮料。

（4）防治错殆畸形　要及时治疗未到替牙期的乳牙龋损,及时拔除替牙期滞留的乳牙,尽早拔除多生牙;养成良好的饮食习惯,防止单侧咀嚼,以促进颌骨的正常发育。由于口腔不良习惯造成替牙列早期（6～9 岁）牙颌异常,提倡早期进行咬合诱导管理。较严重的错殆畸形,一般在 12～14 岁乳牙替换完成后开始矫治。有口腔不良习惯的要尽早戒除。

（5）预防牙外伤　学龄儿童在参加体育活动和游戏时,应穿胶底防滑鞋,在参加高强度、高风险运动时应戴头盔、牙托等护具;不要用牙齿咬过硬的东西,以免牙齿隐裂和崩裂。牙外伤后出现牙龈出血、牙折断、牙松动、牙移位时应立即到医院就诊。

四、老年人口腔保健

1980 年,联合国确定 60 岁为人口进入老年阶段的分界线,并规定 60 岁以上的老年人占总人口 10％以上的国家称为老年型国家。我国正处于人口老龄化快速发展期,截至 2018 年底,全国 60 岁以上老年人口已达到 2.49 亿,占总人口的 17.9％。

（一）老年人口腔健康问题

（1）牙龈退缩和根面龋　牙龈退缩造成牙根暴露,牙颈部和根面极易发生龋损,导致根面龋的发生,并可伴发牙本质敏感。唾液分泌量减少,自洁作用差,可加重根面龋的进程。

（2）牙列缺损和缺失　龋病与牙周病是造成老年人牙缺失的主要原因。当失牙数占全口牙的 1/4 以上时就会影响口腔的正常功能,尤其是咀嚼功能。调查显示,全国 65～74 岁老年人有 47.7％的人未能及时修复缺失牙。

（3）口腔黏膜病和口腔癌　老年人是口腔黏膜病的多发人群。第四次全国口腔健康流行病学调查显示,65～74 岁老年人口腔黏膜病异常检出率为每 10 万人 6 455。随着年龄增加,口腔癌患病率上升,以男性居多。吸烟和饮酒是口腔癌的主要危险因素。其中,吸烟与口腔癌、口腔白斑、白色角化病、牙周病等 10 余种口腔疾病的发生密切相关。

（4）牙磨耗和楔状缺损　牙磨耗和楔状缺损与不正确的刷牙方法、咀嚼硬性食物及年龄的增加等诸多因素相关。长期严重的楔状缺损使牙颈部过薄,易造成牙折。牙严重磨耗变短,可使面部下 1/3 高度降低,长期还会出现颞下颌关节区疼痛等功能紊乱症状。

（二）老年人口腔保健方法

老年人口腔健康的目标是保留更多功能牙,维持正常口腔功能状态。

1. 提高自我口腔保健意识

要不断提高老年人自我口腔保健意识,帮助老年人树立正确的口腔健康观念,消除"人老掉牙"的旧观念。养成良好口腔卫生习惯,掌握科学的口腔保健方法,终身拥有一副健康的牙齿。

2. 保持个人口腔卫生

（1）刷牙与漱口　要选择适合自己口腔状况的牙刷。每天采用正确的刷牙方法刷牙,选用含氟牙膏,或交替使用针对牙及牙周健康状况的抗敏感、抑菌抗炎的牙膏。除每天早晚刷牙外,每餐后要坚持用清水漱口,将残存在牙面、牙间隙、唇颊沟等部位的食物残渣清除干净。

（2）间隙刷、牙线和牙签　由于老年人牙缝较宽、牙根暴露,应使用牙间刷、牙线和牙签清除存留在邻面及牙根面的食物残渣及菌斑。

3. 接受口腔卫生指导

（1）有针对性　要根据每个人的特点,如对口腔卫生的态度、动手能力、理解能力等,制订有针对性的口腔卫生指导计划。

（2）循序渐进　根据每个人原有的口腔卫生习惯、知识、态度和接受能力等,灵活地分次讲解相关内容。

（3）有评价　要有相应的客观指标来评价指导后的口腔卫生维护情况,如利用菌斑显示剂来观察刷牙前后菌斑的清除程度及效果。

4. 及时修复缺失牙

不论失牙多少,都应及时在正规医疗机构进行义齿修复。修复缺失牙一般在拔牙 2～3 个月后进行。餐后应摘下活动义齿,用清水或使用专门为义齿设计的清洁片、粉、液浸泡并刷洗干净;义齿久戴常有不适,引起口腔组织红肿、疼痛、溃疡,应定期由医师检查,及时处理或更换义齿。

5. 定期口腔检查

检查的内容包括龋病（尤其是根面龋）、牙周病、口腔黏膜状况等。残留的牙根如经常肿痛应尽早拔除,避免局部不良刺激。过度磨耗形成的锐利牙尖要及时磨除或调𬌗,以防对口腔软组织及颞下颌关节的损伤。口腔检查最好半年一次,一般至少也应 1 年检查一次。

五、妊娠期妇女口腔保健

妊娠期妇女口腔保健的重点在一级预防,目的包括:

① 减少妊娠期龋病、牙周病的发生。

② 阻止已有口腔疾病的进一步发展。

③ 增加妊娠期妇女的口腔保健知识和保健意识,提高自我的口腔保健能力。

④ 减少口腔内致龋微生物的数量,降低母婴传播的危险性。

1. 主要口腔健康问题

(1) 妊娠期龈炎　一般于妊娠的第二个月出现并在后 3 个月达到高峰。严重者某些部位的牙龈还可出现瘤样增生,称为妊娠性牙龈瘤。不是所有的孕妇都有,口腔卫生状况良好,没有局部刺激因素存在,一般不引起牙龈的炎症。

(2) 龋病　主要与口腔卫生状况不良有关,妊娠期妇女是龋病的高风险人群。

(3) 智齿冠周炎　由于生理、生活习惯的改变,机体抵抗力下降,容易导致智齿冠周炎症。

2. 口腔保健内容

妊娠期妇女口腔保健的重点在一级预防,强调孕前的口腔健康检查、治疗和妊娠期的口腔健康维护。

(1) 提供口腔健康知识　口腔健康教育应针对妊娠女性易发生的口腔健康问题,重点强调牙周病与妊娠不良结局的关系。此外,还应接受有关婴幼儿喂养方式和哺乳姿势、婴幼儿口腔清洁方法、营养与口腔健康等相关知识的学习。了解胎儿牙发育、乳牙生长发育、萌出时间、萌出时可能遇到的问题及婴幼儿早期龋危害等常识。

(2) 加强口腔健康维护　孕妇应认真进行每日的口腔清洁维护。每次进食后漱口,早晚有效刷牙,使用牙线清除邻面的食物残渣和菌斑。

(3) 注意膳食营养平衡　妊娠期日常膳食应多样化、精细搭配、三餐合理,摄取足够的蛋白质、脂肪、碳水化合物、维生素以及矿物质。应适当增加鱼、禽、蛋、瘦肉、海产品和奶类的摄入,多吃豆类、虾皮、绿叶菜;摄入含铁丰富的食物,摄入足量的维生素 C。

(4) 避免不良刺激,慎重用药　任何不良刺激都会导致胎儿生长发育异常或胎儿畸形。没有任何一种药物对胎儿发育是绝对安全的,最好不用或少用药物,也应在医师指导下使用。妊娠 12 周内是药物致畸最敏感的时期。孕妇用药的原则是,能用一种药物就避免联合用药,严格限制用药时间和药物剂量。妊娠初期防止风疹之类的病毒感染,不使用镇静、安眠类药物。妊娠期嗜好烟酒将增加胎儿畸形危险,被动吸烟可使胎儿缺氧,引起胎儿发育畸形,因此要戒除不良习惯。

(5) 口腔就诊时机　以选择在孕中期(4～6 个月)治疗,这是相对安全期。妊娠期要尽量避免 X 线照射,最好避开妊娠期的前 3 个月。妊娠后发病早期应对症治疗,出现全身症状时,须在医师指导下,合理用药防止感染扩散。

六、残障人士口腔保健

(一)残障人士主要口腔健康问题

残障人士主要的口腔健康问题是龋病和牙周病。根据残疾的类型、年龄和残障程度,常出现多颗牙的龋损、牙髓炎和根尖病变、牙面软垢和菌斑堆积,牙龈炎症明显。

(二)残障人士口腔保健方法

1. 残障儿童刷牙

不能自己刷牙的儿童需要在家长的帮助下刷牙。应根据具体情况,选择一种容易操作的舒适体位和姿势：

① 让儿童坐在椅子上，帮助者站在身后，用手稳住儿童头部，使其靠着椅背，可用枕头垫在头部，使其感觉舒适。让儿童的头稍向后仰起，按正常人的刷牙方法和顺序进行。如果必须控制患儿的手或身体活动，可用双腿协助完成。

② 让儿童躺在帮助者的腿上操作。

③ 如果无法控制其活动，则需要两个人面对面，一人抱住儿童，另一人让其头部躺在肘部，帮助刷牙。

对于张嘴困难的儿童，可用纱布缠上压舌板放在上下牙列之间，以方便操作。牙邻面的清洁可考虑使用牙线，也可借助菌斑显示剂来检查刷牙的效果。

2. 口腔保健用品的选择

（1）改装牙刷柄　改装市售牙刷的刷柄，使其容易握持。

（2）使用电动牙刷和冲牙器　适宜选择电动牙刷，可提高清洁效果。应注意防止把持不稳损伤口腔软组织，需要在家人的看护下完成。冲牙器是利用水流的作用把滞留在口腔内的大块食物碎屑冲走，是重症残障人士日常清洁口腔的一种辅助装置。

（3）牙线和牙间隙刷　部分残障人士也可以使用牙线、牙间隙刷进行口腔清洁。

3. 口腔保健服务

（1）口腔卫生指导　口腔专业人员和基层社区卫生服务人员应定期指导，耐心详细讲解口腔健康的重要性和口腔保健的方法。根据不同残疾类型采取多种形式，以掌握口腔卫生保健的具体方法为重点，亲属或护理人员应给予必要的帮助。

（2）应用氟化物　残障儿童可选择局部应用氟化物，如含氟牙膏、含氟漱口水，或由专业人员定期开展局部涂氟措施。

（3）尽早进行窝沟封闭　在磨牙完全萌出后，尤其是第一恒磨牙萌出后，对于牙面的深窝沟，要尽早实施窝沟封闭术，以防窝沟龋的发生。

（4）减少糖与甜食摄取　严格限制餐间甜食的摄入，要尽量避免摄取甜度大、黏性大的高致龋性食物，并减少碳酸饮料的摄入。

（5）定期口腔检查　口腔专业人员应定期为残障人士进行口腔检查，发现问题及时处理，并提供洁治、治疗、修复缺失牙等服务。应每半年到1年检查1次。

（古文珍　梁　彦）

第三章

口腔内科病人的护理

【学习目标】

1. 掌握口腔内科疾病病人的评估及常规护理、口腔内科护理操作、龋病治疗的护理措施、牙髓病和根尖周病病人的护理、牙龈炎病人的护理指导等技术。

2. 熟悉口腔内科常用药物、材料的性能和用途、口腔内科常用器械的用途和使用注意事项、牙周炎病人的护理。

3. 了解牙体硬组织非龋性疾病的护理措施、口腔黏膜病病人的护理措施。

4. 能完成口腔内科护理操作及护理配合。

5. 能运用所学知识给予龋病、牙髓病、牙周病及口腔黏膜病人健康指导。

口腔内科疾病是常见、多发的口腔疾病,包括牙体硬组织疾病、牙髓病、牙根尖周病、牙周组织病和口腔黏膜病。随着口腔医学的迅速发展,口腔内科护理工作得到了同步发展。在临床护理工作中,护理人员应根据病人的生理、心理、社会及文化需要,以人的健康为中心,以护理程序为框架,以四手操作技术为基础,与口腔医师密切配合,为病人提供优质高效的护理。

第一节 口腔内科常用药物、材料及器械

一、常用药物及材料

（一）牙体、牙髓病常用药物及材料

1. 防龋药物

（1）75％氟化钠甘油糊剂

① 成分:氟化钠、甘油。

② 性能:氟能置换牙齿羟磷灰石的羟基,形成不易被酸溶解的氟磷灰石结晶,降低牙釉质在酸中的溶解度,增加牙齿抗酸力,并促进牙釉质再矿化。

③用途:预防龋齿,牙本质脱敏。

(2) 10%硝酸银或氨硝酸银溶液

①成分:硝酸银、蒸馏水。

②性能:渗入龋坏组织,与细菌的蛋白质结合,使其沉淀生成蛋白银,使用还原剂(丁香油酚、碘酊等)可生成还原银。其渗入牙本质内封闭病变区域,可延缓龋病发展。

③用途:防治浅龋,牙本质脱敏,也可用于口腔溃疡的治疗。

④注意事项:有强烈腐蚀性,接近牙龈的龋坏应慎用;治疗后局部呈黑色,多用于乳牙龋坏;使用时注意保护口腔黏膜。

2. 消毒防腐药

(1) 丁香油

①成分:丁香油酚。

②性能:镇痛作用较好,有轻度消毒、防腐作用,刺激性和腐蚀性较小。

③用途:安抚镇痛,也可作为硝酸银牙本质脱敏的还原剂。

④注意事项:避光保存,避免与铁、锌等金属接触。

(2) 樟脑苯酚溶液(camphor and phenol solution,CP)

①成分:樟脑、苯酚、95%乙醇。

②性能:有较好的镇痛作用和弱防腐作用,渗透力强。

③用途:消毒窝洞或感染较轻的根管。

(3) 75%乙醇

①成分:乙醇、蒸馏水。

②性能:杀菌剂,70%~75%乙醇水溶液杀菌力最强。若浓度过高,使菌体表层蛋白凝固成坚硬的保护膜,妨碍乙醇向内渗透,反而不易杀灭细菌。

③用途:牙面脱脂,窝洞消毒。

(4) 甲酚甲醛溶液(formaldehyde and cresol solution,FC)

①成分:甲醛、甲酚、乙醇。

②性能:强力消毒剂。甲醛能凝固蛋白质,渗透性强,作用缓慢;甲酚有杀菌、止痛和腐蚀作用。

③用途:消毒感染根管,残髓失活。

④注意事项:刺激性较大,可引起渗出性炎症和坏死,仅用于感染根管,避免连续多次使用。

3. 牙髓治疗药物

(1) 氢氧化钙糊剂

①成分:氢氧化钙、碘仿、生理盐水、盐酸丁卡因。

②性能:强碱性,pH值为10~12。抗菌作用缓慢而持久,促进牙本质基质钙化,修复创面;中和酸性物质,减轻疼痛。

③用途:直接或间接盖髓。

④注意事项:盖髓术需严格无菌操作,糊剂现调现用,防止污染。

(2) 三聚甲醛干髓剂

①成分:三聚甲醛、麝香草酚、盐酸可卡因、羊毛脂氧化锌。

②　性能:在接触碱性组织和水分时缓慢释放甲醛气体,使蛋白质凝固。使牙髓坏死且无菌性干化,作用缓和、安全,封药时间 2 周左右。

③　用途:干髓治疗。

④　注意事项:出血较多时先用酚或肾上腺素小棉球止血再放药;勿将失活剂压进髓腔,以免造成剧痛;避免接触牙龈,防止损伤牙龈或牙槽骨。

4. 根管冲洗剂

(1) 过氧化氢溶液(双氧水)

①　成分:过氧化氢、蒸馏水。

②　性能:强氧化剂,清洁、防腐、除臭,抗菌消毒作用强,并可改变厌氧环境。冲洗时产生气泡使创面或根管中的脓块、血块或坏死组织松动而排出,并有轻微止血作用。

③　用途:1%～3%溶液作含漱剂;3%溶液作冲洗液,用于感染的根管;30%溶液用于氧化疗法和牙面漂白。

④　注意事项:冲洗细窄根管时压力不宜过大,须保持通路溢出气泡;如大量气泡进入根尖孔外组织,易引起剧痛。因产气快,在深部腔、窝中有引起栓塞及扩大感染的风险。宜避光、低温保存。

(2) 2%氯胺 T(氯亚明)

①　成分:氯胺 T 粉、蒸馏水。

②　性能:杀菌力较强,溶解坏死组织和有机物,作用缓慢而持久,对健康组织无刺激性。

③　用途:冲洗感染的根管、黏膜、创口、溃疡等。

④　注意事项:水溶液宜新鲜配制,密闭,8～15℃保存。

(3) 2.5%～5%次氯酸钠

①　成分:次氯酸钠、蒸馏水。

②　性能:强防腐剂,杀菌力强。通过游离出来的氯溶解残余,可以使牙本质碎屑乳化。

③　用途:冲洗感染的根管。

④　注意事项:高浓度的次氯酸钠有一定的刺激性,应在橡皮障隔湿环境下使用。

(4) 15%乙二胺四乙酸钠(EDTA)

①　成分:乙二胺四乙酸钠、蒸馏水、氢氧化钠溶液。

②　性能:抑菌作用强而持久,无毒,无刺激。去除牙本质玷污层,增强根管充填的密合性;软化根管内的牙本质壁,使之部分脱矿。

③　用途:冲洗根管,尤其狭窄、钙化根管或根管内异物。

④　注意事项:小心使用,防止根管壁悬突、侧穿或根管偏移;及时清除被软化的牙本质,以免影响根管充填。

5. 根管充填材料

(1) 碘仿糊剂

①　成分:三碘甲烷、氧化锌、丁香油。

②　性能:杀菌、防腐、除臭,减少渗出,无刺激,促进根尖区炎症消退、病灶修复与根尖孔闭合,促进伤口愈合。

③　用途:严重感染根管的治疗,根尖未发育完成的根管诱导剂。

④　注意事项:避光密闭保存。

（2）氢氧化钙碘仿糊剂（如 Vitapex）

① 成分：氢氧化钙、碘仿、聚过氢烷油等。

② 性能：注射型黄色软糊剂，不须调和，具有流动性；有良好的不透射线性和抗菌性，能中和酸性产物并促进牙本质、骨组织再生；性能稳定。

③ 用途：乳牙根管充填，根尖诱导成形术。

④ 注意事项：注入压力过大易引起疼痛；碘过敏或有过敏史者忌用。

（3）牙胶尖

① 成分：牙胶、氧化锌、蜡、松香、重金属磷酸盐。

② 性能：有压缩性，使根管填压较紧；有组织亲和性，X 线阻射；有较好的伸展性和柔韧性，不易断裂，易取出；加热后软化，易溶于氯仿、乙醚和丙酮，微溶于桉油醇。分为标准牙胶尖、锥度牙胶尖和热牙胶尖。

③ 用途：恒牙根管充填。

④ 注意事项：禁用于乳牙根管充填；易氧化变脆，宜冰箱保存。

（4）三氧化钙无机聚合物（mineral trioxide aggregate，MTA）

① 成分：粉剂为硅酸钙、铝酸钙、氧化钙等；液剂为蒸馏水。

② 性能：具有生物相容性和不可吸收性，含细腻的亲水性颗粒，潮湿条件下水合作用形成胶质状凝胶体，凝固后形成坚硬的屏障，具最小微渗漏；使组织产生愈合反应，并促进形成新牙骨质。

③ 用途：穿孔修补术、根尖诱导成形术、根尖倒充填，牙髓切断术，直接盖髓。

④ 注意事项：未使用完的材料密封保存，防止潮解凝固。

6. 窝洞充填材料

（1）银汞合金

① 成分：粉剂为银、锡、铜、锌；液剂为汞。

② 性能：可塑性强，能成形；固化后体积轻度膨胀，与洞壁密合；硬度和抗压强度高，耐磨性强，能承担咀嚼压力；对牙髓无刺激，可塑性大，性能稳定，充填后 24 h 基本恒定。但是，抗弯强度和抗冲强度差，须制备能固位和抗力的窝洞；色泽与牙齿不协调，易变色，无黏结性，不能隔绝温度。

③ 用途：永久性充填。

④ 注意事项：严密隔湿，防止唾液、血液等影响充填效果。汞与合金粉的调配比例为 8∶5 或 9∶6。研磨时间应控制在 1 min 内，时间过长银汞合金收缩较大，时间过短则膨胀过多。充填时将银汞合金少量、逐次填入窝洞内，逐层加压直至填满。充填压力愈大，挤出的多余汞量愈多，银汞合金的强度愈强。防止汞污染，环境通风良好，墙壁和地面喷刷过氯乙烯，操作者须穿涤纶工作服，戴口罩和工作帽，避免吸收汞；储汞瓶严密封闭，防止汞蒸发；多余的银汞合金收集在盛有饱和盐水或甘油的器皿内，深度 17 cm 以上。

（2）复合树脂

① 成分：基础树脂、强化填料、促进剂。

② 性能：抗压强度较高，硬度较低，耐磨性差，热膨胀系数小，色泽稳定且与牙近似，不溶于唾液，抗弯强度和抗冲强度略高于银汞合金。

③ 用途：Ⅰ、Ⅲ、Ⅳ、Ⅴ类洞充填。

④ 注意事项：操作时器械及窝洞防止酚及氧化锌类药物污染，以免影响效果；光固化时戴遮光镜保护眼睛；固化厚度不超过 2.0～2.5 mm，太厚时可分层固化，保证效果。

（3）玻璃离子水门汀

① 成分：氟铝硅玻璃、聚酸和水。

② 性能：在粉和液调配后，聚酸和玻璃粉发生酸碱反应，形成聚盐类基质。具有释氟性能和良好的黏结性能，生物相容性好。

③ 用途：用于牙体组织充填修复、窝洞垫底、冠黏结。

（4）磷酸锌水门汀

① 成分：粉剂为氧化锌、氧化镁、二氧化硅、氧化铋、氧化钡、硫酸钡；液剂为磷酸、氧化铝、氧化锌、水。

② 性能：凝固后抗压强度为 1 000 kg/cm^2，可承受一定咀嚼力。黏结性小，固化后几乎不溶于水。收缩性优于其他水门汀。

③ 用途：窝洞垫底、桩、钉黏固，暂时性充填。

④ 注意事项：刺激牙髓，不能用于深窝洞直接垫底和充填；避免接触口腔黏膜。

（5）氧化锌丁香油黏固剂（丁氧膏）

① 成分：粉剂为氧化锌、松香、硬脂酸锌、醋酸锌；液剂为丁香油。

② 性能：调配后 4～10 min 固化，抗压强度低（140～300 kg/cm^2），具有水溶性，阻止温度传导，对牙髓有安抚、镇痛和防腐作用。

③ 用途：安抚治疗，间接盖髓，暂时性充填，深龋垫底；糊剂可作乳牙根管充填剂。

④ 注意事项：可导致牙髓慢性炎症，禁用于直接盖髓术。

（6）牙胶条

① 成分：赤铁科树脂、氧化锌、氧化钙、白蜡。

② 性能：加热后变软，可塑性强；不良导体，不刺激软组织，抗压强度低；易溶于氯仿、煤焦油、沸醚苯、松节油中。

③ 用途：测试牙髓活力，暂时性充填。

④ 注意事项：易氧化变脆，宜密闭、避光保存。

7. 其他

（1）釉质酸蚀剂

① 成分：15%～40% 正磷酸。

② 性能：机械清洁釉质表面，溶解羟磷灰石，利于黏结剂的湿润、铺展和渗入；活化釉质表层，增强极性，易与树脂结合；使釉质表面形成微孔，增加粗糙度，扩大黏结面积。

③ 用途：酸蚀牙釉质，促进树脂与牙的黏结，提高稳固性。

④ 注意事项：因有一定刺激性，注意保护口腔黏膜。

（2）釉质黏结剂

① 成分：主要为低黏度树脂。

② 性能：流入釉质酸蚀后的微孔中聚合形成微机械固位；与树脂基质产生共聚作用，增强树脂与釉质的黏结强度；有效防止洞缘与充填体间出现微渗漏。

③ 用途：作为复合树脂与酸蚀釉质的中间层，增强黏结强度。

④ 注意事项：使用时量不宜多，只需一薄层，以免影响黏结强度。

（3）窝沟封闭剂

① 成分：高分子树脂材料。

② 性能：涂布在牙齿的窝沟点隙处形成保护屏障。

③ 用途：用于预防牙齿殆面窝沟龋。

（二）牙周病常用药物及材料

1. 含漱剂

（1）氯己定溶液（洗必泰）

① 成分：氯己定、蒸馏水。

② 性能：广谱杀菌剂，杀菌力较强。吸附在牙齿表面，抑制变形链球菌的附着和生长，可有效抗菌斑。

③ 用途：0.12%～0.2%溶液作含漱剂，2%溶液作冲洗液。

④ 注意事项：长期含漱可致牙冠、舌变黑，味觉失调，少数人口腔黏膜剥脱，一般停药后可自愈。

（2）甲硝唑液

① 成分：甲硝唑、蒸馏水。

② 性能：抗厌氧菌感染首选药。直接用于患处，使局部浓度增高，疗效好，不引起全身不良反应。

③ 用途：用于厌氧菌感染的牙周袋冲洗。

2. 牙周袋用药

（1）过氧化氢　详见牙体牙髓病药物过氧化氢。

（2）牙周碘氧治疗剂

① 成分：碘化钾、3%过氧化氢。

② 性能：消炎、抑菌和收敛作用较强。

③ 用途：冲洗严重感染的牙周袋。

④ 注意事项：宜新鲜配制。腐蚀性强，避免接触健康软组织。

（3）1%碘伏

① 成分：聚维酮碘。

② 性能：具有杀菌、防腐和收敛作用，腐蚀牙周袋内壁上皮组织和炎性肉芽组织，控制感染，减少炎性渗出物。

③ 用途：冲洗液，尤其用于严重感染的牙周袋。

④ 注意事项：碘过敏者慎用。

（4）1%碘酊

① 成分：碘、碘化钾、蒸馏水、乙醇。

② 性能：杀菌、消毒，刺激性小。

③ 用途：洁治术、刮治术前牙周消毒。

④ 注意事项：碘过敏者禁用，勿与红汞同时使用。

（5）碘酚

① 成分：碘片、液化酚、碘化钾、甘油、蒸馏水。

② 性能：使细菌蛋白凝固、变性、沉淀。

③ 用途:烧灼根尖肉芽组织及瘘管。

④ 注意事项:腐蚀性极强,避免接触健康软组织。

(6) 碘甘油

① 成分:碘片、碘化钾、薄荷、甘油、蒸馏水。

② 性能:消炎、防腐、收敛,减少炎性渗出物。

③ 用途:牙龈炎、牙周炎和冠周炎等局部抗炎。

(7) 甲硝唑棒(牙康)

① 成分:甲硝唑、羧甲基纤维素钠、淀粉、蒸馏水。

② 性能:局部用缓释抗菌药剂型,对厌氧菌有特异性抑菌作用。

③ 用途:牙周炎、冠周炎、牙周脓肿等局部抗炎。

3. 其他

(1) 牙周塞治剂

① 成分:氧化锌、松香、丁香油。

② 性能:止血、安抚、镇痛、防腐,防止肉芽组织增生,保护手术创面,防止感染。

③ 用途:牙龈切除术、牙龈翻瓣术后。

④ 注意事项:密闭保存,避免受潮变质。

(2) 2%碱性品红溶液

① 成分:碱性品红、95%乙醇、蒸馏水。

② 性能:黏附菌斑而达到染色目的。

③ 用途:口腔牙菌斑显色,检测洁治、刮治效果。

(三) 黏膜病常用药物

1. 含漱剂

(1) 氯己定溶液(洗必泰)

① 成分、性能:同牙周病药物氯己定液。

② 用途:治疗复发性和创伤性口疮等。

③ 用法:含漱,每天 3～5 次,每次 5 ～10 ml,每次 1 min;湿敷,每天 2～3 次。

(2) 1%碘伏

① 成分、性能:同牙周病药物碘伏。

② 用途:治疗复发性和创伤性口疮等。

③ 用法:含漱,每天 3 次。

(3) 2%～4%碳酸氢钠溶液

① 成分:碳酸氢钠、蒸馏水。

② 性能:弱碱性,中和酸性物质,抑制假丝酵母菌(念珠菌)生长。

③ 用途:治疗口腔假丝酵母菌或其他真菌感染;预防化学、放射治疗或长期使用抗生素、糖皮质激素等引起的口腔黏膜病损,与氯己定溶液交替使用效果更佳。

④ 用法:含漱,每天 2～3 次,或局部擦洗。

(4) 复方硼砂溶液(朵贝尔液)

① 成分:硼砂、碳酸氢钠、液化苯酚、甘油、蒸馏水。

② 性能:弱碱性,溶解腐败组织,清洁、消毒、抗菌、防腐。

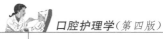

③ 用途:治疗各类口腔黏膜充血、糜烂、溃疡性病损。

④ 用法:加水 5 倍稀释后含漱,每天 3～4 次。

2. 膜剂

（1）复方四环素膜

① 成分:丁卡因、四环素、泼尼松、樟柳碱。

② 性能:消炎、镇痛、抗过敏,减少炎性渗出,促进溃疡愈合。

③ 用途:治疗复发性口疮、糜烂型扁平苔藓、球菌性口炎、天疱疮等。

④ 用法:贴敷患处,每天 3～4 次,饭前半小时或临睡前使用效果更佳。

⑤ 注意事项:口腔假丝酵母菌或真菌感染禁用,儿童、孕妇慎用。

3. 糊剂

（1）口腔溃疡膏

① 成分:地塞米松、金霉素粉、盐酸丁卡因。

② 性能:消炎止痛,改善微循环和上皮代谢,促进溃疡愈合。

③ 用途:治疗急性感染性口炎、复发性口腔溃疡、糜烂型扁平苔藓等。

④ 用法:涂敷患处,每天 3 次。

（2）维 A 酸糊剂

① 成分:维 A 酸、甘油、珍珠粉。

② 性能:可刺激上皮新的细胞增生,轻度抑菌,溶解角质,软化痂皮,保护皮肤。

③ 用途:治疗口腔黏膜角化病、白斑、斑块型扁平苔藓等。

④ 用法:先拭干白色病损,再涂敷患处,每天 3 次。

⑤ 注意事项:有刺激性,局部烧灼感。黏膜产生充血、糜烂,停药后可自愈。

4. 膏剂

（1）阿昔洛韦霜

① 成分:阿昔洛韦。

② 性能:广谱抗病毒药,抑制病毒 DNA 的复制。

③ 用途:治疗疱疹性口炎。

④ 用法:涂敷患处,每天 4～6 次。

⑤ 注意事项:偶见轻度刺激,如皮肤发红、瘙痒等。

（2）复方曲安舒松（复方康纳乐霜）

① 成分:曲安舒松、制霉菌素、短杆菌肽。

② 性能:消炎、止痒、抗真菌。

③ 用途:治疗口腔假丝酵母菌感染、光化性唇炎、贝赫切特综合征(白塞病)等。

④ 用法:涂敷患处,每天 2～3 次。

5. 片剂

（1）甘露聚糖肽（多抗甲素）

① 成分:A 型链球菌甘露聚糖。

② 性能:提高机体应激能力,增强免疫力。

③ 用途:治疗复发性口疮、贝赫切特综合征、口腔扁平苔藓、萎缩性舌炎等。

④ 用法:口服,每次 5～10 mg,每天 3 次,1 个月为一疗程。

（2）泼尼松（强的松）

① 成分：醋酸泼尼松。

② 性能：抗炎、抗过敏、抑制免疫，大剂量或长期使用可引起不良反应。

③ 用途：治疗重症复发性口疮、贝赫切特综合征、光化性唇炎、口腔扁平苔藓等。

④ 用法：口服，每天 20～40 mg，早晨一次性服完，连服 1 周，第二周药量减半。疗程一般不超过 4 周。

⑤ 注意事项：孕妇、糖尿病、高血压、消化性溃疡、急性传染性疾病者禁用或慎用。

6. 针剂

（1）利巴韦林（病毒唑）

① 成分：三氮唑核苷、蒸馏水。

② 性能：抗病毒药，抑制病毒增殖。长期大量使用可引起肝、肾功能损害。

③ 用途：治疗疱疹性口炎。

④ 用法：肌内注射，每次 100～200 mg，每天 2 次，5 天为一疗程。

（2）聚肌胞

① 成分：利巴韦林（聚肌胞苷酸）、氯化钙、卡那霉素、蒸馏水。

② 性能：广谱抗病毒、抗肿瘤，促进抗体形成，改善机体免疫功能。

③ 用途：口腔颌面部恶性肿瘤的辅助治疗。

④ 用法：肌内注射，每次 1～2 mg，每周 2 次，2～3 个月为一疗程。

二、常用器械及仪器

（一）牙体牙髓科常用器械及仪器

1. 口镜

（1）结构　分为口镜头、柄两部分。口镜头为圆形镜面，有 2 号（直径约 1.59 cm）、3 号（直径约 2.22 cm）、5 号（直径约 2.38 cm）3 种规格；柄长便于握持；可以通过螺母连接头和柄（见图 1-10）。

（2）用途　口腔检查时反射并聚光于被检查部位，也可以用来牵拉或拨压唇、颊、舌等软组织，口镜柄可作叩诊器械。

（3）注意事项　口镜边缘勿压迫牙龈，避免造成疼痛或不适；口镜镜面避免磨损，影响使用效果。

2. 镊子

（1）结构　分为两个工作头和镊柄。工作头呈反角形，尖端可密合（见图 1-11）。

（2）用途　检查牙齿的松动度，夹去腐败组织和异物，夹取敷料、器械、药物等。

（3）注意事项　不可用力分离两个工作头，前段不可加热烧灼。

3. 探针

（1）结构　由手柄和两个尖锐工作端组成。两端呈不同形式弯曲（一端为大弯，另一端为双弯），便于检查牙齿邻面（见图 1-12）。

（2）用途　口腔检查时探查牙体缺损的范围、深度及硬度，探测牙齿、皮肤或黏膜的感觉功能。

（3）注意事项　工作端紧贴牙面沿龈缘检查，避免损伤牙龈。不能加热烧灼，避免尖端变钝。

4. 橡皮障系统

(1) 主要组成 橡皮布、支架(面弓)、打孔器、橡皮障夹、橡皮障夹钳,如图 3-1 所示。

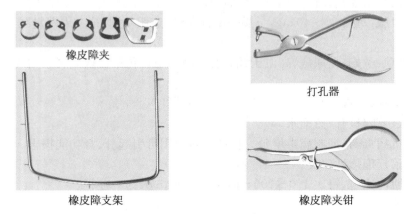

图 3-1 橡皮障系统

① 橡皮布:为方形、高弹性、防水性强的乳胶类材料,有不同型号、颜色、厚度。常用的型号有 5 in×5 in(边长约 125 mm)和 6 in×6 in(边长约 150 mm)两种。多使用中等厚度橡皮布。

② 橡皮障支架(面弓):为金属或塑料支架,呈 U 形或环形,周围有钉突,撑开并固定橡皮布口外部分。

③ 打孔器:用于橡皮布打孔,打孔盘有直径 0.5～2.5 mm 大小不同的圆孔供选择。

④ 橡皮障夹:夹持在牙颈部,固定套在牙齿上的橡皮布,防止滑脱。有各种型号适用于不同的牙齿。

⑤ 橡皮障夹钳:用于安放、调整和去除橡皮障夹。

⑥ 如果病人对乳胶过敏,可以使用纱布或专用隔离纸隔离,或选择非橡胶类橡皮布。

(2) 用途 隔离患牙,保持术区干燥、清晰防止交叉感染;保护口腔软组织,防止误吸或误吞。

(3) 注意事项 安放时将橡皮布亚光面朝向术者,减轻术者视觉疲劳。使用时在橡皮障夹的弓部系上牙线,防止滑脱。

5. 高速钻针

(1) 结构 分为工作端、颈和柄 3 个部分,柄部可安装在高速牙科手机上。按外形可分为高速裂钻、球钻、倒锥钻、梨形钻、开髓钻等,如图 3-2 所示。开髓钻工作端带有圆钝的非切割尖端。

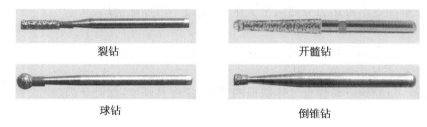

裂钻   开髓钻

球钻   倒锥钻

图 3-2 高速钻针

（2）用途　去除腐质、制备窝洞、开髓。开髓钻用于穿髓后揭去髓室顶和成形开髓孔,而不会破坏髓室底。

6. 低速钻针

（1）结构　同高速钻针,柄部末端有一凹槽和半截面,可嵌在低速弯牙科手机内。按外形可分为低速裂钻、球钻、倒锥钻等,如图 3-3 所示。

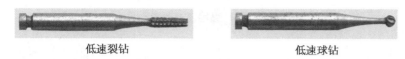

低速裂钻　　　　　　　　　低速球钻

图 3-3　低速钻针

（2）用途　去除腐质、制备窝洞。

7. 抛光钻针

（1）结构　同高速钻针。工作端为砂石或金刚砂、钨刚等成分。分为高速抛光钻针（又分为圆柱形、轮形及火炬形等）、低速弯机抛光钻针（又分为球形及青果形等）如图 3-4 所示。

高速抛光钻针　　　　　　　　低速弯机抛光钻针

图 3-4　抛光钻针

（2）用途　调殆、抛光。

8. 挖匙

（1）结构　由柄和两个圆形匙状刃端组成,边缘为刃口。调换双头工作端可左右剔挖,如图 3-5 所示。

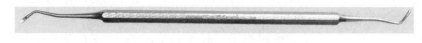

图 3-5　挖匙

（2）用途　剔除龋腐质,挖除多余根充糊料、垫底材料等,也用于挖除根尖瘘管内的肉芽组织。

（3）注意事项　保持工作端清洁及刃口锋锐。

9. 黏固粉调和刀

（1）结构　由柄和一个或两个工作端组成。工作端光滑、扁平,上窄下宽。有金属或塑料两种材质,如图 3-6 所示。

（2）用途　混合与调和材料。

（3）注意事项　工作头保持光滑,便于调和。

10. 黏固粉充填器（水门汀充填器）

（1）结构　由柄和两个工作端组成。一端为扁平形,用于取糊膏样材料及邻面洞充填;另一端为倒锥状,用于垫底充填等操作,如图 3-7 所示。

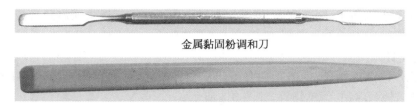

金属黏固粉调和刀

塑料黏固粉调和刀

图 3-6　黏固粉调和刀

图 3-7　黏固粉充填器

（2）用途　窝洞垫底充填。

（3）注意事项　保持工作端光滑，以免材料送进窝洞时随器械带出。

11. 雕刻刀

（1）结构　由柄和两个扁平状薄刻刀组成。一端与柄平行，用于殆面雕刻，唇面的充填修整；另一端前端稍弯曲，用于牙齿近远中面雕刻，如图 3-8 所示。

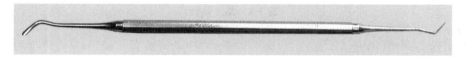

图 3-8　雕刻刀

（2）用途　取用树脂类材料，充填时修整牙齿外形。

（3）注意事项　保持工作端光滑，因其薄而窄，使用时不可用力过猛，避免改变其外形。

12. 银汞合金输送器

（1）结构　由弹簧、栓头、套筒和柄组成。栓头为功能端，藏在套筒内部。推压柄部，弹簧栓头从套筒内推出，将银汞合金输送入窝洞，如图 3-9 所示。

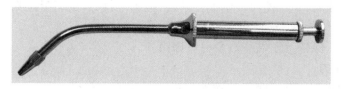

图 3-9　银汞合金输送器

（2）用途　输送银汞合金。

（3）注意事项　使用前后均应检查套筒是否畅通，保持清洁、干燥，防堵塞。

13. 银汞合金充填器

（1）结构　由柄和一个或两个工作端组成。工作端呈圆柱形，有不同型号，适用于各类窝洞充填，端面凹槽便于充填时挤出余汞，如图 3-10 所示。

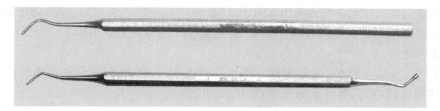

图 3-10　银汞合金充填器

（2）用途　银汞合金充填。

（3）注意事项　保持工作端清洁无残屑，以免影响充填效果。

14. 研光器(磨光器)

（1）结构　有柄和工作端组成。工作端常呈球形和卵圆形，表面极其光滑，如图 3-11 所示。

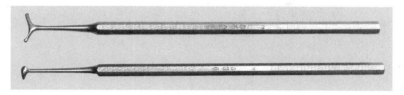

图 3-11　研光器

（2）用途　用于充填后的银汞合金的修整，使表面光滑，边缘与洞壁贴合。

（3）注意事项　保持工作端清洁，维护功能。

15. 金属成形片

（1）结构　用不锈钢制成的薄片状，一边为凸向外的半圆形功能面，两侧连接端的小孔可固定在成形片夹上。根据长短分为大、中、小 3 类，用于恒牙磨牙、恒牙双尖牙和乳磨牙，如图 3-12 所示。

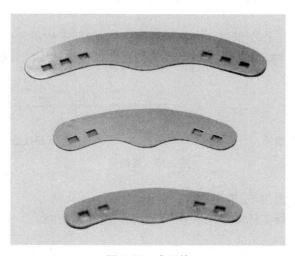

图 3-12　成形片

（2）用途　永久性充填时分隔相邻两牙,凸起部分朝向龈方,作临时洞壁,防止形成悬突。

（3）注意事项　放入邻面时动作轻柔,避免损伤牙龈及其他软组织。

16. 成形片夹

（1）结构　分为工作端、支架和柄。两工作端各有一喙,可套入金属成形片小孔。柄后端有螺纹和螺纹帽,可调节片夹的松紧,如图3-13所示。

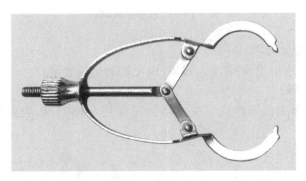

图3-13　成形片夹

（2）用途　固定成形片。

17. 楔子

（1）结构　由木或塑料制成,呈三棱柱形或锥柱形,如图3-14所示。

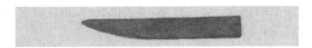

图3-14　木楔

（2）用途　配合成形片使用,使成形片与牙面更加贴合,防止悬突和间隙。

（3）注意事项　使用时动作宜轻柔,避免损失牙龈乳头。

18. 拔髓针

（1）结构　由杆和工作端组成。工作端有许多倒刺,便于拔出牙髓。依据外形分为带柄拔髓针和无柄拔髓针两种,如图3-15所示。无柄拔髓针可夹持在髓针柄上使用。

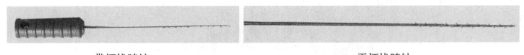

带柄拔髓针　　　　　　　　　　　　　　　　无柄拔髓针

图3-15　拔髓针

（2）用途　拔除牙髓组织,取出根管内封药棉捻。

（3）注意事项　保持工作端清洁和功能,受压扭曲时易折断。

19. 光滑髓针

（1）结构　分为柄和工作端。柄为圆形,可夹持于髓针柄上,便于操作。工作端细长,光滑有弹性,横断面一般为圆形,也可以为三角形、四边形、六边形,如图 3-16 所示。

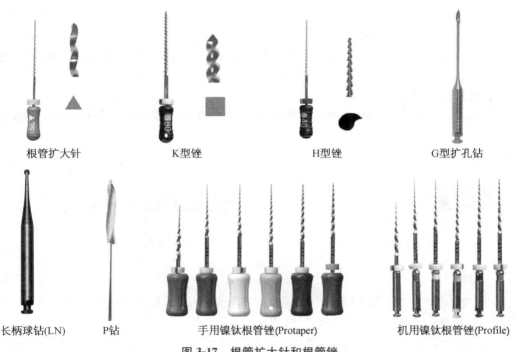

图 3-16　光滑髓针

（2）用途　探查根管口或探测根管,制作棉捻干燥根管,辅助根管封药,根管充填。

20. 根管扩大针和根管锉

（1）结构　分为工作端和手柄。工作端分头部和杆部,头部尖锐,用于探测根管口;杆部为螺纹状,便于进入根管内。扩大针螺纹稀疏,根管锉螺纹紧密。按材质不同分为不锈钢根管锉和镍钛根管锉;按使用方法不同又分为手用型和机用型,如图 3-17 所示。

根管扩大针　　K型锉　　H型锉　　G型扩孔钻

长柄球钻(LN)　P钻　　手用镍钛根管锉(Protaper)　　机用镍钛根管锉(Profile)

图 3-17　根管扩大针和根管锉

① 不锈钢根管锉:

• 手用型:常用 K 型锉和 H 型锉。

• 机用型:常用 G 型扩孔钻（GGb）、长柄球钻(LN)和 P 钻等。GGb 头部为火焰状,刃部短,顶端有安全钝头;LN 头部为小球形,柄部末端有凹槽和半截面;P 钻有锐利的刃部,尖端有安全头,但质地较硬。

② 镍钛根管锉:柔韧性和抗折断性较高。

• 手用型:类似不锈钢根管锉。

• 机用型:通常与有恒定转速并能控制扭力的马达配合使用,如 ATR 马达,以防器械折断。常用的类型有 Profile、Protaper、Mtwo、GT、K3 等。

（2）用途　根管预备。K 型锉操作时可反复旋转和提拉,用于清洁并修整根管壁;H 型锉只能提拉,适用于直根管内去除大量牙本质。GGb 用于根管口敞开及根管冠 1/3 预备;LN 可伸入到髓底及根管中上部钻磨,用于寻找变异和重度钙化的根管口;P 钻主要用于取出根管充填材料和桩腔预备。镍钛根管锉适用于弯曲根管预备。

(3)注意事项　工作端出现解螺纹情况时应及时丢弃,防止使用时折断。使用不当易导致机用根管锉台阶、侧穿或折断,应注意进入的根管深度。

21. 螺旋充填器

(1)结构　由螺旋状工作端和柄部组成,如图 3-18 所示。

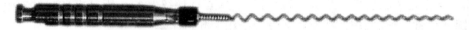

图 3-18　螺旋充填器

(2)用途　输送根管充填糊剂。

(3)注意事项　机用螺纹充填器容易折断,使用时应顺时针方向旋转,进入根管后再启动手机,停转后立即取出。

22. 根管加压充填器

(1)结构　由工作端和柄组成。工作端为光滑尖锥形。有短柄和长柄两种,如图 3-19所示。

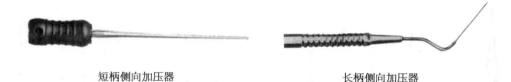

短柄侧向加压器　　　　　　　　　　　　　长柄侧向加压器

图 3-19　侧向加压器

① 侧向加压器:工作端尖而细,锥度较大,光滑无刃槽,充填时可进入根管深处,便于侧向用力。短柄侧向加压器的结构类似根管锉。

② 垂直加压器:工作端较钝,主要用于牙胶的垂直加压。有不同型号,如图 3-20 所示,分别用于前牙和后牙。

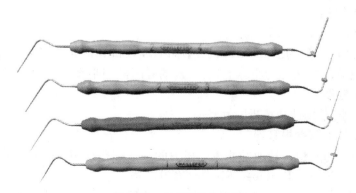

图 3-20　各号垂直加压器

（2）用途　加压充填牙胶，使之更加致密。

（3）注意事项　操作前根据根管大小选用粗细适宜的器械；操作时工作端只能沿根管方向进入，以防折断。

23. 根管长度测量尺

（1）结构　由可高温高压灭菌的特殊塑料制成，有刻度标示，分为直尺和座尺，如图 3-21 所示。

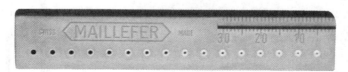

直尺

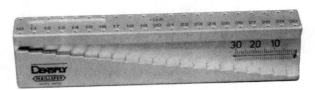

座尺

图 3-21　根管长度测量尺

（2）用途　测量根管锉或牙胶尖工作长度。

24. 根尖定位仪

（1）组成　主机、唇钩、管线及测量夹。临床常用 Root ZX、ProPex、Raypex5 等，如图 3-22 所示。

（2）用途　测定根管长度。

（3）注意事项　精密仪器，避免强烈冲撞及跌落。佩戴心脏起搏器的病人需咨询专科医生后使用。

25. 热牙胶注射充填系统

（1）组成　电加热仪、手枪式注射器、针头及配套牙胶。注射器分为高温型（如 Obtura Ⅱ system）和低温型（如 Ultrafil system），如图 3-23 所示。

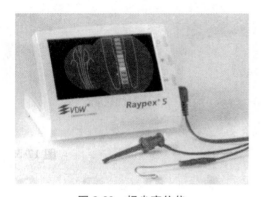

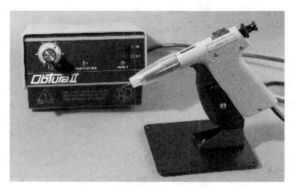

图 3-22　根尖定位仪　　　　　　　　图 3-23　热牙胶注射充填系统

(2) 用途　用于根管充填。

(3) 注意事项　注射时不可加压,以防牙胶注到根尖孔外。

26. 固核载体插入充填系统

(1) 组成　加热软化炉、热牙胶,如 Thermafil system,如图 3-24 所示。

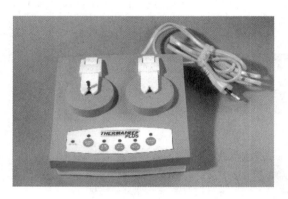
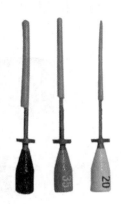

图 3-24　固核载体插入充填系统

(2) 用途　用于根管充填。

(3) 注意事项　热牙胶型号与根管预备所用根管锉型号应相一致,每一根管只需一支热牙胶。牙胶加热送入根管后,去除冠端多余的轴体和柄部。

27. 手术显微镜

(1) 组成　显微放大系统、支架、照明系统、影像系统及附件,如图 3-25 所示。

(2) 用途　用于根管治疗。

(3) 注意事项　精密仪器,严防碰撞;保护镜面,避免刮伤。

28. 超声根管治疗器械

(1) 组成　由手柄、不同型号工作尖组成,如图 3-26 所示。

(2) 用途　根管荡洗、去除根管阻塞物或钙化物等。

(3) 注意事项　根管成形后再进行超声根管冲洗,注意避免超出根尖孔或形成台阶。

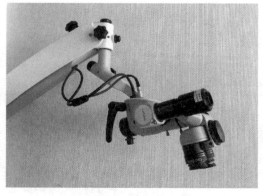
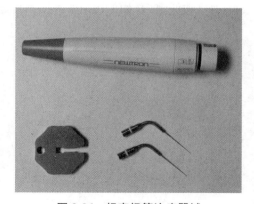

图 3-25　根管手术显微镜　　　　图 3-26　超声根管治疗器械

（二）牙周科常用器械

1. 牙周洁治器（龈上洁治器）

（1）结构　由工作端、颈、柄组成，如图 3-27 所示。

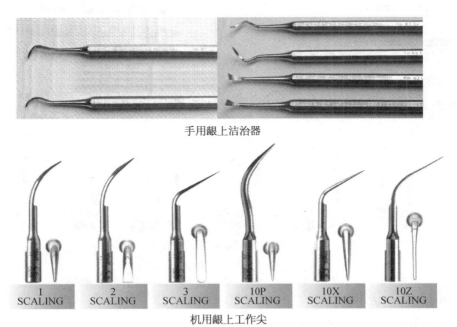

手用龈上洁治器

| 1 SCALING | 2 SCALING | 3 SCALING | 10P SCALING | 10X SCALING | 10Z SCALING |

机用龈上工作尖

图 3-27　牙周洁治器

① 手用龈上洁治器：按形状及功能不同，分为镰形和锄形洁治器。镰形洁治器 4 支，分为前牙镰形（直角）1 支、大镰形（大镰刀）1 支、后牙镰形（牛角）1 对；锄形洁治器 1 对。

② 机用龈上工作尖　呈圆弧形，与超声波洁牙机配合使用。

（2）用途　用于龈上洁治。手用龈上洁治器前牙镰形，用于前牙洁治；后牙镰形器左右成对，方向相反，用于后牙洁治；大镰形可用于全口牙洁治；锄形左右成对，用于去除全口牙颊、舌面的碎小牙石、菌斑及烟斑色素，或浅层龈下牙石。

2. 牙周刮治器（龈下刮治器）

（1）结构　由工作端、颈、柄组成，如图 3-28 所示。

① 手用刮治器：工作端薄而窄，分为匙形刮治器、锄形刮治器和根面锉。锄形刮治器和根面锉现已少用。匙形刮治器工作端为匙形，顶端为圆形，横断面为半圆形或新月形，一侧或两侧为刃口。依据用途又分为通用刮治器和专用刮治器。通用刮治器的前、后牙外形一致，颈部角度不同，前牙弯度较小，后牙弯度较大。专用刮治器以设计者 Gracey 命名，分区域专用，均为双头成对，共 7 支，分别为 1～14 号。

② 机用龈下工作尖：工作端为匙形，配合超声波洁牙机进行刮治。

（2）用途　刮除龈下牙石和菌斑，去除袋壁的变性、坏死组织、病理性肉芽及残存的上皮，去除含有内毒素的根面牙骨质，形成硬而光洁、平整的根面。一般使用其中的 4 支即可以完成各部位刮治。5/6♯用于前牙，7/8♯用于后牙颊舌侧，11/12♯用于后牙的近中面，

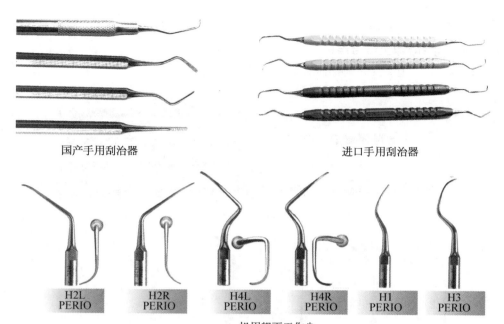

国产手用刮治器　　　　　　　　　　　进口手用刮治器

| H2L
PERIO | H2R
PERIO | H4L
PERIO | H4R
PERIO | H1
PERIO | H3
PERIO |

机用龈下工作尖

图 3-28　牙周刮治器

13/14♯用于后牙的远中面。

3. 牙龈切除刀(简称切龈刀)

(1)结构　分为工作端、颈、柄,如图 3-29 所示。依据对形分为斧形刀、柳叶刀和龈乳头刀,各 1 对。

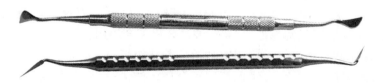

图 3-29　牙龈切除刀

(2)用途　切除增生牙龈。斧形刀切除唇(颊)面及舌(腭)面牙龈组织,柳叶刀切除转弯部位的牙龈组织,龈乳头刀切断龈乳头。

4. 橡皮杯

(1)结构　由橡胶材质的工作端组成、颈和柄组成,柄部同低速钻针,如图 3-30 所示。

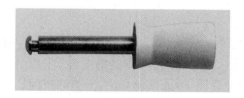

图 3-30　橡皮杯

（2）用途　洁治、刮治术后打磨抛光牙面,降低菌斑及色素沉着。

5. 牙周探针

（1）结构　尖端为钝头,工作端有单位刻度,不同类型刻度标记不同,如图 3-31 所示。

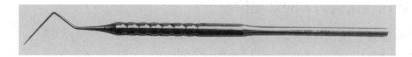

图 3-31　牙周探针

（2）用途　测量牙周袋深度、宽度、形态和位置。

第二节　口腔内科疾病病人护理概述

口腔内科护理工作有其特殊的专业要求,但其过程仍须依据护理程序,运用四手操作技术,协助医师完成各项诊疗活动。在整个诊疗过程中,通过对病人的评估,作出正确的护理诊断,制订适宜的护理计划,采用科学的护理措施,来提高护理工作的质量和效率。

一、口腔内科病人的护理评估

1. 全身健康状况

① 病人有无心血管疾病、内分泌系统疾病、血液病、传染性疾病及免疫缺陷等相关疾病,有无家族史、过敏史等,女性病人还应了解月经史和生育史。

② 口腔疾病诊疗经历,有无其他并发症。

2. 口腔健康状况

（1）口腔局部状况　牙齿疾患的部位、性质、特性,牙松动度、牙龈出血、口腔黏膜完整性等情况。

（2）口腔卫生状况　菌斑、软垢、牙石和色渍沉积,有无食物嵌塞和口臭等情况。

（3）口腔卫生习惯　了解刷牙方法、刷牙次数、是否使用牙线、口腔保健检查等情况。

3. 心理-社会状态

病人对治疗预后的期望值,对疾病治疗的配合程度、依从性,以及经济状况。

4. 疾病认知情况

病人对疾病的病因、表现、预防等知识的了解程度。

二、常见护理诊断/问题

（1）舒适改变　与疾病或诊疗过程有关。

（2）疼痛　与牙髓、牙周组织等急、慢性炎症或治疗的过程有关。

（3）焦虑/恐惧　与就诊经历和相关知识缺乏有关。

（4）有误吞/误吸的危险　与治疗时病人体位有关。

（5）有口腔黏膜损伤的危险　与治疗操作区域狭小、口腔器械特殊性及操作者操作不当以及病人的配合程度有关。

（6）潜在并发症：交叉感染　与侵入性治疗及病人抵抗力下降有关。

（7）知识缺乏　缺乏口腔疾病及自我护理的相关知识。

三、口腔内科疾病病人的常规护理

1. 操作者要求

① 仪表端庄稳重，符合职业要求，精神饱满，护理病人时态度亲切自然。

② 严格遵循标准预防措施，操作前后规范洗手，戴口罩、帽子、一次性手套，接触喷溅物时戴防护眼镜或面罩。

③ 主动护理，满足病人知情权，主动向病人介绍自己及主治医师；根据诊断及治疗方案，指导病人提高治疗的依从性。

④ 严格遵循各项院感防控制度，避免院内感染。

2. 环境要求

整齐清洁、安静，光线明亮，温度及湿度适宜。

3. 用物准备

（1）牙科综合治疗台、仪器　功能正常，呈备用状态；用物准备充足，摆放有序合理，无过期物品、材料、药物。

（2）一般用物准备　一次性避污薄膜、漱口杯、吸管、胸巾。

（3）口腔检查基本器械　治疗盘、口镜、探针、镊子、棉卷或棉球。

（4）专科用物准备　局部麻醉用物，橡皮障隔湿物；根据专科治疗准备相关器械仪器，如高低速牙科手机、超声洁牙机手柄、根管治疗器械、牙体修复器械等。

4. 病人准备

指导病人在治疗中做缓慢的鼻式呼吸，以避免误吞误吸冲洗液、碎屑及细小器械等；指导病人治疗过程中勿随意讲话或转动头部，如有不适可举左手示意，以防口腔软组织受损。

5. 术前护理

（1）心理护理　热情接待病人，针对不同年龄的心理特点耐心介绍疾病治疗与配合方法及预后，鼓励病人说出自己的顾虑，解除病人的思想负担，让病人认识到治疗的重要性，增强信心，以良好的心态接受治疗。

（2）病人准备

① 一般准备：引导病人就座于牙科综合治疗椅，系胸巾，必要时戴防护眼镜，漱口清洁口腔，必要时消毒口腔。

② 体位准备：以病人舒适和便于诊疗操作为前提（详见第一章第五节四手操作技术）。

（3）调节灯光　一般上颌操作时头托稍向后倾斜，灯光直接照射到牙面上，或灯光与地面约成 90°角，通过口镜反射照射到牙面上；下颌区操作时，抬起头托，灯光与地面约成 60°角，直接照射在牙面上。

6. 术中护理

① 密切观察病情，主动关心病人治疗中的反应并及时给予关心和帮助。及时发现过敏、晕厥等不良反应，并配合医师积极处置。

② 按医嘱传递物品,正确平稳,遵循四手操作技术的原则。

③ 通过隔湿方法保持手术区视野清晰,准确调节光源,协助暴露术野。

④ 使用强力吸引管协助吸唾液,防止误吞误吸,避免碎屑、冲洗液等误入气管或食管,减少诊室空气污染。

⑤ 做好椅旁预清洁。器械每次使用后及时用棉球擦去肉眼可见的残留物品、血液或分泌物,残留牙体修复材料可用乙醇棉球擦拭。

⑥ 协助医师记录检查结果,登记留取标本并送检。

7. 术后护理

(1)病人护理 清除病人面部污垢、血迹,协助整理容貌。对于牙周、根尖手术的病人,应观察伤口出血情况及全身情况,病情稳定后,方可让其离院。

(2)终末处理

① 物品:按顺序处理,避免职业暴露。首先,分拣出刀柄、注射器、探针等锐利器械并放入利器盒;之后,分拣牙科手机、牙钳等较贵重的可复性治疗器械;再分拣钻针等小型器械,剩余物品放入医用垃圾中;最后,弃去一次性物品,如胸巾、吸管、漱口杯、检查盘及避污薄膜等。

② 牙科综合治疗椅清洁消毒:选用对人体、环境无害、无刺激、不伤牙椅皮革、不改变物体表面颜色的消毒剂。

③ 管道系统管理:每位病人治疗后,用使用过的吸管吸水以冲洗管道。冲洗痰盂,必要时喷洒消毒剂消毒痰盂,保持吸唾系统通畅、清洁、无异味;高速牙科手机每次治疗后空踩30 s 以排除回吸的液体。

8. 健康指导

① 了解病情,根据病人具体情况做好相应的健康指导,消除病人恐惧心理。

② 教会病人口腔清洁方法,正确的刷牙、使用牙线、牙间隙刷等。

③ 遵医嘱指导病人用药,说明治疗后注意事项,针对性指导口腔保健知识;预约复诊,强调按时复诊的重要性。

④ 治疗后若有疼痛不适应及时就诊。

第三节　口腔内科护理操作技术

口腔内科护理操作技术是护士配合医师为病人诊疗时常用的专科护理技术。

一、材料调和操作技术

1. 磷酸锌水门汀调和技术

(1)用物准备 磷酸锌水门汀粉剂和液剂、调和板、调和刀、治疗巾、75%乙醇棉球。

(2)操作方法

① 操作前铺治疗巾于操作台上。操作台面平整。

② 取材料:将调和板和调和刀平放于治疗巾上,根据临床治疗需要取适量的粉剂和液剂,放在调和板上,两者相距1～2 cm。粉液比例根据说明书要求准备。

③ 调和方法：一手固定调和板，另一手持调和刀，将粉剂逐次加入液体中，用推拉或旋转研磨的调和方法将粉液充分混合，直至调成所需性状（垫底或充填时为面团状，黏结时为拉丝状），用折叠法将材料收拢并递给医师使用。

④ 注意事项：

● 操作后及时用乙醇棉球或清水清洁调和刀和调和板。

● 调和磷酸锌水门汀应使用玻璃板和金属调和刀。

2. 氧化锌丁香油水门汀调和技术

（1）用物准备　氧化锌粉、丁香油、调和板、调和刀、治疗巾、75％乙醇棉球。

（2）操作方法

① 操作前铺治疗巾于操作台上。操作台面平整。

② 取适量的氧化锌粉和丁香油液放在调和板上，两者相距 3～4 cm，粉液比为（1.5～1.8）g : 0.5 ml。

③ 调和方法：将粉末分为 3 份，逐次、逐量（首次 1/2、第二次 1/4、第三次为剩余的 1/4）加入丁香油中充分调匀，收集成团状递给医师。

④ 注意事项：调和完成后，调和用具应立即用 75％乙醇棉球清洁。因丁香油不溶于水，不宜用清水清洁。材料需现用现调。

3. 玻璃离子水门汀调和技术

（1）用物准备　玻璃离子水门汀黏固粉剂和液剂、塑料调和刀、调和纸、75％乙醇棉球、治疗巾。

（2）操作方法

① 操作前铺治疗巾于操作台上。操作台面平整。

② 按产品使用说明书要求比例取粉、液，两者相距 1～2 cm。

③ 调和方法：将粉剂分次加入液体中，充分旋转研磨调和成拉丝状（黏结用）或面团状（充填或垫底用），材料固化时间为 3～5 min，调和时间为 30～60 s。

（3）注意事项　调和时严禁使用金属调和刀，操作完毕用乙醇棉球或清水及时清洁塑料调和刀。

4. 牙周塞治剂调和术

（1）用物准备　牙周塞治剂、丁香油、调和板、金属调和刀、治疗巾、75％乙醇棉球。

（2）操作方法

① 操作前铺治疗巾于操作台上。操作台面平整。

② 评估治疗区面积大小，取适量的塞治剂和丁香油在调和板上，粉液比例为 3 : 1。

③ 调和方法：将粉逐次加入丁香油中，调和刀与调和板充分接触，朝同一方向研磨。调和均匀，至细腻无颗粒。收集成面团状，外表敷一层塞治剂粉，将其塑形成条形或楔形。调和时间为 2～3 min 为宜。

④ 协助医师将牙周塞治剂分段或整条放置在创面；递湿棉球或棉签，稍加压成形，使之厚薄均匀、宽窄适宜、表面光滑。

（3）注意事项　牙周塞治剂调和的硬度取决于手术种类，牙龈切除术后塞治剂应较硬，起到压迫止血的功能；翻瓣术或骨成形术，塞治剂应较软，避免过度压迫软组织或使龈片移位，不利于创口愈合。

5. 银汞合金调和术

（1）用物准备　银汞合金调和机,按需选取银汞合金胶囊、保护性手套、一次性橡胶片（或专用小容器）。

（2）操作方法　在银汞合金胶囊两端加压,使汞与银合金粉之间的隔膜破裂;置胶囊于调和机的调和卡环上;设置调和时间,一般为 10 s;按启动键,经高速震荡后,取出胶囊内的银汞合金,放在橡胶片里。充填前用手指揉捻至有握雪感或捻发感。

（3）注意事项

① 将剩余银汞合金放在盛有饱和盐水的器皿中,储汞瓶应严密封闭,液面应淹没废汞。

② 操作环境应保持良好通风,以减少空气中的汞含量。

③ 操作环境要定时消毒,用 5% 漂白粉喷洒地面和墙壁。

④ 操作前做好自我防护措施,戴手套、口罩和帽子,穿不易吸附汞的工作服,避免皮肤直接接触汞。

⑤ 养成良好的卫生习惯,不在诊室内吸烟、饮茶、进食。多喝水、牛奶、豆浆,利于汞的排泄。

⑥ 从事银汞合金使用的医护人员,每半年至一年应体检一次,主要进行尿汞测定。

⑦ 定期测试诊室的汞含量,发现问题及时处理。

6. 材料调和操作应遵循的原则

（1）器械　调和刀、调和板使用后应及时清洁并妥善放置,器械应保持干燥。调和刀的材质应根据材料选择,如调和玻璃离子水门汀时应使用塑料调和刀。

（2）材料　于清洁、干燥、阴凉处密闭保存,或根据材料使用说明保存;使用前须检查材料的名称、有效期及性能性状等。

（3）注意事项

① 材料调和过程中保持用物的清洁,避免材料受到污染。

② 掌握正确的调和手法,一般采用旋转推拉研磨法。调和时应向同一方向匀速旋转推拉,尽量增加调和刀与调和板的接触面,角度小于 5°,充分混合材料;调和时应根据说明书,将粉剂一次或逐次加入液体中,而不能加液体于粉剂中。

③ 取出材料后应及时盖好瓶盖以防潮解;剩余材料不能放回原材料中,以免影响材料质量。

④ 严格遵照材料的粉液比例调和,粉液过多过少都将影响材料的终末性能。

⑤ 注意材料的固化时间,一般调和时间为 30～60 s（详见产品说明书）,调和时间过长或过短均影响材料质量与性能。

⑥ 评估材料的用途,注意调和的性状。用于窝洞垫底充填时,调成面团状;用于黏结修复体时调成拉丝状,即用调和刀把材料从调和板上提起时能成丝状即可。

⑦ 评估诊室的温度、湿度。适宜室温为 23～25℃,湿度为 55%～65%。温、湿度越高,材料固化越快,操作时间越短。

⑧ 取材料前评估窝洞的大小,按需取材,避免浪费。

二、局部麻醉术的护理操作技术

① 检查抢救设备、用物、药物是否齐全,呈备用状态。

② 评估病人进食情况、过敏史、高血压、心脏病史等全身健康情况,空腹病人应先进食。

③ 必要时遵医嘱做药物过敏试验。

④ 遵医嘱备局部麻醉药,递1‰碘伏棉签消毒局部黏膜,递局部麻醉药,调整光源,协助暴露术野。

⑤ 用药后密切观察病人生命体征,及时发现不良反应,立即报告医师,并协助抢救病人。

三、橡皮障隔湿术的护理操作技术

1. 橡皮障隔湿法的优点

安装橡皮障如图3-32所示,其优点是:

① 防止病人误吸细小的口腔器械、牙齿残碎片、药物或冲洗液等。

② 保持术野干燥、清晰。

③ 降低根管内感染机会,隔湿唾液及其他组织液。

④ 橡皮障隔湿只暴露患牙,覆盖口腔所有软组织,防止锐利器械造成的误伤。

⑤ 节省时间。使用橡皮障隔湿减少了病人漱口次数,节省操作时间。

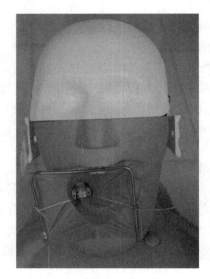

图 3-32　安装橡皮障后的患牙

2. 橡皮障放置方法

（1）用物准备　橡皮障布、橡皮障支架、橡皮障夹、打孔器、橡皮障夹钳、牙线,必要时准备剪刀、固定楔线、定位打孔模板。

（2）病人准备　使用橡皮障前应去除病人患牙上的软垢或牙石,用牙线清洁牙齿的邻接面,必要时抛光。

（3）护理操作

① 孔的定位:将一张橡皮障布平均分为6个区域,标记孔代表病人左上区;治疗孔的位置可以根据治疗牙齿的位置,利用定位打孔模板来确定,如图3-33所示。前牙孔距离橡皮障上缘2～5 cm。越远中的牙齿,孔的位置要越靠近橡皮障的中心水平线,孔与孔间隔2 mm左右。一类洞只需打1个孔,隔湿1颗牙;如果患牙是邻𬌗面洞或邻颊/舌洞,或有2颗以上的

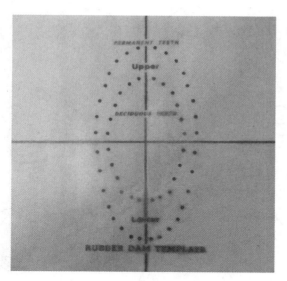

图 3-33　根据定位打孔模板打孔

治疗牙,则应打 2 个或 2 个以上的孔。

② 打孔:打孔时用力要果断,孔的边缘整齐,不能有毛边或裂口。如果橡皮布撕裂,应立即更换。

③ 安装橡皮障夹:后牙常用放置方法是先将橡皮障夹翼部穿过已打好孔的橡皮布中,然后将橡皮障夹置于患牙牙颈部;如为邻颊/舌洞,则将橡皮障夹置于患牙远中磨牙的牙颈部,然后将橡皮布压在橡皮障夹喙下,使患牙完全暴露。前牙常用放置方法是将橡皮障布的孔对准治疗牙,套在牙上。牙邻面不易套入时,可用牙线自殆面向牙龈方向推入,通过楔线固定。

④ 橡皮布的固定:橡皮布必须附在橡皮障支架上并且有足够的张力,完全盖住病人的口腔,但不能遮住病人的鼻孔和眼睛。为充分暴露治疗区域,必要时可使用楔线固定。

⑤ 治疗完成后:取出置于牙邻间隙的牙线,递橡皮障夹钳取下夹子并将橡皮布和橡皮障支架一并取下。多个牙隔湿时,用眼科剪剪断邻面间隙的橡皮布后再取下橡皮布和支架。

四、窝洞制备的护理操作技术

将龋坏组织去净,并按要求备成一定形状的洞形,以容纳和支持修复材料,这一步骤称为窝洞制备,简称备洞,所备成的洞叫窝洞。

1. 窝洞的分类

目前,国际上普遍采用的窝洞分类法为 Black 分类。1908 年,Black 根据龋洞发生的部位将其分为 5 类,如图 3- 34 所示。

(1) Ⅰ类洞　发生在所有牙面发育点、隙、裂沟的龋损所备成的窝洞。

(2) Ⅱ类洞　发生在后牙邻面的龋损所备成的窝洞。

(3) Ⅲ类洞　为前牙邻面未累及切角的龋损所备成的窝洞。

(4) Ⅳ类洞　为前牙邻面累及切角的龋损所备成的窝洞。

(5) Ⅴ类洞　所有牙的颊(唇)舌面颈 1/3 处的龋损所备成的窝洞。

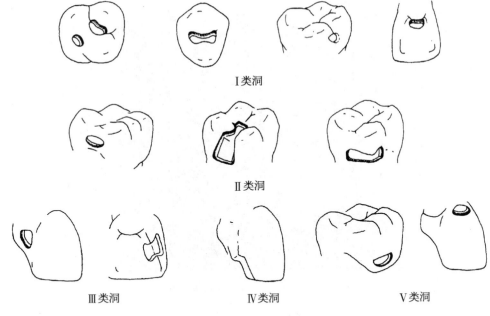

I 类洞

II 类洞

III 类洞　　　　　　　　　　IV 类洞　　　　　　　　　　V 类洞

图 3-34　窝洞的分类

2. 窝洞的命名

窝洞以其所在牙面命名，位于𬌗面的洞叫𬌗面洞，颊面的洞叫做颊面洞，包括近中面和𬌗面的叫做近中邻𬌗面洞。临床为了便于记录，常以各牙面英文的第一个大写字母表示：颊面 B、腭面 P、颌面 O、近中面 M、远中面 D，唇面和颊面又统一以 F(facial)表示，近中邻𬌗面洞可记录为 MO，远中邻𬌗面洞为 DO。

3. 窝洞制备

（1）用物准备　高低速牙科手机、钻针、挖匙等。

（2）初期制洞护理　根据龋洞的位置、大小、洞型类别，选择适用钻针。

（3）后期洞形制备护理　适时更换钻针，递送挖匙去除残存的龋坏牙本质，递探针检查去腐效果。

（4）术区隔湿

① 简易隔湿法：用吸唾器牵拉舌体和颊黏膜，并吸出口腔内唾液，用消毒棉卷隔湿患牙。

② 橡皮障隔湿法。

（5）窝洞消毒　用生理盐水或消毒剂擦拭消毒窝洞。

五、垫底术的护理操作技术

（1）用物准备　窝洞制备器械、水门汀充填器、雕刻刀、调和板、调和刀、垫底材料。

（2）备洞护理

（3）隔湿　备洞完毕，清洁口腔，及时吸干冲洗液，使用棉卷或橡皮障隔湿，吹干窝洞。

（4）调和垫底材料　评估窝洞的大小，取适量材料，遵医嘱调和垫底材料。

（5）垫底　递送水门汀充填器、垫底材料。

（6）修整　在垫底后材料未干时，及时传递挖匙或雕刻刀修整外形；待固化后递牙科手机协助修整垫底部位,完善充填洞形。

第四节　口腔内科病人的检查及护理配合

一、口腔一般检查

（1）问诊　询问疾病发生、发展的过程,是否接受过治疗,本次患病的主要症状和患病时间,以及全身状况。

（2）视诊　根据病史,了解病人的全身健康状态。重点检查口腔颌面部,口腔软组织,牙及牙列、牙周状况。

（3）探诊　利用探针检查并确定病变的部位、深度、范围和组织反应情况,包括牙、牙周和窦道情况等。

（4）叩诊　一般用金属手持器械的平端叩击牙冠部,如镊子末端、口镜柄,主要目的是检查牙根尖部及牙周膜的健康情况。

（5）扪诊　用手指触扪可疑部位,了解病变的硬度、范围、形状、波动感、疼痛度等。

（6）咬诊检查　主要用于检查根尖牙周膜的情况。操作方法是将棉卷或棉签放在可疑患牙部位,嘱病人轻轻咬住;若根尖有炎症则产生疼痛;牙本质过敏者咬合实物时可诱发牙齿酸痛感。

（7）牙齿松动度检查　用牙镊夹住前牙的切端或抵住磨牙𬌗面的窝洞,向不同方向摇动牙齿,检查牙齿的松动度。

二、牙体牙髓特殊检查

（1）牙髓温度测试法　检查前须向病人做好解释,使病人配合检查并正确描述检查反应。正常牙髓对温度变化有一定耐受性,一般低于 10℃ 的冷刺激和高于 60℃ 的热刺激可引起牙髓反应。冷测法可直接将小冰柱或喷有制冷剂的棉球放置于患牙唇（颊）面或舌面完好釉面的中 1/3 处。从冰箱取出的冰柱勿握在手中,因手温会很快造成溶解。热测法一般使用牙胶棒加热后测试。测试部位同冷测,牙面应保持湿润,防治牙胶黏附于牙面。装有心脏起搏器的病人禁止使用此项检查。测试前告知病人有牙髓感觉时及时举手示意,避免烫伤。

（2）牙髓活力电测法　检查牙髓神经末端对电刺激的反应,有助于确定牙髓活力。检查前做好解释,使病人配合检查;备牙髓活力电测仪、导电探头、湿小棉球或牙膏;协助医师检查与记录结果;用毕,选用高水平消毒剂作表面消毒或根据产品使用说明进行消毒。

（3）选择性麻醉　当无法判断放射疼痛源牙齿的位置时,可用局部麻醉方法确定。局部麻醉后疼痛消失,说明是麻醉区域的牙齿疼痛。

（4）X 线片检查　X 线片是龋病、牙髓和根尖周病等牙体牙髓疾病检查的重要手段。X线根尖片用来检查牙根和根尖周的病变,咬合翼片用来检查邻面龋和继发龋。

（5）光纤透照检查法　照明器的光经光导纤维透照受试牙,通过牙的透光度检测其内部结构。应在光线暗淡的室内检查,光源放置在受试牙舌（颊）侧。正常的活髓牙呈明亮的淡红色,死髓牙色暗且不透明;该方法有助于牙隐裂和龋坏的诊断。

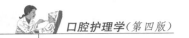

三、牙周检查

（1）菌斑检查　可用目测或用牙菌斑显示剂辅助，测试菌斑指数并做好记录。牙菌斑显示剂测试方法：嘱病人先用清水漱口，然后用棉签蘸取显示剂，涂于龈缘附近的牙面，约 1 min 后嘱病人再次漱口，牙面被染色区域即是附着的菌斑。

（2）牙龈状况检查

① 用探针检查牙龈是否出血来初步判断有无牙龈炎。

② 牙周探诊是诊断牙周病特别是牙周炎的重要检查方法。目的是了解有无牙周袋或附着丧失，并测其深度和附着水平。牙周袋是指龈缘至袋底的距离，附着水平是指釉牙骨质界至袋底的距离，可用普通牙周探针或电子牙周探针探诊。

（3）牙齿松动度检查　根据牙齿颊舌向水平移动程度进行评估。

① Ⅰ度松动：牙松动超出生理动度，幅度在 1 mm 内。

② Ⅱ度松动：牙松动幅度在 1～2 mm。

③ Ⅲ度松动：牙松动幅度在 2 mm 以上。

（4）牙周病 X 线检查　拍摄根尖片和曲面断层片协助诊断。

四、黏膜检查

（1）唇红　色泽，有无皲裂、出血、脱屑及痂皮。

（2）唇颊黏膜　唇系带的位置及颊黏膜有无水肿。

（3）口底及舌腹　有无静脉曲张或出血点。

（4）舌　舌背乳头有无增生或萎缩，舌苔的形态及颜色。

（5）腭　注意软腭活动度及悬雍垂的形态。

（6）咽　扁桃体是否充血、肿大，是否并发舌根部的淋巴滤泡炎症。

（7）牙龈　牙龈的形态、色泽，有无起疱及上皮剥脱，有无白色斑纹。

（李秀娥　王春丽）

第五节　牙体硬组织疾病病人的护理

一、龋病

【案例导入】　病人，男性，30 岁，最近，进冷食、热食时感觉牙齿酸痛；进食时常常发生食物嵌塞情况，嵌塞后牙齿发生剧烈疼痛，不敢用患牙咀嚼食物。嵌塞物或冷热刺激去除后症状消失。病人因担心症状加重来院就诊。病人主诉每天早上按时刷牙，晚上有时候忘记刷牙或刷牙后再次进食。检查可见明显的牙体组织缺损，有食物嵌塞情况。

思考题

(1) 根据病人的主诉,初步判断可能是哪种疾病?

(2) 简述治疗该病需要准备哪些用物?

(3) 对该病人的口腔卫生习惯,护士应重点做哪些健康指导?

目前被普遍接受的龋病病因学说是四联因素理论,即认为龋病的发生与微生物(细菌)、食物、宿主和时间有关,如图3-35所示。细菌的存在是龋病发生的先决条件。口腔中的主要致龋菌是变形链球菌,其次为某些乳杆菌属和放线菌属。龋病是牙对细菌的酸性代谢产物的反应。致龋菌产生有机酸,导致牙中的矿物质溶解,即脱矿。若细菌不断产酸,则釉质表面下脱矿继续进行,而修复过程不能与之同步,最终导致牙体结构广泛损伤、崩溃,龋洞形成。

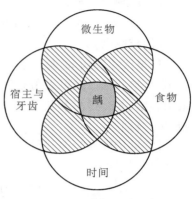

图3-35 致龋四联因素

【护理评估】

1. 健康史

评估病人有无全身性疾病,有无家族史、过敏史等;患病后的诊疗经过,有无其他并发症;口腔卫生状况及卫生习惯。

2. 身体状况

龋病的主要症状及特点表现在牙体硬组织的色、形、质各方面均发生变化。临床上常按病变深度分为浅龋、中龋、深龋,如图3-36所示。

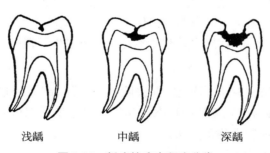

浅龋　　　　　中龋　　　　　深龋

图3-36 龋病按病变程度分类

(1) 浅龋　浅龋位于牙冠部时,一般为釉质龋。釉质龋可分为窝沟龋和平滑面龋。窝沟龋的早期表现为龋损部位色泽变黑,黑色素沉着区下方呈白垩色改变;平滑牙面上的早期浅龋一般呈白垩色点或斑,继续发展可变为黄褐色或褐色斑点,邻面的平滑面龋早期不易察觉。浅龋位于釉质内,病人一般无主观症状,当遭受外界的物理和化学刺激如冷、热、酸、甜刺激时亦无明显反应。

(2) 中龋　龋病进展到牙本质,容易形成龋洞。病人对酸甜饮食敏感,过冷、过热饮食也能产生酸痛感觉,冷刺激尤为显著。颈部牙本质龋的症状较为明显。去除刺激后症状立即消失。由于个体差异,有的病人可完全没有主观症状。

（3）深龋　龋病进展到牙本质深层时为深龋。临床上可见较深的龋洞，病人遇冷热和化学刺激时产生的疼痛较中龋时更加剧烈。邻面深龋以及有些隐性龋洞，外观仅略有色泽改变，洞口很小，而病变进展很深，临床较难发现。

3. 辅助检查

温度刺激测验、X线检查等可协助诊断。

4. 心理-社会状况

评估病人对治疗预后的期望值，对疾病治疗的配合程度、依从性，以及经济状况。

【治疗原则】

尽早治疗龋病，恢复牙的形态、功能及美观，并维护邻近牙硬组织的正常解剖关系。一般来说，早期釉质龋可采用非手术治疗方法，有组织缺损时采用修复治疗方法。修复材料有银汞合金、复合树脂和玻璃离子水门汀等。深龋接近牙髓组织时，应先采取保护牙髓的措施，然后再修复。

【常见护理诊断/问题】

（1）有误吞/误吸的危险　与病人体位或医护人员操作不当有关。

（2）疼痛　与龋病的程度有关。

（3）舒适的改变　与龋病程度与诊疗时间长有关。

（4）焦虑　与不适症状及担心疾病预后有关。

（5）知识缺乏　缺乏龋病预防和处置的知识。

【护理计划与实施】

（一）护理目标

① 病人症状得到减轻或消除。

② 病人掌握配合治疗的方法，焦虑恐惧情绪得到缓解或消除。

③ 未发生误吞误吸，未发生口腔黏膜损伤。

④ 病人掌握口腔保健知识，能主动改变不良的口腔卫生习惯。

（二）护理措施

龋病治疗最常用的方法是充填修复，即去除龋坏组织，制成一定洞型增加固位，然后选用适宜的修复材料修复缺损，恢复牙的形态和功能。根据患牙部位和龋损类型，龋病的修复性治疗可选择不同修复材料和修复方法。

1. 银汞合金修复术的护理

银汞合金具有良好的抗压强度、硬度和耐磨性，且性能稳定，对牙髓无刺激，可塑性大，操作方便，是后牙充填的主要材料。但与牙体组织无黏结性、对固位形要求高、颜色与牙色不一致，以及汞的污染等问题，限制了其广泛应用。

（1）用物准备

① 口腔检查基本器械。

② 橡皮障隔湿用物。

③ 窝洞制备器械：高、低速牙科手机，钻针，挖匙。

④ 垫底器械：水门汀充填器、雕刻刀。

⑤ 充填器械：银汞合金输送枪、各号银汞合金充填器、成形夹、楔子。Ⅱ类洞要加备成

形片
　　⑥ 调𬭶抛光器械:磨光器、抛光钻针。
　　⑦ 材料:按医嘱备垫底材料,银汞合金胶囊。
　　(2) 护理配合
　　① 协助医师安装橡皮障:见本章第三节。
　　② 窝洞制备护理:见本章第三节。
　　③ 垫底护理:见本章第三节。
　　④ 充填护理:
　　● 隔湿:备棉卷隔湿或使用橡皮障隔湿,吹干窝洞。
　　● 银汞合金调制:视洞型大小,选择适量的银汞合金胶囊,调和;将调和好的银汞合金用一次性橡皮片包好,用手挤去多余的汞,搓成柔软条形状。
　　● 充填:协助放置成形片、成形片夹及楔子,用银汞输送枪将银汞合金分次准确填进洞底靠成型片处,至逐渐充满窝洞。先递送小号银汞合金充填器,将窝洞的点、线、角及倒凹、固位沟处压紧,再换较大号的充填器向洞底和洞壁层层加压至填满窝洞。递镊子取出成形片,递雕刻刀雕刻外形。
　　● 调𬭶抛光:嘱轻轻咬合,检查有无高点,调整咬合后递磨光器做表面磨光。
　　● 清除碎屑:用镊子递湿棉球清除碎屑,再递探针彻底清除窝沟、隙、缝的汞合金碎屑,嘱病人漱口清洁口腔。
　　⑤ 术后常规护理。
　　⑥ 注意事项:银汞合金从调制到填充完毕,应在 6～7 min 内完成,时间过长,银汞合金变硬,可塑性低,影响与洞壁的密合性;调制银汞合金的环境应通风良好,剩余的银汞合金应放置在盛有饱和盐水的瓶子里。

2. 复合树脂黏结修复术的护理

　　复合树脂是目前较为理想的牙科修复材料,最突出的优点是美观,可提供与牙最佳的颜色匹配。复合树脂通过黏结黏附到窝洞内,对洞形制备的要求较银汞合金修复术简单,能保留更多的健康牙体组织。
　　(1) 用物准备　除银汞合金修复术用物外另备以下物品。
　　① 修复器械:按洞型准备成形片,必要时准备成型片夹和楔子,Ⅳ类洞需备聚酯薄膜成形片。
　　② 调𬭶抛光器械:咬合纸、各种型号的调𬭶抛光钻针、邻面砂条。
　　③ 材料:酸蚀剂、黏结剂、光固化机、小毛、乙醇棉球、护髓剂、复合树脂、比色板。
　　(2) 护理配合
　　① 协助医师安装橡皮障:见本章第三节。
　　② 窝洞制备护理:见本章第三节。
　　③ 关闭照明灯,递比色板,协助医师在自然光线下比色。
　　④ 及时吸唾,协助保持术野清晰干燥。
　　⑤ 护髓:递送护髓剂。复合树脂为不良导体,可能对牙髓有刺激作用,故中等深度以上的窝洞应衬洞或垫底,以隔绝来自复合树脂的化学刺激。一般在洞底垫玻璃离子水门汀,深洞接近牙髓,则在近髓处先衬一薄层氢氧化钙,以促进修复性牙本质形成。

⑥ 酸蚀：医师持三用枪吹干患牙后，递送酸蚀剂处理牙面，涂布约 20~40 s 后冲洗患牙，及时吸干冲洗液。

⑦ 涂布黏结剂：用一次性小毛刷蘸适量牙本质/牙釉质黏结剂，递给医师涂布窝洞，轻吹黏结剂使其均匀涂布；护士用光固化灯固化（照射前光导纤维表面进行避污隔离，防止交叉感染）。

⑧ 复合树脂充填：用充填器一次取足量材料，从窝洞的一侧送入，以排除空气，防止气泡形成。深洞要分层充填、固化，每层厚度不能超过 2 mm，直至填满窝洞，恢复外形。每层光照时间一般为 20~40 s。

⑨ 修整外形调整咬𬌗：充填完毕递咬合纸检查咬合情况，更换调𬌗钻针。

⑩ 打磨抛光：安装抛光钻针进行充填体的抛光或用橡皮轮蘸打磨膏抛光。

3. 玻璃离子水门汀修复术的护理

玻璃离子水门汀对牙髓刺激小，与牙体组织有化学黏结性，热膨胀系数与牙体组织相近，封闭性能好，可释放氟离子等优点，应用广泛。

（1）用物准备　除银汞合金修复术用物外另备以下物品。

① 修复器械：成形片同复合树脂修复术护理。

② 调𬌗抛光器械：咬合纸、调𬌗、抛光钻针。

③ 材料：玻璃离子黏固粉剂、液剂。

④ 调和器械：塑料调和刀、一次性调和纸。

⑤ 其他：防水剂（如凡士林）、75% 乙醇棉球。

（2）护理配合

① 橡皮障安装及窝洞预备护理：见本章第三节。

② 牙面处理：递 75% 乙醇棉球处理牙面，吹干。

③ 充填：视洞型、大小调和适量玻璃离子水门汀，递给医师将窝洞填满。

④ 调𬌗：在材料完全固化前，递给医师雕刻刀初步雕刻外形，并完成调𬌗。雕刻刀用完后应立即用 75% 乙醇棉球擦拭干净。

⑤ 涂防水剂：化学固化型玻璃离子水门汀完全固化需要 24h。为防止材料受唾液影响增加溶解性或脱水皲裂，充填后用棉签蘸防水剂涂布于修复体表面。光固化型玻璃离子水门汀不需要涂布防水剂。

⑥ 修整外形及抛光：递咬合纸给医师检查咬合高点，调整咬合，抛光。

【健康指导】

① 向病人说明治疗结束后可能出现牙齿轻度不适，一般会在治疗后 1~2 天消失；如出现较明显不适，如咬合高点等情况，应及时复诊。

② 嘱病人注意口腔卫生，保持口腔清洁。

③ 银汞合金修复后嘱病人 2 h 内禁食，24 h 内进软食并用健侧咀嚼，避免用患牙咀嚼硬物。

④ 化学固化型玻璃离子水门汀修复后，嘱病人 24 h 内避免用患牙咀嚼硬物。注意口腔卫生，保持口腔清洁。

（李秀娥　王春丽）

二、牙体硬组织非龋性疾病

【案例导入】 病人,女性,55 岁。牙齿颈部出现浅凹状缺损,表面光滑,进食冷、热食时稍有酸痛感。病人主诉每天刷牙 2 次,有时 3 次,采用横刷法,非常认真、用力,不清楚为什么出现此情况。检查可见第一前磨牙牙颈部有明显的组织缺损,周围牙龈有萎缩现象。

思考题

(1) 根据病人牙体组织的表现诊断,可能的疾病是什么?

(2) 治疗用物主要有哪些?

(3) 根据病人的口腔卫生习惯,应重点做哪些方面的健康指导?

牙体硬组织非龋性疾病包括牙慢性损伤(如楔状缺损、牙隐裂、牙根纵裂等)、牙本质过敏症、牙外伤、牙发育异常(如牙齿结构异常、数目异常、萌出与脱落异常、形态异常)等。非龋性疾病病人的护理是在口腔内科病人常规护理的基础上进行有针对性的相关专科护理。

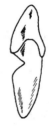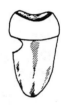

图 3-37 楔状缺损

在此以楔状缺损为例,介绍相关护理。楔状缺损是指牙唇侧、颊侧颈部硬组织发生缓慢消耗所致的缺损,常呈楔形而得名,如图 3-37 所示。发病原因主要与长期用力横向刷牙有关。

【护理评估】

1. 健康史

评估病人有无全身性疾病,有无家族史、过敏史等;口腔卫生状况及卫生习惯。

2. 身体状况

典型的牙颈部楔状缺损,可伴有牙本质过敏症。缺损深度与症状不一定呈正相关,与个体差异有关。好发于前磨牙,尤其是第一前磨牙,常伴牙龈退缩。如果缺损深及牙髓,可出现牙髓病、根尖周病症状,甚至牙横折。一般年龄越大,楔状缺损发病率越高,程度越严重。

3. 辅助检查

X 线检查可以了解牙根、根尖周病变情况。

4. 心理-社会状况

评估病人就诊的期望值和对疾病知识的需求程度。

【治疗原则】

牙体缺损少、无牙本质过敏症状者,不须处理;伴牙本质过敏者作脱敏治疗;牙体缺损较大,可用玻璃离子水门汀或复合树脂黏结修复;发生牙髓或根尖周病时行根管治疗;牙横折时,根据病情条件,根管治疗后可行桩核冠修复或拔除残根。

【常见护理诊断/问题】

(1) 疼痛 与牙齿感觉过敏或牙髓炎症有关。

(2) 牙齿完整性受损 与牙齿硬组织缺损有关。

(3) 知识缺乏 缺乏正确刷牙方法等相关知识。

【护理计划与实施】

（一）护理目标

① 病人能够掌握正确的刷牙方法。

② 病人疼痛等不适症状减轻或消除。

（二）护理措施

根据所采用的修复方法行相应的护理。

【健康指导】

指导病人正确的刷牙方法,避免用力横刷并选用软毛牙刷及磨料较细的牙膏。牙本质过敏者避免进食过热过冷或酸甜的食物。

三、牙隐裂

【案例导入】 病人,女性,60岁,近半年来出现咀嚼不适,偶尔有咬合痛,吃饭过程中常常在咬到某处时突然发生剧烈的疼痛。检查发现病人的牙齿磨耗严重,在中央窝沟处可探诊到裂痕并有明显疼痛。

思考题

(1) 根据病人的表现,诊断可能是哪种疾病?

(2) 护士应该准备哪些检查用物?

(3) 应如何指导病人减轻或避免牙齿的𬌗负担?

牙隐裂是指牙冠表面的非生理性细小裂纹,不易被发现。牙隐裂是引起牙痛的原因之一。临床上比较多见,而裂纹又容易被忽略。牙隐裂发生在上颌磨牙(尤其是上颌第一磨牙)最多,其次是下颌磨牙和上颌前磨牙。

牙隐裂易发生在牙结构薄弱点(如窝、沟、裂),因牙尖斜度愈大,牙隐裂机会愈多。发生原因与创伤性𬌗力有关。

【护理评估】

1. 健康史

评估病人有无全身性疾病,有无家族史、过敏史等;口腔卫生状况及卫生习惯。

2. 身体状况

隐裂位置与𬌗面某些窝沟的位置重叠,并可向一侧或两侧边缘嵴延伸。表浅隐裂常无明显症状;较深时有咬合不适感或敏感症状;深隐裂已达到牙本质深层时,多伴牙髓炎症状。出现症状而患牙无深龋洞或深牙周袋、牙面上探不到过敏点时,可用辅助检查协助诊断。

3. 辅助检查

① 用探针探诊,可伴有疼痛感。

② 如隐裂不明显,可涂以碘酊使其渗入裂隙染色。

③ 将棉签置于可疑牙齿的牙尖上嘱病人咬合,若有隐裂则出现短暂的撕裂样疼。

④ 透照法:有助于牙隐裂的诊断。用光导纤维照明器的光源透照受试牙,当光线与牙折线呈一定角度时,近光源一侧的牙折片发亮,远光源的部分发暗。

⑤ X线检查:可以了解牙齿、根尖周病变情况。

4. 心理-社会状况

评估病人因牙齿感觉过敏、疼痛引起的焦虑,对就诊的期望值和对疾病知识的需求程度。

【治疗原则】

(1) 调𬌗 排除𬌗干扰,降低牙尖斜度以减少劈裂力量。

(2) 均衡全口𬌗力负担 治疗或拔除其他患牙,修复缺失牙。

(3) 隐裂牙的处理 浅裂纹可备洞充填修复,较深裂纹或有牙髓病变的应行根管治疗,同时制作带环保护患牙,完成根管治疗后做全冠修复。

【常见护理诊断/问题】

(1) 疼痛 与牙齿感觉过敏、牙髓炎症有关。

(2) 发生并发症的危险 与可能发生牙髓病变有关。

【护理计划与实施】

(一)护理目标

① 病人能够掌握正确的刷牙方法。

② 病人疼痛等不适症状减轻或消除。

(二)护理措施

根据所采用的治疗方法行相应的护理。

【健康指导】

指导病人避免进食过硬过热过冷和酸甜食物。需行根管治疗者,未完成冠修复前勿用患侧牙咀嚼。

四、牙本质过敏症

【案例导入】 病人,男性,60岁,最近进食过程中当咬硬物或进食酸、甜、冷、热食物时出现严重的酸痛感,甚至在刷牙过程中也出现不适症状。临床检查中了解到病人喜食硬食,牙齿磨耗严重。

思考题

(1) 根据病人的表现,诊断可能是哪种疾病? 可采取哪些治疗方法?

(2) 护士应该准备哪些检查用物?

(3) 应对病人做哪些口腔健康指导?

牙本质过敏症又称为过敏性牙本质,各种原因造成牙本质的暴露,当受到温度、化学物质及机械作用等外界刺激时所引起的酸痛症状。特点是发作迅速,疼痛尖锐,时间短暂。

牙本质过敏症是各种牙体疾病伴随的症状。有理论认为,作用于牙本质的外部刺激引起牙本质小管内容物向内或向外流动,这种异常的流动可刺激牙本质小管内或邻近牙髓组织的神经末梢,因而产生疼痛。

【护理评估】

1. 健康史

评估病人有无全身性疾病,有无家族史、过敏史等;口腔卫生状况及卫生习惯。

2. 身体状况

刺激痛为主要症状，刷牙、咬硬物以及酸、甜、冷、热等刺激均可引起酸痛，对机械刺激尤为敏感。伴有磨损、楔状缺损、牙折、龋病、牙隐裂等牙体疾病或牙龈萎缩致牙骨质暴露。

3. 心理-社会状况

评估病人因牙齿酸疼不适而引起的焦虑情况；对就诊的预期目标和对疾病知识的需求程度。

【治疗原则】

（1）脱敏治疗　根据流体动力学说，封闭牙本质小管，减少或避免牙本质小管内的液体流动。常用的脱敏药物及方法有氟化物、氯化锶、氟化氨银、碘化银、树脂类脱敏剂、激光等。

（2）修复治疗　多次脱敏无效者可考虑充填术或人工冠修复，必要时考虑根管治疗。

【常见护理诊断/问题】

（1）疼痛　与牙齿感觉过敏或牙髓炎症有关。

（2）知识缺乏　缺乏正确的刷牙方法等相关知识。

（3）牙齿完整性受损　与牙齿硬组织磨耗有关。

【护理计划与实施】

（一）护理目标

① 病人的酸痛不适症状减轻或消除。

② 病人掌握正确的刷牙方法。

（二）护理措施

1. 涂擦法

（1）用物准备　遵医嘱选用脱敏剂，如75％氟化钠甘油、氟化氨银、10％～30％硝酸银液、树脂类脱敏剂，小棉棒或数个小棉球。

（2）护理配合　备棉卷递给医师给患牙隔湿、吹干，小棉棒或小棉球蘸上脱敏剂递给医师反复涂擦过敏区1～2 min，及时吸唾液保持术区干燥；最后，递棉球擦去药液，嘱病人彻底漱口。因硝酸银有强腐蚀性，使用时要注意安全，药棉不可过湿，以防流溢灼伤牙龈，禁用于牙颈部脱敏。使用树脂类脱敏剂，应按照产品使用说明，如效果不佳可反复进行多次。按需准备光固化灯照射。

2. 电离子透入法

（1）用物准备　2％氟化钠液、直流电疗器。

（2）护理配合　嘱病人手握电疗器正极，负极以氟化钠液湿润，接触过敏区，电流强度调节为0.5～1 mA，以病人无不适感觉为限度，通电时间10 min。

3. 激光脱敏

常用的激光器有 CO_2 激光器、He-Ne 激光器和 Nd-YAG 激光器。清洁、隔湿、干燥牙面，用墨水标记过敏区，照射过敏区每次0.5 s，10～20次为1个疗程。

【健康指导】

指导病人采用正确的刷牙方法，选用脱敏牙膏。饮食的温度适宜，不宜过冷、过热，避免进食酸、甜和过硬食物。

（王春丽　李秀娥）

第六节　牙髓病和根尖周病病人的护理

【案例导入】　病人,男性,35 岁,一天前开始牙齿发生剧烈疼痛,疼痛持续一段时间后可稍缓解,但不久又继续剧烈疼痛。晚上睡觉时疼痛加剧,难以入睡。进食热食会引起牙齿的剧烈疼痛,含冷水会暂时缓解症状。临床检查可见明显的龋洞,探诊到某点会引起病人突发的剧烈疼痛。

思考题

(1) 病人的表现符合哪种牙齿疾病的表现?

(2) 面对病人焦虑紧张的情绪,护理人员应如何处理?

(3) 为缓解病人的疼痛,医师一般采取哪些措施,护理人员应准备哪些用物?

　　牙髓是疏松结缔组织,富含神经和血管,位于牙髓腔内,是牙体组织中唯一的软组织,仅通过狭窄的根尖孔与牙周组织相连。牙髓组织一旦受到损伤即难以恢复,并易产生疼痛。根尖周组织是指牙体根尖部周围的组织,主要包括牙骨质、牙周膜和牙槽骨。其生理特点与牙髓有很大区别,因此,其病变表现及预后也具有一定的特殊性。

　　引起牙髓和根尖周病的因素很多,主要包括细菌感染、物理和化学因素的刺激以及免疫反应等,其中厌氧菌感染是最主要的因素。根据牙髓病的临床表现和治疗预后分为可复性牙髓炎、不可复性牙髓炎(急性牙髓炎、慢性牙髓炎)、逆行性牙髓炎、牙髓坏死、牙内吸收等。根尖周病根据临床表现和病理过程分为急性根尖周炎和慢性根尖周脓肿。

【护理评估】

1. 健康史

评估病人有无全身性疾病,有无家族史、过敏史等;口腔卫生状况及卫生习惯;口腔疾病治疗经历。

2. 身体状况

病人可合并发热、疲乏、精神不振、虚弱无力等全身症状。患牙状况包括龋损程度、牙周袋的深度、牙齿咬合疼痛情况、松动度、瘘管情况等。

(1) 可复性牙髓炎

① 患牙常有深龋、楔状缺损或可查及较深的牙周袋,或有咬合创伤等。

② 患牙对温度测试及牙髓活力测试呈一过性敏感,尤对冷测反应较强烈。当刺激去除后,症状随即缓解。

③ 叩诊为阴性。

(2) 不可复性牙髓炎

① 急性牙髓炎:患牙常可查及深龋或其他牙体硬组织疾患。探诊常可引起剧烈疼痛,有时可探及小穿髓孔,并可见少许脓血自穿髓孔溢出。患牙疼痛的特点为自发性、阵发性、常在夜间发作,并且疼痛部位不能准确定位。温度测验时患牙表现为激发痛,刺激去除后疼痛仍持续一段时间。早期的牙髓炎症,患牙对叩诊无明显不适;若是晚期,患牙可出现轻度叩痛。

② 慢性牙髓炎：患牙可查及深龋、充填物或其他近髓的牙体硬组织疾患。去除腐质后可见穿髓孔，探诊感觉较为迟钝或深探剧痛，并有少量暗红色血液渗出。若为增生型（息肉型）牙髓炎，可见龋洞内有红色肉芽组织（即牙髓息肉），探之无痛，但极易出血。患牙多有不适感或轻度叩痛。温度测验反应多为迟缓性反应。

（3）牙髓坏死　病人一般无自觉症状，检查时可见牙冠变色，呈暗黄色或灰色，无光泽。牙髓活力测试无反应。

（4）牙内吸收　一般无自觉症状。主要依靠 X 线检查，摄片后可显示根管内有局限性、不规则的膨大透光区域，严重者可见内吸收后髓腔壁穿孔。

（5）急性根尖周炎

① 根尖脓肿：患牙叩痛（＋＋）～（＋＋＋），松动Ⅱ～Ⅲ度。根尖部牙龈潮红，但无明显肿胀，扪诊感微痛。可伴有同侧颌下或颏下淋巴结肿大及压痛。

② 骨膜下脓肿：病人呈痛苦面容，精神疲倦，可有体温升高。患牙叩痛（＋＋＋），松动Ⅲ度，牙龈红肿，移行沟变平，压痛明显，扪诊深部有波动感。可有同侧淋巴结肿大和压痛。严重者可发展为颌面部蜂窝组织炎。

③ 黏膜下脓肿：患牙叩痛（＋）～（＋＋），松动Ⅰ～Ⅱ度。黏膜下脓肿为明显的球形隆起，波动感明显，脓肿较表浅且容易溃破。

（6）慢性根尖周炎　患牙可查及深龋、大面积充填物或其他牙体疾患。牙冠变色、无光泽，牙髓活力测试无反应。患牙叩诊轻微不适。有瘘型根尖周炎者可查及瘘管开口。X 线检查显示患牙根尖区骨质可发生变化。根尖周囊肿表现为根尖部圆形、边界清晰的透射阴影；而慢性根尖周脓肿的边界不清，形状也不规则。

3. 辅助检查

X 线检查协助了解髓腔形态、根尖周病变的范围以及根管治疗情况等。

4. 心理-社会状况

评估病人因疼痛影响进食和睡眠而产生的焦虑等心理。

【治疗原则】

牙髓病和根尖周病的治疗是通过评估患牙感染的程度和发育程度，采取盖髓术、牙髓切断术、根管治疗术等治疗方法，保存具有正常生理功能的牙髓或摘除全部牙髓，避免感染的进一步发展。

【常见护理诊断/问题】

（1）疼痛　与牙髓、根尖周炎症有关。

（2）舒适的改变　与疼痛影响进食、睡眠及治疗的刺激有关。

（3）焦虑　与睡眠不佳、担心预后有关。

（4）有感染的危险　与病人抵抗力下降及细菌入侵有关。

（5）潜在并发症：误吞、口腔黏膜受损　与根管治疗有关。

（6）知识缺乏　缺乏牙髓疾病治疗和自我护理的相关知识。

【护理计划与实施】

（一）护理目标

① 牙齿疼痛等不适症状缓解或消除。

② 发热病人体温恢复正常。

---

③ 病人掌握根管治疗后的口腔保健知识,养成定期复查的习惯。

（二）护理措施

1. 盖髓术病人的护理

盖髓术即在接近牙髓的牙本质表面或已暴露的牙髓创面上覆盖盖髓剂,以保护牙髓、消除病变。临床上常用的盖髓制剂是氢氧化钙。盖髓术分为直接盖髓术和间接盖髓术,如图3-38所示。直接盖髓术是将材料覆盖于牙髓创面以保护牙髓活力,主要适用于因机械性或外伤性因素露髓的年轻恒牙及意外穿髓但穿髓孔直径不超过0.5 mm的恒牙。间接盖髓术是将盖髓剂覆盖在接近牙髓的牙本质上,促进形成修复性牙本质,以保存活髓,主要用于治疗深龋引起的可复性牙髓炎。

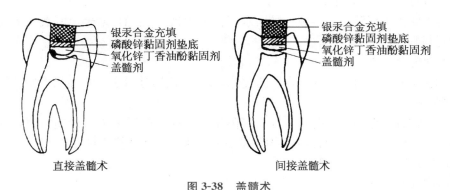

直接盖髓术：银汞合金充填、磷酸锌黏固剂垫底、氧化锌丁香油酚黏固剂、盖髓剂

间接盖髓术：银汞合金充填、磷酸锌黏固剂垫底、氧化锌丁香油酚黏固剂、盖髓剂

图 3-38 盖髓术

（1）用物准备 口腔检查的基本器械、水门汀充填器、调和刀、调和板、局麻药物、氢氧化钙盖髓剂、氧化锌暂封材料。

（2）护理配合

① 局部麻醉护理。

② 去腐及备洞:传递棉卷或协助安装橡皮障隔湿。高速手机装上合适的钻针,递给医师制备窝洞,及时吸唾,保持术区清晰。必要时递锐利挖匙去腐。

③ 调和盖髓剂:取适量的粉、液,体积比例为2:1,将粉逐次加入,旋转调和成糊状。也可选用成品的盖髓剂直接使用。

④ 盖髓:用水门汀充填器取盖髓剂,给医师置于盖髓处。

⑤ 垫底、暂封:遵医嘱调和垫底材料,用水门汀充填器传递给医师,协助垫底。备好暂封材料,传递小湿棉球给医师用于修整去除多余的暂封材料。

2. 牙髓切断术病人的护理

牙髓切断术也称为活髓切断术、冠髓切断术,是指切除炎症牙髓组织,采用盖髓剂覆盖牙髓断面以保留健康牙髓组织,维持根尖继续发育完成。主要用于牙根尚未发育完成的年轻恒牙。

（1）用物准备 窝洞制备器械、钻针、口腔检查基本器械、挖匙、水门订充填器、雕刻刀、调和刀、调和板、强吸管、棉卷、生理盐水、冲洗器、盖髓剂、暂封材料、充填材料。目前的盖髓剂有氢氧化钙、无机三氧化物凝聚体（MTA）、iRootbP等。

（2）护理配合

① 局部麻醉护理。

② 窝洞制备护理。

③ 揭髓室顶：遵医嘱更换无菌的合适钻针，及时吸唾，保持术野清晰。

④ 切除冠髓：递锐利挖器切除冠髓，递生理盐水冲洗器冲洗髓腔，传递小棉球止血并擦干髓腔。

⑤ 盖髓：调和盖髓剂，递充填器及适量盖髓剂覆盖于根髓断面。

⑥ 永久充填或暂封：遵医嘱盖髓后即行充填治疗，或用暂封材料暂封，观察1～2周后再行充填治疗。

3. 牙髓失活术的护理

牙髓失活术是局麻下开髓，在牙髓腔内放置牙髓失活药物，用氧化锌暂封，2周后复诊，去除灭活的牙髓组织，并行根管治疗术。

（1）用物准备　窝洞制备器械、钻针、水门汀充填器、失活剂（多聚甲醛或三氧化二砷）、氧化锌暂封材料。

（2）护理配合

① 开髓：根据龋损的大小选择合适的钻针，安装于高速牙科手机并递给医师。协助暴露术野，及时吸唾。

② 封失活剂：递棉卷或协助安装橡皮障隔湿。用探针取适量失活剂递医师放于牙髓断面，用水门汀充填器取氧化锌递给医师，递小湿棉球给医师修整暂封材料。

4. 根管治疗术病人的护理

（1）用物准备

① 窝洞制备器械、揭髓顶钻针、暂封材料及水门汀充填器。

② 根管预备器械：选用时应检查根管锉有无弹性、螺纹是否松懈等，若有以上折断迹象应立即更换。

● 拔髓针：分为1、2、3、0、00、000六个型号，前牙和年轻人恒牙根管较宽，一般选用0、00，成年人磨牙一般选用00、000。

● 扩大针和根管锉：常用型号为15～40♯。根管过细者可选用特殊型号10、8、6♯；根管过粗者可选用45～80♯加粗型根管锉。另备根尖定位仪、唇钩、纸尖、量尺。

③ 根管冲洗用物：根管冲洗器、3%过氧化氢、生理盐水、2%氯胺T、2.5%～5.25%次氯酸钠、乙二胺四乙酸（EDTA）液等冲洗液。

④ 根管充填器械：吸潮纸尖、光滑髓针及髓针柄、根充加压器、酒精灯等。

⑤ 根管充填材料：遵医嘱选用合适的根管充填糊剂，与根管锉型号相对应的各型和锥度的牙胶尖。

⑥ 根管治疗仪器：根尖定位仪、机用根管治疗仪、热牙胶充填仪器、超声根管治疗仪器等。

（2）护理配合

① 根管预备：准备根尖定位仪，连接唇钩，打开电源，放在医师操作方便的位置上，协助医师进行根管工作长度的测量。根据工作长度做好根管锉标记并逐号排放在治疗盘中。每更换一次不同型号的根管器械，配合用3%过氧化氢或2%氯胺T或2.5%次氯酸钠与生理盐水交替冲洗根管一次，并及时吸唾。根管预备完成后，用生理盐水冲洗，尽量冲净根管内的碎屑。根管较细小难以操作时，按医嘱递EDTA辅助疏通、润滑根管。

机用镍钛根管预备：镍钛根管锉具有弹性好、切割效率高及省时省力等优点，充分提高工作效率。常用的品牌有 Hero 642、Profile、Protaper 等。热牙胶充填材料具有可塑性强、流动性大、封闭性好等优点，常用的有 Thermefil、Obtura Ⅱ 等。

● 特殊仪器和材料的准备（以 Hero 642 和 Thermerfil 为例）：机动马达、减速手机、镍钛根管锉一套，热牙胶加热炉、各种型号的热牙胶尖、测试锉、切断钻针、根充糊剂等。

● 协助医师将量好工作长度的镍钛根管锉装上减速手机。工作顺序如下：普通根管为 0630#→0430#→0230#，中等弯曲根管为 0625#→0425#→0225#→0430#→0230#，严重弯曲根管为 0620#→0420#→0220#→0425#→0225#→0230#。

● 每更换一次不同型号的根管器械，配合用 3% 过氧化氢或 2% 氯胺 T 或 2.5% 次氯酸钠，与生理盐水交替冲洗根管，并及时吸唾。

● 根管预备完成后，递 3% 过氧化氢和生理盐水，彻底冲洗根管。

② 根管封药：用光滑髓针制作棉捻（或用吸潮纸尖）递给医师干燥根管，按医嘱准备合适的根管消毒药物，如氢氧化钙糊剂。待医师将药物放入髓腔后，递氧化锌行暂封，嘱 1 周后复诊。

③ 根管充填：

● 调和根充糊剂：遵医嘱选用、调和合适根管充填糊剂。

● 牙胶尖准备：遵医嘱根据根管的工作长度和根管预备后主尖锉的型号，选择相应的主牙胶尖，测量长度并做好标记，同时准备数根副牙胶尖。

● 充填配合：将光滑髓针安装在髓针柄上递给医师，进行根管内糊剂的充填，随后递给主、副牙胶尖及根充侧压器。根管充填完成后，及时递送已加热的器械，切断多余的牙胶尖。注意不要烫伤病人口腔组织。最后递送暂封材料暂封。

④ Thermefil 热牙胶充填的护理：

● 牙胶尖准备：根据主尖锉型号及工作长度选择合适的测试锉并做好标记，递给医师测试根管。测试合适后，再选择相应型号的热牙胶尖并做好标记备用。一般测试锉、热牙胶尖型号与镍钛根管锉主尖锉型号相对应。

● 干燥根管：用光滑髓针制作棉捻或用吸潮纸尖，给医师干燥根管。

● 调和根充糊剂：递光滑髓针给医师，将糊剂涂布于根管壁。

● 加热牙胶尖：用加热炉按操作程序加热牙胶尖。加热完毕及时递给医师行根管充填。

● 切断牙胶尖：用镊子夹稳热牙胶柄，注意保持充填长度，用高速手机从根管口切除多余的热牙胶尖。

● 暂封：递氧化锌丁行暂封。嘱病人到放射科拍摄 X 线片。

协助医师填写 X 线申请单，嘱病人到放射科拍摄根充后牙片；取回牙片供医师判断根充效果，恰填后行永久充填治疗。

5. 显微镜根管治疗的护理

手术显微镜是将显微镜技术应用于牙髓治疗的一项技术。主要用于根管内异物的取出，根管再处理，钙化根管再通、根折及根管侧穿的诊断与修补，寻找并定位根管口以及根尖手术等。

（1）用物准备

① 特殊用物准备：手术显微镜、压电陶瓷超声治疗仪、带柄根管锉、超声机手柄及工作

尖、强吸管、纸尖、显微镜专用口镜和探针以及橡皮障隔湿用物、开口器等。

②手术显微镜的准备：可移动式的显微镜，镜体离操作者越近则越稳定。根据医师的瞳距调整好目镜，把显微镜的关节旋钮锁好，以固定视野。显微镜装有内置式摄像机者，必须将信号输出端接入录像机或计算机，供术中观察和拍摄图片。

（2）护理配合

①安置橡皮障：协助医师安置橡皮障，隔湿患牙和唾液，保持术野清晰。

②放置开口器：在患牙对侧磨牙上放置简易开口器，固定开口度，减轻病人面部肌肉和关节的疲劳。

③保持术野清晰：及时吸唾，使用三用枪吹干术区。

④传递显微器械：使用超声手柄时，因工作尖非常细小且容易折断，必须把超声工作尖固定好并调整到恰当的功率范围。不同的工作尖所需的功率不一样，更换工作尖时一定要调整功率。将工作端放入髓腔或根管口，进入医师操作视野，便于操作。

⑤协助医师拍摄或录制图片。

⑥术后根管显微镜的保养：根管显微镜使用完毕需关闭光源和电源，各关节回到自然状态。保护显微口镜的镜面，避免刮伤。显微器械须分类消毒、灭菌。

6. 根尖手术的护理

（1）术前护理

①资料的准备：拍牙片了解牙根形态、病变部位、范围大小，以确定诊断和手术范围。

②病人准备：术前洁牙，询问过敏史、既往病史，女性病人月经期间不宜手术。

③环境准备：手术在独立的小手术间进行，术前空气消毒，环境安静、舒适。使病人身心放松，有利于配合手术治疗。

④医护人员准备：巡回护士、配合护士、医师各1名。

⑤用物准备：遵医嘱备局麻药、牙周塞治剂、灭菌手术衣、手套、口罩、帽子。手术包包括刀柄及11号刀片、眼科剪、1号丝线、7×12圆针、牙龈分离器、骨膜分离器、骨凿、骨锉、咬骨钳、刮匙、挖匙、组织镊、持针器、直蚊式钳、弯蚊式钳、口镜、探针、牙科镊、骨锤、强吸管、小方纱数块、手术孔巾一条。需行根尖倒充填术者，增加雕刻刀、双头银汞充填器、水门汀充填器等。必要时准备开口器、高速和低速手机及钻针。

⑥调整医师、护士与病人位置，使病人仰卧于手术牙椅上，充分暴露手术视野。手术器械台与术区相连，形成一个无菌区，且方便术者操作。

⑦局麻护理：递1%碘酊棉签及局麻药，协助扩大手术视野。

⑧术区消毒：0.2%氯己定20 ml嘱病人含漱1 min，协助医师用1%氯己定消毒棉球消毒手术区（包括口唇周围半径5 cm的范围）。

⑨若手术在手术显微镜下进行，须注意显微镜的防护，用一次性显微镜保护套套住显微镜，在目镜、物镜处开口即可。

（2）护理配合

①巡回护士打开无菌手术包，配合护士及医师穿手术衣，戴帽子、口罩、手套。

②配合护士为病人铺无菌手术孔巾。

③切开：传递手术刀，协助医师在根尖部位切开并止血，牵拉唇、颊侧黏膜，充分暴露术野。

④ 翻瓣:传递骨膜分离器,协助翻瓣,暴露被破坏的根尖区牙槽骨板。

⑤ 去骨(开窗):递骨凿或低速手机接上球钻,去除部分骨块(开窗),暴露根尖病灶。

⑥ 摘除肉芽、囊肿:传递挖匙和(或)刮匙,完整刮除肉芽肿或囊肿。

⑦ 切除根尖:用裂钻或骨凿切除根尖 2~3 mm,传递打磨钻针修整牙根断面。

⑧ 倒充填根尖:传递快速手机,协助医师在根尖部制备一倒充填洞型。遵医嘱准备银汞合金、MTA 等材料,倒充填后完全封闭根尖。

⑨ 冲洗:刮治及充填完毕后,递无菌生理盐水充分冲洗术区,去除残余的肉芽组织和充填材料,及时吸水、吸唾。

⑩ 缝合:传递持针器、缝针、缝线,进行创口缝合。缝合完毕,遵医嘱调和牙周塞治剂,敷于创口保护创面,促进愈合。

⑪ 观察病情:手术过程中,随时观察病人的生命体征及其他情况,以防发生并发症。术后创口无出血方可离院。

【健康指导】

1. 盖髓术病人

① 盖髓治疗后避免用患侧咀嚼,防止暂封物脱落,影响疗效。

② 急性龋间接盖髓者观察 1~3 月,慢性龋观察 3~6 月后复诊,无症状行复合树脂充填治疗。观察期间若出现自发痛,即复诊进行牙髓治疗。

2. 牙髓切断术病人

① 嘱病人观察,若有自发痛、夜间痛的症状,随时复诊,改做其他治疗。

② 定期复查,检查牙根发育情况和牙髓活力情况。

3. 牙髓失活术病人

① 告知病人封药的目的和药物的毒副作用,嘱按时复诊,使用多聚甲醛一般 2 周左右复诊,三氧化二砷封药后 24~48 h 复诊。如有不适或封药脱落,随时复诊。

② 封药后 2 h 内不能进食,24 h 内不能咬硬物,防止暂封物脱落。

4. 根管治疗病人

① 告知病人治疗后如有明显疼痛、肿胀等,应及时就诊。

② 根管充填后约 1 周复诊进行牙体修复。若长时间未做牙体修复,暂封物松动或脱落产生渗漏,将影响根充效果。

③ 根管治疗后牙体组织变脆,嘱病人避免用患牙咬硬物。缺损较大的患牙,为防止牙体崩裂,建议行冠修复。

5. 根尖手术病人

① 告知病人术后避免牵拉口唇,1 周内不可用患侧牙咬硬物,使患牙得到休息。饭后用生理盐水或氯己定溶液漱口,保持口腔清洁,预防感染。

② 术后 5~7 天复诊,拆除缝线。

③ 嘱进高蛋白质软质饮食,增加机体抵抗力,促进创口愈合。

④ 定期复查,术后 6 个月、1 年分别复诊拍摄 X 线平片,观察根尖周组织的愈合情况。

(李秀娥　王春丽)

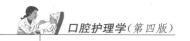

第七节 牙周疾病病人的护理

牙周疾病是指发生在牙周支持组织（牙龈、牙周膜、牙槽骨和牙骨质）的各种疾病，包括牙龈病和牙周炎两大类。牙龈病是指只发生在牙龈组织的疾病，而牙周炎则是累及4种牙周支持组织的炎症性、破坏性疾病。牙龈病与牙周炎在病因、发病机制、临床表现和治疗护理上多有相似之处，但预后是不同的。牙龈病的病变可逆转，一旦病因被除去，炎症可以完全消退，牙龈组织恢复正常。但是，如果病因未去除，炎症未被控制，一部分牙龈病可进一步发展成为牙周炎。牙周病是多因素疾病，菌斑是重要的局部病因，是引发牙周病的始动因子。牙石、食物嵌塞、不良修复体、口呼吸等局部因素均可促使菌斑积聚，引起或加重龈缘炎症。另外，吸烟、精神压力、遗传因素等全身性因素也可改变宿主对局部因素的反应，加重病情。

一、牙龈病

【案例导入】 病人，女性，45岁，牙龈红肿，发痒，刷牙时有出血现象，时常感到口臭。临床检查龈乳头变为圆钝肥大，轻轻探诊即发生出血，牙龈沟深3mm以上。

思考题

(1) 病人的表现属于牙周病的哪一种？

(2) 应对病人做哪些口腔健康指导，避免疾病的复发和加重？

牙龈病是由多种因素引起的只侵犯牙龈组织的一组疾病，最常见的是牙龈炎。

【护理评估】

1. 健康史

评估病人有无全身性疾病，有无家族史、过敏史等；口腔卫生状况及卫生习惯；牙龈炎的治疗史，病人有无长期服用激素类避孕药病史等。

2. 身体状况

(1) 牙龈改变 龈乳头变为圆钝肥大，点彩消失，表面光滑发亮；质地变得松软脆弱，缺乏弹性。

(2) 龈沟深度 龈沟探诊可加深达3mm以上，形成假性牙周袋。

(3) 探诊出血 轻触（或探诊）即出血。

(4) 龈沟液增多 龈沟液渗出增多，重者牙龈沟溢脓。

(5) 自觉症状 常有刷牙或咬硬物时出血，并有口臭、局部牙龈发痒、肿胀等不适。

3. 辅助检查

X线检查可以了解有无牙槽骨吸收。

4. 心理-社会状况

① 了解病人是否因牙龈慢性红肿、出血、口臭等产生压抑自卑心理。妊娠者担忧疾病会影响到胎儿的健康和发育，极易产生焦虑。

② 评估病人对疾病的治疗程序、配合方法、费用、预后的了解程度以及对口腔卫生保健

掌握情况等。

【治疗原则】

控制菌斑,消除炎症,恢复牙周组织的生理形态和功能,维持长期疗效,防止复发。

【常见护理/诊断问题】

(1) 牙龈组织受损　与牙龈炎症有关。

(2) 舒适的改变　与牙龈红肿、出血等有关。

(3) 自我形象紊乱　与口臭、牙龈红肿有关。

(4) 知识缺乏　与缺乏牙龈疾病及自我护理的相关知识有关。

(5) 焦虑　与担心疾病预后有关。

【护理计划与实施】

(一) 护理目标

① 病人了解牙龈病特点、治疗方法及预后。

② 病人掌握正确的刷牙方法和自我控制菌斑的方法,自觉纠正不良习惯,如口呼吸。

③ 牙龈炎症逐渐减轻或消失,口臭消除。

(二) 护理措施

1. 保持诊室清洁

治疗前给予 0.2% 氯己定液含漱 1 min,减少洁治时喷雾的细菌数量,减少诊室的空气污染;尽量保持诊室内空气流通。

2. 龈上洁治术护理

(1) 用物准备　超声波洁牙手柄及龈上工作尖 1 套、低速弯牙科手机 1 个、抛光杯、抛光膏、3% 过氧化氢液及 0.2% 氯己定冲洗液。

(2) 护理配合

① 协助病人用 0.2% 氯己定含漱清洁口腔。向病人解释术中可能引起的不适,如酸、痛、胀、牙龈出血等,取得合作。保持术野清晰,调节体位及光源,及时吸唾。

② 洁治:根据牙石厚薄协助调节洁牙机频率和功率。洁治过程中,随时吸唾,保持术野清晰,减轻病人不适感。对种植牙手术应备好特殊器械,如塑料器械和钛刮治器等。

③ 抛光:安装抛光杯于低速弯牙科手机上,蘸抛光膏于牙面进行抛光。可稍施压力使抛光杯的薄边缘伸入龈下,使牙面光洁无刻痕。

④ 冲洗消毒:用三用枪冲洗口腔,并及时吸除液体。用 3% 过氧化氢液及 0.2% 氯己定冲洗液进行龈袋交替冲洗,嘱病人漱口。

3. 牙龈手术护理

常用的牙龈手术包括牙龈切除术、牙龈成形术。

(1) 用物准备　灭菌手术衣、手套、口罩、帽子,牙龈手术包 1 个(口镜、探针、镊子、刀柄、牙龈分离器、弯血管钳、方纱、孔巾、斧形刀、龈乳头刀、强吸管、弯眼科剪、牙周探针),以及刀片、无菌手套、龈上洁治器、局麻药、0.2% 氯己定、生理盐水、冲洗器、牙周塞治剂。

(2) 护理配合

① 手术室应舒适、安静,使病人身心放松,配合手术治疗。协助病人用 0.2% 氯己定含漱,调整病人位置,使病人仰卧在手术牙椅上,充分暴露手术视野。协助医师局部麻醉,协助

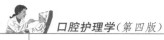

医师用 0.2% 氯己定消毒棉球消毒手术区,消毒范围为口唇周围半径 5 cm。

② 术中配合

● 巡回护士:打开无菌手术包,添加手术所需用品、敷料;在病人口角及上下唇涂消毒凡士林或液状石蜡,防干燥皲裂及牵拉时间过长黏膜受损伤;术中注意观察病人的脸色及生命体征,及时询问、了解病人的感觉,发现异常应及时配合处理;随时提供手术需要的器械、用物,保持术野清晰,及时调节光源;手术结束后,调和牙周塞治剂,与配合护士共同清点器械及敷料。

● 配合护士:铺孔巾,与手术区域相连形成一个无菌区,且方便手术者操作为宜;标定手术切口的位置,递牙周探针给医师检查牙周袋情况,用探针或印记镊在袋底位置相应的牙龈表面刺一出血点,作为切口位置;递 15 号刀片或斧形刀做连续切口,使龈缘成扇贝状外形,递龈乳头刀或 11 号尖刀将牙龈乳头切断,从而切除增生的牙龈;递龈上洁治器刮除切下边缘龈组织和邻面牙间龈组织,然后刮净牙面残留的牙石、病理肉芽组织及病变牙骨质;递弯眼科剪修整牙龈边缘,恢复正常生理外形;递生理盐水冲洗创面,纱布压迫止血,外敷牙周塞治剂;与巡回护士清点器械、敷料,确保无误;用湿纱布清洁病人唇周血渍,揭去孔巾,撤离手术用物。

二、牙周炎

【案例导入】 病人,女性,25 岁,1 年前开始有牙龈红肿,刷牙、进食时出血。最近感觉牙齿有些松动,咀嚼无力,感到疼痛,有口臭。临床探诊牙周袋深 4 mm,牙龈有红肿、萎缩,探之出血。

思考题

(1) 根据病人牙周袋的深度,初步判断疾病发展到哪种程度?

(2) 护士应该准备哪些检查用物?

(3) 应如何指导病人进行口腔保健?

牙周炎是牙龈、牙周膜、牙槽骨和牙骨质这 4 种牙周支持组织的炎症性、破坏性疾病。微生物是引发牙周炎的始动因子。堆积在龈牙结合部的牙面和龈沟内的菌斑微生物及其产物可引发牙龈的炎症和肿胀,更有利于一些厌氧菌的生长。牙石、食物嵌塞、不良修复体可加重和加速牙周炎的进展。当炎症扩延到深部牙周组织,引起牙槽骨吸收和牙周膜纤维的破坏,导致牙周袋的形成,如图 3-39 所示。

【护理评估】

1. 健康史

评估病人有无全身性疾病,有无家族史、过敏史等;口腔卫生状况及卫生习惯;牙周疾病的病史。

2. 身体状况

(1) 慢性牙周炎 有牙龈炎症、牙周袋形成、牙槽骨吸收和牙齿松动四大典型表现。重度牙周炎还伴有牙龈退缩、根面暴露、根面龋、牙周脓肿、牙周溢脓、口臭、食物嵌塞以及逆行性牙髓炎等。

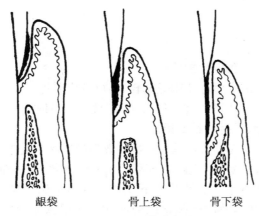

| 龈袋 | 骨上袋 | 骨下袋 |

图 3-39 牙周袋的类型

（2）侵袭性牙周炎 早期口腔卫生状况一般较好，牙周组织破坏程度与局部刺激物的量不成正比。早期出现牙齿松动和移位，病程进展很快。20岁左右牙齿松动严重，自动脱落或须拔除。

（3）牙周脓肿 可有急性面容、体温升高、淋巴结肿大等。口腔局部情况：急性牙周脓肿发病突然，在患牙的唇颊侧或舌腭侧牙龈形成椭圆形或半球状肿胀，牙龈发红、水肿，表面光亮。脓肿的早期炎症浸润广泛，组织张力较大，疼痛较剧烈，可有搏动性疼痛。因牙周膜水肿，患牙有"浮起感"，叩痛，松动明显。脓肿的后期脓液局限，扪诊有波动感，疼痛稍减轻。慢性牙周脓肿一般无明显症状，可见牙龈表面有窦道开口，挤压时有少许脓液流出。

3. 辅助检查

X线检查示慢性牙周炎牙槽嵴顶高度降低，有水平及垂直骨吸收；侵袭性牙周炎可见第一磨牙邻面有垂直型骨吸收，在切牙区多为水平骨吸收。

4. 心理-社会状况

病人因口臭、牙龈红肿、出血可有自卑、焦虑心理，因疼痛病人可出现烦躁、性格变化等。

【治疗原则】

通过洁治术、刮治术，彻底清除牙石，平整根面。控制菌斑，改善咀嚼功能，止痛，控制感染，脓肿切开引流，必要时行牙周手术。

【常见护理诊断/问题】

（1）组织受损 与牙周组织炎症有关。

（2）舒适的改变 与牙齿松动、牙根暴露、牙列缺失有关。

（3）自我形象紊乱 与牙龈红肿、牙齿松动、移位、脱落、戴义齿等有关。

（4）营养失调 与牙齿松动脱落影响进食致机体摄入减少有关。

【护理计划与实施】

（一）护理目标

① 牙周炎症减轻或消失，口臭消除。

② 病人掌握保持口腔卫生、控制牙菌斑的方法。

③ 正常饮食，营养状况得到改善。

（二）护理措施

1. 龈上洁治术的护理

详见慢性龈缘炎。

2. 龈下刮治术（根面平整术）的护理

龈下刮治术通常在洁治术后待牙龈炎减轻、出血减少时进行。

（1）用物准备　麻醉药品，3％过氧化氢、0.2％氯己定冲洗液及含漱液、超声洁牙机、洁牙机手柄及龈下工作尖、龈下刮治器1套。

（2）病人准备　调节体位与光源，暴露术野，观察局部黏膜健康情况；告知病人术中配合事项，减少病人心理负担；协助病人用0.2％氯己定冲洗液含漱；协助医师进行局部麻醉。

（3）护理配合　安装洁牙机手柄及龈下工作尖并传递给医师。保持术野清晰，调节光源，协助牵拉口角，及时吸唾，及时吸除术区的血液。根据患牙的位置选择合适的刮治器并及时传递，用乙醇棉球擦拭器械表面血液及肉芽组织。术区用3％过氧化氢、0.2％氯己定液交替冲洗，牙周袋上药。密切观察病人全身情况，及时向医师汇报。

3. 调𬌗的护理

（1）用物准备　高速牙科手机、低速牙科手机、各种钻针、咬合纸、蜡片、抛光杯、抛光膏等。

（2）护理配合　传递咬合纸，嘱病人做各种咬合运动，协助医师找出早接触或𬌗干扰的牙和部位。根据调𬌗的部位，高速手机安装合适的钻针，递给医师调磨。低速手机装上抛光杯，蘸抛光膏递给医师，抛光已调磨的牙齿。做好术后护理常规。

4. 松动牙固定术的护理

（1）用物准备　扁形不锈钢丝、钢丝剪1把、钢丝结扎钳2把（平头）、持针钳1把、推压器1支、黏结剂、复合树脂等。

（2）护理配合　保持术野清晰，及时调节光源、吸唾，协助暴露术野。选择合适直径的扁形不锈钢丝，长度为结扎牙长度的2倍（5 cm左右），并弯成与牙弓形态相似的U形，传递给医师。结扎钢丝时及时传递持针钳、结扎丝、钢丝剪、推压器等。选用光固化复合树脂加强固定，按复合树脂黏结修复术护理。

5. 牙周手术的护理

常用的牙周手术方法有翻瓣术、磨牙远中楔形瓣手术、骨成形术、骨切除术、植骨术等。

（1）用物准备　牙周手术包1个（内置骨膜分离器、龈下刮治器、牙周探针、骨凿、骨挫、小弯剪刀、线剪、吸唾管、刀柄、缝合用物1套、纱布等），手术刀，缝线，冲洗器，高速牙科手机，钻针，冲洗器，刮治器，遵医嘱备特殊材料如人工骨、组织再生膜等。

（2）护理配合

① 巡回护士：参见牙龈手术护理；需植入人工骨或组织再生膜者，应备好灭菌生理盐水。

② 配合护士：戴无菌手套，配合手术护理。

● 铺孔巾：与手术区域相连形成一个无菌区，且方便手术者操作为宜。

● 切口：递手术刀给医师进行切口，牵拉口角，暴露术野，及时用强吸管吸除术区血液，保持术野清晰。吸引器必须保持通畅，及时用蒸馏水抽吸冲洗管道，防止血凝块堵塞管腔。

● 翻瓣：递骨膜分离器进行龈瓣的翻开，暴露病变区。

● 刮治和根面平整：递刮治器刮除暴露根面和病变处的肉芽组织，刮净牙根表面的牙石及牙骨质。

● 手术部位冲洗:递 0.2％氯己定与生理盐水给医师进行交替冲洗,及时清除术中刮除的结石及炎性组织。

● 协助龈瓣复位:用湿纱布压迫,使之与根面贴合。

● 协助缝合:缝合完毕检查口腔内是否有残留的物品,防止发生意外。

● 协助在创口处敷牙周塞治剂。

● 清点器械:与巡回护士清点器械、敷料,确保无误。用湿纱布清洁病人唇周血渍,揭去孔巾,撤离手术用物。

6. 牙周脓肿的护理

病人就诊时局部肿胀明显,疼痛难忍,甚至伴有发热等全身症状。接诊时应注意病情观察,安排优先就诊。体温异常者,注意监测体温变化,及时对症处理。须切开排脓时,遵医嘱准备局部麻醉药并协助注射,递 11♯刀片进行脓肿切开,递生理盐水、3％过氧化氢、0.2％氯己定液交替冲洗,用棉球协助擦干脓血,递引流条置切口引流脓液。嘱病人 24～48 h 内复诊,拔除引流条。

【健康指导】

1. 龈上洁治病人

① 告知病人洁牙后短期内可能出现冷热敏感不适,随着时间会好转,如加重随诊。

② 术后 24 h 内有少量渗血属正常,嘱术后当天勿进食过热食物。

③ 进食后注意漱口,保持口腔清洁,正常刷牙,预防感染。

④ 准确记录,预约复诊时间,嘱病人 1 周后复诊。

2. 牙龈手术病人

① 嘱病人按医嘱服药;术后 24 h 内,术区相应面部间断放置冰袋,减轻组织水肿。

② 术后 1～2 天唾液会有淡红色血丝,属正常,无须处理。

③ 嘱病人术后不要反复吸吮伤口或吐唾液,以免口内负压增加,引起出血;术后当日可进食温凉软食或流质饮食,不宜进食过热、过硬的食物,防止出血;1 周内不刷术区牙。

④ 进食后漱口,保持口腔清洁,使用 0.2％氯己定每日含漱 2 次,至恢复正常刷牙;去除塞治剂后可用软毛牙刷轻轻刷牙,用牙线轻柔地清洁牙邻面。

⑤ 嘱病人戒烟。

⑥ 嘱病人 1 周后复诊,去除牙周塞治剂。

3. 牙周炎病人

① 指导病人正确的刷牙方法及牙线、牙间隙刷的使用,有效控制菌斑。

② 麻醉过后可能会有疼痛,嘱病人按医嘱服用镇痛药,缓解疼痛。

③ 术后病人休息 0.5 h,无明显渗血方能离开;术后不要反复吸吮或吐唾,以免口内负压增加,引起出血;术后当日可进食温凉软食或流质饮食,不宜进食过热、过硬的食物,防止出血。

④ 嘱病人遵医嘱服用抗生素,并观察服药后有无不良反应。

⑤ 嘱病人进食后注意漱口,保持口腔清洁,术后当天正常刷牙,预防感染。

⑥ 嘱病人 1 周后复诊分区刮治,刮治完成 1、3、6 月后复诊。

4. 松动牙固定病人

① 指导病人保持口腔卫生的方法,严格控制菌斑。

② 嘱病人勿用患牙咬硬物。

5. 牙周手术病人

① 告知病人术后可能出现的疼痛反应,遵医嘱备用止痛药。

② 术后愈合最初的 7 天内,尽量不用术区咀嚼食物,使牙龈组织免受机械性创伤。植骨术一般术后 10～14 天拆线。如果对术后伤口稳定有特殊要求,遵医嘱也可适当延迟拆线时间或再次放塞治剂。6 周复诊观察牙周情况。

③ 嘱病人如有不适可随时就诊。其他健康指导同牙龈手术病人健康指导。

6. 牙周脓肿病人

① 保持良好的口腔卫生习惯,采用正确的刷牙方法,每天早晚两次彻底刷牙,每次 3 min。掌握牙线的正确使用方法。饭后漱口,少食糖类食物。

② 去除和控制与牙周疾病关系密切的不良因素,如积极改善食物嵌塞,对𬌗创伤的牙齿进行调𬌗;有吸烟嗜好者应戒烟;预防和矫治错𬌗畸形。

③ 定期检查预防复发。牙周治疗完成后,一般 2～3 个月后复查;每 6～12 个月作一次洁治术,维护牙周组织健康。

④ 保持均衡饮食,经常补充富含蛋白质、维生素 A、维生素 D、维生素 C 及钙和磷的营养食物,增强牙周组织对致病因子的抵抗力和免疫力。

三、牙周专科器械养护

洁治器和刮治器的锐利与否和治疗工作密切相关。为了确保有效地去除牙石,必须保持其正常的外形、结构和锋利度,以减少病人在治疗中的创伤和痛苦,减轻操作者的劳动强度,提高工作效率。因此,在治疗前须检查器械刃部是否锋利,并及时加以修磨。

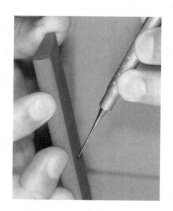

图 3-40　牙周器械修磨

1. 手工器械的修磨

（1）器械修磨的原则

① 根据器械的特点选择合适的磨石和润滑油。

② 在磨锐前器械需严格清洗消毒。

③ 根据器械的钝和锐,分类放置。修磨刀缘时必须正确判断器械的工作刃,避免破坏器械的原有形态,尤其是刃面和侧面的夹角角度,要正确掌握磨石与器械的用力方向,如图 3-40 所示。

④ 修磨时器械和磨石需握持稳定,用力均匀,避免过大的压力,切忌刻刺磨石。由颈部向顶端连续切磨。

（2）磨石　器械修磨的磨石按其质粒的大小分为粗、细两种。粗磨石的磨削作用较快,常用于钝器械的磨锐;细磨石的磨削作用较慢,用于器械最后的修磨或轻度变钝的器械。

2. 超声洁牙器械的处理

（1）清洁　超声洁牙手柄使用后及时用酒精棉球将表面的血迹清洁干净。用卸针器将工作尖卸下,工作尖及超声手柄分别放在多酶液中超声清洗。超声洁牙手柄末端带有电极,超声清洗时应处于多酶液外,柄部不能全部浸泡于水中。工作尖连接处用小刷子清洗、擦干。

（2）包装　超声手柄用纸塑袋包装封口,工作尖放入专用的工作尖盒,以免损坏。

（3）灭菌　压力蒸汽灭菌法灭菌。

（4）使用前准备　将工作尖装在超声手柄上,并检查超声洁牙手柄连接牙椅电源处是否干燥,保证电源无故障。

（李秀娥　宣　岩）

第八节　口腔黏膜病病人的护理

口腔黏膜病是指发生在口腔黏膜及软组织上种类繁多的疾病的总称。口腔黏膜病病人的护理在口腔内科常规护理的基础上,注重心理护理和药物护理。

一、概述

（一）口腔黏膜病的分类

（1）感染性疾病　单纯性疱疹、带状疱疹、手足口病、口腔念珠菌病、口腔结核等。

（2）变态反应性疾病　药物变态反应性口炎、接触性过敏性口炎、血管性水肿、多形红斑等。

（3）溃疡类疾病　复发性阿弗他溃疡、贝赫切特综合征（白塞病）、创伤性血疱及创伤性溃疡、放射性口腔黏膜炎等。

（4）大疱类疾病　天疱疮、黏膜类天疱疮、大疱性类天疱疮等。

（5）斑纹类疾病　扁平苔藓、白色角化病、白斑病、红斑病、盘状红斑狼疮、口腔黏膜下纤维变性等。

（6）肉芽肿性疾病　化脓性肉芽肿、结节病、嗜酸性肉芽肿、浆细胞肉芽肿等。

（7）唇舌部疾病　唇炎、口角炎、地图舌、沟纹舌、毛舌、正中菱形舌、灼口综合征等。

（8）性传播疾病的口腔表征　梅毒、淋病、口腔尖锐湿疣、艾滋病。

（9）系统疾病的口腔表现以及口腔黏膜色素异常。

（二）口腔黏膜病的临床特征

1. 病损特点

（1）更迭与重叠性　同一病变在不同阶段可发生不同类型的损害。不同的病变在损害的不同阶段也可能出现相同的病损。

（2）部位的差异性　同一疾病在口腔黏膜的不同部位具有不同的临床表现。预后也具有部位的特点,口底-舌腹的 U 型区、颊黏膜内侧口角区的三角形区域、软腭复合体这些口腔黏膜的危险区域极易恶变。

（3）病损的共存性　不同的黏膜-皮肤病损可以同时存在,即所谓的共存现象。

2. 诊断方法上的特点

除了从临床病损进行横向比较诊断和鉴别诊断外,还需要结合病理检查进行诊断。

3. 治疗上的特点

由于口腔黏膜病的发生原因多不清楚,因此,对其治疗多为相应的病因治疗和对症治疗，包括同病异治、异病同治、局部疾病全身治疗、中西医结合治疗。

4. 转归上的特点

多数口腔黏膜病具有良好的预后。某些口腔黏膜病可能是癌前病损，如口腔白斑；某些口腔黏膜病也可能是一些严重全身性疾病的先兆，如口腔黏膜毛状白斑可能是艾滋病的先兆。因此，在临床上对于可疑病人应当高度警惕。

5. 性别与年龄特点

从发病频率来看，某些疾病具有明显的性别差异。比如，复发性阿弗他溃疡发生于女性者明显多于男性，多好发于青壮年，而且随着年龄的增加具有自愈倾向。

（三）口腔黏膜病的基本临床表现

（1）斑与斑片　都是指皮肤黏膜上的颜色改变。直径小于 2 cm 的局限的颜色异常，称为斑；斑密集融合成直径大于 2 cm 的损害，称为斑片。斑与斑片一般不高出黏膜或皮肤表面，不变厚，亦无硬结改变，其颜色常较周围正常黏膜为深，可呈红色、红棕色或棕黑色。

（2）丘疹与斑块　黏膜上一种小的实体性突起，直径一般小于 1 cm，多数如针头大小。口腔黏膜的丘疹，一般由大量排列不一的针头大小的病损组成，颜色呈灰白色或红色，消退后不留痕迹。扁平苔藓在口腔的表现为典型的丘疹，排列成带状、斑块和环状。斑块又称为丘斑，由多个丘疹密集融合而成，直径大于 1 cm，其界限清楚，大小不等，稍隆起而坚实的病损，为白色或灰白色，表面比较平滑或粗糙，可看到有沟裂将病损分割开来。

（3）疱　黏膜内贮存液体而成疱，呈圆形，突起，直径小于 1 cm，表面为半球形。疱在不同的形成和愈合时期，可为单个或多个病损。疱内的液体可以是透明的或微红色的，取决于疱基底炎性反应的严重程度。疱壁一旦破裂，则形成糜烂或溃疡。疱性损害可见于病毒感染、药物反应、烫伤和疱性皮肤病。

（4）大疱　若疱损害直径大于 1 cm，称为大疱。大疱壁的厚薄，取决于大疱的部位是上皮下还是上皮内。大疱被膜的紧张或松弛度，取决于疱内液量多少。大疱性病损可直接发生或由数个邻接的小疱融合而成。典型的大疱见于天疱疮或类天疱疮，有时也可见于变态反应性疾病，如多形红斑。

（5）脓疱　一种疱性病损，其内由脓性物取代了透明的疱液。除脓性口炎外，口腔黏膜的脓疱较少见。

（6）溃疡　黏膜上皮完整性发生持续性缺损或破坏，因其表面坏死脱落而形成凹陷。浅层溃疡只破坏上皮层，愈合后无瘢痕，如轻型阿弗他溃疡。深层溃疡则病变波及黏膜下层，愈合后遗留瘢痕，如复发坏死性黏膜腺周围炎。溃疡底部是结缔组织和有多核白细胞渗出的纤维蛋白。基底可呈黄色并化脓，或发红呈灰白色。溃疡的外形一般是圆形，但也可出现狭长带状溃疡，特别见于机械或化学性损伤的反应。溃疡的边缘可能不整齐呈潜掘形，如结核性溃疡，或者突出和硬化，如恶性肿瘤。溃疡可由疱或大疱破裂后形成。溃疡的周围可有大小不等的红斑，常引起疼痛。

（7）糜烂　黏膜的一种表浅缺损，为上皮的部分损伤，不损及基底细胞层。其大小形状不定，边界不清，表面光滑。黏膜糜烂常见于上皮内疱破溃后，如单纯疱疹、天疱疮，或由机械创伤所造成，并可呈边缘模糊的线形。糜烂可能有痛感。

（8）结节　一种突起于口腔黏膜的实体病损。它是一个团块，其表面上皮向外突起，形成表浅损害。其大小不等，一般直径为 5 cm，形状不定。颜色从粉红色至深紫色，如纤维瘤或痣。

（9）肿瘤　口腔黏膜的肿瘤是一种起自黏膜而向外突起的实体性生长物，其大小、形状、颜色不等。肿瘤按组织病理学可分为真性肿瘤和各种肿瘤样病变。

（10）萎缩　组织细胞的体积变小，但数量不减少。可呈现发红的病变，表面所覆盖的上皮变薄，结缔组织内丰富的血管分布清楚可见，病变部位略呈凹陷，其特有的一些上皮结构消失，被一薄层上皮所取代。如舌乳头的萎缩，可使舌面光滑而发红。

（11）皲裂　为黏膜表面的线状裂口，由炎性浸润使组织失去弹性变脆而成。皲裂线若仅限于上皮内，痊愈后不留瘢痕。若深达黏膜下层，能引起出血、灼痛，愈合后有瘢痕。

（12）假膜　为灰白色或黄白色膜，由炎性渗出的纤维蛋白、坏死脱落的上皮细胞和炎性细胞聚集在一起形成，它不是组织本身，故可以擦掉或撕脱。溃疡表面常有假膜形成。

（13）痂　通常发生于皮肤，也可出现于唇红部，多为黄白色痂皮，如有出血则成深褐色，为纤维蛋白性及炎性渗出物与上皮表层粘连凝固而成。

（14）鳞屑　为已经或即将脱落的表皮角质层碎片，多因角化过度和角化不全所造成。

（15）坏死和坏疽　体内局部细胞的病理性死亡，称为坏死。较大范围的坏死，又受腐物寄生菌作用而发生腐败，称为坏疽。黏膜组织坏死或坏疽时形成腐肉脱落，遗留深溃疡。坏死组织腐败后产生的硫化氢与红细胞崩解后的铁，形成硫化铁沉淀，使组织变黑，坏死腐败时有恶臭。坏死性龈口炎、复发坏死性黏膜腺周围炎、口腔黏膜的坏死性溃疡皆属坏死范畴；走马牙疳（坏死性口炎）为坏疽。

二、单纯疱疹

【案例导入】　患儿，2岁。约3天前出现发热、头疼、疲乏不适等全身急性症状。患儿烦躁不安，不能正常进食。1天前在唇部、舌部、颊部的口腔黏膜出现成簇小水疱，水疱透明，极易破溃形成溃疡。检查发现颈部淋巴结肿大。

思考题

（1）根据患儿的表现，诊断可能是哪种疾病？

（2）患儿用药过程中护士应做哪些用药指导？

单纯疱疹是由单纯疱疹病毒（HSV）所致的皮肤黏膜感染性疾病。临床上以出现簇集性小水疱为特征，具有自限性，易复发。单纯疱疹病毒感染的病人及无症状的病毒携带者为传染源，主要通过飞沫、唾液及疱疹液直接接触传播，经呼吸道、口腔、鼻、眼结膜、生殖器黏膜或破损皮肤进入人体。单纯疱疹病毒初次进入人体引起原发性感染，其DNA进入宿主细胞核，造成宿主细胞的急剧溶解破坏，形成病损。当单纯疱疹病毒在口腔黏膜造成原发损害后，病毒沿三叉神经鞘进入半月神经节细胞或周围细胞内潜伏。当全身状况改变影响免疫系统功能，或局部受到外伤、过度日照等刺激时，引起局部的复发性疱疹损害。

【护理评估】

1. 健康史

评估病人有无全身性疾病，有无家族史、过敏史等；病人发病前的前驱症状；口腔黏膜状况及卫生习惯；病人患病后是否曾做过诊治，使用何种药物，疗效如何。

2. 身体状况

（1）全身状况

① 原发性疱疹性龈口炎：以6岁以下儿童多见，尤其是6个月至2岁更多。发病前多有发热、头痛、疲乏不适、全身肌肉疼痛，甚至咽喉肿痛等急性症状，颌下及颈上淋巴结肿大、触痛。患儿流涎、拒食、烦躁不安。

② 复发性疱疹性口炎：病人可感到轻微的疲乏与不适。

（2）口腔局部状况　口腔黏膜广泛充血、水肿，特别是牙龈充血、水肿明显，随后黏膜出现簇集性小水疱，疱破后成为表浅溃疡。溃疡一般10～14天愈合，不留瘢痕。原发性疱疹感染后有30％～50％的病例可能发生复发性损害。一般复发感染的部位在口唇或接近口唇处。病损区皮肤水肿、发红，继而出现成簇小水疱，疱很快破裂、结痂，从开始到愈合约10天，不留瘢痕，但可有色素沉着。

3. 辅助检查

（1）非特异的疱疹病毒检查　包括水疱组织涂片染色观察有无含嗜酸性包涵体的多核巨细胞，电镜检查受损细胞中是否含有不成熟的病毒颗粒等。

（2）特异性疱疹病毒检查　病毒的分离培养；应用荧光素标记或酶标记的单克隆抗体直接对病损涂片进行染色；应用原位核酸杂交法和聚合酶链反应（PCR）法检测标本中的疱疹病毒DNA以区分HSV1和HSV2感染等。

4. 心理-社会状况

病人因口腔黏膜充血、水肿，影响到进食，表现出烦躁不安、焦虑、悲观等心理反应。

【治疗原则】

全身抗病毒治疗。目前认为核苷类药物是抗HSV最有效的药物，主要有阿昔洛韦、伐昔洛韦、泛昔洛韦和更昔洛韦。口腔局部可选用0.1％～0.2％氯己定漱口液，3％阿昔洛韦局部涂擦。疼痛剧烈或有全身症状者可给予止痛等对症治疗和支持疗法。

【常见护理诊断/问题】

（1）疼痛　与疱破裂形成溃疡有关。

（2）潜在并发症：感染　与疱破裂形成溃疡有关。

（3）口腔黏膜异常　与黏膜的病理改变有关。

（4）知识缺乏　缺乏疱疹相关疾病与自我护理知识。

【护理计划与实施】

（一）护理目标

① 病人疼痛症状减轻，焦虑情绪缓解。

② 减少或避免感染的发生。

③ 病人及家属掌握该病的注意事项及预防保健知识。

（二）护理措施

（1）心理护理　向病人介绍单纯疱疹感染的病因、治疗方法、疗效及预后良好，消除病人的紧张情绪，配合治疗。

（2）口腔局部护理　保持口腔卫生，可用0.2％氯己定溶液含漱，有消炎防腐作用。有唇部及口周病损者可局部湿敷，每日2～3次。告诉病人不可用手撕痂皮，防止感染。

（3）药物护理　护士应熟悉常用抗病毒药物和免疫调节剂的作用原理、剂型剂量,遵医嘱向病人说明药物的用量和用法,切勿滥用药物,忌用肾上腺类固醇皮质激素。

（4）对症护理　婴幼儿高热时可冰敷、乙醇擦浴或按医嘱服用水杨酸类药物退热;疼痛剧烈者按医嘱在含漱剂中添加适量 2% 利多卡因,含漱 1～2 min,以减轻疼痛。必要时可服止痛药。

【健康指导】

告知病人家属应休息隔离,原发性单纯疱疹感染幼儿应避免接触其他婴幼儿。

三、口腔念珠菌病

【案例导入】　患儿,10 个月,患儿口腔黏膜出现乳白色绒状伪膜,用棉签擦拭后黏膜表面发生渗血,不久又形成新的白色绒膜,患儿哭闹不安。

思考题

（1）根据患儿的表现,可能是哪种疾病?

（2）护士应对家长做哪些用药指导?

口腔念珠菌病是由念珠菌感染所引起的口腔黏膜急性、亚急性及慢性真菌感染,是人类最常见的口腔真菌感染。念珠菌是一种常见的条件致病菌。病原体侵入人体后是否致病,取决于其毒力、数量、入侵途径,以及机体的适应性、抵抗能力及其他相关因素。引起人类念珠菌病的主要是白色念珠菌、热带念珠菌,占 60%～80%。

【护理评估】

1. 健康史

评估病人有无全身性疾病,如营养不良、内分泌紊乱、白血病、肿瘤化疗后等慢性消耗性疾病,有无家族史、过敏史等;病人有无长期使用抗生素和免疫抑制剂;患儿有无接触被白色念珠菌污染的人工哺乳器具。

2. 身体状况

（1）全身状况　全身反应一般较轻,患儿可有轻度发热、烦躁不安、啼哭、哺乳困难。

（2）口腔局部状况　新生儿急性假膜型念珠菌口炎（又称为鹅口疮或雪口病）,患儿颊、舌、软腭及唇损害区黏膜有出血及厚、白能揭去的假膜。成年病人舌背乳头萎缩、口腔黏膜可有白色凝乳状斑膜、黏膜发红、口角湿白潮红、皲裂、糜烂、斑块及结节状增生等。

3. 辅助检查

辅助检查包括涂片法、分离培养、组织病理学检查、免疫学和基因诊断等。

4. 心理-社会状况

病人因口腔黏膜症状影响到进食,表现出烦躁不安、焦虑等。

【治疗原则】

（1）局部药物治疗　应用碱性液体（如 3%～5% 碳酸氢钠水溶液）、抗真菌药物溶液含漱或局部涂布。

（2）支持治疗　增强抵抗力。对于身体衰弱、有免疫缺陷或与之有关的全身性疾病,长期使用免疫抑制剂的念珠菌感染病人,以及慢性念珠菌感染者,需辅以增强免疫力的治疗措施。

（3）手术治疗　对于念珠菌白斑轻、中度上皮异常增生的癌前损害,若治疗效果不明显或病人不能耐受药物治疗,则考虑手术切除。

【常见护理诊断/问题】

（1）疼痛　与病损皲裂、糜烂有关。

（2）口腔黏膜异常　与疾病有关。

（3）知识缺乏　缺乏口腔念珠菌相关疾病及自我护理知识。

【护理计划与实施】

（一）护理目标

① 病人疼痛缓解或消失,紧张心理缓解或消除。

② 病人按医嘱坚持用药,定期复诊,配合治疗。

③ 病人掌握口腔卫生及局部护理知识。

（二）护理措施

① 维护良好卫生的心理状态。

② 老年病人若有活动义齿,可指导用2‰～4‰碳酸氢钠溶液浸泡义齿及漱口。唇红部及口周皮肤损害者用抗真菌霜剂或糊剂局部涂擦。

③ 服用抗真菌药物,注意观察有无不良反应。建议在症状和体征消失后维持用药1周,防止复发。制霉菌素不易被肠道吸收,可将药物在口腔内含化后吞服,可能出现肠道反应、食欲减退等情况;酮康唑在体内吸收快,副作用少,可对肝脏产生损害,停药后可恢复。

④ 有疼痛症状的可用氯己定液加适量2‰利多卡因与碳酸氢钠液交替漱洗,可减轻疼痛和消除白色念珠菌的协同致病菌。

【健康指导】

念珠菌白斑中的轻、中度上皮异常增生者应定期复查,密切观察白斑的变化。告知家长要重视喂养卫生,喂养用具可用消毒碗柜或煮沸30 min消毒;哺乳前后注意洗手,并用2‰～4‰碳酸氢钠溶液洗净乳头,哺乳完后擦拭或洗涤口腔,并嘱其擦洗时防止幼儿误吞。

四、多形红斑

【案例导入】　病人,女性,30岁,低热、乏力,唇、颊、舌部黏膜出现充血、水肿、红斑和水疱,颜面、头颈部出现直径约为0.5 cm的圆形红斑,中心有水疱。

思考题

（1）根据病人的表现,诊断可能是哪种口腔黏膜疾病?

（2）护士应该从几个方面对病人进行健康指导?

多形红斑又称为多形性红斑,或多形性渗出性红斑,是黏膜皮肤的一种急性渗出性炎症性疾病。多发生在春秋季节,发病急,具有自限性和复发性。黏膜和皮肤可以同时发病,或单独发病。病损表现为多种形式,如红斑、丘疹、疱疹、糜烂及结节等。一般认为,多形性红斑与变态反应有关,药物、蛋白质、花粉、灰尘、精神情绪紧张、病毒细菌感染、恶性肿瘤等因素均可作为变应原而引发此病。

【护理评估】

1. 健康史

评估病人有无全身性疾病,有无家族史、过敏史、变态反应史等;口腔黏膜状况及皮肤完整性。

2. 身体状况

(1)全身状况 轻型病人一般无全身症状,个别病人偶有轻度头痛、低热、乏力、关节痛等前驱症状。重型病人常有高热、全身无力、肌肉痛、关节痛等全身症状。

(2)口腔局部状况 口腔黏膜病损分布广泛,好发于唇、颊、舌、腭等部位。黏膜充血、水肿、红斑及水疱,大量渗出物形成厚的假膜。唇部出血常形成血痂,病人唾液增多,口臭明显,颌下淋巴结肿大、有压痛。

(3)皮肤病损 常对称散在分布,好发于颜面、头颈、手掌、足背及四肢伸侧,躯干亦可发生。常见病损为红斑、丘疹、水疱,典型的为虹膜状红斑,即直径 2~20 mm 的圆形红斑,中心有粟米大小的水疱,又称为靶形红斑。重型病人皮肤病损除红斑外还出现大疱、丘疹、结节等。疱破后形成大片糜烂,疼痛很明显,可伴有眼、生殖器、肛门等多个器官损害。

3. 心理-社会状况

病人因口腔黏膜及全身皮肤的表现,出现烦躁不安、焦虑等。

【治疗原则】

① 隔离可疑致敏物质,积极治疗口腔炎症及其他全身疾病,去除诱发因素。

② 激素、抗组织胺药物治疗,如口服苯海拉明、氯苯那敏(扑尔敏)、阿司咪唑(息斯敏)等,病情较重者可用皮质激素类药物。

③ 营养支持。

④ 中医中药辅助治疗,采取清热祛湿的方法。

【常见护理诊断/问题】

(1)疼痛 与黏膜病损有关。

(2)口腔黏膜异常 与自身免疫系统高致敏状态有关。

(3)潜在并发症:感染 与黏膜病损有关。

(4)营养失调:低于机体需要量 与病痛导致进食不足有关。

(5)知识缺乏 缺乏多形红斑相关疾病及自我护理知识。

(6)自我形象紊乱 与病损广泛分布及病变致口臭有关。

(7)体温过高 与自身免疫反应有关。

(8)自理能力下降 与疾病致严重的全身症状有关。

【护理计划与实施】

(一)护理目标

① 病人及家属充分了解本病为变态反应性疾病,能积极配合治疗。

② 病人能采取有效口腔清洁方法。

③ 病人了解致病因素,掌握预防保健知识。

(二)护理措施

(1)心理护理 向病人介绍本病的病因、诱发因素、治疗过程及今后如何预防。消除其焦虑情绪,积极配合医护治疗。

(2) 口腔局部护理　保持口腔卫生,指导用软毛刷刷牙,在进餐前后及睡前用 2%～4%碳酸氢钠或 0.2%氯己定漱口液含漱。病情严重者可用棉签蘸漱口水轻拭口腔黏膜及牙齿,以防口腔炎及呼吸道感染。进行口腔检查时动作要轻柔,尽量避免引起出血和继发感染。唇红部及口角病损可用 0.1%依沙吖啶(利凡诺)溶液、0.05%氯己定溶液等唇部湿敷,局部涂抹含抗生素、肾上腺皮质激素等消炎、防腐、止痛药膏。

(3) 药物护理　按医嘱合理用药,避免使用致病的药物。

(4) 对症护理　含漱剂中添加适量 2%利多卡因,在进餐前 30 min 含漱 1～2 min,可缓解疼痛,帮助进食。疼痛难忍者,必要时可按医嘱服用止痛药。

(5) 饮食护理　避免食用致敏的食物如鱼、虾等,鼓励进食营养丰富、富含维生素的食物。

(6) 皮肤护理　维护皮肤清洁,保持干燥;及时修剪指甲,预防感染;禁止用手搔抓皮肤,避免外伤。有渗出糜烂者可外用涂布新霉素糠馏油糊剂等。

【健康指导】

指导病人寻找病因,减少接触;若必须接触,则应让病人做好预防措施,注意观察,出现症状随时就诊。

五、复发性阿弗他溃疡

【案例导入】　病人,女性,50 岁。2 个月前舌尖、舌腹、颊部黏膜充血发红、水肿,出现针头大小的红色小点,灼痛明显,逐步形成圆形溃疡,直径 2～3 mm。在 1 周后溃疡自愈,但半个月后再次出现以上症状,先后反复 2 次。临床检查:溃疡表面微凹,周围有红晕,病人无明显全身症状。

思考题

(1) 根据病人的表现,诊断可能是哪种疾病?

(2) 护士应该对此类病人如何做好健康指导?

复发性阿弗他溃疡(RAU)又称为复发性阿弗他性口炎(RAS)、复发性口腔溃疡(ROU)。发病率高,约 20%,具有周期性、复发性、自限性特征,溃疡灼痛明显。表现为反复发作的圆形或椭圆形溃疡。RAU 的发病可能与免疫、遗传、感染、环境等因素有关。

【护理评估】

1. 健康史

评估病人有无糖尿病、胃十二指肠溃疡、肝胆疾病及由寄生虫引起的各种消化道疾病或功能紊乱,有无吸烟史、戒烟史、家族史等;口腔黏膜状况及口腔卫生习惯。病人病程长短,溃疡发作的频率、疼痛程度,有无自限性及复发性,是否与睡眠、饮食、劳累、消化等因素相关,女性病人与月经周期有无关系。

2. 身体状况

(1) 全身状况　轻型 RAU 一般无明显的全身症状与体征。重型 RAU 和疱疹样 RAU 常伴有低热、乏力、头痛等全身不适症状和病损局部区域的淋巴结肿痛等症状。

（2）口腔局部状况

① 轻型 RAU：好发于唇、舌、颊、软腭等无角化较差的黏膜，附着龈及硬腭等角化黏膜很少发病。RAU 初起为局灶性黏膜充血、水肿，呈粟粒状红点，灼痛明显，继而形成浅表溃疡，圆形或椭圆形，直径为 5～10 mm。溃疡 7～10 天愈合，不留瘢痕。一般为 3～5 个，散在分布。溃疡复发的间隙期从半月至数月不等，有的病程呈迁延不断。

② 重型复发性阿弗他溃疡（MaRAU）：亦称为复发性坏死性黏膜腺周围炎或腺周口疮。溃疡大而深，愈合后可形成瘢痕或组织缺损，故也称为复发性瘢痕性口疮。好发于青春期。溃疡大、面积深，似弹坑，直径可大于 1 cm，周围组织红肿微隆起，基底微硬，表面有灰黄色假膜或灰白色坏死组织。溃疡期持续时间较长，可达 1～2 个月或更长。通常是 1～2 个溃疡，但在愈合过程中又可出现数个小溃疡。疼痛剧烈，愈后可留瘢痕。初始好发于口角，其后有向口腔后部移行的发病趋势，在舌腭弓、软硬腭交界处等口腔后部可造成组织缺损，影响言语及吞咽。

③ 疱疹样复发性阿弗他溃疡（HU）：亦称为口炎型口疮，多发于成年女性，好发部位及病程与轻型相似。但溃疡直径较小，约 2 mm，溃疡数目多，可达十几个或几十个，散在分布，似"满天星"。相邻的溃疡可融合成片，黏膜充血发红、剧痛、唾液分泌增加。

3. 心理-社会状况

病人因口腔黏膜溃疡反复发作，出现烦躁不安、焦虑等。

【治疗原则】

目前对 RAU 病人的治疗原则是减少复发次数、延长间歇期、减轻疼痛、促进愈合。

（1）局部治疗　局部治疗是改善 RAU 症状的有效方法，常用的剂型有膜剂、软膏或凝胶、含漱剂、含片等；对经久不愈或疼痛剧烈者可用曲安奈德混悬液或醋酸泼尼松龙混悬液加等量 2% 利多卡因溃疡黏膜下局部封闭。

（2）全身治疗　对因治疗，减少复发，争取缓解。常用的药物有肾上腺皮质激素及免疫抑制剂，如细胞毒类药物和沙利度胺等；免疫增强剂，如转移因子、左旋咪唑等；中医中药治疗等。

【常见护理诊断/问题】

（1）疼痛　与自身发病机制有关。

（2）口腔黏膜异常　与黏膜的病理改变有关。

（3）潜在并发症：感染　与黏膜破溃有关。

（4）营养失调：低于机体需要量　与病痛导致进食不足有关。

（5）知识缺乏　缺乏疾病自我护理知识。

【护理计划与实施】

（一）护理目标

① 病人疼痛症状减轻或消失。

② 病人了解本病相关卫生知识，积极配合治疗。

③ 掌握用药的方法，减少诱发因素。

（二）护理措施

（1）心理护理　耐心解释，让病人了解 RAU 具有自限性、不传染、不恶变的良性病损特点,虽不能根治,但通过适当、长期的治疗是可以控制的,以减轻病人的心理负担。

(2) 口腔局部护理　保持口腔清洁,防止继发感染。常用 0.2% 的氯己定液漱口。

(3) 药物护理　指导病人正确用药,介绍药物的作用和副作用,嘱如出现不良反应及时就医,以调整药物及药量。

(4) 对症护理　同多形红斑。

(5) 饮食护理　合理饮食,补充维生素及微量元素。

【健康指导】

提倡健康的生活方式,不过度劳累,不酗酒,保证良好的睡眠与休息。

六、天疱疮

【案例导入】　病人,女性,53 岁,病人感觉全身无力、厌食,口腔舌部、腭部出现水疱,直径约 1 cm,水疱易破,破溃后出现鲜红的创面,疼痛。躯干部分的皮肤也出现了 2 个大的水疱。

思考题

(1) 根据病人的表现,诊断可能是哪种疾病?

(2) 护士应该如何做好药物护理和皮肤护理?

天疱疮是一类严重的、慢性黏膜-皮肤自身免疫大疱性疾病。临床上根据皮肤损害特点,可以分为寻常型、增殖型、落叶型和红斑型。可发生于任何年龄,临床上最多见于 40~60 岁的人群,少年儿童少见。无性别差异,或女性较男性稍多。

【护理评估】

1. 健康史

评估病人有无全身性疾病,如高血压、糖尿病、肝肾疾病等,有无家族史、变态反应史等;口腔黏膜状况及口腔卫生习惯。

2. 身体状况

(1) 全身状况　病人可有发热、无力、厌食等全身症状,体瘦弱,甚至恶病质。

(2) 口腔局部状况　口腔是早期出现病损的部位,口腔黏膜表现为薄壁水疱,水疱易破,破后留有残留的疱壁,并向四周退缩;若将疱壁撕去,常连同邻近外观正常的黏膜一并无痛性地撕去,并遗留下一鲜红的创面,这种现象称为揭皮试验阳性。若在糜烂面的边缘处将探针轻轻置入黏膜下方,可见探针无痛性伸入,这是棘层松解的缘故。用舌舐及黏膜,可使外观正常的黏膜表层脱落或撕去,这些现象称为尼科尔斯基(Nikolsky)征,即尼氏征阳性。口腔糜烂面不易愈合,病情严重者口内难以找到正常黏膜。糜烂面易感染,继发感染则疼痛加重。由于长期的糜烂面存在,病人咀嚼、吞咽,甚至说话均有困难。伴有非特异性口臭,淋巴结肿大,唾液增多并带有血迹。

(3) 皮肤　前胸、躯干以及头皮、颈、腋窝、腹股沟等易受摩擦处有 1~2 个水疱,用手指侧向推压外表正常的皮肤或黏膜,即可迅速形成水疱,挤压水疱能使其在皮肤上移动。除口腔外,鼻腔、眼、外生殖器、肛门等处黏膜均可发生与口腔黏膜相同的病损,往往不易恢复正常。

3. 辅助检查

直接免疫荧光检查、脱落细胞学涂片检查可以作为辅助诊断方法。

4. 心理-社会状况

病人可有悲观、忧郁、失望、焦虑等。

【治疗原则】

（1）支持疗法　给予高蛋白质富含营养的食物,进食困难者可由静脉补充。

（2）肾上腺皮质激素　治疗该病的首选药物。根据用药过程,可动态地分为起始、控制、巩固、维持 4 个阶段。泼尼松具体用量可视病情而调整,但切忌由低量再递加。待病情明显缓解,病损大部分愈合(80％)后泼尼松才可递减。为预防和减轻激素治疗的并发症,应适当给予辅助药物,如钙片以预防骨质疏松,给予硫糖铝、氢氧化铝保护胃黏膜,适当补钾,给予碱性液漱口,防止白色念珠菌感染。对于严重的天疱疮病人,为加快显效时间,降低副作用,可以选用冲击疗法,即短期内静脉给予大剂量皮质类固醇。

【常见护理诊断/问题】

（1）疼痛　与口腔黏膜病损破溃有关。

（2）口腔黏膜异常　与疾病的病理改变有关。

（3）潜在并发症:感染　与口腔黏膜病损破溃有关。

（4）营养失调:低于机体需要量　与疼痛导致进食不足有关。

（5）焦虑　与疼痛、病程长,难以痊愈有关。

（6）自我形象紊乱　与病损累及皮肤和长期应用激素治疗有关。

【护理计划与实施】

（一）护理目标

① 病人疼痛症状缓解或消失。

② 病人了解本病相关卫生知识,焦虑情绪减轻,积极配合治疗。

③ 病人掌握正确的用药方法,了解病损外观及药物副作用。

（二）护理措施

（1）心理护理　关心体贴、安慰和鼓励病人,劝导其以良好的心态对待疾病,减轻病人心理负担。

（2）口腔局部护理　保持口腔清洁,指导病人进食前后均用清水漱口。发生口腔溃疡时可局部涂擦口内膏,合并念珠菌感染时用 2％～4％碳酸氢钠溶液含漱。

（3）药物护理　嘱病人按医嘱坚持服药,不可擅自改变药物剂量或突然停药。注意监测皮质激素的各种不良反应,常见的有消化道溃疡、糖尿病、高血压、骨质疏松、各种感染等。定期检查血压、血糖、尿糖、电解质、白细胞计数等。

（4）对症护理　同多形红斑。

（5）皮肤护理　尽可能保持皮肤干燥清洁。水疱直径超过 2 cm 者,用无菌注射器进行抽液处理,使疱壁紧贴创面起保护作用;创面较大者可用具有收敛作用的含漱液湿敷。

（6）饮食护理　进食富含各种维生素、营养丰富的流质或半流质饮食,视病情可少量多餐,注意色、香、味合理调配,增进病人食欲,保持机体的营养需要和水电解质平衡,增强机体抵抗力,促进康复。

（7）预防感染　各项治疗护理技术操作均严格无菌,合理应用抗生素,有效控制感染,防止并发症。

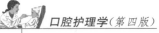

【健康指导】

嘱病人保持充足睡眠和愉快情绪，防止受凉和感染。

七、口腔扁平苔藓

【案例导入】 病人，女性，43岁。颊部感觉粗糙，有轻微的烧灼感，同时有口干现象。检查发现病人颊部出现线状白色花纹，花纹呈网状，左右对称，黏膜表面有轻度充血。病人主诉最近工作压力大，内分泌有些失调。

思考题

(1) 根据病人的表现，诊断可能是哪种疾病？

(2) 在此类病人的护理中，哪方面越来越受到重视？

口腔扁平苔藓(OLP)是一种常见的口腔黏膜慢性炎性疾病，其患病率为 0.5%～2%。该病好发于中年人，女性多于男性。皮肤及黏膜可单独或同时发病。因其长期糜烂病损有恶变现象，WHO 将其列入癌前状态。发病可能与心理因素、内分泌因素、免疫因素等密切相关，也有学者认为与糖尿病、肝炎有关。

【护理评估】

1. 健康史

评估病人有无全身性疾病，如糖尿病、高血压、消化道功能紊乱等系统性疾病，有无家族史、过敏史等；口腔黏膜状况及口腔卫生习惯。

2. 身体状况

(1) 全身状况　　无明显不适。

(2) 口腔局部状况　　OLP 病损可发生在口腔黏膜的任何部位，以颊部最为多见。病损为小丘疹连成的线状白色、灰白色花纹，白色花纹可组成网状、树枝状、环状或半环状等多种形状，也可表现为白色斑块状。病损大多左右对称，黏膜同时表现多样病损，相互交错和转变。病损区黏膜可能正常，或发生充血、糜烂、溃疡、萎缩和水疱等。OLP 病人遇刺激食物时感灼痛，自觉黏膜粗糙、发涩、口干和烧灼感。

(3) 皮肤　　紫红色或暗红色的扁平丘疹，发生在头皮时破坏毛囊可致秃发。皮损痊愈后可遗留褐色色素沉着，或因色素减少而成为稍微萎缩的淡白色斑点。

3. 辅助检查

舌缘及舌腹部充血、糜烂病损并伴有自发性疼痛者，应注意观察并进行活体组织检查。

4. 心理-社会状况

因病情反复，病人可有悲观、忧郁、失望、焦虑等不健康的心理。

【治疗原则】

(1) 心理治疗　　身心调节在治疗 OLP 中的作用，目前已越来越受到重视。

(2) 局部治疗　　去除局部刺激因素，消除感染性炎症。对于角化程度高的病人可用维A酸类药物局部涂擦。糜烂溃疡型可在病损区黏膜下基底部选用醋酸泼尼松或曲安奈德加入等量 2%利多卡因注射有较好疗效，对迁延不愈的应注意有白色念珠菌感染的可能。

（3）全身治疗

① 免疫抑制剂　可慎重考虑采用口服肾上腺皮质激素、雷公藤与昆明山海棠、羟氯喹（氯喹）等。

② 免疫调节剂　临床常用的有胸腺肽肠溶片、左旋咪唑、转移因子和多抗甲素等。

③ 中医中药治疗　常采用滋阴养血、益气健脾、疏肝解郁的方法。

【常见护理诊断/问题】

（1）疼痛　与黏膜病损有关。

（2）口腔黏膜异常　与疾病的病理改变有关。

（3）潜在并发症:感染　与黏膜病损有关。

（4）知识缺乏　与缺乏疾病自我护理知识有关。

（5）焦虑　与疾病迁延反复及担心恶变有关。

【护理计划与实施】

（一）护理目标

① 病人疼痛得到缓解。

② 病人了解疾病的相关知识,掌握正确的用药方法。

③ 病人了解本病预防保健知识,自觉定期门诊复查,坚持治疗。

（二）护理措施

（1）心理护理　基于本病与全身状态尤其是神经、精神因素有关,护理人员应与病人进行良好的沟通,告诉其扁平苔藓病情虽反复迁延,但是一种预后较良好的慢性疾病,解除病人的思想顾虑和情绪波动。若产生悲观等心理反应,只会加重病情。鼓励自我身心调节,有利于缓解病情,促进恢复。

（2）口腔局部护理　可使用氯己定漱口液或碳酸氢钠液含漱,预防合并白色念珠菌感染。对糜烂型 OLP 应协助医师局部封闭,严格执行"三查七对"（三查:操作前查、操作中查、操作后查;七对:对床号、姓名、药名、浓度、剂量、用法、时间）制度和无菌技术操作原则。

（3）用药护理　注意观察药物的疗效和副作用,如硫酸羟氯喹可能会有头晕、耳鸣、视物模糊等不良反应,嘱病人出现上述症状及时报告医护人员,以便调整药量或治疗方案。嘱病人坚持用药,定期检查血象变化。

（4）对症护理　病损局部敏感、灼痛症状者应避免辛辣、热、酸、咸味食物刺激。

（5）皮肤护理　禁止用手搔抓皮肤,预防感染。

（6）饮食护理　戒烟,限制饮酒,避免辛辣等刺激性食物。

【健康指导】

告诫病人在病情控制症状缓解后仍应遵循治疗方案,定期检查。注意调节睡眠、月经状况,纠正高黏血症等。

八、灼口综合征

【案例导入】　病人,女性,50 岁。近期出现舌烧灼样疼痛,伴有麻木感、刺痛感、味觉迟钝,伴有失眠、疲乏等症状;最近情绪易怒,注意力不集中,烦躁不安。

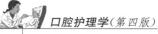

思考题

(1) 根据病人的表现,诊断可能是哪种疾病?

(2) 如何做好此类病人的心理护理?

灼口综合征(BMS)是以舌部为主要发病部位、以烧灼样疼痛为主要表现的一组综合征,又称为舌痛症、舌感觉异常、口腔黏膜感觉异常等。成人多见,在20～69岁人口中,其发病率约为3.7%,尤以中年女性居多。此病主要影响生活质量。病因复杂,精神因素占突出位置。病人常属于多焦虑型、抑郁型性格,情绪不稳定,恐癌心理严重,造成病情进一步加重。局部如牙石、残根残冠、不良修复体等也是发病的因素。

【护理评估】

1. 健康史

评估病人有无全身性疾病,如糖尿病、贫血等,有无家族史、过敏史等;口腔卫生状况及卫生习惯。病人病程,有无逐渐加重,少数病人有明确的突发病史。有无伸舌自检等不良习惯。更年期或绝经期前后的妇女有无更年期综合征的症状。

2. 身体状况

(1) 全身状况　病人可有失眠、疲乏、潮热、易怒、多汗、注意力不集中、性欲降低、阴道灼热感等。

(2) 口腔局部状况　舌烧灼样疼痛为最常见的临床症状,有麻木感、刺痛感、味觉迟钝、钝痛不适等感觉异常。疼痛部位多发于舌根部,其次为舌缘、舌背和舌尖。以单个部位发病多见,但也可累及2个以上部位。伴随口干症状,局部舌乳头萎缩,黏膜上皮充血、发红、水肿。临床检查无明显阳性体征,临床症状与体征明显不协调。

3. 辅助检查

血糖、性激素水平等检查有助于发现系统性发病因素。

4. 心理-社会状况

病人正常生活受到影响,出现烦躁、焦虑,甚至抑郁的情绪。

【治疗原则】

(1) 对因处理　消除局部刺激因素,如纠正病人伸舌自检不良习惯。积极治疗糖尿病等系统性疾病。更年期症状明显者可在妇科医师指导下协助治疗。

(2) 对症处理　疼痛明显者可作局部神经封闭,但不可长期频繁使用;唾液黏稠口干者可用溴己新(必嗽平)口服或用人工唾液含服。

(3) 心理治疗

① 心理疗法:又称为精神治疗,可减轻症状和提高治疗效果。

② 认知疗法:对BMS病人的症状有所改善。

【常见护理诊断/问题】

(1) 疼痛　与神经感觉异常有关。

(2) 焦虑　与恐癌心理有关。

(3) 知识缺乏　缺乏疾病自我护理知识。

【护理计划与实施】

（一）护理目标

① 病人疼痛症状缓解或消失。

② 病人了解 BMS 相关知识，改善心理状态和行为方式，紧张心理缓解或消除。

③ 病人能保持良好的治疗依从性。

（二）护理措施

（1）心理护理　病人常因灼痛或恐癌而精神高度紧张，甚至产生自杀心理。因此，护士要耐心倾听病人主诉，了解其家庭、生活、工作状况，并进行详尽的体检；讲解 BMS 有关知识，帮助其纠正不良认识，解除思想上的负担，积极调动病人的正性情绪，以良好的心态配合治疗。

（2）口腔局部护理　指导病人勿伸舌自检，采取放松训练和音乐疗法松弛负性情绪，避免过分关注自己口腔内的不适感。

（3）用药护理　按医嘱准时规律服药，注意观察不良反应。

【健康指导】

保证休息与营养，定期随访复查，消除恐癌心理。必要时可到心理专科门诊就诊配合治疗。

（李秀娥　王　静）

第四章

口腔修复病人的护理

【学习目标】

1. 掌握口腔修复病人的评估及常规护理、口腔修复护理操作技术，牙体缺损、牙列缺损、牙列缺失病人的护理措施。

2. 熟悉口腔修复科常用药物、材料的性能和用途，口腔修复科常用器械的用途和使用注意事项，牙体缺损、牙列缺损、牙列缺失病人的护理评估。

3. 了解牙体缺损、牙列缺损、牙列缺失病人的病因及机制，颌面缺损病人的护理。

4. 能完成口腔修复护理操作及护理配合。

5. 能运用所学知识对牙体缺损、牙列缺损、牙列缺失病人进行健康指导。

口腔修复学是研究用符合生理的方法修复口腔及颌面部各种缺损的一门科学。口腔修复学的临床内容包括牙体缺损或畸形的修复治疗，牙列缺损的修复治疗，牙列缺失的修复治疗，颌面缺损的整复治疗，牙周疾患、颞颌关节疾患及咬合异常等的预防和修复治疗。

随着医学模式的变化，传统的健康观念已转变为生物-社会-心理模式，这种变化也给口腔修复学注入了新的内涵。口腔修复体应能够恢复病人缺损部位的形态和功能，终止或延缓病变发展，同时满足病人生理、心理的需要。结合社会医学的内容，使修复体成为病人不可或缺的一个人工器官，使其与病人的口颌系统和整个机体生理环境、心理状态相适应，在口腔中发挥作用，使病人既恢复机体健康，又对社会环境充满信心，恢复正常的社会生活。

口腔修复学的特点决定了它必须将科学性与技术性完美地结合，从业者既要系统地掌握有关基础理论，又要熟练掌握各项操作技能。一个修复体的完成，要靠医师、技师、护士等人员共同协调工作，每个环节都会影响其质量。医师、技师、护士须具备熟练的技术，默契合作，还要充满对病人的高度同情心、责任心，才能获得满意的修复效果。

第一节 | 口腔修复常用药物、材料及器械

一、常用药物

1. 消毒药物

（1）75％乙醇 用于固定修复黏固前的修复体消毒及基牙、根管内的消毒。

（2）安尔碘皮肤消毒剂 用于肌肉注射时的皮肤消毒。

（3）聚维酮碘溶液 又称为碘伏，是一种消毒防腐药。效果稳定，用于皮肤及口腔黏膜的消毒等。

2. 麻醉药物

（1）盐酸利多卡因 局麻作用较强，维持时间亦较长，并有较强的组织穿透性和扩散性，故可用作表面麻醉。

（2）丁哌卡因 其麻醉维持时间是利多卡因的 2 倍，一般可达 6 h 以上；麻醉强度为利多卡因的 3～4 倍。

（3）阿替卡因肾上腺注射液 局麻剂，具有起效快、麻醉力强的特点。由于在阿替卡因溶液中添加了 1∶100 000 肾上腺素，可延缓麻醉剂进入全身循环，从而很好地维持局部组织的浓度，因此该品还具有麻醉持续时间适宜、术区出血少的优点。该品注射前要检查是否误入血管，患有高血压、青光眼、糖尿病的病人及老人、儿童、孕妇要慎用。

3. 其他药物

（1）液状石蜡 可作为分离剂使用，在口内做嵌体或桩冠蜡型时涂于牙体组织或根管内，防止蜡黏附于牙体上；在自凝塑料直接在口内做暂时冠桥或义齿，在口内衬垫时，涂于口腔组织，便于自凝塑料脱出和保护口腔黏膜组织。

（2）牙本质脱敏剂 用于牙齿磨耗较多对冷热刺激敏感，或牙体预备后敏感的病人。

（3）压痛指示剂 用于全口义齿和可摘局部义齿压痛部位的修改。使用时，将指示剂涂于压痛部位，然后义齿在口内就位，指示剂颜色就会印在相应的基托组织面或边缘。取出义齿，将有指示剂的部位适当磨去，减轻或消除疼痛。

二、常用材料

（一）印模材料

印模是物体的阴模。口腔及颌面部的印模是口腔有关组织的阴模。制取印模时采用的材料称为印模材料。

根据印模材料是否可反复使用，分为可逆性印模材料和不可逆性印模材料。能多次反复使用的，称为可逆性印模材料；反之，塑型后不能再回复到原有状态的材料，称为不可逆性印模材料。

根据印模材料凝固的形式，分为化学凝固类、热凝固类和常温定型类 3 种。化学凝固类是材料在使用中经化学反应后产生凝固；热凝固类属热可塑性材料，具有加热软化，冷却后

自行凝固的特点；常温定型类是利用材料的可塑性，在常温下稍加压力即可定型。

根据印模塑型后有无弹性，分为弹性印模材料和非弹性印模材料两类。弹性印模材料经塑型后印模具有弹性；非弹性印模材料经塑型后印模无弹性。

常见印模材料见表4-1。

表4-1　常用的印模材料

弹　　性		非弹性	
可　逆	不可逆	可　逆	不可逆
琼脂	藻酸盐类 纤维素 合成橡胶	印模膏 印模蜡 油泥	石膏印模 氧化锌印模 可溶性淀粉

1. 藻酸盐类印模材料

藻酸盐类印模材料是一种弹性不可逆的水胶体印模材料。常用的有藻酸钠、藻酸钾、藻酸铵，分为粉剂型和糊剂型两种。粉剂与水调和使用，糊剂与胶结剂配合使用。

（1）组成　典型藻酸盐类印模材料组成见表4-2。

表4-2　两种藻酸盐类印模材料组成

类型		成　　分	含量
粉剂型	粉剂	藻酸钾（基质）	15％
		硫酸钙（胶结剂）	16％
		氧化锌（填料）	4％
		氟钛酸钾（提高回弹性）	3％
		硅藻土（填料）	60％
		磷酸钠（缓凝剂）	2％
	调和剂	水（稀释剂）	50％
糊剂型	糊剂	藻酸钠（基质）	350 g
		无水碳酸钠（缓凝剂）	100 g
		滑石粉（填料）	62.5 g
		硼砂（增稠剂）	2 g
		甘油（增塑剂）	10 ml
		酚酞（指示剂）	适量
		甲醛（防腐剂）	适量
		香精（矫味剂）	适量
		水（稀释剂）	3 000～5 000 ml
	胶结剂	半水硫酸钙（熟石膏粉）	

① 藻酸盐：藻酸盐是藻酸的盐类，临床上常用的是藻酸钠和藻酸钾。藻酸盐溶于水而不溶于其他有机溶剂。溶于水后的藻酸盐呈溶胶状态，这种溶胶即使在低浓度时也很黏稠。但纯净的藻酸盐溶胶，还不能满足印模材料的性能要求，需加入辅助材料。

② 缓凝剂：常用的缓凝剂有无水碳酸钠、磷酸钠、草酸盐、磷酸三钠等，作用是减缓藻酸盐溶胶与胶结剂硫酸钙的反应速度。

③ 填料：滑石粉、硅藻土、碳酸钙等，作用是充实体积，提高硬度、强度。

④ 增稠剂：硼砂、硅酸盐等，作用是提高溶胶的稠度，提高材料韧性。

⑤ 指示剂：指示反应过程，色变指示反应完成。

（2）性能

① 藻酸钠糊剂印模材料：

● 流动性和弹性：藻酸钠糊剂印模材料具有良好的流动性，凝固后形成水胶体具有弹性，印模可顺利从有倒凹的口腔内取出而不致变形。

● 尺寸稳定性：由于水胶体凝胶大部分体积是水，水减少或增加，都会影响印模尺寸的稳定性、准确性。因此，水胶体印模材料在完成印模后应尽快灌注模型，以免影响印模的精度。藻酸盐凝胶在100%湿度下具有较好的稳定性，可暂存保湿装置中。

● 凝固时间：由藻酸盐溶胶与硫酸钙混合开始，直到凝固的时间。此时间对临床很重要，美国牙医学会ADA标准规定，室温20～22℃下，2～5 min凝固。温度高，凝固快；温度低，凝固慢。临床常采用改变温度的方法，调整印模材料的凝固时间。

② 藻酸钾粉剂印模材料：由藻酸钾及其辅助原料与胶结剂硫酸钙按比例配制而成。与藻酸钠印模材料的成分差异是，基质为藻酸钾，迟缓剂碳酸钠被磷酸钠代替。性能与藻酸钠糊剂相同，还具有以下特点：材料粒度细，制取的印模精确度高；使用方便，只要将粉剂与水按比例混合即可使用。藻酸钾、辅助材料、胶结剂的配制比例适当，凝固反应完全，即在生成凝胶过程中，既无未反应的藻酸钾，也无胶结剂硫酸钙，印模尺寸稳定。藻酸钾取代藻酸钠，使凝胶强度增加，反应速度加快，印模表面光洁，与模型分离方便。藻酸钾印模粉保存期长，携带方便，便于临床使用。

（3）用途　藻酸钠糊剂印模材料多用于可摘局部义齿修复、全口义齿初印模、研究模等印模的制取。藻酸钾粉剂印模材料运用于各类修复的印模制取。

2. 琼脂/藻酸盐印模材料

为了改善藻酸盐印模材料制取印模细节的精确度，临床常采用琼脂、藻酸盐两种材料叠加取模，实现两种材料的优势互补。取模时先将融解的琼脂注入基牙的周围，再将盛有藻酸盐印模材料的托盘放入即完成取模。

3. 硅橡胶印模材料

硅橡胶属于高分子人工合成橡胶，近年来在医学领域应用广泛。硅橡胶印模具有良好的弹性、韧性、强度，以及良好的流动性、可塑性、体积收缩小等，制取的印模精确度高、化学稳定性好，与模型材料不发生变化，容易脱模，是目前印模材料中最理想的一类。

根据橡胶印模材料刚调和后的稠度可将其分为4类：0型（极稠）、1型（高稠度）、2型（中等度）及3型（低稠度）。根据组成分为缩合型硅橡胶印模材料及加成型硅橡胶印模材料两种。

（1）缩合型硅橡胶印模材料　又称为Ⅰ型硅橡胶印模材料。

① 组成：由基质原料末端有羟基的端羟基聚二甲基硅氧烷、交联剂硅酸乙酯、催化剂辛酸亚锡及填料等组成。

② 性能：

● 物理机械性能：在印模取出后硅橡胶还伴有轻度的体积收缩，限制在一个合适的印模托盘内，则可使收缩量减少，因此，要求用刚性孔托盘。

● 凝固时间：在室温23℃下10 min凝固，口腔温度下3～6 min凝固。凝固速度受室温及催化剂量的影响。因此,可根据室温高低,调整催化剂的用量。

● 化学稳定性:具有良好的化学稳定性。在高温热空气中,硅橡胶很稳定。硅橡胶在各种条件下都具有较好的抗老化性能。在弱酸弱碱和生理盐水中,性能几乎没有变化;经高压煮沸灭菌后性能不变;浸泡在 3% 的盐水中 30 个月,其物理性能变化亦很小。

（2）加成型硅橡胶印模材料　又称为Ⅱ型硅橡胶印模材料。

① 组成:主要成分是甲基乙烯基硅氧烷。

② 性能:与缩合型相比,加成型不但具有缩合型的本质特性,而且在口腔内使用安全,其性能比缩合型更好,表现在以下 3 个方面:

● 凝固后尺寸更加稳定:加成型硅橡胶在 24 h 内的尺寸变化为 0.1%,缩合型的尺寸变化为 0.3%～0.1%。

● 操作时间短、在口腔内凝固快:由于加成型硅橡胶是在二甲基硅橡胶分子链中引入少量甲基乙烯基链节参与反应,侧链增加了双键,大大提高了硅橡胶的聚合活性,使凝固加快,反应完全,可发挥印模材料的理想性能。

● 印模精确度高、操作性能好:加成型硅橡胶由于其凝固反应是分子的加成反应,因而在固化过程中几乎没有低分子物质放出,反应后无水和醇等副产物,印模的精确度更高。加成型硅橡胶印模材料是以黏度相同的橡胶成分等量混合使用,临床使用方便。

（3）用途　硅橡胶主要用于对修复体精确度要求高的印模,如烤瓷冠桥、精密附着体、可摘局部义齿的整铸支架、种植义齿等。

4. 聚醚橡胶印模材料

聚醚橡胶属于弹性不可逆印模材料,是一种人工合成橡胶。这种材料凝固体积变化小,硬度、精度高于硅橡胶。

（1）组成　由不饱和聚乙烯醚橡胶、增塑剂乙二醇醚、填料和催化剂苯亚磺酸钠组成。由于聚合反应不生成副产物,故凝固体性能稳定、体积变化小。

（2）性能　属于亲水性聚合物,在模型灌注时,可以吸收少量水分使自身体积稍微膨胀来补偿印模本身的收缩,所以灌注出的模型体积变化小,准确性高。调和过程由专用混合仪完成,机械混合出的材料均匀、无气泡、剂量精确。用聚醚橡胶制取的印模不宜长期放置在潮湿的环境中,忌浸泡水中,以免体积膨胀,影响印模的准确性。

（3）用途　因其良好的弹性、精确性、硬度、准确性,主要用于嵌体、冠、桥及种植修复印模的制取。

除上述印模材料外,还有印模膏、氧化锌印模材料和印模石膏,临床上已很少使用。

（二）蜡型材料

在口腔临床制作修复体过程中使用的蜡称为蜡型材料,用于制作修复体的蜡型、蜡基托、蜡颌堤、蜡支架,以及暂时固定等。蜡型材料的质量关系到修复体的质量,因此临床对蜡型材料要求较高。本节主要讲述模型蜡。

1. 组成

蜡来源于动植物和矿物,也可人工合成。其主要由碳氢化合物或高级脂肪酸与高级一元醇组成,是一类有机化合物。

2. 性能

（1）熔点范围与软化温度　蜡的熔点与金属不同,它开始熔解的温度和全部熔解时的温度不一样,后者往往要升高 5～10℃,称为熔点范围。软化温度有两种含义,一是蜡有特定的软化温度,二是指广义的可供操作和塑形的温度。软化温度较重要,与流动性和可塑性有密切关系。一般商品规格中只标明软化温度。

(2)热胀率 一般蜡的热传导率低,但热胀率却较大。热胀率大的蜡,收缩率也大。牙用蜡的热胀率要小,可降低其收缩率,提高蜡模的准确性。

(3)流动性 流变性和可塑性的结合。蜡的流动性影响蜡型的准确性。流动性的大小由蜡的密度、黏度和软化温度决定。

(4)变形与应力松弛 制成蜡型后,其形状往往会逐渐变化,影响修复体的精确性。临床上将蜡型冷却固定,预防变形。

3. 用途

(1)铸造蜡 主要用于制作各种金属铸造修复体的蜡模。根据不同的修复需要,分为嵌体蜡和铸造金属支架蜡。

(2)基托蜡 临床常用的蜡,主要用于口内或模型上制作基托、颌堤、人工牙等蜡模。商品名称红蜡片,分为冬用蜡(深红色,软化点为 38～40℃)和夏用蜡(粉红色,软化点为 46～49℃)两种。

(3)黏蜡 其黏性比铸造蜡和基托蜡显著增大,用于人造牙、石膏及其他材料的暂时固定,亦可用于加添托盘边缘。

(三)模型材料

口腔模型是由口腔印模灌注成的阳模,灌注阳模的材料称为模型材料。常用的模型材料包括熟石膏、人造石、超硬石膏、低熔合金、磷酸盐和硅橡胶等。口腔模型主要作为制作各种修复体的工作模型,也可以作为研究和记录模型。作为工作模型,要使模型完全反应口腔组织的解剖形态,必须对模型材料提出严格的要求。

(1)有良好的流动性、可塑性 良好的流动性可使材料在灌注模型时充满印模的每一个细微部分;良好的可塑性可使材料在印模中成型,固化后复制出口腔组织的模型。

(2)精确度高 凝固后的模型尺寸稳定,体积变化小,精确度高。复制的口腔组织解剖形态清晰。

(3)压缩强度大、表面硬度高 耐高温高压不破碎。表面硬度高,能经受修复体制作的磨损。

(4)有适当的凝固时间 一般以 30～60 min 为宜,指从灌注到取出模型的时间。

(5)与印模材料不发生化学反应 要求模型材料与任何印模材料不发生化学反应,保持表面光滑清晰,容易脱模。

(6)有利推广 操作简便,材料来源丰富,价格低廉。

1. 石膏

石膏分为生石膏和熟石膏两种。熟石膏由生石膏经开放式加热脱水煅烧而成。口腔临床采用熟石膏。

(1)主要组成(质量比) 半水硫酸钙 75%～85%,内含 5%～8%未脱水的生石膏以及等量的硬石膏,其他矿物杂质 4%。

(2)性能 灌注成石膏模型后 15 min 内产生初凝,1 h 基本凝固;24 h 完全凝固,强度达到最高。

（3）用途　用于可摘局部义齿、全口义齿的工作模型，亦可用于研究模型和记存模型。

（4）保存　暴露在空气中可吸收空气中的水分而变性，所以石膏应保存在密闭的器皿中。

2. 人造石

人造石是熟石膏的一种，又称为水石、硬质石膏，主要是由生石膏密闭加热脱水制成的α-半水硫酸钙。

（1）组成　主要是α-半水硫酸钙，加入硫酸钾以控制凝固膨胀，加入硼砂或枸橼酸钠，在二氧化硅中混合，以调整凝固时间，并增加抗压强度。还可加入适量色素。

（2）性能　结晶致密，杂质少，混合时需水量少，调和时粉水比例最好用量器准确测量。粉水比例不当会影响模型强度。

（3）用途　在强度、硬度方面都比普通石膏高，且价格较贵，主要用于复杂托牙和固定义齿修复的模型。

3. 超硬石膏

超硬石膏又称为超硬人造石，优于一般人造石。

（1）性能　比人造石纯度更高，晶体不变形，表面积小，混水率比人造石更低，硬度和强度比人造石更大。流动性好，可得到形状精密的模型。使用需要严格控制混水率。

（2）用途　加工条件复杂，产量低，价格高，仅用于精密铸造模型。

（3）保存　超硬石膏粉容易吸潮，吸潮后强度和硬度降低，同时影响凝固时间，必须贮存在封闭良好的容器中。

（四）水门汀

水门汀是指由金属盐或其氧化物作为粉剂，与专用液体混合后凝固的一类具有黏结作用的材料，口腔临床又称为凝固剂或黏固粉。

水门汀应具有足够的黏着力；不溶于唾液；有高度的抗腐蚀性，对口腔组织无刺激；凝固时不收缩，在口腔中的温度膨胀系数应与牙釉质的温度膨胀系数相似；机械性能良好，使用方法简便，价格低廉。

本节主要介绍用于各种修复体黏结的水门汀，以下是临床上常用的4种。

1. 磷酸锌水门汀

（1）组成　由粉剂和液剂两组份构成，见表4-3。

表4-3　磷酸锌水门汀的组成

	成　分	作　用	含量（质量分数，%）
粉剂	氧化锌	基质材料	75～90
	氧化镁	提高强度，减小溶解性	<10
	二氧化硅	增加机械强度	<2
	氧化铋	延缓固化，增加延展性	<1
液剂	正磷酸	基质材料，与氧化物反应	45～63
	氧化铝	延缓和调整固化速度	2～10
	氧化锌	延缓和调整固化速度	2～10
	水	调节固化速度	20～45

(2) 性能

① 凝固反应：粉液混合后，氧化物与酸反应，生成不溶于水的磷酸锌以及被包裹的残留氧化物而凝固，反应放热并伴随体积收缩。

② 黏结性能：凝固前为具有一定流动性的糊状物，可渗入牙和修复体表面的细微结构中而形成一定的机械嵌合力。这种黏结力通常较低，对牙釉质和牙本质的黏结强度分别为 2 MPa 和 1.5 MPa 左右。

③ 理化性能：粉液调和后在 5～8 min 内凝固。若粉液比例不当、调和速度过快以及被水和杂质污染，均会导致强度下降。

④ 生物学性能：在凝固时以及凝固后释放出游离磷酸，这是刺激牙髓和牙龈的主要原因。该水门汀引起的牙髓反应一般是可逆的，通常在 5～8 周后即可恢复正常。

(3) 用途 可用于龋洞的衬垫，牙体缺损的暂时充填，嵌体、冠桥及桩核的黏固。由于在凝固过程中产热，凝固后释放的游离酸，都会刺激牙髓，因此只能选做基牙为死髓牙的修复体的黏固材料。

2. 聚羧酸锌水门汀

(1) 组成 由粉剂和液剂两组份组成，见表 4-4。

表 4-4 聚羧酸锌水门汀的组成

	成 分	作 用	含量(质量分数,%)
粉剂	氧化锌	主要基质	90～95
	氧化镁	增加强度	5～10
	氟化钙	防龋	
	氧化亚锡	防龋	微量
	氧化铝	增加强度	
液剂	聚丙烯酸	主要基质	32～42
	水		余量

(2) 性能

① 凝固反应：当粉液调和后，碱性的氧化锌与酸性的聚丙烯酸发生中和反应，形成交联的网状结构而凝固。

② 黏结性能：对牙釉质和牙本质都有较大的黏结力，黏结强度分别为 3～10 MPa 和 2～6 MPa，高于磷酸锌水门汀。

③ 理化性能：调和后 5～8 min 凝固，抗张强度比磷酸锌水门汀大 40%。在唾液中，还释放出氟，因而具有防龋的作用。

④ 生物学性能：溶出的酸较少，对牙髓及牙龈的刺激很轻。

(3) 用途 可用于桩核及冠桥的黏固，更适用于基牙为活髓的修复体黏固。

3. 氧化锌丁香酚水门汀

(1) 组成 以氧化锌为主要成分的粉剂，与丁香酚或其改性物为主要成分的液剂反应而成的水门汀，组成见表 4-5。丁香酚是一种自由基聚合阻聚剂。当修复体选用复合树脂黏结时，基牙若被丁香酚污染，将影响树脂的聚合反应。

表 4-5　氧化锌丁香酚水门汀的组成

	成　分	作　用	含量(质量分数,%)
粉剂	氧化锌	基质,有消毒收敛作用	69
	松脂	增加黏性与韧性	29
	硬脂酸锌	加速固化	1
	醋酸锌	加速固化,增加强度	1
液剂	丁香油	基质材料,与氧化锌反应	85
	橄榄油	增加黏性与韧性	15

（2）性能　包括以下方面：

① 凝固反应：凝固反应必须有水才能顺利进行,水分越多凝固越快。调和物中含水 2% 在 1 天后固化,含水 5% 可在 15 min 内凝固。适当的湿度有利于水门汀的固化。临床使用时,组织面不必完全干燥。

② 黏结性能：其黏结力主要是机械嵌合力,黏结强度较低。

③ 理化性能：粉液调和后在口腔内 4～10 min 内固化,粉液比越大,凝固速度越快。

④ 生物学性能：对发炎的牙髓具有一定的镇痛和安抚作用。

（3）用途　对基牙为活髓牙者具有镇痛和安抚作用,用作固定修复牙体预备后暂时冠桥的黏固。注意,若永久修复体选用复合树脂黏结,在黏结前要对基牙进行足够的清洗,防止丁香油对树脂聚合的影响。

4. 玻璃离子水门汀

由硅酸铝玻璃粉和聚丙烯酸液体组成的新型水门汀,同时具备了硅酸盐玻璃粉的强度、刚性、氧释放性和聚丙烯酸体的生物性及黏性。

（1）组成　该水门汀由粉剂和液剂组成。

① 粉剂：早期主要由二氧化硅、三氧化二铝、氟化钙、氟化铝、磷酸铝组成。近年来,粉剂的成分有了变化,增加了钠含量,而减少了氟含量,目的在于获得半透明性和调射线阻射性,以及避免氟过多症。

② 液剂：主要由聚丙烯酸、衣康酸和水组成,各占 47.5%,酒石酸占 5%。

（2）性能　包括以下方面：

① 凝固反应：调和后,聚丙烯酸及酒石酸中的—COOH 基团与玻璃粉中所含的 Al^{3+}、Ca^{2+} 等离子进行配位络合,形成交联的网状结构。并将未反应的玻璃粉结合在一起,逐渐由糊状变为凝胶而固化。粉液混合后 5 min 左右凝固。光固化型则在光照时才凝固。

② 黏结性能：自由基团可与牙组织中羟基磷灰石上的钙结合而产生黏结力。

③ 理化性能：色泽与天然牙色接近,呈半透明状,可持续释放出氟,起到预防龋病的作用。

④ 生物学性能：对牙髓的刺激性略强于改进的氧化锌丁香酚水门汀和聚羧酸锌水门汀,而明显低于磷酸锌水门汀。

（3）用途　由于该类材料具有良好的黏结性、抗龋性和耐溶解性,目前已广泛用于临床。更适用于牙冠短小,固位较差的固定修复体的黏固。

（五）自凝树脂

自凝树脂临床上称为自凝塑料或自凝塑胶,一般是指能在室温下化学固化的树脂。所谓"自凝"乃是相对加热固化而言。

1. 组成

自凝树脂由粉剂和液剂两部分组成。

（1）粉剂　主要由聚甲基丙烯酸甲酯和引发剂过氧化苯甲酰组成，含少量着色剂，如镉红、钛白粉。临床上将红色的称为自凝牙托粉，白色的称为自凝造牙粉。

（2）液剂　又称为自凝牙托水，主要是 MMA 单体，还含有少量促进剂（如 N、N-二甲基对甲苯胺）、阻聚剂及紫外线吸收剂（如 UV-327）。

2. 用途

自凝树脂主要用于制作正畸活动矫治器、腭护板、牙周夹板、个别托盘、义齿重衬修补及暂时冠桥等，也可用来制作简单义齿的急件。

3. 注意事项

自凝树脂在口腔内直接重衬或修补时，单体（牙托水）会使病人感到辛辣，而聚合时所放出的热甚至会灼伤黏膜。在接触自凝树脂的软组织表面最好事先涂布液状石蜡或甘油，可起到一定的保护作用。此外，在个别情况下自凝树脂有过敏现象，症状为接触处有蚁走感、发痒、灼热及刺痛等，局部可见有丘疹、水肿等。

（六）口腔辅助材料

1. 分离剂

分离剂是在口腔临床修复时，技工操作过程中经常使用的辅助材料。其主要作用是在两种相同或不同的材料之间或材料与模具间形成隔离膜，使材料与材料或材料与模具不发生粘连。临床上常用的是藻酸盐分离剂，用于制作暂时冠桥或个别托盘时分离自凝树脂和石膏。该分离剂是含 2%～3%藻酸钠的水溶液，使用时将其涂在石膏表面，其与钙发生反应，形成不溶于水和树脂单体的藻酸钙薄膜。这层薄膜即可在树脂与石膏之间产生分离作用。

2. 排龈材料

当牙预备体的边缘位于龈沟内时，为了取得精确的印模，需采用排龈法将游离龈推开，暂时暴露牙体颈缘线。常用的排龈方法是化学机械法，即将浸有可使牙龈退缩止血药物的棉线，推压入龈沟内，以扩大龈沟而获得牙预备体颈缘线清晰的轮廓。常用的排龈材料有含肾上腺素棉线、硫酸铝棉线、氯化铝棉线、明矾棉线等。对于患有高血压、糖尿病、心血管疾病、甲状腺功能亢进或对肾上腺素高度过敏的病人禁用肾上腺素棉线进行排龈。

3. 其他辅助材料

（1）咬合纸　一种印色纸，用于检查咬合高点。也可将普通红色或蓝色复写纸剪成 2.5 cm×4 cm 小方块，用于修复体试戴及修改咬合。

（2）不锈钢丝　型号较多，可分为 15～22♯，根据需要选用不同型号。

（3）牙线　试戴固定修复体时检查邻接关系。

（4）牙胶　用于桩核蜡型制作完成后根管口的暂时封闭。

三、常用器械

1. 技工钳

技工钳是制作可摘局部义齿及各类矫治器的主要工具之一。其种类很多，修复科临床上常用的有切断钳、三头钳、长臂钳、日月钳，如图 4-1 所示。

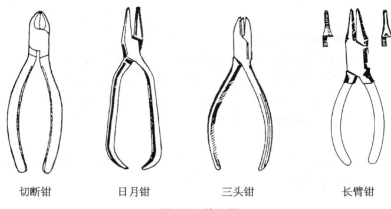

| 切断钳 | 日月钳 | 三头钳 | 长臂钳 |

图 4-1　技工钳

2. 去冠器

去冠器又称为脱冠器,用来脱掉冠桥或难以取下的义齿。头部有一弯钩,有前牙和后牙之分,如图 4-2 所示。

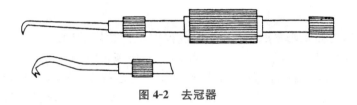

图 4-2　去冠器

3. 托盘

托盘是盛装印模材料,在病人口腔内采集印模的工具。分为体、柄两部分,体由基底和翼组成,柄便于操作者使用。常用的托盘有以下 3 种。

（1）全口无孔圆底托盘　如图 4-3 所示分为 1～3♯,常用 2♯ 和 3♯。1♯ 最大,2♯ 次之,3♯ 最小。用以制取无牙𬌗全口印模。

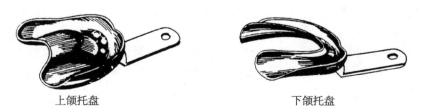

| 上颌托盘 | 下颌托盘 |

图 4-3　全口无孔圆底托盘

（2）全口有孔方底托盘　如图 4-4 所示,按大小顺序分为 1♯、2♯、3♯ 和儿童托盘。用以制取牙列完整或部分牙缺失的印模。

（3）局部托盘　如图 4-5 所示,可分为不可调节左右局部托盘(a)、前牙局部托盘(b)、可调节左右局部托盘(c)、咬合托盘(d)。

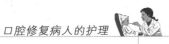

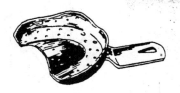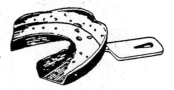

上颌托盘　　　　　　　　　　　　下颌托盘

图 4-4　全口有孔方底托盘

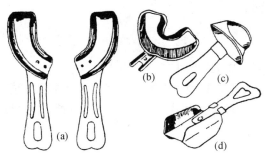

图 4-5　局部托盘

4. 垂直距离尺

如图 4-6 所示,垂直距离尺用于全口义齿确定𬌗位关系时测量病人鼻底至颏下的高度,即垂直距离。

5. 𬌗平面规

如图 4-7 所示,𬌗平面规又称为𬌗平面板,用于全口义齿𬌗堤在口内形成𬌗平面。

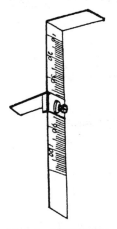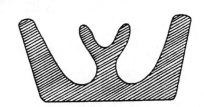

图 4-6　垂直距离尺　　　　　　**图 4-7　𬌗平面规**

6. 金属厚度测量卡尺和蜡厚度测量卡尺

金属厚度测量卡尺用于测量金属冠、嵌体等的厚度,其头部较尖细,如图 4-8 所示。蜡厚度测量卡尺用于测量蜡型厚度,头部较圆钝如图 4-9 所示。

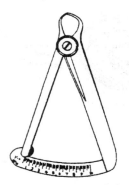

图 4-8　金属厚度测量卡尺

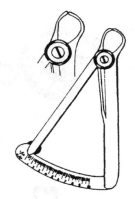

图 4-9　蜡厚度测量卡尺

7. 雕刻刀、大蜡刀、柳叶蜡刀(小蜡刀)

雕刻刀用于切割蜡片及雕刻蜡型,如图 4-10 所示。大蜡刀烤热后用于𬌗位记录时制作𬌗堤、排列人工牙及制作义齿蜡型,如图 4-11 所示。柳叶蜡刀烤热后用于制作桩核及嵌体、冠桥蜡型,如图 4-12 所示。

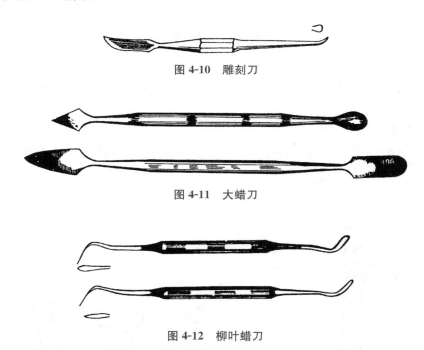

图 4-10　雕刻刀

图 4-11　大蜡刀

图 4-12　柳叶蜡刀

8. 钻针

(1) 磨石(砂石针)　常用的有大磨头(青果石)、小磨头、柱形石、刃状石、轮形石等,如图 4-13 所示,装配在直手机上,用于调磨各类修复体或牙体预备,如支托凹、斜卡位置的预备等。

(2) 金刚石钻针　装配在高速涡轮手机上,用于基牙预备、调𬌗、固定义齿调磨等,如图 4-14 所示。

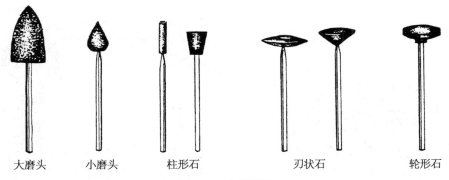

| 大磨头 | 小磨头 | 柱形石 | 刃状石 | 轮形石 |

图 4-13　各型磨石

9. 橡皮碗、调和刀

橡皮碗、调和刀用于调和各类印模材料及模型石膏,如图 4-15 所示。

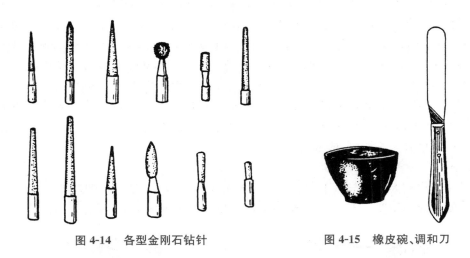

图 4-14　各型金刚石钻针　　　　图 4-15　橡皮碗、调和刀

10. 黏固粉调和刀

详见口腔内科器械相关内容。

11. 𬌗架

𬌗架是一种与人颌骨位置及运动功能类似的机械装置,能固定上、下颌模型,并能保持上、下颌模型的颌间高度和颌位关系,用于人工牙的排列、雕刻及义齿其他部件的制作,确保制成的义齿符合病人的正常咬合关系。根据𬌗架的结构和模仿下颌运动的程度,可分为简单𬌗架和可调节𬌗架。

(1)简单𬌗架　由上、下颌体以及穿针、调节上颌的升降螺丝组成,如图 4-16 所示。以穿针为轴,做上、下颌开闭运动。

(2)可调节𬌗架　可根据病人口内所取得的颌位运动记录来调节𬌗架上的髁导斜度和切导斜度。若𬌗架上的侧柱间距离也可调节,称为全可调节𬌗架;若侧柱间距离不能调节,称为半可调节𬌗架。目前国内多采用 Hanau H 可调节𬌗架,如图 4-17 所示,由上颌体、下颌体和侧柱组成。除能开闭运动外,还能做前伸和侧向运动。

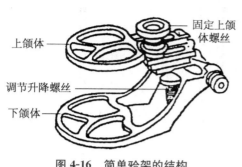

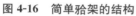

固定上颌
体螺丝

上颌体

调节升降螺丝

下颌体

图 4-16 简单𬌗架的结构

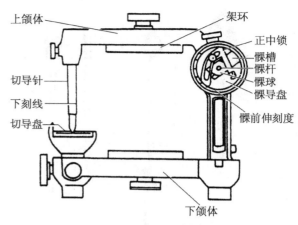

上颌体

架环

正中锁

髁槽

髁杆

髁球

髁导盘

切导针

下刻线

切导盘

髁前伸刻度

下颌体

图 4-17 Hanau H 型可调节𬌗架

① 上颌体:𬌗架的上颌体相当于人体的上颌。前端有维持垂直距离的切导针,并有上、下标志线。上标志线与上颌体边缘平齐,以保持上颌体、下颌体的平行关系;下标志线即𬌗平面线。上颌体中部有固定上颌模型的架环,后部两端有髁杆,借髁球与侧柱上端的髁导盘相连。

② 下颌体:下颌体相当于人体的下颌。前端有一个可调节的凹形切导盘与切导针接触,中部有固定下颌模型的架环,后部两侧各有一个可调节侧向髁导斜度的侧柱。

③ 侧柱:侧柱位于下颌体的两侧,用以支持上颌体,并可做一定转动。上端为环状,髁导盘位于环中,并可在环内做一定的前后转动。环外侧面前部有刻度,代表水平髁导刻度。髁导盘自中部向后有一个髁槽,髁球可在其中滑动。

12. 面弓

面弓用于将病人上颌与颞下颌关节的位置关系转移至 Hanau H 型𬌗架上,使上颌模型固定在𬌗架的适当位置。面弓由𬌗叉和弓体两部分组成,如图 4-18 所示。

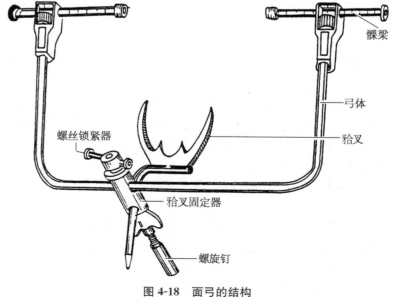

髁梁

弓体

𬌗叉

螺丝锁紧器

𬌗叉固定器

螺旋钉

图 4-18 面弓的结构

口腔修复科病人护理概述

修复体制作的成功与否除了与医疗技术有关,还与病人对修复治疗的相关知识、修复体的期望值有很大关系。由于口腔修复治疗的需要,常常要对病人的牙体进行不同程度的牙体预备,这些因素都会造成修复病人恐惧、焦虑的心理,影响修复治疗效果。因此,在护理活动中要依据护理程序对病人进行评估,作出正确的护理诊断,制订适宜的护理计划,采取科学的护理措施。

一、口腔修复病人的护理评估

口腔修复病人的护理评估包括评估病人的口腔情况、全身状况以及心理、社会、文化、经济等方面的情况,为护理诊断、护理计划及护理措施提供依据。

(1)健康史 了解病人的健康状况,有无慢性疾病或传染性疾病,有无药物过敏史或牙用材料过敏史。

(2)口腔情况 了解病人牙缺失、缺损的原因,缺失的数目、部位,是否进行过义齿修复。如有旧义齿,应询问义齿使用情况。经牙体牙髓治疗的病人,应了解治疗情况。

(3)辅助检查 通过 X 线片检查,了解病人患牙治疗情况或当前情况。

(4)心理及社会状况 评估病人对修复体的认知情况及对修复体的期望程度;了解病人的个性特征及对修复治疗的应对心理,对修复治疗必要的牙体预备有无足够的思想准备;病人的经济承受力及文化背景。

二、常见护理诊断/问题

(1)恐惧 与惧怕磨牙有关。

(2)口腔组织完整性受损 与牙列缺损、缺失有关。

(3)社交障碍 与牙列缺损、缺失所致美观功能障碍有关。

(4)知识缺乏 与缺乏修复治疗的相关知识有关。

三、口腔修复病人的常规护理

1. 开诊前的准备

① 着装整齐,做好标准防护。

② 开窗通风,诊室内整齐、清洁,物品准备充足。

③ 设备运转正常,所需用物及药品摆放在固定位置,治疗区域做好避污。

④ 了解当日医师初诊情况、病人预约情况及修复体出件情况。

2. 接诊工作

① 对初次就诊的病人应进行预诊,了解病人的主诉及口腔组织缺失、缺损情况,修复前的准备是否完成。应优先安排年老体弱及残疾病人。

② 接诊护士应精神饱满、主动热情、态度和蔼,耐心听取病人的询问并认真解答,避免急躁和厌烦情绪。

3. 护理操作

① 备好所需器械及用物。引导病人上椅位。

② 病人就座后，围上胸巾，协助病人诊前漱口；调节椅位及光源。

③ 医师进行牙体预备时，协助牵拉口角，用吸引器吸去唾液及冷却液。

④ 牙体预备完成，协助选择托盘，调和印模材料，制取印模。

⑤ 固定修复体试戴完成后，备好消毒用物，遵医嘱调和黏固材料，配合黏固。

⑥ 在修复治疗过程中，护士应做好相应操作；根据治疗需要，及时传递器械及用物。

4. 消毒管理

（1）诊间处置　下一个病人在治疗前，用消毒剂喷洒、擦拭牙用灯开关、移动手柄及牙椅、治疗台表面。病人用后的器械及用物严格规范处理。

（2）做好个人防护　口腔是细菌繁多的环境，就诊病人中可能有传染病或病源携带者，在进行治疗时，极易造成医护人员的双手被唾液和血液污染。因此，医护人员必须严格加强自我防护，在诊治病人时戴好口罩、帽子、手套及防护镜，每诊治完一个病人后应认真洗手。

（3）严格遵循器械消毒灭菌技术规范　口腔修复治疗使用的各种器械，如手机、钻针、托盘、牙用镊、探针等应一用一更换，防止交叉感染。

5. 诊室管理

（1）环境管理　诊室内应通风良好，空气新鲜，减少人员流动。候诊室可备报纸、杂志、电视等。诊室内应尽量避免注射器、手术器械外露，防止对病人的不良刺激。

（2）设备管理　口腔设备结构精密，器械种类繁多，价格昂贵，护士应了解常用设备的性能和使用方法，做好设备的保养和维护工作；对各类器械应严格管理，并认真交接班，防止遗失，保证医疗工作的顺序进行。

（3）安全管理　口腔设备需要较大容量的电源和水，修复治疗过程中需使用燃烧乙醇。因此，护士应做好安全管理工作，易燃物应放置在远离火源及电源的地方；下班前要关好门窗、水龙头及断开电闸等。

6. 健康指导

通过健康指导，增加病人与护士的情感交流，体现护士的自身价值。护士应向病人进行以下健康宣传和指导。

① 向病人宣传牙列缺损、缺失后及时修复的重要性。

② 向病人介绍修复体的种类、常用材料及修复方法。

③ 让病人了解修复体戴用后的注意事项。

④ 让病人掌握可摘局部义齿及全口义齿的使用及保护方法。

第三节　口腔修复科护理操作技术

口腔修复科的护理操作技术包括印模材料的调配、水门汀的调配、暂基托及暂时冠桥的制作、上𬒈架及灌注模型技术等。

一、印模材料的调和方法

1. 藻酸钠糊剂印模材料

（1）用物准备　橡皮碗、调和刀、藻酸钠糊剂印模材料、石膏（胶结剂）、托盘。

（2）操作前　评估病情、了解治疗牙位、用途及材料需要量；护士着装整洁、洗手、戴口罩，查对材料及用物的有效时间。

（3）操作方法

① 调和：按糊剂与石膏1∶1～2∶1的体积比置于橡皮碗内，然后开始调和。调和刀与橡皮碗内壁平面接触，开始10～20 s时轻轻调和，转动橡皮碗，使石膏与糊剂均匀掺和，然后加快调和速度，约1 min完成调和。

② 上托盘：将调和完成的材料移置于托盘前，须将材料刮收于橡皮碗的一侧，并反复用调和刀在碗内折叠，挤压排气。置于上颌托盘时将材料形成团状，用调和刀取出，从托盘的腭顶中央放入向左右方向推入，防止产生气泡；置材料于下颌托盘时，将材料形成条状，置于调和刀上，从托盘的舌侧的远中端向近中端旋转盛入。堆放在托盘上的材料应表面光滑，均匀适量，无气泡。材料凝固时间控制为3～5 min。

③ 操作完成后整理用物，消毒备用。

2. 藻酸钾粉剂印模材料

（1）用物准备　橡皮碗、调和刀、藻酸钾粉剂印模材料、清水、量杯、托盘。

（2）操作前　评估病情、了解治疗牙位、用途及材料需要量；护士着装整洁、洗手、戴口罩，查对材料及用物的有效时间。

（3）操作方法　调和时，水粉比例按商品要求计量，一般厂家均提供计量容器与材料配合使用。冬季室温低时，可用温水调和，以缩短凝固时间。在相同温度下此材料较藻酸钠糊剂印模材料凝固快，调和时间一般为30～45 s，凝固时间为2～3 min。材料调和方法与上托盘的方法与藻酸钠糊剂相同。操作完成后整理用物，消毒备用。

3. 硅橡胶印模材料（手混型）

（1）用物准备　硅橡胶印模材料、量勺、调和刀、调和纸、计时器、托盘。

（2）操作前　评估病情、了解治疗牙位、用途及材料需要量；护士着装整洁、洗手、戴口罩，查对材料及用物的有效时间。根据产品说明书，设定计时器时间，并协助医师试托盘。

（3）操作方法　用量勺分别取出基质和催化剂，用调和刀切除多余材料，按1∶1的比例置于调和纸上，清洁量勺，盖上盖子。用双手指腹将基质和催化剂进行混合揉捏，直至材料混合均匀无花斑纹。然后，将混合好的材料放入托盘，用手指轻压出牙列形状并压出3 cm左右的浅凹，工作区须压出6 cm左右浅凹，然后递与医师放入病人口内取模，同时启动计时器。待材料凝固并从病人口内取出后，用流动水冲洗，将印模静置30 min后再进行模型灌注。操作完成后整理用物，消毒备用。

4. 注意事项

① 印模材料调和时要保持调和用具的清洁、干燥，若调和用具残留、陈旧印模材料或石膏碎屑等物质将影响材料的质量。

② 藻酸钾粉剂印模材料要严格按水粉比例及调和时间的要求调和。调和时间不足会使印模强度下降，调和时间过长会破坏凝胶，同样造成强度下降。不能用改变调和比例的方式

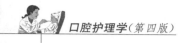

改变凝固时间。

③ 硅橡胶印模材料调和时须用清洁裸手或戴专用手套揉捏，防止油污、硫化物等污染材料，影响材料的凝固。要求用指腹揉捏，不能使用指尖或掌心操作。

④ 为了使所调材料取量适宜，在调和材料前，应了解病人失牙的部位及数量，以决定所需材料的用量及材料放置托盘的主要部位。例如，前牙缺失者，取模时材料应主要放置于托盘前分，有牙列处材料可适当少些；单侧后牙缺失者，材料在缺失部位稍多，其余部位略少；游离缺失及多个不相邻牙缺失，材料应多一些。此外，还应根据所选择托盘的大小及用途决定所需材料的多少。在一般情况下，上颌印模较下颌印模的材料稍多，工作模比对颌印模材料多，全口印模较部分牙缺失的印模材料稍少，垫底则更少。

⑤ 印模材料应贮存在干燥、阴凉的环境中，使用后应注意密封，以免影响材料质量。应注意材料的有效时间，防止材料失效造成浪费。

⑥ 根据不同印模材料的调和要求，合理掌握调和时间，避免因气温高材料凝固过快，给操作带来困难，或气温低材料凝固过慢，给病人造成不适。

⑦ 由于硅橡胶、聚醚橡胶的硬度较大，为避免制取的模型变形，应选用刚性托盘进行印模制取。

⑧ 不同类型材料制取的印模，其灌注模型的时间要求不同。藻酸盐类印模制取后应立即灌注成模型，以防止印模水分丢失后体积收缩，对模型精确度造成影响。硅橡胶及聚醚橡胶材料因其凝固后有弹性回缩时间，所以制取的印模必须静置 30 min 后再灌注。

二、水门汀材料的调和方法

1. 磷酸锌水门汀

（1）用物准备　金属调和刀、玻璃板、磷酸锌水门汀（粉、液）。

（2）操作方法　操作前评估病情、了解治疗牙位、用途及材料需要量。根据需要量取出粉末和液体置于玻璃板上。粉末置于玻璃板上端，液体置于其下端，两者之间相距 3～4 cm。调和时左手固定玻璃板，右手平握调和刀，将粉末分成数份，逐份加入液体内，沿一个方向旋转并推开调和。当一份粉末与液体充分调匀后再加入第二份。调和时速度宜快，应在 1 min 左右完成。用以黏结冠、桥时调和成丝状，使其具有良好的流动性。黏固剂使用后应及时用清水洗净调和用具，消毒备用。

2. 聚羧酸锌水门汀

（1）用物准备　玻璃板或调和纸、调和刀、聚羧酸锌水门汀（粉、液）。

（2）操作方法　操作前评估病情、了解治疗牙位、用途及材料需要量。应在清洁干燥的玻璃板或专用调和纸上调和。粉液调和比例视商品要求，一般为 1.5:1（质量比）。调和方法与磷酸锌水门汀相同。由于液剂黏稠度大，且在空气中水分易挥发变得更稠，故要求操作时间较短，在 30～40 s 内。将粉剂逐份加入液剂中，迅速调匀，然后涂布于修复体上黏固就位。及时用清水清洗调和用具，否则待水门汀固化后很难除去。黏固液用后应立即盖好瓶盖，以免液体挥发使其变稠而影响材料性能。

3. 氧化锌丁香酚水门汀

（1）用物准备　玻璃板、调和刀、氧化锌黏固粉、丁香油、75% 乙醇棉球。

（2）操作方法　操作前评估病情、了解治疗牙位、用途及材料需要量。根据需要取适量粉及液于玻璃板上,放置位置与磷酸锌水门汀相同。注意液不可过多,约为一般黏固剂的一半用量,粉、液之比均为(1.5～1.8)g∶0.5 ml。将粉末大致分成 3 等份,首先加入全部粉量的 2/4,第二次加入 1/4,第三次为剩余 1/4。采用旋转调和法,调至所需稠度。黏固剂用后调和用具用 75％乙醇棉球擦拭后备用。

4. 玻璃离子水门汀

(1)用物准备 玻璃板或调和纸、塑料调和刀、玻璃离子水门汀(粉、液)。

(2)操作方法 操作前评估病情、了解治疗牙位、用途及材料需要量。按产品说明准确取量,应注意不适当的粉液比将降低材料的性能,且容易在口腔环境中发生分解。按产品说明书要求的粉液比例取粉液于清洁、干燥的调和纸上,用塑料调和刀调和。因为水分容易挥发而改变酸/水比例,故一旦完成粉液的取量,应尽快调和完成。黏固液取用完后应立即盖好瓶盖,防止水分挥发。用清水清洗调和用具,消毒备用。

三、自凝树脂的调和方法

(1)用物准备 自凝塑料、自凝牙托水、调和杯、调和刀。

(2)操作方法 调和用具应清洁干燥,无残留物。操作前评估病情、了解治疗牙位、用途及材料需要量。根据需要先将牙托水放入调和杯内,然后再加粉于杯内,粉液比为 2∶1(质量比)或 5∶3(容量比)。一般以液体将粉充分溶化并略多一点为宜。稍加调和后加盖放置。待自凝树脂呈稀糊状时,即可在涂有分离剂的模型上塑形,树脂固化以前可适当加压。待树脂初步固化后连同模型或基托一起置于 60℃热水中浸泡,以促进完全固化,冷却后打磨、抛光。

(3)注意事项

① 自凝树脂由于聚合较快,操作允许的时间是有限的,在室温下,自凝树脂的可塑时间一般在调和开始后的 3.5～4.5 min。

② 一般在糊状期塑形,此期流动性好,不黏器具,不黏丝,容易塑形。

③ 室温低时其凝固太慢,可间接加热,加热不可过急,否则会出现气泡。

④ 用自凝树脂在口内直接进行义齿重衬时,嘱病人漱口,并将液状石蜡涂于口腔软组织,以免树脂聚合时产热灼伤黏膜。

⑤ 用自凝树脂前应询问病人对该材料有无过敏史,以免发生意外。

四、𬌗位记录暂基托的制作方法

暂基托用于制作𬌗托,排列人工牙和形成蜡模,最后为热凝树脂所取代,所以称为暂基托。常用的暂基托材料有基托蜡片、自凝树脂和光固化基托树脂板。

1. 蜡基托的制作方法

(1)用物准备 酒精灯、蜡刀、雕刻刀、蜡刀架、切断钳、长鼻钳、基托蜡片(红蜡片)、红蓝铅笔、增力丝(0.7 mm 或 0.8 mm 不锈钢丝)、治疗巾。

(2)操作方法 修整模型,用红蓝铅笔在模型上画出上、下颌基托的伸展范围。将模型浸泡后取出放于治疗巾上,根据牙弓形态,弯制增力丝。增力丝在上颌分别放于腭侧及基托后缘横行处,下颌放于舌侧基托内。点燃酒精灯,取大小适宜的红蜡片在酒精灯上烤软,将其放于模型上。上颌从腭中心开始、下颌从舌侧开始向牙槽嵴及唇颊侧方向推压,使蜡基托与模型表面紧密贴合。用雕刻刀沿基托伸展范围将多余蜡片切除,烤热增力丝,将其放入基托内。取下蜡基托,用热蜡刀将基托边缘烫光滑,再将其放回模型上供医师颌位记录时使用。

2. 自凝树脂基托的制作方法

（1）用物准备　自凝牙托粉、牙托水、调和杯、调和刀、分离剂、棉签、玻璃纸、治疗巾。

（2）操作方法　修整模型步骤同蜡基托。用烤软的蜡填塞于模型的唇、颊、舌侧的倒凹区,消除组织倒凹,以免基托取下及戴上损伤模型。涂布分离剂于上下模型基托范围内。取适量牙托水及牙托粉于调和杯内,待其呈黏丝期时将自凝树脂涂塑于模型上形成基托,厚度约2mm;也可将树脂均匀放置于已完成的蜡基托组织面,再将蜡基托戴入模型上加压,形成树脂基托。蜡基托上须制备小孔,以利多余材料溢出。直接涂塑时,可用浸湿的玻璃纸修整外形及厚度,去除多余部分。树脂固化后,用小刀在基托边缘轻轻翘动,使基托与模型分离,取下基托,将基托边缘打磨抛光后备用。

3. 光固化树脂基托的制作方法

（1）用物准备　预成的光固化树脂基托、光固化机。

（2）操作方法　修整模型步骤同蜡基托。在终模型上用蜡适当填倒凹,便于基托取出。将预成的光固化树脂基托放在模型上,按压成型。用雕刻刀切除多余材料,使用光固化灯照射固化。将固化后的基托从模型上取下,磨光备用。

五、树脂暂时冠桥的制作方法

1. 应用

用于固定修复,牙体预备后暂时恢复病人功能和美观,保护被切磨的活髓基牙。树脂冠桥可作为暂时保护性修复。受医疗条件限制或病人家庭经济限制,只可用树脂全冠修复前牙的小牙、变色牙、切角缺损及切缘缺损不超过切龈高度1/3者。

2. 制作方法

树脂冠桥的制作方法有热凝树脂制作法和自凝树脂制作法。热凝树脂由技术员完成,本节仅介绍由临床完成的自凝树脂制作方法。

（1）用物准备　自凝造牙粉、自凝牙托水、调和杯、调和刀、棉签、分离剂、各种型号的牙面。

（2）操作方法

① 修整模型:用雕刻刀刮除模型上的小瘤,勿伤及颈缘,以免暂时冠桥颈缘过长压迫牙缘,使牙缘退缩,影响永久修复体的美观。

② 涂布分离剂:用毛笔或棉签将分离剂均匀涂布于模型上,便于自凝树脂与模型分离。

③ 调磨牙面:前牙暂时冠桥须选择合适的牙面。根据基牙及缺失牙的大小、形态、位置调磨,使牙面颈缘与模型贴合。

④ 制作暂时冠桥:根据制作暂时冠桥的牙单位数量,取适量牙托水及造牙粉于调和杯内,待其呈丝状期时开始操作。在牙面的组织面滴少量牙托水溶胀,便于与树脂结合。取适量树脂于模型基牙及桥体上,将牙面按所需位置排列。如后牙冠桥,直接将树脂置于模型上。如有对𬌗模型,应对好咬合后修整外形。如无对𬌗模型,根据𬌗曲线及参照邻牙高度确定𬌗龈高度。勿将𬌗面做得太厚,以减少调磨时间。

⑤ 打磨、试戴:树脂凝固后从模型上取下,磨去多余部分,协助试戴。试戴合适后用氧化

锌丁香酚水门汀黏固,进行恒久修复时易于脱出。

六、上𬌗架的方法

无牙𬌗病人、多数牙缺失者及游离缺失者,医师在用𬌗托确定了颌位关系后,需用𬌗架加以固定,并在其上进行义齿制作。

1. 上简单𬌗架

(1)用物准备　橡皮碗、石膏调和刀、石膏、清水、方玻璃板。

(2)操作方法

① 检查𬌗位关系:将病人口内记录的蜡𬌗托安放在工作模型上,并检查上、下颌模型的𬌗关系是否吻合,只有吻合后才可上𬌗架。

② 修整模型:在模型机上修整上、下颌模型底部边缘至合适的大小及厚度,并用小刀在模型底部和边缘刻痕,然后将模型放于水中浸泡。

③ 准备𬌗架:调紧𬌗架上固定上颌体的螺丝,使上颌体只能做开闭运动,无左右移动。再根据上、下颌模型咬蜡𬌗时的高度,调节𬌗架后的升降螺丝,以此固定上颌体的高度位置。

④ 上𬌗架:将调配好的石膏放少许于玻璃板上,再将𬌗架下颌体置于其上,并用调和刀将石膏覆盖下颌体,再将已浸湿的下颌模型置于其上,调整下颌模型的位置并用石膏固定。按照咬合关系,再将石膏置于上颌模型底座上,将上颌体放下,使与升降螺丝顶部接触,以免咬合升高,用石膏固定上颌模型于上颌体上。在石膏尚未凝固前,用调和刀刮去模型四周多余石膏,并用水抹光。待石膏完全凝固后,将𬌗架从玻璃板上取下,洗净玻璃板及𬌗架上的石膏。

2. 上 Hanau H 型𬌗架

(1)用物准备　同于简单𬌗架。

(2)操作方法

① 检查颌位关系及修整模型与简单𬌗架相同。

② 调整𬌗架:将左、右侧水平髁导斜度调节至 25°,并将髁球用正中锁固定在髁槽最前端。将左、右侧髁导斜度调至 15°,并固定。将切导盘调节为水平位,固定切导针使其上标志线与上颌体上缘平齐,下端位于切导盘中央。调整架环,使其牢固地固定于上下颌体上。

③ 用面弓转移颌位记录至𬌗架上的方法:用蜡堤确定无牙颌病人上 、下颌距离和水平关系后,用面弓固定上颌托与颞下颌关系的前后、左右、上下的位置关系。此时,即可将已为面弓所固定的关系转移至𬌗架上。具体操作步骤如下:

● 将面弓一端髁梁固定,套于𬌗架一侧髁杆末端,再调节面弓另一端髁梁,使其与𬌗架另一端髁杆末端接触。记录两侧髁梁的读数,并得出平均读数,再将两侧髁梁调至平均读数,套于𬌗架两侧的髁杆末端。检查𬌗堤上的中线是否与𬌗架的切导针相对,调节𬌗叉固定夹下的升降螺丝柱,使𬌗堤平面的前部与切导针的下标志线在同一平面上。

● 将准备好的上颌模型移入上颌托内,使模型与蜡基托组织面紧密贴合。调配石膏,将上颌模型固定在上𬌗体的架环上。如用恒基托形成𬌗托,先用湿纸泥填入恒基托组织面倒凹区,消除倒凹。用石膏将恒基托连接于架环上。

● 等固定上颌模型的石膏凝固后,取下面弓及𬌗叉。首先松开固定髁梁和固定𬌗叉的螺钉,取下面弓。用酒精灯烤热𬌗叉柄,等与𬌗叉接触的蜡软化后即可较容易地取下𬌗叉。按照殆堤的颌位记录，用石膏将下颌模型固定在殆架的下颌体架环上。在石膏初凝前，应将殆架倒置或用手固定下颌模型，确保模型与基托紧密贴合。否则，下颌模型可因石膏太软而下沉，与基托组织面失去接触，导致上、下颌的垂直关系改变。

- 石膏初凝后，最好用绳将殆架上、下颌体的前端固定，以免石膏凝固时膨胀，使切导针升高而离开切导盘，从而改变垂直距离。
- 洗净殆架上的石膏，待其凝固变硬后，即可确定殆架上的前伸及侧向的髁道斜度。

七、灌注模型技术

1. 用物准备
橡皮碗、石膏调和刀、石膏、清水、方形玻璃板。

2. 操作方法
（1）修整印模　灌注模型前，应切除上颌腭部后分过长的印模材料，以免导致模型不准确。印模上的气泡或其他缺损凹陷应修补，保持印模的完整性。

（2）灌注模型　灌注模型前先用流动水冲洗印模表面并选用适宜的方法对印模进行初消毒。

在盛有适量水的橡皮碗中，加入石膏（按石膏 100 g、水 60 ml 的比例取量），用调和刀调和均匀，调和时间不应超过 50 s，然后在桌上或振动器上振动，逐出石膏中的空气泡。将调和至糊状的石膏，放少许于印模较高处（如上颌腭顶、下颌舌侧）左手持托盘柄，或托盘外侧轻轻振动印模托盘，使石膏流入印模的牙冠部分；继续加添石膏，直到盛满整个印模为止。然后，将剩余石膏倒于玻璃板上，把印模翻转于上，轻轻调整，使印模殆面与玻璃板平行。要求殆面与模型底部的厚度，下颌为 3.5～4.0 cm，上颌为 4.0～4.5 cm。为了保持原来的印模边缘，使模型上具有黏膜转折处的形态，可用调和刀将石膏盖过印模周围边缘约 3 mm，除去多余石膏。

如果采用分步灌模（印模的组织面灌注超硬石膏，其他部分灌注普通石膏），需在超硬石膏未完全凝固前灌注普通石膏，以免两种模型材料分离。

（3）脱模　将模型灌注后静置 30 min，待石膏凝固变硬后将模型从玻璃板上取下，用小刀除去托盘周围的石膏和印模材料；小心地顺着石膏牙长轴方向，轻轻将印模松动后取下并分离出模型。脱模后如石膏牙折断或模型破损，应保存断牙或断块，待模型凝固后用黏结剂黏着于原位。

3. 注意事项
① 灌模前，应仔细观察印模与托盘是否紧密结合，有无分离现象。

② 灌模时，应尽量避免产生气泡，以免影响模型的精度，特别是基牙上出现气泡，可直接影响修复体和矫治器的制作。如果模型基牙处出现气泡，必须重新取模，再灌注模型。

③ 石膏的稀稠度要适宜。调配过稀，影响石膏模型的硬度和强度；调配过稠，则石膏流动性不良，将造成模型的解剖形态不清晰、不准确；石膏过稀或过稠，模型的基底部分也不易修整成要求的形态。用人造石灌注印模时，因其含结晶水较石膏多，故应少加水。

④ 模型的基底部分应有一定厚度，才能保持模型应有的坚固性。

⑤ 当模型倒置在玻璃板上时，不能用手加压过大，以免模型变形，影响模型精度，制作的修复体可能与组织不贴合。

⑥ 藻酸盐印模应立即灌注,以免印模失水收缩而变形。若不能及时灌注,应将印模浸泡在水中,或用湿纱布覆盖。硅橡胶、聚醚橡胶聚合后有弹性记忆时间,故用硅橡胶或聚醚橡胶制取的印模应静置 30 min 后再灌注。模型石膏凝固后应及时脱模,以免石膏吸收印模中的水分,造成脱模困难。

第四节　口腔检查与修复前准备

通过一般性口腔检查,了解病人的口腔情况,做好修复前的准备。

一、口腔检查

（一）临床一般检查

1. 口腔外部检查

（1）颌面部检查　观察病人颌面部的外形及其他特征,包括面部皮肤颜色、营养状态,颌面部外形的对称性等。

（2）颞下颌关节区检查　让病人做开闭口、侧方、前伸等运动,检查颞下颌关节活动度,是否有关节弹响、疼痛等。

2. 口腔内检查

（1）口腔一般情况　牙列的完整性,牙体缺损的类型与范围,口腔卫生情况,有无修复体存在,修复体质量如何,唇、颊、舌、口底、前庭沟、软硬腭等有无异常等。

（2）牙周检查　牙周检查能反映菌斑积聚,病人个体反应情况以及牙周破坏的严重程度。

（3）牙列检查　详细的天然牙检查资料有助于制订治疗计划。完整的牙列检查记录图表应包括牙列缺损的部位及数目,天然牙的健康状况,有无龋坏,活力状态如何,有无牙折裂,牙缺损及磨耗情况如何,口内充填及修复情况等。

（4）𬌗关系检查　正中𬌗位检查、息止颌位检查、𬌗干扰检查等。

（5）缺牙区情况　检查缺牙区间隙大小是否正常,牙槽嵴有无妨碍修复治疗的骨尖、倒凹、骨隆突等。

（6）原有修复体的检查　病人如佩戴有修复体,应了解病人要求重做的原因,检查原义齿与口腔组织的密合情况,咬合关系是否正确,外形是否合适,义齿对牙龈、黏膜有无刺激以及该义齿功能的效率如何等。分析评价原修复体的成功与失败之处,供重新制作时参考。

（二）影像检查

（1）常规 X 线牙片　确定牙根及牙周支持组织的健康情况,了解牙根的数目、形态及长度,有无根折、根管充填以及有无牙龋坏等情况。

（2）X 线曲面断层片　对确定牙槽骨内是否有残根存留,有无第三磨牙埋伏阻生很有帮助。

（3）颞下颌关节 X 线侧位片　可了解关节凹、髁突的外形以及髁突与关节凹的位置关系。

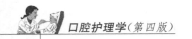

（三）制取模型检查

模型检查便于仔细观察牙的位置、形态、牙体组织磨耗及详细关系等，以帮助制订治疗计划和修复体设计等。

（四）咀嚼功能检查

进一步明确牙缺失与口颌系统功能紊乱的关系。口腔修复临床较常用的功能检查方法有咀嚼效能的检测、下颌运动轨迹检查、肌电图检查。

二、修复前的准备

（一）修复前口腔的一般处理

修复前准备是指经过全面检查、诊断之后，按照拟定的修复设计，对口腔组织的病理情况或影响修复效果的情况进行适当处理，以保证预期效果。

1. 处理急性症状

对由牙折、急性牙髓炎、慢性牙髓炎急性发作、牙槽脓肿、急性冠周炎或龈炎，以及颞下颌关节紊乱病引起的不适，应及时处理。

2. 保证良好的口腔卫生

牙结石、牙垢等大量附着在牙面上，将影响印模的准确性，所以修复前应彻底洁治清除牙结石和牙垢。

3. 拆除不良修复体

设计不当、制作粗糙、质量低劣、危害健康组织的修复体，或修复体已经失去功能，并刺激周围组织而又无法改正时，应予以拆除。

4. 治疗和控制龋病及牙周疾病

（1）龋病　对龋坏造成硬组织缺损的牙，若常规充填治疗可获得满意疗效者，可选作义齿的基牙。牙髓受累时应行根管治疗。拟作固定义齿基牙的牙髓状况疑有病变时，应作预防性根管治疗，避免修复完成后又不得不将修复体拆除重做。

（2）牙周疾病　牙周疾病病人常伴有不可逆性持续的骨丧失，应尽早控制和治疗，必要时进行系统的牙周疾病治疗。

（二）余留牙的保留与拔除

（1）松动牙　对于牙槽骨吸收达到根 2/3 以上，牙松动达Ⅲ度者应拔除；对未达到这一严重程度的松动牙，尽量治疗后予以保留。

（2）残根　残根破坏较大、缺损达龈下、根周组织病变范围较广泛、治疗效果不佳者，可考虑拔除；残根较稳固，根周组织无明显病变或病变范围较小，同时对义齿的支持和固定有作用者，则应进行根管治疗后保留。

（3）根分叉受累牙　多根牙根分叉受累较轻时，通过龈上洁治、龈下刮治、牙根切断术或牙根治、牙龈切除术或牙龈成形术，以及保持良好的口腔卫生等措施，能够有效地控制其病变，且预后较好。如果根分叉受累严重，则需另外切除术，尽可能将患牙保留。

（三）牙矫正治疗

对各种原因引起的牙错位（扭转牙、低位牙等），尤其是牙缺失后长期未修复造成缺隙，两侧牙倾斜移位,在修复前,可采用牙少量移动的矫正技术,将有关牙矫正到正常位置后再修复。当牙列缺损伴有上前牙间隙时,可先将间隙关闭后再修复。

（四）咬合调整与选磨

咬合调整的目的是通过对牙的选磨消除早接触及干扰,达到上、下颌牙咬合时咬力分布均匀,关系协调。对咬合异常并有症状、体征的病人,修复前应纠正。

（五）口腔黏膜疾患的治疗

如口腔黏膜有溃疡、白色损害等黏膜病变,必须先治疗,以免修复操作和修复体本身对黏膜产生刺激作用而使疾病加剧。

（六）修复前外科处理

口腔软硬组织的正常结构形态是修复成功的重要条件。理想的口腔条件是：足够的牙支持骨组织,无尖锐的骨突或骨嵴；无妨碍义齿就位的倒凹或悬突；无影响义齿稳定固位的瘢痕结构、增生的软组织和系带；上、下牙槽嵴关系良好,有足够的唇颊沟深度。对有些条件较差的病人,可以通过修复前的外科手术创造较为理想的条件,例如唇舌系带的矫正术、瘢痕或松动软组织的切除修整术、牙槽嵴修整术、骨性隆突修整术、前庭沟加深术、牙槽嵴重建术。

第五节　牙体缺损的修复及护理

【案例导入】　病人,女性,36 岁。右下后牙充填物反复脱落,要求修复治疗。未诉有全身疾病。检查:47 牙𬌗面牙体大面积缺损,已累及近远中边缘嵴,未破坏触点,近远中及颊舌侧牙体组织剩余量尚可。余牙未见明显异常。
辅助检查:47 牙根及根尖周未见异常。
思考题
（1）对该病人的治疗原则是什么？
（2）对该病人的护理措施是什么？

牙体缺损是指各种牙体硬组织不同程度的质地和生理解剖外形的损坏或异常,常表现为正常牙体形态、咬合及邻接关系的破坏,对咀嚼、发音、面容、牙髓、牙周组织甚至对全身健康等产生不良影响。牙体缺损是牙科的常见病和多发病。在多数情况下,牙体缺损能够采用充填治疗方法修复。如果牙体缺损范围大,缺损程度严重或充填不易成功,应采用修复体的黏固来完成治疗。这种修复方法属于固定修复,病人不能自行取戴。常用的修复体有嵌体、部分冠、全冠、桩冠等。

【病因】

（1）龋病　龋坏严重者,可造成牙冠部分或全部破坏,形成残冠、残根。

（2）牙外伤　牙外伤所致牙体缺损称为牙折。牙外伤轻者表现为切角或牙尖嵴局部小范围折裂,重者可出现整个牙冠折裂或冠根折断。

(3) 磨损　由于不良咀嚼习惯及夜磨牙等原因可造成病理性的磨损,全牙列重度磨损会造成垂直距离降低,导致颞下颌关节紊乱病。

(4) 楔状缺损　又称为牙颈部 V 形缺损,常伴有牙本质过敏、牙龈退缩,严重者可出现牙髓暴露,甚至发生牙折。

(5) 酸蚀症　牙长期受到酸雾作用而脱钙,造成牙外形损害。

(6) 发育畸形　牙发育畸形及发育异常是在牙发育和形成过程中出现形态、结构或颜色异常。常见的发育畸形有釉质发育不全、斑釉牙及过小牙等。

【护理评估】

1. 健康史

询问患牙的缺损原因,了解病人的健康状况,有无慢性病史及药物过敏史。

2. 身体状况

了解缺损部位,经过何种治疗,是否有牙体牙髓、牙周症状,是否有发音不清、偏侧咀嚼等。

3. 辅助检查

X 线检查,了解病人牙周、根尖周以及根管治疗情况。

4. 心理-社会状况

评估病人对牙体预备有无足够的思想准备,是否存在担忧、紧张情绪;评估病人对修复体功能及美观的期望程度。

【治疗原则】

采用修复术将修复体黏固在患牙上以恢复牙体组织完整性。常用的修复体有嵌体(inlay)、全冠(full crown)、桩冠(post crown)等。治疗的主要步骤包括牙体预备、模型制取、修复体试戴及黏固。

【常见护理诊断/问题】

(1) 牙体组织完整性受损　与牙体缺损有关。

(2) 社交障碍　与前牙缺损所致发音不清、影响面容有关。

(3) 恐惧　与惧怕磨牙和缺乏修复治疗的相关知识有关。

【护理计划与实施】

(一) 护理目标

① 病人担忧、紧张心理消除。

② 病人患牙恢复正常的生理功能,前牙的美观要求得以满足。

③ 病人恢复正常的社会交往。

(二) 护理措施

1. 心理护理

治疗前,应了解病人对修复体的要求及期望值,结合病人口腔情况将预期效果逐一告知。如采用全瓷冠或金属烤瓷修复,修复体颜色和形态与天然牙几乎相似,一般情况下都能满足病人的美观要求。对惧怕磨牙的病人,如缺损牙已经过牙髓治疗,告知病人这类牙在切磨时不会疼痛;如预备牙为活髓牙,告知病人会在注射麻醉药后无痛状态下进行,以消除病人恐惧、紧张心理,愉快配合治疗。

2. 嵌体及全冠修复的护理

嵌体与全冠同属固定修复体,其护理配合基本相似。下述以全冠修复为例。全冠因其固位力强,对牙体硬组织有很好的保护作用。在各类固定修复体中全冠占有的比例最大。全冠护理配合以铸造金属全冠为例,其操作步骤包括牙体预备、蜡型制作、试戴和黏固。

(1) 牙体预备及制取印模的护理

① 用物准备:

● 常规用物:检查盘,口杯,手套,纸巾。

● 牙体预备用物:各型金刚砂钻针(尖形、轮形、柱形、火焰形等)、砂石针(刀边石、轮形石、倒锥石等)。

● 制取印模用物:托盘、印模材料(藻酸盐粉剂或糊剂、硅橡胶、聚醚橡胶等)、橡皮碗、调和刀。

● 蜡颌记录用物:红蜡片或蜡条、雕刻刀、酒精灯、火柴。

● 其他用物:排龈线、局麻药物、注射器、75%乙醇、碘伏、棉签、纱团等。

② 护理配合:安排病人入椅位,调节椅位及光源。让病人了解牙体预备(磨牙)的目的,消除病人紧张心理。告之病人,若有不适,可举手示意,切勿乱动或抓扯医师操作的手,以免钻针损伤口腔组织。若活髓牙须作局部麻醉,询问病人有无药物过敏史。确定无过敏史,抽取麻醉药,供医师使用。

医师进行牙体组织切割时,放好吸唾器,及时吸出唾液及冷却液。协助牵拉口角,压住舌体,用气枪吹去口镜上的雾气,为医师提供清晰的操作视野。医师根据修复需要,对患牙的颊舌面、邻面、𬌗面、颈缘等部位进行制备。不同部位所需钻针亦不相同,护士应根据需要,及时准备并协助更换钻针。

牙体预备完成,制取印模。根据需要选择局部托盘或全牙列托盘,调和印模材料制取印模。护士将印模材料置于托盘内(材料的调和方法见本章第三节),然后递少许材料给医师涂于患牙间隙及颈缘,再将托盘递于医师送入口内,这样可以防止产生气泡,保证印模的完整性。印模取出后,用清水冲洗,消毒后用人造石灌注。

点燃酒精灯,备蜡片或蜡条供医师在病人口内进行蜡𬌗记录。将完成的蜡𬌗置于冷水杯中,妥善保存。预约病人复诊时间。清理用物,消毒备用。

(2) 蜡型制作 石膏模型硬固后,医师根据蜡𬌗记录的颌位关系在模型上进行铸造全冠的蜡型制作(也可由技术员完成该步骤)。蜡型完成后即送制作中心包理、铸造,完成铸造金属全冠的制作。

(3) 试戴及黏固的护理

① 用物准备:

● 常规用物:同于牙体预备。

● 试戴用物:咬合纸、牙线、去冠器、金属厚度卡尺、各类砂石针及金刚砂钻针。

● 黏固用物:黏固剂(磷酸锌黏固剂、聚羧酸锌黏固剂等)、玻璃板、黏固粉调和刀、抛光橡皮轮、绒轮、抛光粉。

② 护理配合:常规安排病人,检查盘内备好咬合纸、牙线、纱团及核对无误的修复体。医师试戴时,根据需要随时增添所需用物。修复体试戴就位,咬合调整合适,病人满意后,备橡皮轮、绒轮供医师打磨抛光,准备黏固。备75%乙醇小棉球、纱团供医师隔湿、消毒牙体组

织,护士同时用75％乙醇清洗消毒修复体上残留的抛光粉及切割碎屑,并彻底吹干。

调和黏固剂(操作方法见本章第三节)。取适量黏固材料沿修复体组织面边缘盛入,均匀涂布于各面。注意黏固剂量不宜过多,以免增高咬合。然后,将修复体迅速递与医师戴入病人口内,就位后医师用手指加压或在粭面上垫一纱团让病人紧咬。5～8 min后黏固剂凝固,取出纱团,去除溢出的多余黏固剂。清理用物,消毒备用。

3. 烤瓷熔附金属全冠修复的护理

烤瓷熔附金属全冠又称为金属烤瓷冠,其治疗过程包括牙体制备、试戴、黏固3个步骤。

(1)牙体预备及制取印模的护理

① 用物准备:除与铸造金属全冠相同外,另备暂时冠制作用物及黏固用物,包括自凝造牙粉、自凝牙托水、调和杯、调和刀、氧化锌丁香油黏固剂、玻璃板等。

② 护理配合:常规安排病人,向病人介绍治疗过程及所需时间,让病人了解操作步骤,并能按时复诊。进行活髓牙牙体制备时,抽取麻药,供医师做局部麻醉。注射前询问病人有无过敏史,并向病人讲明注射的目的,做好心理安慰,避免病人精神紧张,取得其合作。

烤瓷金属全冠的修复需磨除较多的牙体组织,以容纳金属及瓷粉的厚度,牙体预备的时间相对较长。在切割牙体组织的过程中,应仔细观察病人的反应,尤其是年龄较大的病人。如病人感不适,应停止操作。让病人稍作休息,必要时进行相应处理。切磨过程中,及时用吸唾器吸尽冷却液,根据医师需要,传递、更换钻针。

牙体制备完成后,协助医师排龈。选择合适的托盘制取工作印模及暂时冠印模,印模制取方法与铸造全冠相同。暂时冠印模用普通石膏灌注,工作印模用人造石灌注。

协助医师进行修复体的比色、选色。选色时注意:让病人处于自然光线下,通过面镜观察,选择比色板上与邻牙相近的色号并记录在设计卡上。如果病人涂有唇彩或服饰特别艳丽,请病人擦掉唇彩,用治疗巾遮住衣服再比色,防止色彩对牙色的干扰。

暂时冠模型脱出后即用自凝塑料进行暂时冠制作(制作方法见本章第三节)。暂时冠完成,打磨后,医师在病人口内试戴。试戴完成进行暂时性黏固。与病人预约复诊时间。清理用物,消毒备用。

(2)试戴及黏固的护理　金属烤瓷冠的试戴及黏固与铸造金属全冠相同。值得注意的是:调磨烤瓷冠时,应选用白色低速磨石,尽可能减少振动,取拿时防止跌落损伤瓷层。经试戴、调磨、修改外形后上釉,抛光暴露的金属部分,然后黏固。如预备体为活髓牙,黏固剂应选用对牙髓刺激性小的黏固剂。黏固时用指压就位,或用木质传力器轻击,以免造成烤瓷冠皲裂。

4. 桩核冠修复的护理

根管治疗牙体缺损后,须做全冠修复时,若剩余的牙体组织无法形成足够的全冠固位形,需要先制作桩核,在其上完成全冠修复,即桩核冠修复。桩核冠临床修复需经过以下步骤:

① 冠部牙体及根管桩道制备,制作桩核或桩核蜡型。

② 试戴、黏固桩核,制取冠修复印模。

③ 试戴、黏固全冠,完成修复。

(1)铸造桩核冠修复的护理

① 冠部牙体及根管桩道制备:

● 用物准备:常规用物及牙体预备用物与金属全冠相同外,另备700号直机裂钻及球钻。

药物:75%乙醇、液状石蜡。

制作桩核用物:嵌体蜡条、柳叶蜡刀、根管探针、金属丝(可用大头针代替)、酒精灯、火柴、牙胶棒。

● 护理配合:常规安排病人,备齐所需用物。将X线牙片置于读片灯上,供医师制备根管时参考。医师进行根面预备时协助吸唾,根据需要更换砂石针。根面制备完成,医师去除窝洞口暂封剂后,点燃酒精灯,供医师烤热探针取出充填根管的牙胶。医师根据X线牙片显示的根管方向、长短及粗细进行根管预备,备700号直机裂钻或球钻供医师扩大根管腔。根管制备完成,协助清洗吹干根面及根管,纱团作口内隔湿。蘸取液状石蜡小棉球供医师涂布于根面及根管壁内,便于蜡型取出。备嵌体蜡、蜡条、柳叶蜡刀、大头针,点燃酒精灯,协助医师进行桩核蜡型的制作。蜡型完整从根管内取出后,冲洗根管、消毒、除湿、吹干,备75%乙醇小棉球存入根管内,用牙胶暂封根管口,防止食物残渣进入。将桩核蜡型放入冷水杯中送制作中心包埋铸造。与病人预约复诊时间,清理用物,消毒备用。

② 试戴及黏固桩核、制取底层冠印模的护理:

● 用物准备:参见金属全冠相关操作部分。

● 护理配合:安排病人,备齐所需用物,将铸造完成的核桩交与医师试戴。试戴过程中,根据需要及时增加用物,如咬合纸、砂石针等。试戴完成,调和黏固剂。黏固前,用75%乙醇消毒根管和桩核。吹干后,将调和成丝状的黏固剂送少许给医师置于根管内,并均匀涂布于核桩上,递给医师送入口内根管中。桩核就位后递给纱团及传力器,待医师固定后,护士用骨锤轻击传力器顶部,使其就位。黏固剂凝固后,医师再次对桩核进行修整,根据需要备缩龈线收缩牙龈。选择托盘制取烤瓷底层冠印模。如需制作暂时冠,需选择两副工作模托盘。调和印模材料制取印模,进入全冠修复程序(可参见前述相关内容)。

(2) 纤维核桩冠修复的护理 纤维桩具有良好的生物相容性、适中的弹性模量,耐腐蚀,颜色与天然牙接近,操作简易。纤维核桩冠修复是目前临床上广泛应用的一种美学修复方式,其步骤包括:根面及根管制备;试戴、黏固桩核,制取冠修复印模;试戴、黏固全冠,完成修复。

根面及根管预备的护理包括:

① 用物准备:常规用物及牙体预备用物与金属全冠相同外,另备纤维桩专用预备钻和修整钻、成品纤维桩、光固化树脂、光固化灯等;75%乙醇;根管治疗完成后的X线牙片。

② 护理配合:常规安排病人,备齐所需用物。将X线牙片置于读片灯上,供医师制备根管时参考。医师进行根面预备时,协助吸唾,根据需要更换砂石针。医师根据X线牙片显示的根管方向、长短及粗细进行根管预备时,选择与纤维桩规格相配的修整钻,对根管预备、修整。纤维桩黏固前,用75%乙醇消毒根管和纤维桩,吹干。医师将光固化树脂注入根管内,纤维桩送入口内根管中,树脂堆核完成后,传递光固化灯光照。待树脂固化后,医师再次对桩核进行修整,根据需要备缩龈线/排龈线和排龈刀,收缩牙龈。选择托盘制取印模。如需制作暂时冠,须选择两副工作模托盘。调和印模材料制取印模,进入全冠修复程序。

试戴、黏固全冠,完成修复。可参见前述相关内容。

【健康指导】

① 告知病人前牙修复后不可用修复体撕咬食物;后牙修复后不可用修复体咀嚼过硬食物,如甘蔗、骨头等,以免损坏修复体。

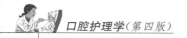

② 修复体戴入后如有不适,立即到医院复诊,并遵医嘱定期复查。

③ 指导病人采用正确的刷牙方法,保持良好的口腔卫生。

第六节 牙列缺损的修复及护理

【案例导入】 病人,男性,65 岁。2 个多月前上后牙拔除后要求修复。未诉有全身疾病,曾有口腔治疗史。检查:12、21、35、37 牙缺失,拔牙窝愈合尚可。余牙叩诊无异常,无松动,咬合未见异常。

思考题

(1) 该病人适合行何种义齿修复?

(2) 对该病人应实施怎样的护理评估?

牙列缺损(dentition defect)是指在上、下颌牙列内的不同部位有不同数目的牙齿缺失,同时有不同数目的天然牙存在。牙列缺损是口腔修复临床的常见和多发性缺损畸形。牙列缺损后可破坏咀嚼器官的完整性,如未及时修复,可造成缺隙的邻牙倾斜移位,影响口腔功能,或引起龋病、牙周疾病、颞颌关节功能紊乱等。因此,经口腔细致检查和必要的修复前准备后,应制作义齿修复牙列缺损。

【病因】

造成牙列缺损常见的原因是龋病、牙周疾病;其次是外伤、颌骨疾患或发育障碍等。

(1) 龋病 龋病是口腔中的常见病和多发病,若龋病未得到及时治疗,可导致牙齿硬组织不断破坏,形成残冠或残根。如感染继续扩散,可引起根尖周组织病变,出现根尖脓肿,患牙松动,部分牙齿因无法治疗而被拔除,从而造成牙列缺损。

(2) 牙周疾病 患牙周疾病后,因牙周组织逐渐破坏形成牙周袋,牙槽骨吸收,牙齿松动、脱落或被拔除,形成牙列缺损。

(3) 外伤 突如其来的暴力或跌伤,可导致前牙或后牙受伤折断或脱落,此时可能伴有牙槽嵴或颌骨的缺损。也可因错殆而致不均匀磨耗,在咀嚼硬食物时造成牙折又无法治疗者只好拔除,造成牙列缺损。

(4) 颌骨疾病 如颌骨骨髓炎、上下颌骨的各种肿瘤等也是导致牙列缺损的原因之一。

(5) 发育障碍 儿童在生长发育期,因内分泌障碍、疾病、遗传、营养不良等原因,均可影响颅面部颌骨及牙齿的发育,使牙齿钙化或萌出过程发生障碍,因此可能不形成牙胚,或形成牙胚后又因在钙化、萌出过程中遇到障碍而使牙不能萌出,或发育成畸形如冠小根短,在颌骨内不稳固,而过早地自行脱落或被拔除形成牙列缺损。

【护理评估】

1. 健康史

了解病人健康状况,有无急慢性疾病及传染病史,有无药物过敏史。

2. 身体状况

口腔卫生状况是否良好,如有牙结石,应进行洁治后再修复。拔牙后伤口是否愈合,缺失牙的数目、部位、基牙条件等是否适合进行固定义齿修复。

3. 辅助检查

X线检查,了解邻牙的健康情况。

4. 心理-社会状况

评估病人对固定义齿的认知情况及期望值,了解病人对磨除较多的牙体组织有无足够的思想准备,是否存在紧张、恐惧心理,了解病人是否具有经济承受能力。

【治疗原则】

牙列缺损采用义齿进行修复,按照其固位方式不同,分为固定义齿(fixed partial denture)和可摘局部义齿(removable partial denture)两种。

(1)固定义齿　利用缺牙间隙相邻两侧或一侧的天然牙、牙根或种植体作支持,通过黏固剂将义齿黏固其上,病人不能自行取戴,故称为固定义齿,又称为固定桥。

(2)可摘局部义齿　利用天然牙与黏膜作为支持,通过固位体卡环和基托将义齿固定在牙列内,病人可以自行取戴,故称为可摘局部义齿,又称为活动义齿。

固定义齿和可摘局部义齿修复各有其优缺点和适应范围,应根据病人的具体情况和病人的意愿选择。

一、牙列缺损固定义齿修复病人的护理

【常见护理诊断/问题】

(1)恐惧　与病人惧怕磨牙有关。

(2)咀嚼/发音功能改变　与牙列缺损有关。

(3)期望值过高　与缺乏修复相关知识有关。

【护理计划与实施】

(一)护理目标

① 病人消除恐惧心理,平静接受牙体预备。

② 完成的修复体能满足病人功能及美观要求。

(二)护理措施

1. 心理护理

多数病人对固定义齿修复需进行的牙体预备不了解,对磨牙产生恐惧、紧张心理,怕磨牙疼痛,担心磨坏好牙。治疗前,应耐心解释,让病人了解固定义齿修复的原理和方法,修复后能达到的效果,并告知病人治疗计划,使其确信自己接受的是正确的科学的治疗方法,消除紧张、恐惧心理,主动积极地配合医师操作。

2. 基牙牙体预备及制取印模的护理

(1)用物准备　与铸造金属全冠相同。如需比色,另备烤瓷比色板。

(2)护理配合

① 治疗前准备:引导病人上椅位,备好检查盘,调节椅位及光源,既使医师操作方便,又使病人舒适。

② 告知注意事项:告知病人医师在牙体制备时如有不适,举手示意,切勿乱动,以免牙钻损伤口腔黏膜组织。

③ 准备麻醉药：活髓牙行牙体制备前需注射麻醉药。注射麻醉药前，询问病人有无药物过敏史，确定无过敏史后才能使用。按无菌操作原则抽取局麻药供医师使用。

④ 注射配合：备消毒棉签，医师消毒口腔注射部位。注射局麻药前，安慰病人，嘱其放松，分散病人注意力。注射完后，询问有无不适。

⑤ 协助牙体制备：待麻醉药有效后，医师开始基牙制备。在切割牙体组织时，备好吸唾器，及时吸出唾液及冷却液。避免吸唾器触及病人敏感区，引起恶心；避免吸引头持续接触软组织而引起其损伤。协助牵拉口角，压住舌体，用气枪及时吹去口镜上的雾气，为医师提供清晰的操作视野。

⑥ 观察病人反应：操作过程中，随时观察病人的反应，如病人感觉不适，应立即停止操作。

⑦ 协助更换钻针：医师在进行基牙颊舌面、𬌗面及颈缘等部位的牙体制备时，护士应根据需要及医师习惯，及时准备及协助更换金刚砂钻针。有条件的可备多支手机，事先将不同型号的钻针装在机头上，便于医师交替使用，缩短治疗时间。

⑧ 排龈：基牙制备完成后，根据基牙数量备排龈线供医师压迫龈缘，使龈组织暂时退缩，以便取得基牙颈缘预备区清晰的印模。

⑨ 选择托盘：根据病人牙弓大小，选择合适的托盘；如用间接法制作暂时桥，则应多备一个工作印模托盘。

⑩ 调和印模材料，制取工作印模：为使固定桥的固位体与基牙之间密合度达到要求，应选用精密印模材料取工作模。为保证能制取到清晰的颈缘及牙体印模，临床上常采用以下 3 种取模方法。

● 高黏度和低黏度硅橡胶印模材料制取复合印模：护士先将低黏度硅橡胶印模材料按商品要求调和成稀糊状，盛入专用注射器内，由医师注入基牙邻面及颈缘处。同时，调和高黏度硅橡胶印模材料将其盛于托盘内，供医师取工作模。待材料凝固后完成复合印模的制取。

● 藻酸盐粉剂印模材料与琼脂材料制取复合印模：将用玻璃管包装的琼脂材料插入专用加热恒温器中，待融化取出置于专用注射器内，医师沿颈缘及邻面注入琼脂材料的同时，护士立即调和藻酸盐粉剂印模材料，将调和完成的材料盛入托盘内供医师取工作模。材料凝固后完成复合印模的制取。

● 聚醚印模材料取制工作印模：启动聚醚印模材料混合仪，将混合完成的印模材料装入专用注射器，递给医师注入基牙颈缘及牙间邻面，再将材料盛入托盘递给医师放入口内制取工作模。

⑪ 制取对颌印模及暂时桥印模：可以调配藻酸盐印模材料进行制取。

⑫ 灌注模型：印模制取完成后，用清水冲净唾液，消毒后用人造石或超硬石膏灌注，暂时桥用普通石膏灌注。

⑬ 蜡𬌗记录：医师做蜡𬌗记录时点燃酒精灯、备蜡片，供医师在病人口内作𬌗位记录。待蜡𬌗冷却后取出置于冷水杯中，妥善保管，连同模型送技术室制作。

⑭ 协助选色：蜡𬌗记录完成后，结合病人的肤色、年龄、邻牙颜色，在自然光线下选择合适的修复体颜色，并征得病人同意。将选择确定的色号记录于设计卡上，作为技术员制作修复体时选择颜色的依据。

⑮ 制作暂时固定桥：若医师采用直接法制作暂时桥，调和自凝树脂，备牙托水、液状石蜡

棉签等,协助医师在口内完成暂时桥的制作。若用间接法制作暂时桥,待石膏模型硬固后,在模型上用自凝树脂完成制作(制作方法详见本章第三节)。

3. 试戴及黏固暂时桥的护理

牙体制备后立即戴入暂时桥,可暂时恢复病人的美观和功能,并可保护活髓牙及维持预备后的间隙。

(1)用物准备 除常规用物外,另备咬合纸、玻璃板、黏固粉调和刀、暂时冠桥黏固剂。

(2)护理配合

① 试戴:医师进行暂时桥试戴时,根据需要备砂石针,增添咬合纸。必要时使用强力吸引器,吸去医师磨削时的塑料碎渣,防止碎屑掉入病人眼内。

② 打磨抛光:医师将暂时桥戴入病人口内,用咬合纸检查有无早接触及高点,进行咬合及外形调磨。试戴合适后,取下打磨、抛光、冲净,准备黏固。

③ 消毒:备纱团及 75％乙醇棉球,供医师口内隔湿、消毒基牙,并干燥牙体组织;护士用 75％乙醇棉球消毒暂时桥,并用气枪吹干。

④ 黏固:调和暂时冠桥黏固剂,将其置于暂时桥固定体内,递给医师,戴入病人口内,完成黏固。

⑤ 健康指导:嘱病人勿用该修复体咀嚼硬食物及黏性食物,以免咬坏及脱落。与病人预约复诊时间。

⑥ 清理治疗单元:治疗完成后,清理用物,分类处理,消毒备用。

4. 试戴及黏固金属烤瓷桥的护理

(1)用物准备

① 常规用物:同基牙牙体预备。

② 黏固用物:黏固剂(聚羧酸锌黏固剂、磷酸锌黏固剂、玻璃离子黏固剂等,根据医师需要选用)、玻璃板、黏固粉调和刀、本质传力器、小骨锤。

③ 其他用物:牙线、咬合纸、75％乙醇、纱团、小棉球、去冠器。

(2)护理配合

① 查看病人病历,核对设计卡姓名及制作完成的修复体与病历记录是否相符。

② 常规安排病人,为病人戴上胸巾,调节椅位及光源,防止光线直射病人眼睛。

③ 协助医师用去冠器取下暂时桥。如基牙是活髓牙,备温热水让病人漱口,切勿用冷水,以免刺激切磨过的活髓牙而产生疼痛。

④ 医师将修复体在病人口内试戴,进行形态修整及咬合调改。协助牵拉口角,及时吸去瓷粉粉末。

⑤ 黏固前,让病人通过面镜查看,征求病人对修复体的意见,对其颜色、形态是否满意,待满意后再用永久黏固剂黏固。黏固时,备纱团或橡防水皮障,协助医师隔湿,消毒基牙。护士用 75％乙醇消毒修复体,并用气枪吹干。医师对基牙进行消毒干燥的同时,护士遵医嘱调和需要的黏固材料。如基牙为活髓牙,临床上多选用聚羧酸锌黏固剂。

⑥ 将调和完成的黏固剂均匀放置于固位体组织面,递与医师,戴入病人口内。医师将修复体就位后,传递纱团及传力器给医师,待医师将纱团及传力器放置于修复体上固定好以后,护士用小骨锤轻击传力器顶端,使修复体与基牙密合。医师也可用手指直接加压,或垫纱团让病人紧咬,医师仔细检查冠边缘确实到位后,再在𬌗面放纱团嘱病人咬紧。待黏固剂

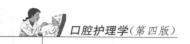

凝固后,取出纱团,用探针去除修复体边缘溢出的多余黏固剂。注意一定要将颈缘及牙间隙的黏固剂去净,以免刺激、压迫牙龈组织引起炎症。嘱病人漱口或用水枪冲去黏固剂碎渣。

⑦ 清理用物,分类处理,消毒备用。

【健康指导】

① 固定修复体戴入后,告诉病人,如有不适,及时到医院复诊。

② 前牙修复的病人,嘱其不可撕咬食物,以免造成修复折裂;后牙修复的病人,嘱其不可用修复体咀嚼过硬食物,以免造成瓷体崩裂。

③ 注意口腔清洁,保持口腔卫生。

二、牙列缺损可摘局部义齿修复病人的护理

可摘局部义齿是牙列缺损修复最常用的方法,适用于各类牙列缺损者,特别是游离端缺失的病人。凡是适合制作固定义齿者均可制作可摘局部义齿。

【护理评估】

1. 健康史

了解病人全身健康状况,有无全身性疾病的病史。

2. 身体状况

询问牙缺失的原因及缺失时间。如近期有拔牙史者,查看牙槽窝创口愈合情况。了解缺牙数目、部位,缺牙区间隙大小。牙缺失后久未修复者询问有无关节弹响、张口受限等颞颌关节症状。

3. 辅助检查

X 线检查,了解邻牙的健康状况。

4. 心理-社会状况

评估病人对可摘局部义齿的认知情况;评估病人对可摘局部义齿功能和美观的期望值;了解病人对初戴义齿的不适感有无足够的思想准备。

【常见护理诊断/问题】

(1) 组织完整性受损　与牙列缺损有关。

(2) 知识缺乏　与缺乏义齿修复的相关知识有关。

【护理计划与实施】

(一) 护理目标

① 牙列缺损得以修复。

② 病人了解可摘局部义齿结构及使用方法,能正确认识可摘局部义齿功能恢复的程度。

(二) 护理措施

1. 心理护理

进行可摘局部义齿修复前应向病人介绍修复体的优点及缺点,并应选用与病人缺失牙相似的修复体标本让病人观看,使其对修复体外观有初步了解;告诉病人可摘局部义齿必备的基托和卡环,耐心戴用一段时间后会慢慢适应。让病人对修复的义齿有正确的认识,可摘局部义齿能够部分恢复口腔功能,不可能完全像真牙一样使用;对修复体的质量、功能、感觉有足够的心理准备及客观评价,才能使其积极配合修复治疗。

2. 牙体预备及制取印模的护理

（1）用物准备

① 常规用物：参见牙体缺损相关内容。

② 牙体预备用物：轮形石、刀状石及各型金刚砂钻针。

③ 制取印模用物：托盘、印模材料、印模材料调和器具。

④ 按需备红蜡片、酒精灯、火柴、大蜡刀、蜡刀架、雕刻刀等。

（2）护理配合

① 治疗前的准备：引导病人上椅位，戴上胸巾，调节椅位及光源。医师进行牙体预备前，向病人解释磨牙的目的，取得病人合作。

② 协助牙体预备：医师根据修复设计的需要，对支托凹、隙卡沟进行预备时，协助选择、更换砂石针及金刚砂钻针，牵拉口角、吸唾、压舌、暴露术区。

③ 检查支托凹：如医师需用咬蜡片的方法检查支托是否达到预备要求，备红蜡片，点燃酒精灯，供医师使用。

④ 选择托盘：牙体预备完成后，选择与病人牙弓大小、形态一致的托盘制取印模。要求托盘与牙弓内外侧应有 3～4 mm 间隙，以容纳印模材料，其翼缘不能过长或超过黏膜转折；在唇颊系带应有相应切迹，上颌托盘后缘应盖过最后一个磨牙后垫区。如托盘的高度及长度不足可用蜡添加，托盘还应选择有孔及边缘有倒凹的托盘，防止印模材料与托盘剥脱。如果使用平底无孔托盘，应在边缘加蜡或者贴一圈胶布形成倒凹。如无合适的托盘，也可为病人制作个别托盘。

⑤ 制取印模：根据条件可选用藻酸钾粉剂或藻酸钠糊剂印模材料，如设计为金属整铸基底，最好选用硅橡胶印模材料，使修复体与组织密合度更高。取印模前，首先要调整好病人的体位及头位，使病人舒服地坐于治疗椅上。取上颌印模时，让病人坐直或微仰，特别注意避免印模材料向后流动刺激病人软腭；取下颌印模时病人头稍向前倾。医师将盛有印模材料的托盘放入病人口内前，护士先用调和刀取适量材料递给医师放入口内倒凹区、较高的颊间隙处、上颌结节区、高穹隆的硬腭上（下颌侧放在舌间隙区），然后医师再将托盘迅速送入口内制取印模。如有过多的材料由后部软腭处排出，可用镊子及时取出口外，以免刺激软腭导致病人恶心。

⑥ 印模处理：印模取出后，如有小气泡或边缘厚度不足，调和少许印模材料，在医师指导下在口外进行添补。印模经消毒处理后及时灌注。

⑦ 治疗后的护理：嘱病人漱口，用纸巾擦净病人口周黏附的印模材料，取下胸巾，移开治疗台，将治疗椅调至病人易于离开的位置。年老体弱者应协助其缓慢下椅位。与病人预约复诊时间。

⑧ 治疗单元的处理：清理更换用物，使用后的一次性用物按要求分类处理。

3. 确定颌位关系的护理

确定颌位关系的方法以用𬃮堤记录上、下颌关系的方法为例。

（1）用物准备　除常规用物外，另备红蜡片、大蜡刀、雕刻刀、酒精灯、蜡刀架、火柴、人工牙等，有条件可采用电热蜡刀。

（2）护理配合

① 安排病人，将椅位调整至治疗所需的体位。将已制作完成的蜡基托模型与病人口腔

情况比对,确定无误后用水将模型浸湿。

② 点燃酒精灯,烧热蜡刀,备好红蜡片及雕刻刀。嘱病人漱口,如有旧义齿者嘱其取下放于检查盘内。

③ 医师烤软蜡片在蜡基托上制作殆堤,并将其放入病人口内,趁蜡堤软时嘱病人做正中咬合,然后取出放回模型上。按照咬合印迹对好上、下颌模型。如需排牙,根据选牙的方法,协助选择合适的人工牙,并征求病人意见,满意后备用。

④ 嘱病人漱口,有旧义齿者嘱其戴上。与病人预约复诊时间。常规清理用物,消毒备用。

⑤ 确定殆位关系后即可上殆架。上殆架前,用水浸泡模型,将上、下颌模型和殆记录固定在一起,调配石膏,将模型固定在殆架上。

4. 试戴蜡牙或整铸支架的护理

如多个前牙缺失,在排牙后应在病人口内进行试戴。如为整铸支架,需在支架完成,试戴合适再制作人工牙。

(1) 用物准备　试戴蜡牙用物与确定殆关系用物基本相同。试戴整铸支架需备各型砂石针及金刚砂钻针,咬合纸等。

(2) 护理配合

① 常规安排病人,备好排好的蜡牙或整铸支架。

② 医师将排好前牙的蜡基托放在病人口内试戴,让病人通过面镜观看牙齿的形态、颜色、大小及位置。个别牙位置需要调整时,点燃酒精灯,烧热蜡刀供医师使用。

③ 铸造支架试戴时,根据需要备齐砂石针及咬合纸。如需殆堤记录确定颌位关系者,备殆堤记录所需用物。

④ 试戴完成,病人满意后预约复诊时间。清理用物,消毒备用。

5. 初戴义齿的护理

(1) 用物准备

① 除常规用物外,另备三头钳、日月钳、长鼻钳、各型砂石针、咬合纸、砂纸圈等。

② 异常情况所需用物:义齿制作不合适、需返工重做时备印模材料及调和工具。义齿基托不贴合或咬合过低,需进行基托重衬或恢复咬合。用直接法重衬或加高咬合,备自凝树脂,包括自凝牙托粉、自凝造牙粉、自凝牙托水、调和杯、调和刀、棉签、液状石蜡、玻璃纸等;用间接法重衬,所需用物与取印模相同;若用间接法加高咬合者,所需用物则与确定颌位关系相同。

(2) 护理配合

① 安排病人,将已完成的义齿放入检查盘内,备齐所需用物。

② 医师调磨义齿基托倒凹及过长的边缘时,护士可用强力吸引器吸去磨除碎屑。个别卡环需要调整,按医嘱传递所需牙用钳。医师在试戴调磨过程中,及时添加咬合纸,协助更换砂石针。

③ 若义齿基托与组织不密合或咬合过低,用自凝树脂直接法在口内重衬或恢复咬合接触时,调配牙托粉或造牙粉。做重衬时,用棉签蘸取液状石蜡供医师涂于病人口腔黏膜重衬区域,待自凝树脂呈黏丝状时,涂于基托组织面或需增加咬合的殆面,将义齿戴入病人口内就位。备温热水,医师将树脂尚未完全凝固的义齿取下后放入其中,加速自凝树脂的聚合。

④ 如采用间接法重衬,调配少量印模材料置于义齿组织面,戴入病人口内,取咬合印模。待印模材料凝固后取出,由技术员直接装盒,在口外换成基托树脂。

⑤ 用间接法恢复咬合,用蜡片加高咬合。准备所需用物。医师完成咬合恢复后同样由技术员装盒在口外换成树脂牙,按常规进行热处理、打磨、抛光。

⑥ 需返工重新制作新义齿,选择托盘,调料印模材料,重新制取印模。

⑦ 义齿经试戴合适后,协助将义齿在布轮上抛光、消毒后交病人戴入。初次戴用可摘局部义齿,常会感到佩戴困难。护士应通过面镜耐心教会病人取戴方法,直到其掌握为止。

⑧ 清理用物,消毒备用。

【健康指导】

① 告诉病人,初戴义齿常有异物感、发音不清、咀嚼不便、恶心或呕吐等。但是,经耐心戴用1~2周后,即可习惯。

② 摘戴义齿开始不便,应耐心练习,不宜强力摘戴,以免卡环变形。摘取时最好多拉取基托,不推卡环。戴时不要用牙咬合就位,以免卡环变形或义齿折断。

③ 初戴义齿时,最好不用以吃硬食,也不宜咬切食物,先练习吃软食物,以便逐渐适应。

④ 义齿初戴后,可能有黏膜压痛现象。如压痛严重,出现黏膜溃疡时,可暂时将义齿取下浸入冷水中,及时到医院复诊。复诊前2~3 h应戴上义齿,以便医师能准确地找到痛点,以利修改。

⑤ 应养成保持义齿清洁的习惯,在饭后及睡前应取下义齿刷洗干净,以免食物残渣沉积于义齿上。刷洗时要防止义齿掉在地上摔坏。

⑥ 夜间应将义齿取下放入冷水杯中,以利口腔支持组织休息。切忌放入沸水或乙醇等药液中。

⑦ 义齿如发生折断或损坏,应及时修补,并将折断部分带来复诊。

⑧ 若戴义齿后有不适的地方,应及时到医院复诊,病人最好不要自行修改。

⑨ 义齿戴用半年到一年,最好复诊一次。

第七节　牙列缺失的全口义齿修复及护理

【案例导入】　病人,男性,72 岁。无牙颌,自述有拔牙史。否认高血压、糖尿病、心脏病等疾病史,否认传染病,否认药物、金属材料等过敏。检查:下颌牙槽脊低平,口腔黏膜薄,舌体增大,下颌习惯性前伸。

思考题

(1) 治疗前应如何与对病人进行护理评估?

(2) 修复后应该怎样实施健康指导?

牙列缺失是指整个牙弓上、下不存留任何天然牙或牙根,又称无牙颌(edentulous jaw)。为牙列缺失病人制作的义齿称全口义齿(complete denture, full denture)。全口义齿由基托和人工牙两部分组成,是黏膜支持式义齿,靠义齿基托与上、下颌黏膜贴合产生大气压和吸

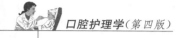

附力固定于牙槽嵴上,用以恢复病人面部形态和功能。

牙列缺失对病人的面容改变、咀嚼功能产生重大影响,是一潜在的病理状态。随着时间的推移,可引起牙槽嵴、口腔黏膜、颞下颌关节、咀嚼肌和神经系统的改变。

近年来,随着人们生活质量的提高,保健意识的增强和预防牙医学的进步,牙列缺失出现的年龄逐步推迟。即使出现牙列缺失,病人对保护剩余口腔组织的要求也提高了。这就要求医务工作者不仅具有解剖学、生理学、病理学等医学知识,还要有心理学、老年医学及医学美容等相关知识。

【病因】

(1) 龋病、牙周疾病 龋病、牙周疾病未得到有效治疗,病情严重到一定程度,牙齿自行脱落或被拔除。

(2) 生理退行性改变 老年人生理退行性改变,导致牙龈萎缩、牙槽骨吸收,牙齿松动脱落。

【护理评估】

1. 健康史

了解病人全身健康状况,是否患有慢性疾病,如心血管疾病、呼吸系统疾病、糖尿病等。

2. 身体状况

牙列缺失后,病人面部皱褶增加、鼻唇沟加深、口角下陷,面容明显衰老;发音不清,不能切割、咀嚼食物,基本丧失咀嚼功能。制作全口义齿与无牙颌的解剖标志密切相关。

(1) 牙槽嵴 天然牙列赖以存在的基础。上、下颌牙槽嵴将整个口腔分为内外两部分,口腔前庭与口腔本部。牙列缺失后牙槽突逐渐吸收形成牙槽嵴。

(2) 口腔前庭 位于牙槽嵴与唇颊黏膜之间,为一潜在间隙。黏膜下为疏松结缔组织,全口义齿的唇颊侧基托在此区内可适当伸展,以保证基托边缘的封闭。此区从前向后有下列解剖标志。

① 唇系带:位于口腔前庭内,相当于原中切牙在近中交接线的延长线上,为一扇形或线形黏膜皱襞,是口轮匝肌在颌骨上的附着部。全口义齿的唇侧基托在此区应形成相应的切迹,以不影响系带的运动。

② 颊系带:位于口腔前庭内,相当于双尖牙牙根部,是类似唇系带的黏膜皱襞。上、下颌左右两侧均有颊系带。全口义齿的唇颊基托与此相应的部位也应制成相应的切迹。

③ 颧突:位于后弓区,相当于左、右两侧上颌第一磨牙的根部。此区黏膜较薄,与之相应的基托边缘应做缓冲,否则会出现压痛或使义齿不稳定。

④ 上颌结节:上颌牙槽嵴两侧远端的圆形骨突,表面有黏膜覆盖。颊侧多有明显的倒凹,与颊黏膜之间形成颊间隙。此区对上颌全口义齿的固位有重要意义,基托应覆盖结节的颊面。

⑤ 颊侧翼缘区:也叫做颊棚区,位于下颌后弓区,前界为下颌颊系带,后界为嚼肌下段前缘之前。此区面积较大,义齿基托在此区内可有较大范围的伸展,可承受较大𬌗力。

⑥ 远中颊角区:在下颌后弓区内,位于颊侧翼缘区的后方。因受嚼肌前缘活动的限制,与此区相应的义齿基托边缘不能伸展,否则会引起疼痛或义齿松动。

(3) 口腔本部 口腔本部在上、下牙槽嵴的舌侧,上为腭顶,下为口底。口腔本部是食物进入食管的必经之路,也是舌运动的主要空间。本区的解剖标志如下。

① 切牙乳突:位于上颌腭中缝的前端,上中切牙之腭侧,为一梨形、卵圆形或不规则的软组织突起。乳突下方为切牙孔,有鼻腭神经和血管通过。因此,覆盖该区的义齿基托组织面须适当缓冲,以免压迫切牙乳突产生疼痛。

② 腭皱:位于上颌腭侧前部腭中缝的两侧,为不规则的波浪形软组织横嵴,有辅助发音的作用。

③ 上颌硬区:位于上腭中部的前份,骨组织呈嵴状隆起,表面覆盖的黏膜甚薄,故受压后易产生疼痛。覆盖该区的基托组织面应适当缓冲,以防产生压痛,并可防止由此而产生的义齿翘动或折裂。

④ 腭小凹:口内黏液腺导管的开口,位于上腭中缝后部、软硬腭连接处的稍后方。数目多为并列的 2 个,左右各一。上颌全口义齿的后缘应在腭小凹后 2 mm 处。

⑤ 颤动线:位于软腭与硬腭交界的部位。当病人发"啊"音时此区出现轻微的颤动,故也称为啊线。上颌全口义齿组织面与此区相应的部位可形成后堤,能起到边缘封闭作用。

⑥ 翼上颌切迹:在上颌结节之后,为蝶骨翼突与上颌结节后缘之间的骨间隙。表面有黏膜覆盖,形成软组织凹陷,为上颌全口义齿两侧后缘的界限。

⑦ 舌系带:位于口底的中线部,是连接口底与舌腹的黏膜皱襞,活动范围较大。全口义齿舌侧基托与舌系带相应的部位应形成切迹,以免影响舌系带的活动。

⑧ 舌下腺:位于舌系带的两侧,左右各一。舌下腺可随下颌舌骨肌的运动上升或下降,故与此区相应的义齿舌侧基托边缘不应过长,否则舌运动时易将下颌全口义齿推起。

⑨ 下颌隆突:位于下颌双侧双尖牙根部的舌侧,向舌侧隆起。表面覆盖的黏膜较薄,与之相应的基托组织面应适当缓冲。

⑩ P切迹:位于下颌骨内缘,下颌舌骨嵴的前方是口底上升时的最高点,基托边缘应有相应的切迹。

⑪ 下颌舌骨嵴:位于下颌骨后部的舌面,从第三磨牙斜向前磨牙区,由宽变窄。下颌舌骨嵴表面覆盖的黏膜较薄,其下方有不同程度的倒凹。覆盖此区的基托组织应适当缓冲,以免产生压痛。

⑫ 舌侧翼缘区:与下颌全口义齿舌侧基托接触部位的解剖标志,从前向后包括舌系带、舌下腺、下颌舌骨肌、舌腭肌、翼内肌、咽上缩肌。舌侧翼缘区后部是下颌全口义齿固位的重要部位,此区基托应有足够的伸展。

⑬ 磨牙后垫:位于下颌最后磨牙远中的牙槽嵴远端的黏膜软垫,呈圆形或卵圆形,覆盖在磨牙后三角上,由疏松结缔组织构成,其中含有黏液腺。磨牙后垫的前 1/3 或 1/2 处为下颌全口义齿后缘的边界。

⑭ 边缘封闭区:义齿边缘接触软组织的部分,如黏膜皱襞、系带附着部、上颌后堤区和下颌磨牙后垫。此区有大量疏松结缔组织,不能承受咀嚼压力。但是,基托边缘必须紧密与该区密合,才能防止空气进入基托与组织之间,产生良好的封闭作用,基托与组织之间形成的负压和两者之间的吸附力使义齿得以固位。

3. 辅助检查

X 线检查,了解是否有残根残留。

4. 心理-社会状况

评估牙列缺失后对病人心理的影响程度,了解病人对全口义齿的认知情况及期望程度,

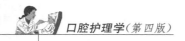

了解病人的文化背景及个性特征及经济承受力。

【治疗原则】

制作全口义齿恢复病人发音、面容及部分咀嚼功能。治疗的主要步骤包括制取印模、灌注模型、殆位记录、上殆架、选牙、排列人工牙、试戴义齿（蜡牙）、义齿初戴、义齿复查与修改。

【常见护理诊断/问题】

（1）组织完整性受损　与牙列缺失有关。

（2）社交障碍　与面容改变、发音不清有关。

（3）知识缺乏　缺乏对全口义齿的相关知识的了解。

【护理计划与实施】

（一）护理目标

① 病人的咀嚼功能得以改善。

② 病人恢复正常的社交活动。

③ 病人对全口义齿的相关知识有所了解，能正确认识和使用义齿。

（二）护理措施

1. 心理护理

在进行全口义齿修复前，了解病人的心理状态十分重要。应耐心向病人介绍全口义齿的特点、固位原理，讲明其与天然牙的区别；告知病人，全口义齿不可能与天然牙完全一样，需要病人的主动配合及有意识的努力，坚持佩戴，才能使全口义齿修复获得成功。

2. 取印模

（1）用物准备

① 除常规用物外，另备酒精灯、火柴、大蜡刀、蜡刀架、红蜡片、雕刻刀。

② 取印模用物：印模材料、调和器具、无牙殆托盘。

（2）护理配合（以两次印模法为例）

① 取模前的准备：引导病人上椅位。应该注意的是，全口义齿修复者多为老年病人，在病人上椅位前，护士应将牙椅调至老年人易于就座的位置，对行动不便者应给予积极协助。调节光源，使光源直接照到病人口腔部位，避免直射病人眼睛。

② 选择托盘：根据病人颌弓大小、牙槽嵴宽度和高度以及腭盖高度选择托盘。要求上颌托盘的宽度比上颌牙槽嵴宽 2～3 mm，周围边缘高度应离开黏膜皱襞约 2 mm，唇颊系带处应呈切迹，托盘长度应盖过两侧翼上颌切迹，后缘应超过颤动线 3～4 mm。下颌托盘的高度和宽度与上颌托盘相同，其长度盖过磨牙后垫。托盘如边缘高度或长度不够时，可用蜡片或印模膏添加。用蜡片添加，点燃酒精灯，备好蜡片、大蜡刀及雕刻刀供医师使用。为防止取印模时材料与托盘分离，可用胶布包绕托盘周围边缘。

③ 印模材料的选择：取无牙殆印模所用的印模材料种类较多，有藻酸盐类印模材料、硅橡胶印模材料、聚醚橡胶印模材料等。藻酸钾粉剂印模材料取模清晰、准确、价廉，是目前国内临床上广泛使用的印模材料。硅橡胶、聚醚橡胶印模材料性能良好，可分别用作取牙槽嵴低平的病人模型的终印模。临床上可根据条件和需要备上述材料，供医师选用。

④ 取初印模：取模前，向病人说明注意事项，告知病人不要紧张，尽量放松唇颊部，头微向前低下，用鼻吸气、口呼气，以免恶心。调和印模材料，配合医师取初印模。

⑤ 制作个别托盘:

● 用修改初印模的方法制作个别托盘:将初印模的组织面均匀削去一层,去除组织倒凹,周围边缘削去 1～2 mm。经修改的初印模也可作为个别托盘。此种方法简单、省时,国内应用较多。

● 用自凝塑料制作个别托盘:将初印模灌注成石膏模型,在模型上用变色笔画出个别托盘的范围。在前庭最深处与牙槽嵴之间画出边缘,该边缘比预先取的功能边缘短 1～2 mm,唇、颊、舌系带处要留出足够的位置空间,以不妨碍边缘整型时自由活动。后堤区要放在软腭处,超过颤动线 2～3 mm,以保证能正确地取出该处印模。下颌个别托盘应包括磨牙后垫及颌舌骨线。画出边缘线后,适当填补倒凹,在画线范围内铺一层基托蜡于模型上,缓冲区可多垫一层,便于个别托盘与模型分离,并留出放置第二次印模衬层材料的位置。调和适量的自凝树脂,于丝状期时将其均匀涂塑于覆盖在模型上的蜡托上。制作个别托盘的自凝树脂 2～3 mm 厚即可。待树脂硬固后取下,去除组织面的蜡基托,沿画线标记修整边缘备用。注意制作个别托盘时需要放手柄,安放的手柄要垂直于牙槽嵴,不能对上、下唇起支撑作用。

⑥ 取终印模:如医师采用修改初印模的方法制作个别托盘取终印模,待其修改完成后,调和衬层印模材料,取终印模。若用自凝树脂制作个别托盘,需先经过添加边缘材料,再次进行边缘整塑后制取终印模。边缘材料有整塑蜡或边缘整塑印模膏棒两种。将边缘整塑蜡或印模膏棒烤软后,加在个别托盘边缘,逐段放入口内,进行肌功能修整。

医师加添边缘材料时,备好酒精灯及所需材料供医师使用。加添完成后调和衬层材料取终印模。取终印模的衬层材料应稀稠适宜,置于托盘时,表面光滑,不可有气泡,量不宜过多。由于终印模与口腔软组织紧密贴合,边缘封闭好,吸附力大,取下困难,可让病人鼓气,使空气进入上颌后缘,用水枪从唇侧边缘滴水,使印模取下。

⑦ 取下的终印模经消毒处理后灌注。

⑧ 与病人预约复诊时间,常规清理用物,消毒备用。

⑨ 模型灌注完成后,制作蜡基托。如牙槽嵴低平,按医嘱制作恒基托。制作方法详见本章第三节。

3. 颌位关系记录

(1) 用物准备

① 除常规用物外,备制作𬌗堤所需的红蜡片、酒精灯、蜡刀架、大蜡刀、雕刻刀。

② 确定颌位关系用物:𬌗平面规、垂直测量尺。

③ 上𬌗架用物:简单𬌗架或 Hanna H 型𬌗架、橡皮碗、石膏调和刀。如使用 Hanan H 型𬌗架,备面弓及变色笔。

④ 人工牙型号样品及完成的蜡基托和模型。

(2) 护理配合

① 心理护理:由于牙列缺失病人多为老年人,有的长期失牙形成不良咬合习惯,医师在进行颌位记录操作时感到十分紧张。对这类病人应协助医师耐心解释,消除病人紧张心理,教会病人正确咬合,告知如何配合,以求得准确的颌位记录。

② 病人入座后调节椅位及头位,使病人视线与地面平行。

③ 取下蜡基托,模型用水浸泡,以免制作𬌗堤时软化的基托蜡黏附于模型上,造成取下

困难。

④ 点燃酒精灯,燃热蜡刀,供医师制作𬌗堤使用。

⑤ 形成上𬌗堤:医师将蜡片烤软卷成 8～10 mm 直径的蜡条,按牙槽嵴形状黏着于蜡基托上,引入口中。趁蜡堤尚软时用𬌗平面规按压表面,形成𬌗平面。协助观察𬌗平面与瞳孔连线是否一致;侧面观察,𬌗平面是否与鼻翼耳屏线平行。

⑥ 制作下𬌗堤:医师用相同方法制作下𬌗堤。用垂直测量尺测量出息止颌位时鼻底到颏底的距离,减去 2～3 mm 作为确定𬌗托高度的依据。协助观察病人的面部外形,鼻唇沟和颏唇沟深度是否适宜,面部下 1/3 与面部整体比例是否协调。

⑦ 完成颌位记录:医师经反复核对、检查后,在𬌗堤唇面画标志线,完成颌位记录。画标志线时,协助观察中线、口角线、唇高线和唇低线的位置。

⑧ 将𬌗托从口内取出后,嘱病人漱口。根据病人面形及牙弓大小,选择人工牙,并征求病人意见。

⑨ 与病人预约试戴全口义齿日期,整理用物,消毒备用。

4. 试戴全口义齿

(1) 用物准备　除检查盘、口杯及蜡𬌗记录所需用物外,另备面镜及已排好的蜡义齿。

(2) 护理配合

① 试戴义齿前,向病人讲明试牙的目的及注意事项。告知病人试牙过程中咬合时不要用力,以免病人咬坏蜡基托。

② 医师将义齿戴入病人口内并检查颌位关系及外形时,协助观察病人面部的丰满度,是否自然和谐,比例是否协调,上、下中线与面部中线是否一致,前牙颜色、大小、形态与病人面形、皮肤是否相称等。

③ 若个别牙位置需要调整,点燃酒精灯、加热蜡刀备用。

④ 医师校对、检查完毕,病人满意后预约初戴义齿日期。清理用物,消毒备用。

5. 初戴全口义齿

(1) 用物准备　检查盘、口杯、咬合纸、面镜、纸巾、各种形状的砂石(柱形石、轮形石、刃状石等)、已完成的全口义齿。

(2) 护理配合

① 备齐所需用物,核对病人信息,将核对无误的义齿放入检查盘内,引导病人坐上椅位。

② 在义齿就位前,医师用砂石磨除义齿组织面触摸到的小瘤及倒凹时,用强力吸引器吸去磨除的碎屑。

③ 义齿就位后,医师对义齿进行咬合调整时,根据需要提供所需用物,如咬合纸、砂石等。

④ 义齿初戴完毕,医师调改基托后,协助在打磨机上抛光。抛光时要用力均匀,防止义齿被弹出折断。

⑤ 将义齿消毒处理后用清水冲净,交给病人并教会戴入方法。告知病人,如有问题应及时到院复诊。

⑥ 常规清理用物,消毒备用。

【健康指导】

(1) 增强使用义齿的信心　鼓励病人建立信心,尽量将义齿戴在口中练习使用。初戴义齿时会有异物感,甚至不会咽唾液,恶心欲呕,发音不清楚等,只要耐心戴用,数日内即可消除。

（2）纠正不正确的咬合习惯　个别病人因长期缺牙或长期戴用不合适的旧义齿,造成下颌习惯性前伸或偏侧咀嚼习惯。在初戴义齿时,病人常常不容易咬到正中𬌗位,而影响义齿的固位和咀嚼功能的恢复。应教会病人练习,先做吞咽,然后用后牙咬合。

（3）进食问题　对于口腔条件差、适应能力差而又有不良咬合习惯的病人,不宜过早戴用义齿咀嚼食物。初戴的前几天,只要求病人练习义齿作正中咬合和发音,待习惯后,再用义齿咀嚼食物。开始先吃软的小块食物,咀嚼动作要慢,用两侧后牙咀嚼,不要用前牙咬碎食物。锻炼一段时间后,再逐渐吃一般食物。

（4）保护口腔组织健康　饭后应取下义齿用冷水冲洗或用牙刷刷洗后再戴上,以免食物残渣存积在义齿的组织面,刺激口腔黏膜影响组织健康。睡觉时应将义齿取下,浸泡于冷水中,使口腔组织得到适当休息,有利于组织健康。由于义齿刺激,造成黏膜破损时,应摘下义齿使组织恢复,并及时到医院请医师修改义齿。切勿用砂片、小刀或玻璃自行刮除基托组织面。修改前2～3h应将义齿戴在口中,以便医师通过黏膜上的压痕帮助诊断。

（5）义齿的保护　义齿每天至少应用肥皂或牙膏彻底清洁一次,最好能做到每次饭后都刷洗。刷洗时应特别小心,以免掉在地上摔坏义齿。

（6）定期检查　义齿戴用一段时间,可能出现问题或症状,要及时修改,以保护口腔组织的健康和功能恢复。定期检查可及时发现问题、解决问题。另外,义齿戴用数年后,因口腔组织的改变,义齿应更换,不要强行戴用,以免造成口腔组织的严重伤害。

第八节　颌面缺损的修复及护理

【案例导入】　病人,男性,55岁。2年前因左上颌牙源性肿瘤行左上颌骨次全切除术,术后未接受放疗、化疗。现因进食呛咳、困难,来院要求行上颌骨及牙列缺损修复术。检查:左侧面部塌陷、中度张口受限。左侧颊黏膜瘢痕挛缩,相应区牙槽骨缺失,鼻腔与口腔相通,口内余留牙尚无明显松动。

思考题

（1）如何通过修复治疗缓解病人进食呛咳?

（2）对该病人如何进行护理评估?

颌面缺损修复是口腔修复学的组成部分,它是运用一般口腔修复的原理和方法,综合颌面部缺损的特点,修复颌面部软硬组织的缺损和畸形。本节主要介绍颌骨缺损修复病人的护理。

【病因】

（1）先天性因素　以唇裂和腭裂最为常见。

（2）后天性因素　可由外伤和疾病造成,外伤中常见的是工伤、烧伤、爆炸伤及交通事故等,战时可由火器伤造成。疾病引起的缺损多因颌骨肿瘤手术切除所致。

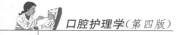

【护理评估】

1. 健康史

主要了解外伤或肿瘤病人的身体状况,特别是肿瘤病人是否正在做放疗或化疗,了解有无复发迹象。

2. 身体状况

了解病人的发音、咀嚼、吞咽功能情况。

(1) 咀嚼功能　颌骨缺损一般都伴有大量牙的缺失,因而咀嚼功能减退更为明显。且下颌缺损后,由于瘢痕组织牵拉,常使下颌向缺损侧倾斜,使上下牙列失去正常咬合关系。因此,有时虽然是部分下颌骨及牙列缺损,但咀嚼功能丧失严重,这对病人全身健康造成很大的影响。

(2) 语音功能　颌骨缺损后,共鸣腔遭到破坏,发音也随之改变,使原来清晰可辨的语言变得模糊不清。

(3) 吞咽功能　当上颌骨、腭部、面颊或唇部缺损或穿孔时,由于口鼻腭贯通或口内外穿通,食团难以形成。即使部分形成也不能沿着正常的途径进入咽部,往往通过缺损处蹿入鼻腔或流向口外,使病人难以下咽,或只能咽下部分食物。

(4) 吮吸功能　上颌骨、腭部、面颊或唇部有缺损穿孔时,口腔封闭环境被破坏。吸气时,口腔内不能产生负压,故而影响吮吸功能。

(5) 呼吸功能　上颌骨缺损者,口鼻腔已成为一体,吸气时外界混浊的冷空气得不到过滤、润湿和加温,而直接抵达咽喉进入肺部,使病人易患气管炎、肺炎等疾病。

(6) 面部容貌　面部即使是很小的缺损或畸形都会引起人们的注意。颌面部缺损后,面部外形遭到不同程度的破坏。上颌骨缺损使面颊唇部组织塌陷,病人面部失去了正常的对称性;下颌骨缺损可引起颌骨偏移或畸形;面部如出现大面积缺损,畸形将会更为严重。

(7) 精神情绪　病人颌面缺损后,面部的外形严重损坏,语言功能的基本丧失,吞咽咀嚼功能的骤然降低等,都会极大地影响其学习、工作和日常生活,病人甚至会出现悲观、厌世的情绪。

3. 辅助检查

X 线检查,了解邻牙的情况;CT 检查,了解颌骨的情况。

4. 心理-社会状况

评估颌骨缺损后对病人心理的影响程度,是否存在恐惧、悲观、绝望心理。了解家属对病人的支持、关心程度,有无足够的经济承受力。

【治疗原则】

上颌骨缺损的修复技术主要有中空式上颌赝复体修复术、硅橡胶阻塞器与上颌义齿分段式修复术、种植体杆卡式附着体固位术等。中空式上颌赝复体修复术是临床应用最多的修复方式。

【常见护理诊断/问题】

(1) 组织完整性受损　与颌骨缺损有关。

(2) 社会交往障碍　与颌骨缺损导致面容改变、语言交流障碍有关。

【护理计划与实施】

(一) 护理目标

① 病人能面对现实,树立战胜疾病的信心。

② 病人口腔生理功能得以部分恢复。

③ 病人面容得以改善,能进行正常的社会交往。

(二)护理措施

1. 心理护理

颌骨缺损后,对病人容颜造成不同程度的损害,使其咀嚼、言语、吞咽、吮吸及呼吸等功能受到影响,因此给病人带来的心理压力远较一般牙列缺损的病人为大。尤其是面部外形严重破坏、言语功能基本丧失的病人,极易产生悲观失望及厌世情绪。因此,对该类病人,要给予更多的同情和关爱,做好心理护理,使其增强生活的自信心及勇气。以高度的责任感和娴熟的技术,最大可能地恢复病人的生理功能和外貌,减轻其心理压力。

2. 牙体制备及制取印模

(1)用物准备 除与可摘局部义齿用物相同外,另备凡士林纱布。

(2)护理配合 常规安排病人,根据牙体预备的需要,调节椅位及光源,备齐所需用物。医师牙体预备完成后,协助制取印模。由于颌骨缺损范围大、口腔各部高低差度大、唇部弹性差及张口受限等情况,使印模制取的难度增大,需采取特殊的印模方法,主要有以下 3 种。

① 个别托盘印模法:此法用于张口度受限不大的病人。首先选择合适的托盘,将烫软的印模膏或蜡片堆放在缺损区的托盘内。根据口腔情况反复调试合适后,再调和印模材料制取印模。取模前应在病人口鼻穿孔处用凡士林纱布覆盖,防止印模材料进入鼻腔。如缺损范围大、难以一次获得完整的印模,可先用初印模灌注石膏模型,然后在石膏模型上加蜡修整,用自凝树脂涂塑个别托盘,再进行终印模的制取。

② 注射印模法:适用于张口度小、一般托盘无法进入口内的病人。先选择一个能进入口内的托盘,调和印模材料;将一部分堆放在托盘内,另一部分灌入特制的注射器内;待托盘进入口内时推动注射器,将印模材料从口角处压入缺损区,材料凝固后取出。

③ 分段印模法:如果病人口裂很小,又缺乏弹性,采用以上方法仍不能取得完整印模,可采用分段印模法。印模通常由两部分组成,取出后黏合成一完整印模。根据不同情况还可采用以下两种方法:

● 选择左、右半侧托盘各一个,腭侧边缘超过腭中缝 5 mm。如无成品托盘,可用自凝树脂制成。先取一侧印模,待材料凝固后再取另一侧印模,然后拼成整体后灌注模型。

● 先用半侧托盘取得一侧印模,腭侧边缘超过腭中缝 1 cm,灌注成模型。根据设计,在石膏模型上制作该侧的卡环及恒基托,将该侧戴入口内,再用另一侧托盘取模。取出印模及恒基托,将两者拼对后灌注模型。然后,制作另一侧的卡环和恒基托,其舌侧或腭侧的基托只达到中线即可。将两侧基托同时戴入口内,用自凝树脂在中线区将两侧基托黏合在一起。

根据病人口腔情况,选择以上其中之一的取模方法完成印模采集。取模前嘱病人用力漱口,以去除口腔内黏稠唾液及食物残渣。印模取下后冲净残留物,消毒后立即灌注。

3. 颌位记录

(1)用物准备 与牙列缺失颌位记录相同。

(2)护理配合 将完成的恒基托置于检查盘内,备齐试戴用物,如砂石针、咬合纸、纸巾等。试戴恒基托时,如有不足部分,用蜡添加。协助准备蜡片,点燃酒精灯,烧热蜡刀备用。正中𬌗关系确定后,选择托盘,调和印模材料制取口内蜡堤、恒基托及对侧天然牙的集合印

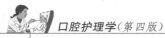

模。灌成模型后,按正中𬌗关系与对颌模型对好咬合,并上𬌗架,排列人工牙。如病人张口度较小,采取集合印模有困难,可在口内直接排牙。协助选择合适的人工牙。

4. 试排牙

备好已排好牙的𬌗架。需调整个别牙及增加唇颊侧厚度时,备酒精灯、大蜡刀、雕刻刀、红蜡片。试排牙完毕,将𬌗架连同设计卡送制作中心制作。

5. 初戴中空义齿

其护理配合与可摘局部义齿相同。但要特别注意的是:由于缺损区黏膜组织较薄弱,很易被损伤,修复体表面及边缘必须经过高度磨光才能试戴。试戴完成后,与病人预约复诊时间。

【健康指导】

① 初戴修复体时,因体积较大,病人可能会不适应,发音不清楚。告诉病人,坚持戴用一段时间后会慢慢适应,发音可以恢复到正常或接近正常。

② 初戴合适后,让病人先练习使用,但在颌骨缺损侧不宜咀嚼食物,以免损伤组织。

③ 嘱病人定期复查,如有不适应及时到医院处理。

(鲁　喆　张宗骊)

第五章

错𬌗畸形病人的护理

【学习目标】

1. 掌握错𬌗畸形、矫治器、保持器的概念，托槽黏结剂和带环黏结剂的使用和调和方法；掌握活动矫治器、固定矫治器和隐形矫治器的护理配合及健康指导。

2. 熟悉矫治器、保持器的类型。熟悉错𬌗畸形矫治检查的项目及面部照相技术。

3. 了解正畸常用材料和器械的名称及用途；了解错𬌗畸形的病因和分类以及支抗的作用；了解固定矫治器、活动矫治器、隐形矫治器的治疗原则。

4. 能运用所学知识护理错𬌗畸形病人，并进行健康指导。

据世界卫生组织统计，口腔的三大疾病是龋齿、牙周疾病和错𬌗畸形。错𬌗畸形在我国的患病率高达 49％，对口腔健康、口腔功能、颌面骨骼的发育及外貌都有很大影响，甚至影响对职业的选择。护士密切配合医生做好牙𬌗畸形的早期防治工作，加强口腔健康教育，对提高口腔健康水平有着十分重要的意义。

第一节　错𬌗畸形矫治常用材料及器械

一、常用材料

1. 印模材料与模型材料

（1）印模材料　口腔及颌面部的印模是有关口腔组织的阴模，制取印模时采用的材料称为印模材料。正畸常用的印模材料有藻酸盐印模材料和硅橡胶印模材料两种，其成分与性能详见第四章第一节。

（2）模型材料　从口腔内取出的印模是牙列、组织的阴模。需要将特制的材料灌入阴模内，硬化后即得到组织的阳模。用来制作口腔软、硬组织的阳模材料即为模型材料。牙科用的模型材料以石膏为主要代表，其成分与性能详见第四章第一节。

2. 黏结材料

主要用于黏结正畸的固定矫治器及附件等。它应具有足够的黏着力，不溶于唾液，有高度的抗腐蚀性,对口腔软、硬组织无刺激,机械性能良好,使用简便。正畸常用的黏结材料有增强型玻璃离子黏合剂和医用高分子黏结材料。

（1）玻璃离子黏合剂　此材料用作黏固带环或咬合面垫高,净固化时间为 1.5～6 min。临床常用的是增强型玻璃离子水门汀。

（2）医用高分子黏结材料　主要用于黏固正畸托槽和附件,在常温下 2～4 min 内快速固化。临床常用的有光固化正畸黏结剂、化学固化正畸黏结剂、增强型玻璃离子水门汀。

3. 制作活动矫治器的常用材料

（1）不锈钢丝　用于制作矫治器的支架,常用规格直径为 0.7～1.2 mm。

（2）基托蜡　常用于制作矫治器的蜡基托。

（3）树脂　临床上常用的塑料有热凝树脂和自凝树脂。热凝树脂用于制作矫治器基托,自凝树脂用于基托的修理、垫底,在基托上增加副簧、颌垫等。

（4）分离剂　能防止两种相互接触的物体发生粘连,且能较容易分离它们的物质。分离剂在口腔临床上常用于石膏印模和石膏模型、树脂与石膏、蜡与石膏模型之间的分离,以保护各自表面的完整。常用的分离剂有藻酸盐分离剂、肥皂水、液状石蜡等。

（5）焊合金　用来连接金属的合金。临床常用的有银焊合金和锡焊合金。银焊合金又称为白合金焊,临床常用于焊接不锈钢、支抗带环（如舌弓、腭杠的制作）、螺旋扩大器制作等。锡焊合金又称为锡焊,临床常用于活动矫治器上的焊接。

（6）焊媒　作用是清除焊接面的金属氧化物及杂质,防止焊接时氧化。

（7）氯化锌溶液　配制方法:将浓盐酸（纯）倒入广口瓶中,将锌粒逐渐放入直至饱和为止。注意,锌粒加入不可过快,防止产生大量氢气使瓶子爆裂。

（8）牙科膜片　用于制作种植定位导板、保持器、隐性矫治器、正畸托槽定位转移关系器、正位器、夜磨牙颌垫、稳定性颌垫、重度磨耗颌垫、运动护齿器、阻鼾器等。常用的规格有 0.8 mm、1.0 mm、1.5 mm、2.0 mm。

4. 制作固定矫治器的常用材料

（1）分牙材料　用于正畸治疗中取得带环戴入所需的间隙,常用的有直径 0.6～0.7 mm 铜丝、分牙橡皮圈、分牙簧。

（2）带环　方丝弓矫治器的组成部分,主要由不锈钢片或合金金属片制成。带环可以通过技工操作而行个别制作,也可直接选用预成带环。临床常用的规格型号为 13～32♯,必要时备光面带环（根据不同需要点焊不同的颊面管,如直丝弓颊面管、方丝弓颊面管、双颊管等）。

（3）托槽　矫治器的重要组成部分,弓丝通过托槽而对牙施以各种矫治力。托槽由不锈钢或生物陶瓷复合树脂制成。临床常用托槽有金属托槽、陶瓷托槽、自锁托槽,还有零配托槽。

（4）弓丝　正畸治疗中不可缺少的装置,其机械性能直接影响到牙齿的矫治效果。一般由不锈钢丝及钛镍合金丝等制成,也有由多根细的金属丝编织而成。临床常用的有不锈钢圆丝、不锈钢方丝、镍钛圆丝、镍钛方丝、澳丝。

（5）矫治附件　成品头帽（分为高位头帽和普通头帽）、安全颈带、口外弓、J 钩、成品颏兜、前方牵引器、螺旋弹簧（分推簧和拉簧）、快速扩弓器、慢速扩弓器、舌侧钮（单翼、双翼、光板底）、弹力线、结扎丝、橡皮圈、链装橡皮圈（分为短距、中距、长距 3 种规格）。

二、常用器械

1. 临床常用器械

（1）结扎钳　用于结扎、拆除弓丝，如图 5-1 所示。

（2）冠剪　用于切断结扎丝，修整带环边缘，如图 5-2 所示。

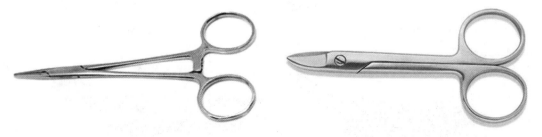

图 5-1　结扎钳　　　　　　　　　　　图 5-2　冠剪

（3）带环挺　用于带环边缘，使其就位，如图 5-3 所示。

（4）磨牙带环就位器　用于带环就位，如图 5-4 所示。

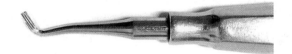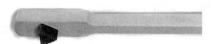

图 5-3　带环挺　　　　　　　　　图 5-4　磨牙带环就位器

（5）去带环钳　用于去除带环或全冠，如图 5-5 所示。

（6）去托槽钳　可直观方便地去除金属或陶瓷托槽，如图 5-6 所示。

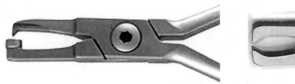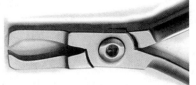

图 5-5　去带环钳　　　　　　　　图 5-6　去托槽钳

（7）切断钳　用于切断各种弓丝，如图 5-7 所示。

（8）末端切断钳　用于弓丝结扎后切断颊面管后方多余弓丝。如图 5-8 所示，由于特殊设计，使得弓丝保留在钳喙上而不射向口腔。弓丝不得超过 0.56 mm×0.71 mm。

（9）细丝钳　用于弯制各类弓丝不同弧度的精细弯曲，适用于直径小于 0.6 mm 的圆丝，或 0.56 mm×0.71 mm 以下的方丝，如图 5-9 所示。

（10）梯形钳　用于弯制方丝弓小圆曲，弓丝不得超过 0.56 mm×0.71 mm，如图 5-10 所示。

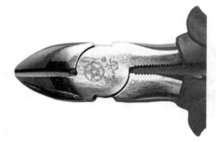

图 5-7　切断钳

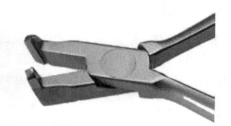

图 5-8　末端切断钳

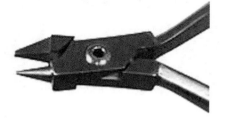

图 5-9　细丝钳

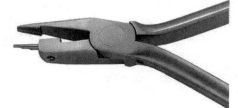

图 5-10　梯形钳

（11）转矩成形钳　用于弯制形成方丝弓转矩，常成对使用，弓丝不得超过 0.56 mm×0.71 mm，如图 5-11 所示。

（12）夹钩钳　用于游离牵引钩的放置，如图 5-12 所示。

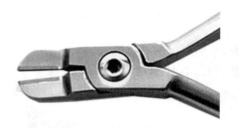

图 5-11　转矩成形钳

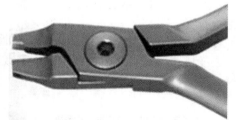

图 5-12　夹钩钳

（13）分牙钳　用于后牙分牙，具有回复性，如图 5-13 所示。

（14）细丝切断剪　用于切断结扎丝，如图 5-14 所示。

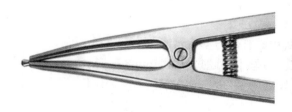

图 5-13　分牙钳

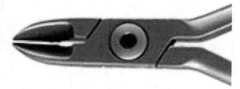

图 5-14　细丝切断剪

（15）托槽定位器　托槽在牙冠上离切缘或牙尖有规定的距离,用此器械便可定位,如图 5-15 所示。

（16）方丝成形器　有粗、细不同规格丝的槽沟,初步使直方丝弯成牙弓形状,如图 5-16 所示。

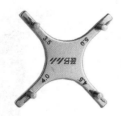
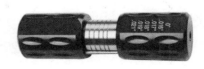

图 5-15　托槽定位器　　　　图 5-16　方丝成形器

（17）测力计　临床上用于测量矫治力值的大小,如图 5-17 所示。

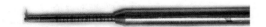

图 5-17　测力计

（18）水门汀调和刀　用于水门汀或自凝树脂的调和,如图 5-18 所示。

图 5-18　水门汀调和刀

（19）印模材料与模型材料调和刀　用于印模材料和模型材料的调和,如图 5-19 所示。

2. 技工室常用器械

（1）三齿弯制钳　用于正畸弓丝 V 形曲的弯制,所弯制弓丝的直径不超过 1mm,如图 5-20 所示。

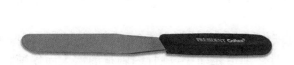
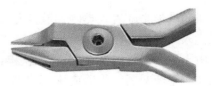

图 5-19　印模材料与模型材料调和刀　　　　图 5-20　三齿弯制钳

（2）技工钳　用于弯制卡环,调节活动矫治器,如图 5-21 所示。

（3）鹰嘴钳　用于带环的成形,如图 5-22 所示。

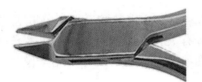

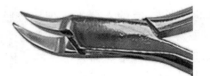

图 5-21　技工钳　　　　图 5-22　鹰嘴钳

（4）雕刻刀　用于雕刻基托的蜡型，如图 5-23 所示。

（5）微型焊枪　用于腭杠及快速扩弓器的焊接（银焊），如图 5-24 所示。

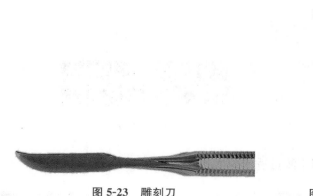

图 5-23　雕刻刀　　　　　　　　图 5-24　微型焊枪

第二节 | 错𬌗畸形矫治护理概述

一、错𬌗畸形的病因

错𬌗畸形的病因大体分为先天因素和后天因素两大类。这些因素影响或作用于颌面部骨骼、牙列、神经、肌肉和咀嚼系统软组织的生长发育，使其发生异常改变，继而形成错𬌗畸形。

（一）遗传因素

1. 种族演化

错𬌗畸形是随着人类的种族演化而发生和发展的。原始人类没有或很少有错𬌗畸形，而现代人则普遍存在。

由于生活环境的变迁，原始人从爬行进化到直立行走。直立后躯体重心改变，支持头部的颈背肌逐渐减弱。为适应头部平衡，颌骨逐渐退化缩小，颅骨因脑量的增大而逐渐扩大，演化成现代人颅面外形。在人类进化过程中，由于火的使用，食物由生到熟，由粗到细，由硬到软，咀嚼器官的功能日益减弱，因而产生咀嚼器官的退化性缩小。咀嚼器官的退化、减少呈现出不平衡现象，即肌肉居先，颌骨次之，牙齿再次之，因而颌骨容纳不下所有的牙齿，导致牙量、骨量不协调，出现牙齿拥挤畸形。

2. 个体发育

从个体发育来看，有的人牙齿排列比较整齐，上下牙齿的咬合关系在正常范围内，而多数人则有不同程度的错𬌗畸形，这与双亲的遗传有关。双亲的错𬌗畸形可遗传给子女，子女颌面像父母，这是表现在咀嚼器官常见的遗传现象。但有的子女并不完全像父母，这与变异和环境有关，故表现形式多种多样。

（二）环境因素

1. 先天因素

先天因素是指从受孕后到出生前,胎儿在生长发育过程中受到各种因素的影响。

（1）母体因素 母亲妊娠时的状态,很大程度上决定了胎儿的发育。妊娠期母体营养不良,缺少胎儿生长发育必需的钙、磷、铁等矿物质,以及维生素 B、维生素 C、维生素 D 等,都可造成胎儿颌骨发育不良或发育异常。

（2）胎儿因素 在正常状态下,胎儿在子宫内也承受着一定压力,因子宫大小及胎儿体位的变化,这种压力常成为异常的压力或变为外力,压迫胎儿某一部位。特别是子宫狭窄、羊水少对胎儿的影响更为明显,如羊水压力失常、羊膜病变、膝或腿压迫一侧面部、脐带缠绕等都可引起胎儿畸形。胎儿本身内分泌及新陈代谢失调,孕期或分娩时的损伤,也可能使胎儿发生畸形,表现为下颌前突、后缩或狭窄等。

2. 后天因素

后天因素是指出生后由于环境因素以及其他尚未预测的因素造成的影响。

（1）某些急性及慢性疾病 急慢性疾病对身体健康都有影响,尤其在儿童时期更能影响𬌗、颌面以及全身的生长发育。

（2）佝偻病 由于幼儿紫外线照射不足,维生素 D 缺乏,以及钙、磷摄入失去平衡,导致骨骼发育异常或发生畸形。

（3）内分泌功能异常 与错𬌗畸形有密切关系的是垂体和甲状腺,可直接影响到骨骼的生长发育。

（4）营养不良 胚胎期营养不良和出生后的营养不良,都会影响儿童颌面部的生长发育。

3. 功能因素

儿童的任何器官都需要合理使用、适当行使功能,方可正常发育,口腔器官亦不例外。食物过于细软,缺少足够的硬度,咀嚼功能得不到充分发挥,牙颌系统发育缺乏正常的生理性刺激,是引起牙弓发育不良、牙齿拥挤的一个重要因素。

（1）吮吸功能异常 母乳喂养能给下颌适当的功能性刺激,使下颌从远中向前调至中性位置。若人工喂养,由于奶瓶位置不当、喂养姿势不正确,或橡皮奶头大小不合适,会使婴儿下颌前伸不足或前伸过度,造成下颌远中错位或下颌前突畸形。

（2）咀嚼功能异常 咀嚼肌未能充分使用,不能有效地发挥咀嚼功能,对𬌗、颌、面部的功能刺激不够,使颌面部发育不足。

（3）异常吞咽 婴儿时期,舌位于上、下牙槽嵴之间,与唇保持接触,进行吞咽。这是婴儿时期特有的生理现象。随着上、下颌骨的增大及牙齿萌出,口腔扩大,吞咽方式亦随之变化,舌不再接触唇。如果婴儿时期的吞咽方式继续保留,吞咽时唇不能闭合,牙齿不能咬合,牙弓内外失去正常动力平衡,则形成异常吞咽,造成错𬌗畸形。

（4）呼吸功能异常 正常的鼻呼吸功能可保证颌面部的正常发育。若出现鼻部疾患,迫使以口呼吸代替鼻呼吸,常引起𬌗、颌、面部的发育畸形。

4. 口腔不良习惯

常见口腔不良习惯有以下 6 种,均可造成错𬌗畸形的发生。

（1）咬唇习惯 咬唇习惯有咬下唇、上唇和上牙覆盖下唇等情况。

（2）吮指习惯　婴儿3～4个月起有吮拇指动作,属于生理性吮指活动,一般在2岁以后逐渐减少并自行消失。若持续到3岁以后,即可形成明显的错殆畸形。

（3）舌习惯　舌习惯有伸舌、舔牙及吐舌之分。由于习惯性质不同,造成错殆的机制及症状各异。

（4）啃物习惯　咬物固定在牙弓的某一部位,常形成局部小开殆畸形。

（5）偏侧咀嚼习惯　偏侧咀嚼长期成为习惯,导致颜面两侧不对称。

（6）睡眠习惯　儿童睡眠时,经常有手、肘或拳头枕在一侧的面部,有碍于面部的正常发育。

5. 乳牙期及替牙期的局部障碍

（1）乳牙过早缺失　乳牙不仅是儿童的咀嚼器官,而且对保持牙弓长度、引导恒牙萌出、促进颌骨发育及维持正常颌位关系起着重要作用。乳牙早失的原因以龋病最多,其次是外伤。由于乳牙早失的部位、时间不同,可产生邻牙倾斜、缺隙减小或消失,以致影响恒牙的正常萌出,形成错殆。

（2）乳牙滞留　个别乳牙逾期不脱落者,造成继替恒牙萌出受阻,或埋伏阻生或错位萌出。

（3）恒牙早萌　由于早萌的恒牙牙根发育不足,造成附着不牢,不能担负咀嚼功能,容易早失,引起邻牙移位。

（4）恒牙早失　由于严重的龋病或外伤以及误拔导致恒牙早失,如不及时修复,容易造成邻牙倾斜、对颌牙伸长等导致错殆。

（5）恒牙萌出顺序紊乱　多种原因均可影响恒牙的萌出顺序。一般认为,正常的恒牙萌出顺序形成正常的咬合关系,若萌出顺序异常,则可导致错殆。

（6）乳尖牙磨耗不足　乳尖牙由于位置的原因,在咬合磨耗中,没有其他牙齿磨耗得多,因而高出咬合缘。咬合时,乳尖牙产生早接触。为了避免早接触,下颌自动向前或向侧方移动,从而形成假性下颌前突,导致偏殆或反殆。

二、错殆畸形的分类

错殆畸形的临床表现多种多样,不仅表现为牙齿的排列错乱和上、下颌咬合关系异常,而且表现为牙弓、颌骨的大小、位置及形态异常,甚至表现颅面结构关系异常。本节只介绍临床常用的Angle(安氏)错殆分类法。Angle于1899年首先提出此分类法,主要以上、下颌牙弓间的前后关系作为分类基础。Angle认为,上颌第一恒磨牙在颌骨上的位置比较恒定,一般不会改变,并以此作为"咬合键",根据下颌第一恒磨牙与上颌第一恒磨牙咬合时的位置关系进行分类。

1. Ⅰ类错殆(中性殆关系)

上、下第一恒磨牙咬合时为中性殆关系,即正中殆位时,上颌第一恒磨牙的近颊尖对着下颌第一恒磨牙的近颊沟。此时牙弓上有某些牙位异常,称为Ⅰ类错殆。这表明上、下颌骨及牙弓间的近远中关系正常,口内外肌力协调,骨骼与肌肉关系正常,侧面外貌和谐。切牙的覆殆、覆盖关系大体正常,如图5-25所示。

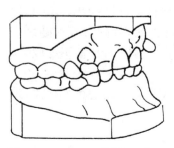

图5-25　Angle Ⅰ类错殆(磨牙关系为中性殆)

2. Ⅱ类错𬌗(远中𬌗关系)

上、下第一恒磨牙咬合时为远中𬌗关系,即正中𬌗位时,上颌第一恒磨牙近颊尖对着下颌第一恒磨牙的近颊尖,超过一个牙尖斜坡,甚至上颌远颊尖对着下颌第一恒磨牙的颊沟,表明下颌比正常位置向远中后退。根据前牙的位置关系,又分为两类。

(1)Ⅱ类一分类错𬌗 磨牙为远中𬌗,上颌切牙唇向倾斜,前牙深覆盖、深覆𬌗或不完全覆𬌗。上、下前牙呈深覆盖,开唇露齿,如图 5-26 所示。

(2)Ⅱ类二分类错𬌗 磨牙为远中𬌗,上颌中切牙舌向倾斜,上颌侧切牙可唇向或腭向倾斜,如图 5-27 所示。

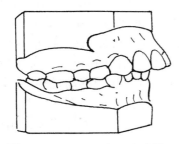
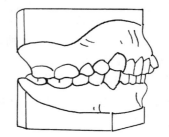

图 5-26 Angle Ⅱ类一分类错𬌗
(磨牙关系为远中𬌗,切牙深覆盖)

图 5-27 Angle Ⅱ类二分类错𬌗
(磨牙关系为远中𬌗,上切牙内倾,前牙深覆𬌗)

(3)Ⅱ类亚类 如一侧磨牙为远中𬌗,另一侧为中性𬌗时,则称为该错𬌗分类之亚类,如Ⅱ类一分类亚类或Ⅱ类二分类亚类。

3. Ⅲ类错𬌗(近中𬌗关系) 上、下颌第一恒磨牙咬合时为近中𬌗关系,即正中𬌗位时,上颌第一恒磨牙近颊尖对着下颌第一恒磨牙的远颊尖,或超过一个牙尖斜坡以上,表明下颌比正常位置向近中移位。Ⅲ类错𬌗时,下切牙常位于上切牙之前,呈切对切关系或反覆盖。唇张力与Ⅱ类一分类错𬌗相反,侧面外形显示下颌前突或上颌后缩,如图 5-28 所示。

如果一侧磨牙为近中𬌗,另一侧为中性𬌗关系,则称为Ⅲ类亚类。

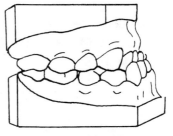

图 5-28 Angle Ⅲ类错𬌗(磨牙关系为远中𬌗,前牙反𬌗)

Angle 分类法历史悠久,应用广泛,是描述错𬌗分类中最普遍接受一种方法,仍为各国正畸学者广泛采用。

三、矫治器

矫治器是一种治疗错𬌗畸形的装置。它可产生作用力,或由咀嚼肌、口周肌功能作用力作用于矫治器,使畸形的颌骨、错位牙齿及牙周支持组织发生变化,以利于牙与颌面的正常生长发育。临床上一般按固位方式分为固定矫治器和活动矫治器两大类。

(1)活动矫治器 病人能自行随意摘戴矫治器,如𬌗垫式矫治器、功能性矫治器、无托槽隐形矫治器。

(2)固定矫治器 用正畸黏结或焊接技术将正畸附件固定在牙齿上,病人自己不能自行取下的矫治器。临床上常用的有方丝弓矫治器、直丝弓矫治器、Beeg细丝弓矫治器、舌侧矫治器、自锁托槽矫治器。

四、支抗

在正畸矫治过程中,任何施于矫治牙使其移动的力必然同时产生一个方向相反、大小相同的力,而支持这种移动矫正牙引起的反作用力的情况称为支抗。支抗是一个产生牙齿矫治力的基础。一般在正畸治疗中,支抗部分主要是由非矫治牙组成,腭部及牙槽也可作为支抗部分。支抗部分的牙齿受到矫治力的反作用力即支抗力的作用。然而,矫治牙能否按设计要求的方向及程度移动,与支抗部分的设计有重要关系。在正畸治疗过程中,希望矫治牙按需要的方向及距离移动,而作为支抗部分的支抗牙则常要求尽量不移位或仅少量移位,以保持良好的𬌗关系。要达到以上目的,必须设计充分的支抗,尽量使支抗力分散在多个支抗牙上;而这种作用在支抗牙上的力,不致使支抗牙移位或仅发生极少量的移位。相反,如在矫治器设计中,支抗不充分,即会出现在矫治牙的移动过程中,支抗牙亦发生移位而致𬌗关系紊乱,或因支抗牙移位而占用矫治间隙造成矫治困难。甚至,由于一些错误的支抗设计或矫治加力,出现矫治牙移动不多而支抗牙却有大量移动的情况,从而导致矫治失败。

五、保持器

错𬌗畸形经过矫治后,牙齿排列整齐,𬌗关系正常。如果不设法将它们维持在协调正常的𬌗关系和颌位,往往有恢复到治疗前的趋势,这在正畸临床上称为复发。为了巩固牙颌畸形诊治完成后的疗效而采取的措施,叫做保持。保持同样是正畸治疗后不可忽视的过程。

1. 保持器种类

(1) 活动保持器 目前临床最常用的保持器,由唇弓、一对磨牙卡环及塑料基托组成,如图5-29所示。

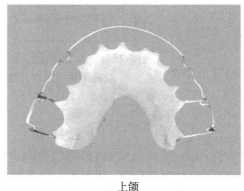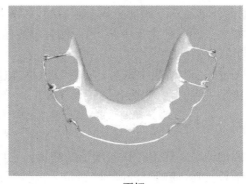

上颌　　　　　　　　　　　　　下颌

图5-29　活动保持器

(2) 舌侧固定保持器 将成品的舌侧保持器或麻花丝黏结在牙齿舌侧或腭侧,病人不能自行取下。一般是在尖牙间黏结,如图5-30所示。

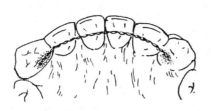
上颌尖牙间固定保持器

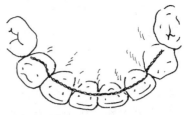
下颌尖牙间固定保持器

图 5-30 舌侧固定保持器

（3）负压压膜保持器 也叫做透明保持器，是用塑料膜片在压膜机上按牙模型压制而成。用于矫治后牙齿的保持。整个覆盖在牙冠的表面，有利于牙位的稳定。因其美观、方便，以及对牙齿具有良好的固位作用，目前在临床应用广泛，如图 5-31 所示。

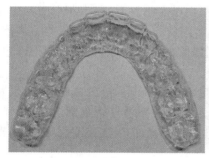
上颌

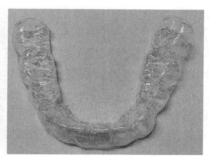
下颌

图 5-31 负压压膜保持器

2. 保持期限

由于正畸治疗完成后复发趋势可能始终存在，所以，一般情况下正畸治疗完成后，要求至少保持两年。通常第一年需要全天戴用保持期，第二年根据病人具体情况酌情调整，逐渐过渡到夜间戴用。某些特殊的错𬌗畸形甚至需要终身戴用保持器。根据不同矫治类型，保持计划可分为有期限保持、长期保持、自然保持。

第三节 | 错𬌗畸形矫治护理操作技术

一、制取模型技术

正畸模型一般分研究模型和工作模型。研究模型在正畸治疗的前、中、后均需制取，作为临床诊断及矫治设计的参考，亦可作为矫治过程的对照。工作模型是治疗中制作活动矫治器、保持器及腭杠、舌弓等装置时所取模型。无论是研究模型还是工作模型，要求必须准确、清晰，包括牙齿、基骨、移行皱襞、腭盖及系带等完整无缺，无气泡，不脱模。制作腭杠或舌弓时，带环在印模内放置必须准确，无移位，必要时在带环颊舌面加蜡固定。正畸模型制取的用物准备、托盘选择、取模方法及注意事项基本和修复科相同，本节仅介绍不同之处。

1. 印模制取步骤

（1）用物准备　治疗盘、水杯、托盘、橡皮碗、石膏调和刀、剪刀、印模材料、石膏粉、胶布、设计卡片等。

（2）托盘选择　托盘为盛放印模材料在口内取得印模的工具，选择合适托盘对于取得理想完整的印模十分重要。要根据病人牙弓的大小、形态、高低，错𬌗的类型，牙齿异位萌出的情况选择。托盘要尽量与牙弓协调一致，托盘与牙弓两侧应有 3～4 mm 间隙，以容纳印模材料，其翼缘不能超过黏膜转折，在唇、颊系带部位应有相应的切迹；上颌托盘后缘应盖过上颌结节，下颌托盘后缘应盖过最后一个磨牙或磨牙后垫区。遇有特殊病人，如唇腭裂、正颌外科等口腔情况复杂，可制作个别托盘，其方法详见口腔修复病人的护理。

（3）印模材料的使用及调和制取方法　常用的印模材料有藻酸盐印模材料、硅橡胶弹性印模材料。前者的使用及调和方法详见口腔修复科的护理操作技术。

（4）防止印模脱模方法　正畸病人尤其是口内贴有附件时，印模制取时易引起脱模。为提高取模质量，防止脱模，利用胶布粘贴方法增加固位，从而防止印模脱落。具体方法是：采用医用 1 cm×13 cm 规格胶布沿托盘唇、颊侧边缘粘贴。此法取材方便，效果理想。

2. 正畸治疗中 8 种特殊的取模要求

（1）乳牙𬌗取模要求　主要以取得患儿配合为主。要制取好乳牙𬌗的印模，重要的是了解幼儿的心理特点，想方设法取得他们的合作。可边操作边与幼儿交谈，分散注意力，并以鼓励为主。对拒不合作的幼儿，可与其家长商量，暂停操作，让家长耐心做工作直到患儿合作为止。

（2）牙列拥挤、腭盖高拱病人取模的要求　拥挤并伴有弓外牙的病人，取模时需选用较为宽大的托盘，尤其是尖牙唇侧移位的病人。制取时应对口腔前庭留有充分的余地，将拥挤的牙齿全部容纳入托盘中。腭盖高拱的病人取模时为防止腭顶产生气泡，可先取少量调和好的印模材料涂于腭顶部，也可在上颌托盘的腭部加蜡垫高，这样可以有效地防止气泡的产生。

（3）外科正畸病人取模要求　外科正畸病人多数口腔情况较为复杂，咬合关系严重紊乱，有时个别牙舌侧倾斜形成较大的倒凹，伴有口裂过小、张口受限等，均给取模工作带来一定的困难。制取印模时要选择合适的托盘，对牙弓畸形、牙轴过度倾斜及牙弓过长者，可适当将托盘改制，或用蜡片使之加宽加长。对张口受限、口裂过小的病人，可用口镜将一侧口角轻轻拉开，使托盘旋转进入口腔。对舌体过大的病人，为确保舌侧牙槽部位印模完整，可将托盘的舌侧用蜡片加高，取模时适当牵拉舌体，防止对印模材料的挤压。外科正畸手术前的病人，均需制取 2～3 副研究模型，在护理上应提高病人的治疗依从性。

（4）牙周疾病正畸病人取模要求　牙周病病人多伴有牙龈红肿、易出血、牙龈萎缩、牙根暴露形成较大倒凹，以及牙齿松动等病症。取模时动作要轻柔，取模托盘放入口腔内缓慢压向牙齿，不可用力压放，导致推动松动牙而使印模变形。印模材料应稍稀薄一些，增加流动性，防止脱模。取模完成后，对牙龈出血的病人，嘱其漱口，以棉球擦拭牙龈，涂 10％碘甘油。

（5）前庭盾印模的制取要求　制作前庭盾矫治器，对模型要求很高，要求上、下印模的唇系带、颊系带、移行皱襞一定要清晰准确。取模时注意消除病人的紧张心理，使面部肌肉放松;不宜张口过大,以便在肌肉松弛的情况下调整唇颊部;前庭部印模材料要充分,保证前庭部丰满、唇颊系带清晰。必要时可取调制好的印模材料少许放入唇颊侧前庭沟处,然后将托盘放入口内,在托盘加力的同时牵拉唇颊部排除气泡;托盘的前部及边缘可用蜡片加高,保证移行皱襞的印模完整。

（6）颏兜、额兜印模的制取特点　颏兜、额兜是矫治上颌后缩、下颌前突的口外牵引装置,取模时应注意调整椅位,病人取端座位。额兜取模时应将椅位放平,与地面近乎平行,防止印模料流入眼内。颏兜、额兜取模时托盘较为特殊,一般可用蜡片制作。将蜡片在酒精灯上烤软,把软化的蜡片放入右手掌,然后将右手掌与病人的颏或额部贴合,待蜡片成形冷却后即可。注意蜡片温度适当,以免过热烫伤病人;取额兜前应将病人的头发边缘涂抹一层凡士林,防止印模材料与毛发粘连在一起,增加病人的痛苦;取额兜印模时,应保护病人眼睛,防止异物进入病人眼中;印模材料调和适中,过稀则四处流动,过干易产生气泡。

（7）个别带环或全冠印模的制取要求　取模时病人需佩戴调试好的带环或全冠。可先取少许印模材料涂于需要的牙位上,制取完印模后取下口内带环或全冠,放入印模内与印模紧密贴合,并用蜡将带环或全冠边缘固定在印模上,防止带环或全冠移位。这样,可使制作个别带环或全冠的印模牙位、牙齿完整,边缘清楚。

（8）保持器印模的制取要求　佩戴固定矫治器的病人在完成治疗后需换用活动保持器。病人因口内配戴固定矫治器托槽、带环等,形成许多倒凹,取印模时易发生脱模现象。因此,取模前可预先用蜡封闭倒凹,以减少脱模。待印模材料完全凝固后再行取下,动作要慢,一点一点脱离,防止托槽、带环脱落,防止脱模。

二、模型修整技术

印模制取完毕后一般由技工室灌注石膏模型,护理人员也应掌握模型灌注技术。病人的研究模型（见图5-32）需长期保存,必须由护士或专人修整。记存模型要求整齐、美观,并能准确反映出病人牙殆的情况。在模型修整之前,首先应在病人口中核对殆关系,核对好后用红色铅笔做记录。修整记存模型的方法有两种,即模型修整器修整法、用成品橡皮托形成记存模型,如图5-33所示。

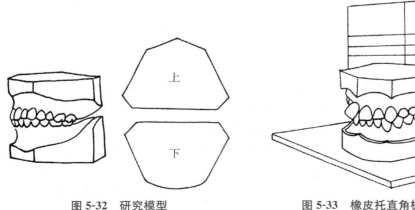

图5-32　研究模型　　　　　图5-33　橡皮托直角板模型装托

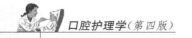

三、正畸常用黏结技术

正畸黏结材料主要用于黏结托槽、带环、颊面管、附件等，它应具有足够的黏着力，不溶于唾液，有高度的抗腐蚀性，对口腔软硬组织无刺激，机械性能良好，使用简单。

（一）托槽黏结剂的使用及调和方法

按固化方式可分为化学固化、光固化和双固化黏结剂。本节主要介绍临床常用的化学固化、光固化黏结剂。

1. 化学固化正畸黏结剂

（1）用途　用于正畸治疗中，金属、陶瓷托槽与牙釉质的黏结。

（2）使用方法　准备化学固化正畸黏结剂材料，核对产品名称及有效期。取少量预处理剂在调和板上。用毛刷在每个要黏结的牙齿表面及托槽底板分别涂上薄薄的一层预处理剂。挤少量黏结剂于涂过预处理剂的托槽黏结面，传递给医生。从注射器尖头挤出少量黏结剂后，立刻擦干尖头部，并盖好盖。

（3）注意事项

① 按黏结面的大小取适量黏结剂，涂抹于托槽底板。

② 在黏结过程中要严格防湿，防止唾液污染，保证黏结面的干燥。

③ 涂上预处理剂后，如黏结延误或被液体污染，则需在被污染的牙表面重新涂上预处理剂，吹干 2～5 s，并尽快黏结。

④ 黏结剂初凝时不要移动黏结件，已经初凝的黏结剂不可继续使用，否则影响黏结强度或导致黏结失败。

⑤ 托槽就位后 20 s 内调整，去除溢出的黏结材料，不要移动托槽。

2. 光固化黏结剂

（1）用途　用于正畸治疗中黏结金属、陶瓷托槽和附件，黏结舌侧固定保持器。

（2）调和方法　准备树脂加强型玻璃离子釉质黏结剂，核对材料名称及有效期。按使用说明取粉液，粉液比例为 0.15∶0.05。轻拍粉瓶，用附带粉勺的小勺端取 1 平勺粉，液体瓶垂直倒置挤出 1 滴液体，使用后立即盖好瓶盖。取规定量的粉液置调和纸板上，用调刀调和。粉剂分成等量的两等份，将第一份先加入液体中调和 10～15 s，均匀后再将另一份的粉剂加入调和。用推拉或旋转研磨的方式朝一个方向将粉液充分混合，直至调成所需的性状，调和时间为 20～25 s。将调好的材料收集于刀尖部，涂抹在托槽底板上，传递给医生，工作时间为 3 min。

（3）注意事项

① 量取粉剂时要将粉打散刮平。粉剂过多会导致稠度增加，操作时间变短。

② 液剂开封后最初的 1～2 滴的量较少，要从第三滴开始使用，保证液量的准确。

③ 用后要用纱布及时擦去液剂瓶口周围附着的液体。

④ 黏结剂的量应按托槽底面黏结面的大小给予，太少影响黏结效果，太多影响托槽在牙面的定位。

⑤ 从混合开始，工作时间约 3 min（室温 23℃），温度高时工作时间变短，温度低时变长。

⑥ 调和好的材料注意避光。

⑦ 在黏结过程中要严格防湿，防止唾液污染，保证黏结面的干燥。

⑧ 材料初凝时不要移动黏结件,已经初凝的材料不可继续使用,否则影响黏结强度或导致黏结失败。

（二）带环黏结剂使用及调和方法（增强型玻璃离子水门汀）

（1）用途　用于正畸治疗中带环的黏结。

（2）调和方法　准备增强型玻璃离子水门汀材料,核对产品名称及有效期。按使用说明取粉液,粉液比为1.0∶0.4（1勺∶1滴液）。轻拍粉瓶,取一平勺粉,液体瓶垂直倒置挤出一滴液体,瓶口距纸板4～5 cm,粉、液在纸板上的距离为1～2 cm。使用后用纱布擦拭瓶口,盖好瓶盖。一手固定调和纸板,另一手用调和刀将粉分成3等份,将第一份粉加入液体,调和小于10 s;加入第二份粉,调和小于15 s;加入最后一份粉,混合均匀。将调和好的材料收集在刀尖,涂抹在带环内壁上,传递给医生。

（3）注意事项

① 整个调和过程应用大约60 s完成。

② 在黏结过程中要严格防湿,防止唾液污染,保证黏结面干燥。

③ 调和好的水门汀从带环的龈端放入,均匀地涂布于带环内侧壁。

④ 为防止变色,必须用专用的调和板和塑料调和刀。

第四节　错𬌗畸形病人检查的护理配合

一、一般检查

1. 一般记录

记录姓名、性别、出生年月日、民族、籍贯、身高、体重、病人主诉、就诊目的。

2. 口内检查

（1）磨牙关系　中性𬌗、远中𬌗或近中𬌗。

（2）牙型　乳牙期、替牙期或恒牙期。

（3）牙列式　用代表乳牙或恒牙的符号表明已萌出的牙齿。

（4）牙齿情况　记录牙齿错位情况及彼此间的关系,牙齿的形态、大小、数目有无异常。

（5）牙弓形态和排列情况　有无牙弓狭窄、腭盖高拱、牙列稀疏和排列拥挤等。

（6）上、下牙弓关系　上、下牙弓的长、宽、高是否协调,有无前牙反𬌗、深覆盖、深覆𬌗、开𬌗、后牙反𬌗或跨𬌗等。

（7）牙体、牙髓是否有病变　有无牙结石、龋齿或牙周病变。

还要检查牙槽、基骨及腭盖情况,唇、舌系带情况,唇舌及口腔黏膜情况,以及咀嚼、发育及吞咽功能有无异常。

3. 口外检查

（1）面部外形　面部发育是否正常,左、右是否对称,颏部是否偏斜。

（2）嘴唇情况　嘴唇是否短缩、肥厚或外翻,上、下唇是否能闭合。

（3）颞下颌关节情况　张口度是否受限,关节活动是否自如,有无弹响、压痛等。

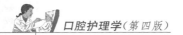

二、特殊检查

1. 模型检查

研究模型用于模型分析及留下记录，便于比较矫治进展情况。矫治进行到后期或更改矫治计划时，必须留取一副阶段研究模型，矫治完成后必须取完成模型。

2. 面部照相

（1）正面像　可显示面部高度，左、右颜面发育是否对称，以及其他面部畸形。

（2）侧面像　可显示面部高度、侧面凸度，以及下颌的斜度。

（3）口内像　可显示牙齿位置，牙体、牙周、牙弓及咬合情况。可拍摄开口正面、左右侧磨牙关系及上下牙弓𬌗面像。

3. X线检查

一般X线检查作为正畸矫治前的常规检查。

（1）全颌曲面断层片　观察整副牙齿的情况，牙胚的发育情况，是否有多生牙、埋伏牙和牙瘤；智齿的萌出情况和位置等。

（2）颅颌侧位定位片　通过头颅定位X线片进行X线头影测量，以了解牙、颌面软硬组织的结构及其相互关系，从而进一步了解牙𬌗畸形的深部机制，确定诊断及矫治计划。

（3）手腕部X线片　了解骨生长发育情况（牙颌发育与全身发育是一致的），是否处于生长发育的快速期，以决定错𬌗畸形矫治最好的时期及矫治方法。一般是拍左手腕部X线片。

（4）颞下颌关节开闭口位片　了解颞下颌关节是否有结构上的改变和异常，检查髁突及关节凹情况。

4. 实验室检查

正畸治疗前，必须先进行乙肝、丙肝、艾滋病、梅毒等相关检查，确定无传染性疾病后方可进行正畸治疗。

第五节　错𬌗畸形活动矫治病人的护理

【案例导入】　病人，女性，12岁。因自觉牙齿不齐且向外突，影响美观，要求矫治。血常规、肝功能检查均正常。拍摄X射线曲面断层、头颅定位侧位片以及上下颌切牙根尖片，拍摄口内正位、侧位及𬌗相片，以及正面面部、微笑正面及侧面相片。临床检查显示该病人呈凸面型、下颌后缩，闭唇时唇肌紧张；双侧磨牙中性，尖牙唇向，上下前牙唇倾。

思考题

（1）错𬌗畸形的病因及分类有哪些？

（2）保持器的种类及必须配戴的原因有哪些？

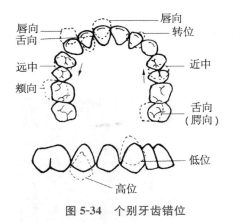

图5-34 个别牙齿错位

【护理评估】

1. 健康史

询问病人有无鼻炎、扁桃体炎、佝偻病等可引起错𬌗畸形的相关病史,病人的口腔卫生状况,有无家族遗传史。

2. 身体状况

(1)个别牙齿错位 个别牙偏离于牙弓的正常位置,包括牙齿的唇向错位、颊向错位、舌向错位、腭向错位、近中错位、远中错位、高位、低位、转位、易位、斜轴等,如图5-34所示。

(2)牙弓形态和牙齿排列异常 牙列拥挤(图5-35)、牙列稀疏(图5-36)、牙弓狭窄(图5-37)。

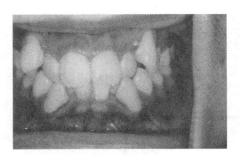

图5-35 牙列拥挤

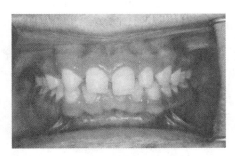

图5-36 牙列稀疏

(3)牙弓、颌骨、颅面关系异常 前牙开𬌗,面下1/3高度增大,如图5-38所示;下颌偏斜,如图5-39所示;上下牙弓前突,双颌前突,如图5-40所示;前牙反𬌗,下颌前突,如图5-41所示;前牙深覆𬌗,面下1/3高度不足,如图5-42所示;前牙深覆盖,上颌前突,下颌后缩,如图5-43所示。

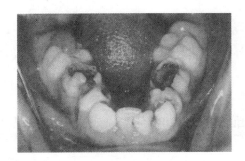

图5-37 牙弓狭窄

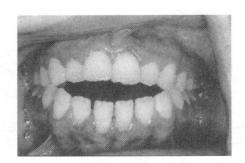

图5-38 前牙开𬌗

3. 辅助检查

(1)X线检查 常规拍摄曲面断层片、头颅侧位片、颞下颌关节开闭口位片,了解全口牙齿、颌骨发育、上下颌关系等情况,用于诊断分析和治疗设计,以及治疗前后疗效的评价。必要时拍关节片、手腕片、牙片。

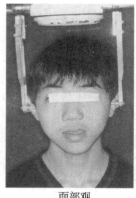

面部观

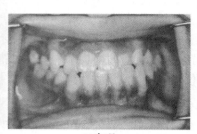

口内观

图 5-39　下颌偏斜

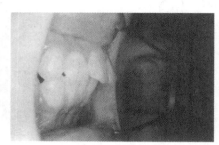

图 5-40　上下牙弓前突、双颌前突

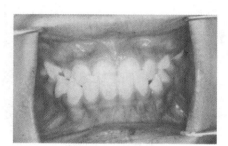

开口正位

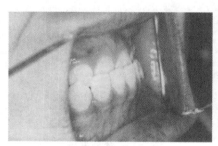

开口侧位

图 5-41　前牙反𬌗

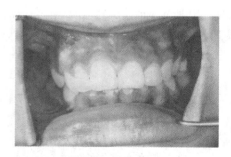

图 5-42　前牙深覆𬌗

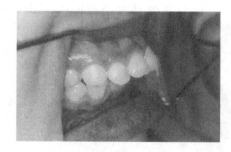

图 5-43　前牙深覆盖

（2）面部照相　拍摄病人面部和口内相片，记录病人在治疗前的面型及牙𬌗情况，以及治疗中、治疗后的变化。

（3）模型检查　精确复制病人牙、牙弓、牙槽、基骨、腭盖等形态及上下牙𬌗关系，用于协助诊断和确定治疗方案、观察矫治前后变化，以及制作各类活动矫治器。

（4）实验室检查　常规检查乙肝、丙肝、艾滋病、梅毒等项目，检查病人有无经血液、体液传播的感染性疾病，用于确定防护级别。

4. 心理-社会状况

① 病人对自身错𬌗畸形的认知情况，有无焦虑心理及通过治疗想要达到的效果。

② 病人对正畸治疗的配合和耐受程度,对正畸治疗相关知识的掌握程度。病人的经济支付能力与社会支持度。

【治疗原则】

活动矫治器的制作及配戴复诊,需要护士与医生的密切配合。矫治器依靠卡环和黏膜的吸附作用固位,可根据需要在矫治器上增加弹簧等附件,以达到矫正错𬌗的目的。

【常见护理诊断/问题】

(1)疼痛 与矫治器对牙齿的作用力有关。

(2)知识缺乏 病人及家属缺乏正畸矫治的相关知识。

(3)不合作 与需要反复摘戴矫治器、经常复诊有关。

【护理计划与实施】

(一)护理目标

① 病人在治疗过程中的痛苦减轻或无痛苦。

② 病人及家属了解正畸矫治的相关知识,积极配合治疗。

③ 病人在整个疗程采取积极合作的态度。

(二)护理措施

1. 开诊前准备

(1)医务人员要求 着装规范,必要时戴口罩、手套;接待病人时使用文明用语;了解当日医生的出诊情况及病人预约情况;熟练掌握初诊、预约复诊、临时复诊、戴矫治器等各类病人的就诊流程,按预约时间依次安排病人就诊。

(2)环境准备 候诊室、诊室开窗通风,保持空气清新及适宜的温、湿度;候诊室设置饮水机、报刊架,准备健康教育处方,播放舒缓、轻松的背景音乐;保持诊疗环境清洁、整齐、舒适、光线明亮;牙椅功能正常,治疗台上备 75%乙醇棉球、凡士林棉签、干棉球、镊子罐、镊子、头托、触摸屏、灯把手、吸唾器、光固化灯,表面均铺设隔离膜或隔离套。

2. 分诊

准确、到位,正确引导候诊病人有序就诊;对病人咨询的事项及问题,耐心介绍和解答;请复诊病人提前刷牙清洁口腔后等待就诊。

3. 戴活动矫治器(包括保持器)病人的护理配合流程

① 核对病人信息,引导病人坐在牙椅上,调整椅位,调节光源,围好胸巾,协助病人漱口,让病人处于舒适的体位。

② 病人资料准备:病历、X 线片、模型、矫治器等。

③ 用物准备:器械盘(内有口镜、镊子、探针)、胸巾、一次性口杯、吸唾器、三用枪、技工钳、车石、咬合纸、低速手机。

④ 向病人简要介绍本次诊疗内容及过程,以及注意事项和配合要点,嘱病人治疗过程中如有不适随时举手示意。

⑤ 与医生密切配合做好病人诊疗。注意观察医生诊疗过程,如矫治器折断需要重做,或需制作平导、斜导时,配合医生采集印模。

4. 操作后处理

按要求进行诊间消毒,器械回收、分类、清洗、消毒等,最后进行手卫生。

【健康指导】

1. 戴活动矫治器病人的健康指导

① 告知病人正确配戴活动矫治器的时间和方法。

② 初戴活动矫治器，牙齿可有酸痛感，特别是每次复诊调整加力后酸痛明显，均属正常现象，持续1～2天后会好转。

③ 初戴活动矫治器还会对发音有影响，2～3天后即可适应，逐渐正常。

④ 如果活动矫治器配戴不合适，黏膜上有压痛点，及时与医生联系。

⑤ 在吃饭、游泳、剧烈运动时可摘下活动矫治器，其余时间均需配戴。

⑥ 不要用舌头舔活动矫治器，以免损伤组织和矫治装置。

⑦ 活动矫治器不戴时，需放入专用盒中保存，以免损坏或丢失。

⑧ 摘下的活动矫治器需刷洗干净后再重新戴入口内。

⑨ 避免将活动矫治器放在热源附近或通过加热方式消毒，以免变形。

2. 配戴保持器病人的健康指导

① 掌握正确配戴保持器方法。先将保持器放入口内，找准位置，然后用食指和拇指将基托压入就位。

② 摘除保持器时，用食指和拇指轻用力，从左右两侧逐步摘除，防止损坏变形。

③ 进食时摘下保持器，放入专用盒中，在情况允许下将其浸泡在冷水或假牙清洁液中，以防变形。

④ 戴保持器时出现疼痛、不适，或保持器破损、丢失，要及时与医生联系。

⑤ 正畸治疗完成后要求至少保持两年。通常第一年需要全天戴用保持期，第二年开始根据病人具体情况酌情调整，逐渐过渡到夜间戴用。某些特殊的错𬌗畸形需要终身戴用保持器。

第六节 错𬌗畸形固定矫治病人的护理

【案例导入】 病人，女，16岁。主诉"牙齿不齐"求治。牙齿畸形3年，否认全身急慢性疾病，否认外伤史、药物过敏史、家族遗传史。检查发现，恒牙期，左侧磨牙远中尖对尖关系，右侧磨牙远中尖对尖关系，前牙Ⅱ度深覆𬌗，Ⅱ度深覆盖，上颌牙列轻度拥挤，下颌牙列中度拥挤，侧貌稍凸，轻度开唇露齿。完善辅助检查，制订治疗方案，经病人和家长确认后，选用唇侧金属自锁托槽，行固定正畸治疗。

思考题

(1) 黏结唇侧托槽的护理操作流程有哪些内容？

(2) 如何做好固定矫治病人的口腔健康维护？

【护理评估】

1. 健康史

询问病人有无鼻炎、扁桃体炎、佝偻病等可引起错𬌗畸形的相关病史，了解病人的口腔卫生状况,有无家族遗传史。

2. 身体状况

了解病人错𬌗畸形的类型、异常情况等。病人可能存在个别牙齿错位、牙弓形态和牙齿排列异常,或牙弓、颌骨、颅面关系的异常等。

3. 辅助检查

（1）X线检查　常规拍摄曲面断层片、头颅侧位片、颞下颌关节开闭口位片,了解全口牙齿、颌骨发育、上下颌关系等情况。必要时拍关节片、手腕片、牙片。

（2）面部照像检查　病人面像和口内像,记录病人在治疗前的面型牙𬌗情况,以及治疗中、治疗后的变化。

（3）模型检查　精确复制病人牙、牙弓、牙槽、基骨、腭盖等形态及上下牙𬌗关系。

（4）实验室检查　常规检查乙肝、丙肝、艾滋病、梅毒等项目检查,检查病人有无经血液、体液传播的感染性疾病。

4. 心理-社会状况

评估病人对自身错𬌗畸形的认知情况,对正畸治疗的配合和耐受程度,病人的经济支付能力与社会支持度。

【治疗原则】

固定矫治器一般由带环或颊面管、托槽、矫治弓丝及其他附件组成,具有固位良好、支抗充分、适于施加各种类型的矫治力、利于多数牙齿的移动、控制牙齿移动的方向等特点。因而,固定矫治器在错𬌗畸形矫治中得到了广泛的应用。

【常见护理诊断/问题】

（1）疼痛　与矫治器作用于牙齿的作用力有关。

（2）口腔黏膜改变　与矫治器的机械力作用于口腔黏膜致破损或形成溃疡有关。

（3）知识缺乏　病人及家属缺乏正畸矫治的相关知识。

（4）不合作　与疗程过长,需要经常复诊有关。

（5）潜在并发症:有发生牙周炎　与佩戴固定矫治器后牙齿清洁困难有关。

【护理计划与实施】

（一）护理目标

① 病人在治疗过程中的痛苦减轻或无痛苦。

② 病人发生口腔黏膜破损或溃疡后能够正确对待或处理,使减轻症状。

③ 病人及家属了解固定矫治的相关知识,积极配合治疗。

④ 病人在整个疗程采取积极合作的态度。

⑤ 病人能够掌握正确的刷牙方法,保持口腔卫生,养成良好的口腔卫生习惯。

（二）护理措施

1. 开诊前准备

保持诊疗环境清洁、整齐、舒适、光线明亮,准备好资料所需的各种物品。护理人员着装符合规范。

2. 分诊

正确引导病人,耐心做好解释工作。

3. 戴固定矫治器病人的护理配合流程

① 核对病人信息,引导病人坐在牙椅上,调整椅位,调节光源,围好胸巾,协助病人漱口,让病人处于舒适的体位。

② 病人资料准备:病历、X线片、模型、矫治器等。

③ 物品准备:器械盘(内有口镜、镊子、探针)、胸巾、一次性口杯、吸唾器、三用枪、止血钳、技工剪、带环就位器、除石器、开口器、酸蚀剂、釉质黏合剂、结扎圈或结扎丝、水门汀黏结剂、玻璃板、调和刀、矫治器。

④ 向病人简要介绍本次诊疗内容及过程,以及注意事项和配合要点,嘱病人治疗过程中如有不适随时举左手示意。

⑤ 与医生密切配合完成病人诊疗。协助医生完成托槽黏结(见本章第三节),及带环、颊面管黏结(见本章第三节)。

4. 戴舌侧隐形矫治器病人的护理配合流程

(1)制取印模　协助医师选择与病人牙弓大小合适的托盘,使用两步法进行硅橡胶印模制取。舌侧隐形矫治的印模制取以舌侧面为重点,除严格按照常规步骤操作外,可以辅助医生将印模细部加压涂抹于牙齿舌面,以保证舌面形态的完整性。灌注硬石膏模型时,需要适当震荡去除气泡。

(2)矫治器的准备　为了精准定位,需要间接黏结。护士在托槽黏结前,将每个托槽的背板使用75%乙醇消毒、吹干,作好黏结准备。

(3)舌侧黏结专用器械　隔湿系统、舌侧托槽镊、长柄末端切断钳、舌侧弓丝成型器、弓丝就位器、弓丝成型钳、舌侧弓丝夹持钳、带沟持针器、45°结扎丝切断钳。

(4)舌侧黏结椅位调节　上颌舌侧托槽黏结时需要将椅位调节至水平位,病人平躺,头稍后仰,下颌抬起,使上颌殆平面与地面垂直;黏结下颌托槽时椅位调节至135°,病人躺于椅位,下颌稍微内收,使下颌殆平面与地面水平,以增加下颌舌侧牙面的操作视野。

(5)隔湿　隔湿是舌侧托槽黏结成功与否的关键,特别是下颌舌侧托槽的黏结。正畸隔湿系统包括舌挡、双侧吸唾系统、开口器。护士协助医生做好隔湿,并及时吸唾。

(6)牙齿舌面的酸蚀　常规使用30%磷酸进行酸蚀处理。将酸蚀剂均匀涂布在托槽黏结的牙面部位,面积略大于舌侧托槽背板。酸蚀剂在牙面停留90 s后,清水彻底冲洗牙齿舌面至少10 s,以去除所有的酸蚀剂。然后,用气枪吹干牙面,至牙面呈现白垩色。

(7)黏结　护士与医生确认需要黏结的牙位后,协助医生使用小毛刷,蘸预处理剂,均匀涂布在牙齿舌面;护士在托槽背板的树脂衬层上也涂布一层预处理剂,然后将适量黏结剂均匀涂抹在托槽背板,快速递给医生,并辅助医生将托槽顺利就位。就位数分钟后,舌侧托槽黏结完成。

5. 操作后处理

按要求进行诊间消毒,器械回收、分类、清洗、消毒等,结束后进行手卫生。

【健康指导】

1. 戴固定矫治器病人的健康指导

① 初戴固定矫治器后牙齿会有疼痛的感觉,有时还会有口内部件磨破黏膜的情况,甚至出现溃疡。应告知病人可能出现的上述情况,避免其产生紧张情绪。如有溃疡可用溃疡软膏或溃疡散敷于局部;如出现严重疼痛,或带环、托槽脱落,及矫治器损坏需及时来院处理。

② 避免食用黏、硬、带核的食物；这些食物易引起托槽、带环脱落和损坏，还易使弓丝变形；不要用牙齿啃东西，可用刀削成小块食用；经过一段时间适应后，即可正常饮食。

③ 戴固定矫治器期间，要特别注意口腔卫生，少吃零食，每次餐后及复诊前应按照正确的方法刷牙；选择正畸专用牙刷，将软垢及食物残渣刷洗干净，否则易导致牙齿的龋坏和牙周病，影响有效的治疗，增加矫治难度，延长矫治疗程，损害病人的口腔健康。

2. 戴舌侧隐形矫治器病人的健康指导

① 嘱病人遵守戴固定矫治器的各项指导内容。

② 教会病人在舌侧使用黏膜保护蜡。

③ 嘱病人在吞咽时尽量减少舌体前伸的程度。

④ 建议病人选择小头牙刷，配合使用牙线及牙间隙刷。教会病人正确的刷牙方法。

第七节　无托槽隐形矫治病人的护理

【案例导入】　病人，女，14 岁。家长主诉患儿"地包天"求治。牙齿畸形 1 年，未曾正畸治疗。否认全身性疾病，否认外伤史和药物过敏史，有家族遗传史（母亲、姐姐）。检查发现 52～62 牙反𬌗。取印模，行无托槽隐形矫治。

思考题

(1) 活动矫治病人常见的护理问题有哪些？

(2) 如何做好活动矫治病人的口腔健康维护？

【护理评估】

1. 健康史

询问病人有无鼻炎、扁桃体炎、佝偻病等可引起错拾畸形的相关病史，有无家族遗传史；了解病人的口腔卫生状况。

2. 身体状况

了解病人错拾畸形的类型、异常情况等。病人可能存在个别牙齿错位、牙弓形态和牙齿排列异常，或牙弓、颌骨、颅面关系的异常等。

3. 辅助检查

按常规进行 X 线检查、面部照像检查、模型检查、实验室检查。

4. 心理-社会状况

评估病人对错拾畸形相关知识的了解情况，了解病人的经济支付能力与社会支持度。

【治疗原则】

无托槽隐形矫治技术采用计算机辅助三维重建、个性化设计及数字化成型技术，模拟临床矫治技术和牙齿的移动方式与步骤，进行可视化三维牙颌畸形的矫治；每个矫治阶段的三维牙颌模型进行快速激光成形，再在成形树脂模型上压制每个阶段的透明隐形矫治器。无托槽隐形矫治器是通过一系列可摘透明牙套，不断地小范围移动牙齿，达到矫治的目的。该矫治器美观、舒适、可摘戴、疗效可预测，近年来在临床中广泛应用。

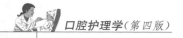

【常见护理诊断/问题】

（1）知识缺乏　病人及家属缺乏矫治的相关知识。

（2）疼痛　与矫治器作用于牙齿的机械力有关。

（3）不合作　与无托槽隐形矫治要求病人自律性强有关。

（4）潜在并发症：龋齿或牙周炎　与戴矫治器期间缺乏良好的口腔卫生习惯有关。

【护理计划与实施】

（一）护理目标

① 病人及家属了解无托槽隐形矫治的相关知识，积极有效地配合治疗。

② 病人在治疗过程中的痛苦减轻或无痛苦。

③ 病人在整个治疗过程中，能够自觉按医嘱佩戴矫治器，与医生密切配合。

④ 病人掌握正确的刷牙方法，保持口腔卫生，养成良好的口腔卫生习惯。

（二）护理措施

1. 开诊前准备

保持诊疗环境清洁、整齐、舒适、光线明亮，准备好治疗所需的各种物品。护理人员着装符合规范。

2. 分诊

正确引导病人，耐心做好解释工作。

3. 戴无托槽隐形矫治器病人的护理配合流程

（1）核对病人信息，引导病人坐在牙椅上，调整椅位，调节光源，围好胸巾，协助病人漱口，让病人处于舒适的体位。

（2）病人资料准备　病历、X线片、模型、矫治器等。

（3）物品准备　器械盘（内有口镜、镊子、探针）、胸巾、一次性口杯、吸唾器、三用枪、干棉球、75％乙醇棉球、凡士林棉签等。

（4）向病人简要介绍　本次诊疗内容、过程，以及注意事项和配合要点，嘱病人治疗过程中如有不适随时举左手示意。

（5）与医生密切配合完成病人诊疗

① 硅橡胶印模制取：

● 用物准备：硅橡胶初印模、终印模材料、硅橡胶注射枪、硅橡胶连接头、托盘、隔离膜。

● 两步法制取印模：选择适宜的托盘，将初印模材料挤在相应牙槽处；将隔离膜覆盖在托盘上，使其与印模材贴附；递给医生放入病人口内，待凝固后取出托盘，去除隔离膜；连接注射枪，在初印模中注入终印模材料，确保注射头始终在初印模内，避免产生气泡；以医生方便抓握为原则传递，放入病人口内；凝固后取出托盘，确认符合要求，印模完成。

● 一步法制取印模：选择适宜的托盘，将初印模材料挤在相应牙槽处；连接注射枪，在初印模中注入终印模材料，避免产生气泡；以医生方便抓握为原则传递，放入病人口内；待凝固后取出托盘，印模完成。

② 计算机数字化口内扫描获得牙殆模型：

● 用物准备：一次性口扫头、数字化口内扫描仪。

● 流程：打开扫描仪开关→检查网络状态→登陆医生个人账号→创建病人姓名→选择病

例类型→吹干扫描区域唾液→安装口扫头→按照顺序扫描（下颌→上颌→咬合面→舌面→颊面→前牙切断→咬合关系）→检查数字化口内扫描的完整度→存储扫描信息→获得准确的牙𬌗模型。

③ 附件黏结：

● 用物准备：高速手机、慢直弯机、隐形矫治配套车针、抛光杯、开口器、酸蚀剂、小毛刷、黏结剂、黏结树脂。

● 附件黏结的护理配合流程：

a. 用抛光杯清洁牙面，准备正畸黏结模板，安装钻针于牙科手机上，递给医生，协助吸唾。

b. 隔湿酸蚀：将开口器递给医生，将酸蚀剂挤在工作纸面上，和小毛刷一起递给医生酸蚀牙面。每颗牙酸蚀 $30\sim40\,s$，酸蚀完毕后协助用三用枪和强力吸引器管冲洗和干燥牙面，酸蚀后的牙面呈白垩色。

c. 附件充填：将树脂及树脂充填器递给医生，将树脂填入模板内相应的牙位处。

d. 光固化黏结：递黏结剂及小毛刷予医生，将黏结剂涂抹于酸蚀后的牙面上，光固化 $5\sim10\,s$；协助医生将充好树脂的模板放于口内后，光固化 $15\,s$；协助医生去除多余树脂及黏结剂。

（6）操作后处理　按要求进行诊间消毒，器械回收、分类、清洗、消毒等，完毕后进行手卫生。

【健康指导】

① 嘱病人每日除吃饭、刷牙外，均佩戴，每日佩戴时间为 $20\sim22\,h$。

② 每副矫治器戴到无矫治力量，且与牙面充分贴合，即可更换，建议在睡前更换。

③ 饮用凉水或 $45℃$ 以下的温水无需摘下矫治器；饮用含色素饮品时应摘下矫治器，以免矫治器着色或诱发牙齿龋坏；饮用热水或热饮时需摘下矫治器，以免造成矫治器变形；每次佩戴前需清水漱口。

④ 保留佩戴过的矫治器，以备复发或矫治过程中出现突发问题时使用。如摘戴特别困难，及时联系医生。

⑤ 佩戴矫治器期间保持良好的口腔卫生习惯，以免引起牙齿龋坏或牙周炎等。

⑥ 按医嘱定期复查，如出现附件脱落、矫治器破损等情况，应及时与医生联系。

（王　鸣　张玉革）

第六章

儿童口腔疾病病人的护理

【学习目标】

1. 掌握儿童口腔门诊常见疾病病人的护理措施。
2. 熟悉儿童口腔常见疾病护理诊断及护理配合。
3. 了解儿童牙齿的解剖生理特点。
4. 能运用所学知识对儿童口腔门诊病人进行护理评估。
5. 能运用所学知识对儿童口腔门诊病人进行非药物的行为引导。

我国现有 14 岁以下的儿童 2.53 亿。儿童口腔疾病治疗护理的范围包括婴幼儿至青春期,从年龄上划分,0～18 岁儿童牙科所涉及的人群至少占我国人口的 1/5。牙、颌、面是体现人体形象的重要器官,它的缺陷和病损不仅会影响人体健康,还会造成心理阴影,影响生活质量。所以,保证儿童牙、颌、面的健康发育也是提高人体健康的关键。

第一节　儿童口腔护理概述

一、儿童牙医学发展史

儿童牙医学是在 20 世纪中期逐渐发展形成的,仍在不断发展、充实和丰富。早在我国的汉代张仲景就曾记述过有关小儿龋齿的治疗。隋代的巢元方在《诸病源候论》中描述了儿童燕口疮。宋代以后,又有了唇裂等先天性畸形及手术治疗的记载。儿童口腔疾病在古老的中国就被人们所认识。

在国外,1883 年的比利时就开设了学校牙科诊所,从事儿童牙科的临床工作。1910 年丹麦建立了儿童口腔医疗规划,把口腔的治疗与防治工作以法律的形式规定下来。1918 年美国西北大学将儿童牙科学作为一门独立学科列入牙医学的教学内容。1951 年北欧成立了儿童牙科学会。亚洲儿童牙科起步迟于欧美,1927 年在日本大学齿科内设有儿童科,1956 年在日本的齿科大学内正式列入了儿童牙医学的教学内容。1963 年在日本小儿齿科学会成立。

我国的儿童牙科始于 20 世纪 40 年代,由王巧璋等在四川省成都市和上海市分别开设牙诊所独立从事儿童牙科的诊治工作,可以说是我国儿童牙科的雏形。20 世纪 80 年代以来,随着对外交流的增多,我国儿童牙医学发展较快,先后在全国建立了多个儿童牙科教研室,并开设独立的儿童牙科诊断室,开展儿童牙病有关的口腔保健工作。1987 年中华口腔医学会成立了儿科学组,1998 年 10 月改组为中华口腔医学会儿童口腔医学专业委员会。我国自 20 世纪 50 年代以来采用"口腔医学"一词,2003 年第 2 版专业教材的名称用"儿童口腔医学"。因此,"儿童牙医学"被内涵和范围概念更广泛的"儿童口腔医学"所代替,有利于儿童口腔疾病的全面管理,儿童口腔医学得到更快速的发展。

二、护理在儿童口腔医学中的作用

儿童口腔疾病的护理是儿童口腔医学的重要组成部分,是随着儿童牙医学不断发展而逐渐兴起的。它有别于成人的口腔科护理,这是由儿童的解剖、生理、病理和就诊心理及行为等特点决定的。只有充分了解儿童的特殊性,才能更好更主动地做好儿童口腔疾病的护理工作。医师为儿童看病着重于病情的诊断和治疗,而护士除了运用护理知识与技能同医师配合完成治疗外,更重要的是关心患儿的生理、心理和就诊行为变化,让患儿能更好地与医护配合,减少患儿牙科畏惧症等不利因素的刺激,使儿童牙病的治疗进入绿色通道。

第二节　儿童口腔门诊常用材料及器械

一、常用材料

（一）预防保健材料

1. 窝沟封闭剂

（1）树脂基质

① 成分:通常由合成有机高分子树脂、稀释剂、引发剂与一些辅助剂（溶剂、填料、氟化物、涂料等）组成。

② 性能:抗压强度高,固化后收缩率低,增加牙齿表面的含氟量,耐磨耗,高效封闭牙齿表面细小裂纹。

③ 用途:涂布于牙面的窝沟和点隙处,固化后形成屏障,能有效地封闭窝沟和点隙,隔绝口腔环境中的致龋因素对牙齿的侵害,防止龋病。

④ 注意事项:操作时注意隔湿,不能被水或唾液污染。

（2）玻璃离子基质

① 成分:玻璃粉末、二甲基丙烯酸氨基甲酸酯、三乙二醇二甲基丙烯酸酯、微粒子硅酸、二氧化硅。

② 性能:具有生物活性,长期释放氟离子,抗菌斑附着。

③ 用途:涂布在牙冠咬合面、颊舌面的窝沟点隙,流入并渗透窝沟后固化形成一层保护性屏障,覆盖在窝沟上,能够阻止致龋菌及酸性代谢产物对牙体的侵蚀,预防窝沟龋。

④ 注意事项:避免将处理剂附着在牙龈上,以免引发牙龈发白。

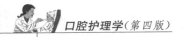

2. 氟化物

① 成分：改性磷酸三钙和氟。

② 性能：适量用氟对牙齿有益，能有效预防龋病。

③ 用途：降低牙齿表层釉质的溶解度并促进釉质再矿化；抑制口腔中致龋菌的生长，抑制细菌产酸。

④ 注意事项：操作后至少 30 min 内不能漱口、刷牙、饮水和进食。

（二）充填及修复辅助材料

1. 酸蚀剂

① 成分：30%～50%磷酸。

② 性能：酸性制剂，使牙齿表面脱矿、粗糙，或使修复体组织面粗糙。

③ 用途：在使用树脂修复体、窝沟封闭剂等材料之前，用于牙釉质酸蚀或全酸蚀。

④ 注意事项：操作时注意软组织保护；酸蚀完成后，彻底冲洗牙面；保证酸蚀牙面不被污染。

2. 黏结剂

（1）釉质黏结剂

① 成分：树脂基质、稀释剂、黏结性单体、光敏剂、促进剂等。

② 性能：化学固化（自凝）黏结剂的固化时间为 1.5～5 min，较牙齿黏结剂的强度大。

③ 用途：主要用于釉质的黏结，如釉质树脂贴面修复、釉质缺损修复等。

④ 注意事项：釉质酸蚀后应当充分冲洗，吹干酸蚀。酸蚀后的釉质一般为无光泽的白垩色，涂布黏结剂后应当用气枪吹均匀。若酸蚀面被唾液污染，需重新酸蚀。

（2）本质黏结剂

① 成分：酸性黏结性单体、可聚合单体、水、挥发性溶剂（乙醇或丙酮）和光敏引发剂等。

② 性能：酸蚀冲洗类黏结剂对釉质的黏结强度高于自酸蚀黏结剂，因为酸蚀剂酸蚀釉质的效果更好；牙本质黏结的耐久性与黏结界面的混合层结构的致密性、疏水性有密切关系。

③ 用途：用于牙体缺损的直接黏结修复（主要与复合树脂联合应用）、间接修复体的黏结修复（与树脂水门汀联合使用）、牙列缺损的间接黏结修复以及正畸附件的黏结。

④ 注意事项：应用酸蚀-冲洗类黏结剂的关键点是酸蚀、冲洗后酸蚀面应当保持适当的湿润。

3. 氢氧化钙（牙本质垫底材料）

① 成分：氢氧化钙、甲基丙烯酸树脂、X 射线阻射剂、赋形剂。

② 性能：把牙本质和牙髓与含酸性成分的水门汀或修复材料隔离起来，起到保护作用。

③ 用途：用于盖髓和保护性垫底。

④ 注意事项：避免受热和阳光直射，日常使用中常温保存即可。

（三）充填及修复材料

1. 光固化复合树脂

（1）流动性复合树脂

① 成分：甲基丙烯酸甲酯、钡硅酸盐玻璃、芳香族胺等。

② 性能：固化前具有较大的流动性，可通过注射头将材料注射到牙齿的微小窝洞内。

③ 用途:充填窝洞、窝沟点隙封闭、乳牙缺损修复。

④ 注意事项:用复合树脂充填修复深窝洞时,洞底应当用氢氧化钙水门汀或玻璃离子水门汀等先行垫底,保护牙髓。

（2）可压实复合树脂

① 成分:Bis-GMA（双酚 A-甲基丙烯酸缩水甘油酯）、TEGDMA（三乙二醇二甲基丙烯酸酯）、玻璃粉、反应开始材料、染色材料、其他。

② 性能:充填压紧时材料不易从充填器周围挤出,容易压实;不易附着器械,塑形后不易流淌变形,特别是容易形成良好的后牙邻面接触点。

③ 用途:用于牙中等至较大的Ⅰ、Ⅱ类洞缺损的修复,包括近殆远中洞的修复,特别是涉及咬合面尖、嵴的缺损。

④ 注意事项:充填时应当充分填压,使材料紧密接触洞壁,提高边缘密合性。

2. 玻璃离子水门汀

（1）充填型

① 成分:粉剂由铝玻璃和聚丙烯酸混合;液剂由聚丙烯酸、蒸馏水、聚羧酸混合组成。

② 性能:美观,接近牙齿天然颜色,能释放出氟化物防止物料与牙齿连接处发生龋病。

③ 用途:多用作半永久物料修补乳牙,复合充填材料下方的垫底。

④ 注意事项:使用时保持局部干燥,充填后使用防水剂隔湿。

（2）黏结型

① 成分:粉剂由铝玻璃和聚丙烯酸混合组成;液剂由聚丙烯酸、蒸馏水、聚羧酸组成。

② 性能:与牙体组织有近似的热膨胀系数和低的固化收缩,能提供良好的边缘封闭,减少微渗漏,有较高的固位能力;具有良好的生物相容性,对牙髓刺激性小。

③ 用途:用于嵌体、全冠、固定桥黏结。

④ 注意事项:不要用其他玻璃离子混合粉和液体。

3. 乳磨牙/六龄牙不锈钢金属预成冠

① 成分:不锈钢。

② 性能:套在乳磨牙/六龄牙上,保护牙齿并加强牙齿的强度。

③ 用途:适用于儿童乳磨牙/六龄牙,是较长期的暂时冠。

④ 注意事项:试冠时,注意咬合高度控制。

4. 前牙树脂冠套

① 成分:由合成橡胶共聚物(2-丙烯酸甲酯与1,3-丁二烯和2-丙烯腈的聚合物)组成。

② 性能:为牙科辅助材料。

③ 用途:帮助乳前牙充填修复成型。

④ 注意事项:冠套内注入树脂材料时,避免气泡产生。

（四）根管消毒及充填材料

1. 3%过氧化氢

① 成分:过氧化氢、蒸馏水。

② 性能:有消毒、杀菌、止血作用,特别对厌氧菌消毒作用较好。

③ 用途:冲洗感染根管。

④ 注意事项:冲洗根管时压力不宜过大。

2. 1%次氯酸钠

① 成分：次氯酸钠、灭菌用水或蒸馏水。

② 性能：有强大的杀菌作用，但对软组织有较大的刺激性。

③ 用处：用于消毒感染根管。

④ 注意事项：注意避光，以免分解药效。

3. 0.9%氯化钠

① 成分：氯化钠、蒸馏水。

② 性能：生理盐水。

③ 用处：根管冲洗。

④ 注意事项：冲洗根管时，防止推出根尖孔；最后使用的冲洗液一定是氯化钠。

4. 比塔派克斯

① 成分：由碘仿、氢氧化钙、聚硅氧烷油等组成。

② 性能：具有持续抗菌特性，可有效地抑制根尖及窦道内残留细菌繁殖。

③ 用途：用于口腔科拔髓或感染根管治疗后的根管填充。

④ 注意事项：注射头一人一换。

5. iRootBP

① 成分：硅酸钙、氧化锆、氧化钽、硫酸钙、过磷酸钙增稠剂等。

② 性能：对牙髓及牙周组织无或低毒性，并可促进生物矿化、牙髓及牙周组织的再生。

③ 用途：用于直接盖髓术和活髓切断术。

④ 注意事项：不使用时，用注射器帽密封注射器，避免凝固。

6. MTA 根管修复材料

① 成分：粉剂为氧化钙、二氧化硅；液剂为蒸馏水。

② 性能：生物相容性好，引起炎性反应轻，具有一定的抗菌作用；能促进组织细胞在 MTA 表面黏附、生长和繁殖，促进牙齿硬组织的形成，促进根尖切除断面牙骨质的形成。

③ 用途：可用做盖髓、根管倒充填材料，修补根管壁和髓室底穿孔和根尖诱导成形。

④ 注意事项：液体太多或太少都将降低材料的强度；材料在调和后必须尽快使用，防止在操作过程中脱水凝固。

（五）外伤固定材料

1. 超强石英纤维夹板

① 成分：主要由石英纤维与光固化 Bisgma 树脂基质组成。

② 性能：石英纤维夹板适用于咬合面夹板固位，增强桥体或义齿支撑强度。

③ 用途：对由于外力或牙周疾病造成的牙齿松动进行夹板固位。

④ 注意事项：注意操作规范性及隔湿。

2. 钢丝

① 成分：不锈钢。

② 性能：Ⅰ型钢丝的硬度应不小于 200HV0.2，Ⅱ型钢丝的硬度应不小于 350HV0.2。Ⅰ型表面粗糙度 Ra 不大于 $0.8\mu m$，Ⅱ型表面粗糙度 Ra 不大于 $1.6\mu m$。

③ 用途：临床用作𬌗支托牙卡环，和牙外伤结合树脂固定。

④ 注意事项：合理选择钢丝硬度和长度，切断后注意打磨，避免黏膜损伤。

二、儿童口腔常用器械及设备

1. 开口器、O 型扩口器

（1）成分：热塑料弹性体（SEBS）和聚丙烯。

（2）性能：为临床医生的可见性和操作性提供方便。

（3）处用：帮助患儿撑开口腔。

（4）注意事项：选择合适患儿口腔大小的扩口器。

2. 橡皮障

① 成分：橡皮障套装主要由橡皮障打孔钳、橡皮障钳、橡皮障支架、橡皮障夹 4 部分构成。其中，橡皮障钳有 YS 型和 Breuer 型两种，橡皮障支架有成人用和儿童用两种。

② 性能：保护患儿医疗安全及提高医疗质量。

③ 用途：用于防止误吞异物及保护牙齿软组织，避免唾液的污染、防湿。

④ 注意事项：使用前，务必检查夹具的张力、变形、磨损或损坏。

3. 计算机程控麻醉仪

① 性能：均匀给药，吸收率高，更加舒适，免除了儿童对传统注射器产生的焦虑及惧怕心理。

② 处途：电脑控制麻醉剂流速，准确安全；阻碍末梢神经疼痛传导的，提高患儿的疼痛阈值，痛感轻微。

③ 注意事项：回插针帽时避免职业暴露。

第三节 | 儿童牙齿的解剖与生理特点

儿童时期的牙齿主要是乳牙和年轻恒牙。在乳牙列期保护好乳牙，在混合牙列期促使乳恒牙的正常替换，关注混合牙列期和恒牙列初期新萌出的年轻恒牙，使儿童最终能拥有正常健康的恒牙列。这是儿童口腔医学的重要部分，熟悉、了解乳牙和年轻恒牙的解剖形态及组织结构的特点是临床护理工作的重要基础。

一、牙齿发育的时间

各个牙齿的发育时间虽然不尽相同，但都要经过生长期、钙化期和萌出期 3 个阶段，见表 6-1。生长期又有蕾状、帽状、钟状期等组织学变化。通过 X 线片可以看到牙齿钙化的全过程。Logan 和 Kronfeld（1933）对恒牙的钙化时间做了研究，并提出恒牙发育的时间表；Macall 和 Sehour（1940）对此时间表作了修正，为世界各国所采用，见表 6-2。

表 6-1 乳牙发育时间表

	牙齿名称	硬组织开始形成（胎龄）	出生时釉质形成量	釉质形成（出生后）	萌 出	牙根形成
上颌	中切牙	4 个月	5/6	$1\frac{1}{2}$ 个月	$7\frac{1}{2}$ 个月	$1\frac{1}{2}$ 年
	侧切牙	$4\frac{1}{2}$ 个月	2/3	$2\frac{1}{2}$ 个月	9 个月	2 年

续　表

牙齿名称		硬组织开始形成（胎龄）	出生时釉质形成量	釉质形成（出生后）	萌　出	牙根形成
	尖牙	5 个月	1/3	9 个月	18 个月	$3\frac{1}{4}$ 年
	第一乳磨牙	5 个月	牙尖融合	6 个月	14 个月	$2\frac{1}{2}$ 年
	第二乳磨牙	6 个月	孤立的牙尖	11 个月	24 个月	3 年
下颌	中切牙	4 个月	3/5	$2\frac{1}{2}$ 个月	6 个月	$1\frac{1}{2}$ 年
	侧切牙	$4\frac{1}{2}$ 个月	3/5	3 个月	10 个月	$1\frac{1}{2}$ 年
	尖牙	5 个月	1/3	9 个月	16 个月	$3\frac{1}{4}$ 年
	第一乳磨牙	5 个月	牙尖融合	$5\frac{1}{2}$ 个月	12 个月	$2\frac{1}{4}$ 年
	第二乳磨牙	6 个月	孤立的牙尖	10 个月	20 个月	3 年

表 6-2　恒牙发育时间表

牙齿名称		硬组织开始形成	出生时釉质形成量	釉质形成（岁）	萌出（岁）	牙根形成（岁）
上颌	中切牙	3～4 个月	—	4～5	7～8	10
	侧切牙	10～12 个月	—	4～5	8～9	11
	尖牙	4～5 个月	—	6～7	11～12	13～15
	第一前磨牙	$1\frac{1}{2}$～$1\frac{3}{4}$ 岁	—	5～6	10～11	12～13
	第二前磨牙	2～$2\frac{1}{4}$ 岁	—	6～7	10～12	12～14
	第一磨牙	出生时	或形成微量	$2\frac{1}{2}$～3	6～7	9～10
	第二磨牙	$2\frac{1}{2}$～3 岁	—	7～8	12～13	14～16
	第三磨牙	7～9 岁	—	12～16	17～21	18～25
下颌	中切牙	3～4 个月	—	4～5	6～7	9
	侧切牙	3～4 个月	—	4～5	7～8	10
	尖牙	4～5 个月	—	6～7	9～10	12～14
	第一前磨牙	$1\frac{3}{4}$～2 岁	—	5～6	10～12	12～13
	第二前磨牙	$2\frac{1}{4}$～$2\frac{1}{2}$ 岁	—	6～7	11～12	13～14
	第一磨牙	出生时	或形成微量	$2\frac{1}{2}$～3	6～7	9～10
	第二磨牙	$2\frac{1}{2}$～3 岁	—	7～8	11～13	14～15
	第三磨牙	8～10 岁	—	12～16	17～21	18～25

（一）乳牙的解剖形态

乳牙于婴儿出生后 6、7 个月开始陆续萌出,至 2 岁半和 3 岁左右全部乳牙均萌出。乳牙分为乳切牙、乳尖牙和乳磨牙 3 种类型,上、下颌各有 10 个乳牙,上、下颌的左、右侧均各有 5 个,全口共 20 个。将上、下颌左右侧分为 4 个区。乳牙的临床记录符号常用罗马数字表示(详见第一章第三节)。同一个体的同名乳牙在解剖形态上相同,因此全口 20 个乳牙的形态有 10 种。

（1）上颌乳中切牙　形态似上颌恒中切牙。

（2）上颌乳侧切牙　与上颌乳中切牙相似,但显得小而稍窄长。

（3）上颌乳尖牙　形态与恒尖牙类似。

（4）上颌第一乳磨牙　牙冠和牙根的形态明显不同于其继承恒牙。

① 牙冠:𬌗面呈四边形,颊舌径大于近远中径,近中部分的颊舌径较远中部分的颊舌径大。𬌗面颊侧缘与近中缘以锐角相交,与远中缘以直角状相交;𬌗面舌侧缘以钝角与近中缘相交,以直角状与远中缘相交。近远中向的中央沟将颊舌侧牙尖分开。牙尖数有 2 尖型、3 尖型和 4 尖型。颊面接近近中颈部隆起呈结节状;舌面小于颊面而隆起,近中面似平面状,远中面稍隆起,比近中面小。牙颈部明显缩窄。

② 牙根:共 3 个,即近中颊根、远中颊根和腭根。3 个根互相分开,腭根较大。

（5）上颌第二乳磨牙　形态似上颌第一恒磨牙,而与其继承恒牙明显一致。

（6）下颌乳中切牙　为乳牙中最小者,形态似下颌恒中切牙。

（7）下颌乳侧切牙　比下颌乳中切牙稍大,形似上颌乳侧切牙,但近远中径和唇舌径均小。

（8）下颌乳尖牙　形似上颌乳尖牙,但显得细长。

（9）下颌第一乳磨牙　外形与其继承恒牙明显不一。

① 牙冠:𬌗面颊舌径小。由于颊面在近中部分明显地向舌侧倾斜,故近中部的颊舌径特别小。牙尖数有 4 尖型、5 尖型和 6 尖型,以 5 尖型为多。牙尖中近中颊尖最大,远中颊尖最小。划分各牙尖的沟部明显。近中窝和远中窝较深。近中颊尖、近中舌尖的斜嵴发育明显,往往把近中窝和中央窝分开。颊面靠近近中颈部有明显的结节,此结节向近中颊尖有一钝的颊面嵴。舌面比颊面小,且其高度亦明显小于颊面,并有舌侧沟。

② 牙根:共 2 个,即近中根和远中根,近中根较长,均呈近远中向的扁平状,两根的分开度大。

（10）下颌第二乳磨牙　形似下颌第一恒磨牙,其宽度在乳牙中是最大的。

（二）乳牙的组织结构特点

1. 釉质

（1）化学组成　有关乳牙、恒牙釉质化学性方面的研究资料较少,其化学组成至今还常引用 1940 年 Bird 等的资料,见表 6-3。乳牙釉质中无机质的含量虽多,但其有机质百分率明显高于恒牙釉质。乳牙釉质中矿物盐存在的形式和恒牙一样,主要是羟磷灰石的结晶。

表 6-3　乳恒牙釉质的化学组成

项　目	水(湿%)	有机成分(湿%)	钙(干%)	磷(干%)
乳牙牙釉质	2.8	4.7	34.3	17.0
恒牙牙釉质	2.3	1.7	36.1	17.3

（2）组织结构　乳牙釉质的厚度与恒牙相比显得较薄,约为后者的1/2。乳牙釉质厚度按切牙、尖牙、磨牙的次序而有所增加。近中和远中面釉质厚度,在牙冠最隆起部均明显厚于唇面和舌面,为1.5～2倍。乳牙易磨耗,临床制备洞形时有易切削感,给人以乳牙矿化度低的印象。乳牙釉质的硬度以表层最硬,其次为中层,内层最软。釉质的硬度随年龄的增长而增强。

乳牙的釉质部分形成于胎儿时期,另一部分形成于出生后。在这两部分釉质之间有一条明显的低矿化生长线,即所谓新生线。这是由于婴儿出生时,环境与营养发生明显变化,使这部分的釉质发育一度受到干扰。新生线的发生率为99.2%～100%。以此线为界,近牙本质侧的釉质为出生前形成,称为出生前釉质;牙表面侧的釉质为出生后形成,称为出生后釉质。

2. 牙本质

（1）化学组成　乳牙牙本质的化学组成与恒牙相比,无机质含量无明显差异,有机质含量多于恒牙,也明显多于乳牙牙釉质。

（2）组织结构　乳牙牙本质的厚度约为恒牙牙本质的1/2,这也是乳牙龋病进展快并易致牙髓感染的一个因素。厚度又因所处部位不同而有差异,牙颈部的牙本质厚度多数少于恒牙牙本质厚度的1/2。比较乳前牙唇、舌侧的牙本质厚度,与釉质不同的是舌侧厚,故舌侧牙面达髓腔的距离大于唇侧。

乳牙牙本质的矿化不如恒牙良好,硬度低于恒牙牙本质,也明显低于乳牙牙釉质。维氏显微硬度检测显示,乳牙牙冠部牙本质硬度与牙本质的部位有关。近釉牙本质界处很低,中央处硬度增强,近髓腔处硬度又降低,牙冠部牙本质硬度也强于牙根部。由于乳牙牙本质硬度差,约为乳牙牙釉质的1/10,故临床治疗时很易切削,应小心操作,以免去除过多的组织或造成意外穿髓。

乳牙修复性牙本质形成功能较为旺盛,是其生物学特性之一,在前牙部尤为明显。修复性牙本质的矿化度较恒牙低,其硬度比近髓腔的牙本质硬度更低。乳牙较恒牙易磨耗,因磨耗而形成的修复性牙本质在乳牙切端多见,量亦较多。修复性牙本质的形成,随磨耗范围扩大及磨耗部与髓腔距离的缩短而增多,磨耗未达牙本质者不形成修复性牙本质。

3. 牙髓

乳牙牙髓细胞丰富,胶原纤维较少且细,根尖部的胶原纤维较其他部位为多。随年龄增长及乳牙牙根吸收而胶原纤维增多。恒牙则相对牙髓细胞较少,胶原纤维较多。乳牙牙髓的神经分布比恒牙稀疏,边缘神经丛少,这是乳牙不如恒牙敏感的因素之一。

4. 乳牙的牙根吸收

牙根的吸收有生理性和病理性两种,乳牙在替换期的吸收属生理性吸收。乳牙的牙根是人体中唯一能生理性吸收、消失的硬组织,其吸收呈间断性,有活动期和静止期,故临床检查时可以发现时而松动、时而稳固。自乳牙牙根形成至牙根开始吸收这一时期,是牙根的稳定期,见表6-4。

表6-4　乳牙牙根的稳定期

部　位	牙根形成(岁)	牙根开始吸收(岁)	脱落期(岁)	牙根稳定期(岁)
乳中切牙	1.5	4	6～7	2～4(约2年)
乳侧切牙	1.5～2	5	7～8	2～5(约3年)
乳尖牙	3.5	7	9～12	4～7(约3年)

部 位	牙根形成(岁)	牙根开始吸收(岁)	脱落期(岁)	牙根稳定期(岁)
第一乳磨牙	2.5	8	9～11	3～8(约5年)
第二乳磨牙	3	8	10～12	3～8(约5年)

乳牙牙根吸收部位受继承恒牙位置的影响,吸收由牙骨质表面开始,广泛地向牙本质进展,渐渐涉及髓腔。如果继承恒牙先天缺失,乳牙牙根的吸收仍可发生,但吸收缓慢,脱落较晚。因为乳牙牙根的吸收并非取决于恒牙牙胚机械压力,但后者对乳牙牙根的吸收有促进作用。

乳恒牙替换期内,活动期的组织变化表现为乳牙牙根和局部骨质吸收,结缔组织溶解;静止期则表现为结缔组织增殖,局部骨组织和牙骨质增殖。可见,存在两种相反的组织变化。若在静止期,局部牙槽骨与牙根间发生骨性粘连,易形成低位乳牙,即低于殆平面,处于下沉状态,有碍于继承恒牙的萌出。

乳牙牙根有生理性吸收的特点:牙根吸收的初期,牙髓尚维持正常结构。当牙根吸收达1/4时,冠髓无变化,根髓尚属正常,但吸收面的纤维组织增加,近吸收面的牙本质细胞排列混乱及扁平化。当牙根吸收1/2时,冠髓尚属正常,根髓近吸收面的牙髓细胞减少、纤维增多,牙本质细胞变性、消失,且牙本质内壁有吸收窝。当牙根吸收达3/4时,正常牙髓细胞减少,牙本质细胞广泛萎缩、消失,纤维细胞增加,毛细血管新生,神经纤维渐渐消失,并有进行性内吸收。乳牙脱落时期,残存牙髓失去正常组织形态,无正常牙髓细胞、肉芽变性,牙冠的牙本质发生内吸收。了解乳牙牙髓组织变化的特点,有利于正确掌握乳牙牙髓病治疗的适应证。

(三) 牙齿萌出的时间顺序及牙列阶段

牙齿萌出有一定的顺序,其顺序比牙齿萌出时间更具有临床意义。乳牙的萌出顺序如图 6-1 所示,恒牙萌出顺序如图 6-2 所示。

上

24	14	18	9	8	8	9	18	14	24(月)
55	54	53	52	51	61	62	63	64	65
85	84	83	82	81	71	72	73	74	75
22	12	16	7	6	6	7	16	12	22(月)

下

图 6-1 乳牙的萌出时间(月)

注:上颌顺序依次为 1→2→3→4→5。

下颌顺序依次为 1→2→3→4→5。

上

18	12	6	12	10	12	9	8	8	9	12	10	12	6	12	18(岁)
18	17	16	15	14	13	12	11	21	22	23	24	25	26	27	28
48	47	46	45	44	43	42	41	31	32	33	34	35	36	37	38
16	12	6	12	10	9	7	6	6	7	9	10	12	6	12	16(岁)

下

图 6-2 恒牙的萌出时间(岁)

注:上颌顺序依次为 6→1→2→4→3,5→7→8。

下颌顺序依次为 6,1→2→3→4→5,7→8。

口腔流行病学调查时,恒牙、乳牙临床记录符号常采用两位数标记法表示,每个牙由两个阿拉伯数字表示。第一个数字代表该牙所在区,口腔内上、下、左、右共 4 个区。恒牙右上区为 1,左上区为 2,左下区为 3,右下区为 4;乳牙右上区为 5,左上区为 6,左下区为 7,右下区为 8。第二个数字代表该牙在牙列和区中的位置及牙类,由恒中切牙至第三磨牙,按序此 8 个牙的第二位数字即为 1、2、3、4、5、6、7、8;由乳中切牙至第二乳磨牙,按序此 5 个牙的第二位数字即为 1、2、3、4、5。例如,上颌左侧的乳尖牙即为 63,但读时应读成 6、3,而非六十三,以此类推。此标记法在检查时的读名,不必说某颌某侧某某牙,两位数字已明确表明。例如,读 8、4,就一定是右下第一乳磨牙。故两位数标记法适用于流行病学调查。

同一个体的同名乳牙在解剖形态上相同,因此全口 20 个乳牙的形态有 10 种。乳牙在形态学和组织学上虽与恒牙有相似之处,但也有其特点。

牙齿萌出时间存在着很大的个体差异,有遗传因素的影响,如种族、性别等;也有环境因素的影响,如气温、营养、疾病等,而且环境因素的影响更为普遍。在正常情况下,女孩比男孩牙齿钙化、萌出的时间早。营养良好、身高体重较高的儿童比营养差、身高体重较低的儿童牙齿萌出较早。寒冷地区的儿童比温热地区的牙齿萌出迟。乳牙根尖病变可以导致其下方的恒牙早萌或迟萌。牙齿萌出顺序也常常出现变异,最常见的是下颌第一前磨牙和下颌尖牙,约有 40% 儿童第一前磨牙先于尖牙萌出。此外,是上颌第二前磨牙和上颌尖牙萌出顺序的改变。牙齿萌出顺序在殆诱导中具有特别的意义,可以利用顺序拔牙法引导牙齿萌出到正确牙列位。

牙齿的萌出分为 3 个牙列阶段:

① 乳牙列阶段:婴儿出生后 6～7 个月开始陆续萌出,2 岁半至 3 岁左右乳牙全部萌出。

② 混合牙列阶段:儿童从 6 岁开始替换恒牙,一直到 12 岁左右乳牙全部替完。

③ 恒牙列阶段:恒牙全部萌出。

(四)常见的牙齿发育异常

牙齿发育异常是指牙齿数目、形态、结构及牙齿萌出异常,是儿童牙病中重要的一部分。

(1)牙齿数目异常　牙齿数目的增加或减少,包括先天缺牙、先天性无牙症(外胚叶发育不全综合征)和额外牙。

(2)牙齿形态异常　受遗传因素、环境因素的影响,牙齿外形发生变异。临床常见的有畸形中央尖、畸形舌侧窝、过大牙、过小牙、融合牙、双生牙、弯曲牙、牙髓腔异常(牛牙样牙)等。

(3)牙齿结构异常　在牙齿发育期间,在牙基质形成或钙化时发生障碍,造成牙齿发育异常,并在牙体组织留下永久性缺陷或痕迹。临床常见的有釉质发育不全、牙本质发育不全、釉牙本质发育不全、氟斑牙、四环素导致的牙齿变色。

(4)牙齿萌出异常　多见于恒牙,因为恒牙受乳牙疾患的影响较多,如乳牙滞留或早失等。临床常见的有牙齿萌出过早、牙齿萌出过迟、牙齿异位萌出和低位乳牙、乳牙滞留等。

(五)年轻恒牙的特点

恒牙虽已萌出,但未达殆平面,在形态、结构上尚未完全形成和成熟的恒牙称为年轻恒牙。年轻恒牙尚处于不断萌出中,故临床上见牙冠的高度显得低,牙根尚未形成,根尖孔呈开阔的漏斗状,髓腔整体宽大,根管壁薄,于萌出后 2～3 年内完全形成。因年轻恒牙萌出不久,磨耗少、形态清晰,前牙多见明显的切缘发育结节与舌边缘嵴。后牙殆面沟嵴明显、较深,形态复杂,裂沟多为 IK 型,难以自洁。牙龈缘附着的位置不稳定,随牙的萌出而不断退缩,需 3～4 年才会稳定。大部分恒牙自萌出后达殆平面需 7～12 个月。

年轻恒牙的硬组织薄,矿化度低,溶解度高,渗透性强。此特点亦为年轻恒牙龋蚀发展较快的因素之一。年轻恒牙的牙髓组织比成熟恒牙疏松,牙髓的血管丰富,生活力旺盛,因此其抗病能力及修复功能都较强,有利于控制感染和消除炎症。这也是临床上保存活髓疗法的有利条件。但是,由于牙髓抵抗力强,炎症也容易被局限而呈慢性过程,又因牙髓组织疏松、根尖孔大、血运丰富,感染也易扩散,故出现问题应及时治疗。

二、乳牙、恒牙的临床鉴别要点

熟悉乳牙解剖形态、萌出时期及次序等特点,有助于鉴别处于混合牙列期的乳恒牙。临床上常以下列各点加以鉴别。

(1) 磨耗度 由于乳牙萌出早又易磨耗,故切嵴、牙尖磨耗明显。恒牙新萌出不久,磨耗不明显,新萌出的恒切牙尚可见明显的切嵴结节。

(2) 色泽 乳牙色白,而恒牙微黄、更有光泽。

(3) 形态 乳牙牙冠高度短,近远中径相对较大,并具有牙冠近颈 1/3 处突出明显、颈部收缩等特点。

(4) 大小 与同名牙相比,乳牙比恒牙小。

(5) 排列 在完整的牙列中,可参考牙齿排列的次序加以鉴别。

(6) X 线片 乳牙根分叉度大,牙根有生理性吸收,在其下还有一正在发育的继承恒牙。

三、乳牙的重要性

1. 有利于儿童的生长发育

乳幼儿时期是生长发育的旺盛期,健康的乳牙有助于消化,有利于生长发育。正常的乳牙能发挥良好的咀嚼功能,给颌、颅底等软组织以功能性刺激,促进其血液、淋巴循环,增强其代谢,进而有助于颌面部正常发育。若咀嚼功能低下,颌面的发育会受到一定影响。

2. 利于恒牙的萌出及恒牙列的形成

乳牙的存在为继承恒牙的萌出预留间隙。若乳牙因邻面龋致近远中径减小,或因乳牙早丧失,邻牙发生移位,乳牙原占间隙缩小,继承恒牙因间隙不足而位置异常。乳牙过早丧失可使继承恒牙过早萌出或过迟萌出。乳牙的根尖周病亦可使继承恒牙过早萌出,也可影响继承恒牙牙胚发育,导致釉质发育不全,即特纳牙。乳牙对恒牙的萌出具有一定的诱导作用。如第一恒磨牙萌出时,以第二乳磨牙的远中为诱导面,向对殆方向萌出。若第二乳磨牙过早丧失,第一恒磨牙失去诱导面,常发生近中移位或斜向近中,故乳牙过早丧失常致恒牙列不齐。

3. 有利于发音及心理发育

乳牙萌出期和乳牙列期是儿童开始发音和学语的主要时期,正常的乳牙列有助于儿童正确发音。此外,乳牙的损坏,尤其是上乳前牙的大面积龋或过早丧失,常常给儿童心理上带来不良影响。

第四节　儿童口腔护理操作技术

一、行为管理技术

（一）行为分类、心理特点和行为表现

1. Frankle 行为分类

（1）积极合作　对治疗积极配合，表现出自愿、高兴；能理解治疗、护理和预防的重要性，与口腔医师和护士关系融洽，对治疗和护理表示高度的兴趣，以微笑伴随治疗和护理全过程。

（2）合作　在有些条件下接受医师的诊治；能安静地接受医护人员的指示，即使有时流眼泪，也不会影响治疗和护理。

（3）不合作　不配合或不愿意治疗和护理，表现出态度消极，不高兴，有轻微哭闹现象；这类孩子一般年龄较小或有学习障碍，畏惧医院环境，曾经被惊吓，不自信。

（4）极不合作　拒绝治疗，哭闹、逃跑、暴跳、恐惧害怕及多种拒绝反应。由于孩子不能理解和处理需要治疗的环境，有特殊情况的孩子多见，年龄从幼儿至青少年都有。

2. 心理特点

儿童心理因年龄差异变化较大，下面只简述 3 个共性特点。

（1）恐惧心理　到儿童口腔科就诊的患儿大多有程度不同的恐惧感，尤以幼儿期和学龄前儿童多见。其表现为神情不安、躁动、害怕、紧张、哭闹，不愿和医护人员交谈，不愿接受甚至拒绝诊疗。

（2）依赖心理　儿童（特别是婴幼儿）对家人有明显的依赖感，依赖程度取决于家长对儿童信息和要求反应的速度和满足的程度。反应越快，满足越好，依赖性就越强。其表现为认生，不愿和亲人分离，听从亲人的话。亲人在椅旁陪伴，可以协助完成诊疗，强行分离就难以诊疗。

（3）焦虑心理　由于对口腔治疗的不了解，患儿常常出现焦虑心理，表现为烦躁、出汗、脸色苍白、心跳加快、情绪变化大、语言增多或减少，甚至尿频。

3. 在口腔治疗中儿童的行为表现特点

（1）一时性　儿童的情绪与同一行为持续时间短。对不合作的儿童进行诊疗时不应焦急、烦躁；对合作的儿童，诊疗时间不要过长，避免患儿对治疗产生烦躁情绪而转为不合作。

（2）爆发性　儿童自控能力差，表现为爆发性。在诊疗中出现疼痛时，就会突然出现晃头、手拉、脚蹬、哭闹等动作。此时，如果医护人员思想上没有足够重视和充分准备，很有可能发生意外伤害。治疗中护士应注意观察患儿的反应，协助制动。对反应强烈的患儿，应暂时停止诊疗。

（3）兴趣性　儿童的行为表现与其兴趣相关。耐心讲解，使其对治疗产生好奇、兴趣，积极配合治疗。在第一次诊疗中应避免给患儿造成痛苦，增加患儿的恐惧心理，厌恶治疗，导致不合作行为的出现。

（4）真实性　儿童行为和心理表里如一，一般表现为真实性。但是，也有极少数儿童因害怕而说牙不痛，此时应向监护人详细询问病史。在诊疗操作中更应该密切注意观察患儿的面部表情和手、足、身体的行为反应。

（二）非药物行为管理

1. 言语交流法

与患儿的语言交流是第一步。要想和患儿进行成功的语言交流，首先必须了解儿童语言发育的特点。因此，应根据年龄和语言发育特点，区别对待。总的原则是避免专业化，采用简单易懂、具体形象的形体语言。形体语言对婴幼儿尤为必要，医护人员的一个举动、一个眼神、一个表情都可以给患儿传达一个信息。如医护人员面带微笑，投以亲切和善的目光，用手轻轻抚摸患儿，都会传达一种亲切友善的信息。反过来，即使患儿不说话，医护人员也可以从形体表现中知道患儿对诊疗的反应。童语就是把牙科专业用语形象化、儿童化。例如，将口镜说成是照牙的小镜子，探针是抓虫子的小钩子，涡轮制洞是给牙洗澡，涂布黏结剂是涂胶水等。言语交流中，护理人员还可以通过语调、语速的控制来影响并指导患儿的行为。

2. 分散注意力法

将患儿的注意力从可能引起不快感受的事物上转移，降低对不愉快刺激的感受性，例如，通过数数、听音乐的形式。

3. 正强化法

正强化是奖励希望出现的行为而促使这些行为的出现得到加强的方法。例如，通过面部表情、语言鼓励以及适当物质奖励等形式给予鼓励。

4. 行为塑造

采用儿童理解的语言解释完成治疗和护理所需的理想行为，即有条理和分步骤地教会孩子如何按照口腔医师和护士的要求进行行为配合治疗。例如，TSD法（tell-show-do）即告知-示范-操作（系统脱敏治疗）。这是一种在口腔医疗护理操作过程中使用十分广泛并非常有效的一项技术，包括采用与患儿发育水平相适应的语言来解释将要进行的操作（tell）；在小心设定的无威胁的条件下，向患儿展示该操作在视觉、听觉、味觉及触觉方面的表现（show）；在不偏离解释和示范的条件下完成操作（do）。TSD技术通常与交流技术（语言及非语言）及正强化技术一起应用，可以使家长和孩子充分了解治疗护理的各个步骤，降低患儿预期的焦虑程度。

5. 母子分离或不分离法

患儿与母亲暂时分离或允许家长在诊室陪伴。关于口腔治疗中母子是否分离的问题，医师的观点和家长的态度存在很大分歧，孩子对母子分离与否的反应也是多种多样的。医师有责任为达到最好的治疗组合，并根据每个患儿的特殊情况以及家长的希望介入治疗情况，决定具体的交流方法。

6. HOM 法

HOM（hand-over-mouth）技术是一种被广泛接受并普遍应用的行为管理技术。将一只手放在患儿的嘴上并通过语言明白地告诉他什么行为是希望出现的，然后告诉患儿如果他开始做医师希望出现的行为，则马上就会把手拿开。当患儿做出反应后就立即将手拿开并强化其良性行为。此方法适应于当患儿出现了针对牙科治疗的反抗、吵闹或歇斯底里等行为时。在使用HOM技术时，必须通知家长并取得其同意。使用了HOM方法后要记入病历。对于因年龄、能力、药物或情感上的不成熟而不能理解与合作的患儿一般不使用。

7. 无痛法

疼痛是导致患儿恐惧、拒绝诊疗的最大原因，无痛操作原则在儿童口腔科中尤为重要。

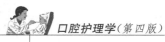

临床操作中,把有可能引起疼痛的操作放在最后,一旦患儿感觉疼痛,诊疗基本完毕。最好在局麻下进行牙病诊疗操作,对注射部位应进行表面麻醉。也可采用无痛去龋技术,如激光、化学去腐技术等。

8. 观摩交流法

对某些因恐惧、拒不接受诊疗的患儿,可让其观摩合作患儿的诊疗情况,再让合作儿童讲述自己的诊疗感受和体会。互相交流,有时可以达到消除恐惧、接受治疗的目的。

9. 环境感化法

营造适合儿童特点的诊疗环境,可以减轻患儿的恐惧心理。诊室布置趋向家庭化和乐园化。候诊室应宽敞、舒适,有条件的可在医院候诊室装备音响、电视,提供饮品,使患儿享受到优质服务。医护人员的服装颜色最好为暖色调。

（三）家长行为的分型与引导

1. 家长的分型

（1）权威型　这类型的家长不但能对孩子提出合理的要求,而且能对孩子的行为做出适当的限制。比如,他们懂得倾听孩子,尊重孩子,同时又是理性、包容的。在与大人的互动中,孩子性格表现开朗活泼,比较容易和人相处。

（2）专制型　家长专制霸道,只是一味地对孩子提出要求和限制,很少理会孩子的感受,并且常常不自觉地伤害孩子的心灵。如果孩子不愿意听从家长的话,家长就会采取粗暴的惩罚措施。专制型教养的孩子表现焦虑抑郁,情绪管理能力差,冲动易怒并有较强的逆反心理。

（3）溺爱型　家长总是满足孩子的各种要求,不提出任何要求,也不进行适当的管教。溺爱型的孩子责任性差,合作意识差,自控能力也差,如沉迷游戏等。

（4）忽视型　家长对孩子的成长问题十分马虎,没有刻意要求孩子、给孩子定规矩,很少关心。忽视型教养的孩子表现为生活自理能力、认知能力、社交能力差,且不善言谈、冷漠,人际关系较差。

（5）焦虑型　家长对孩子的各方面关注度都非常高,在无形中就会把焦虑或恐惧传递给孩子。焦虑型教养的孩子也容易对事物产生敏感的心理,而存在各种行为问题。

2. 家长的行为引导

家长对待口腔保健的积极态度及对儿童口腔疾病的早期预防措施,可减少牙病、减少治疗和消极的就医经历。就诊前了解家长的类型分类,针对性让家长获得口腔治疗的积极印象,并使家长了解在诊疗过程中患儿可能出现的问题,以便家长提前思考并做出正确的反馈。家长的依从性及配合程度对患儿能否顺利诊疗起着决定性的作用。

（四）药物行为管理

1. 口服药物镇静

口服给药是儿童口腔科临床较为常见的轻、中度镇静时的用药途径,其原理是利用药物的镇静、催眠作用消除精神和肌肉紧张,完成治疗。

（1）适应证　美国麻醉医师协会（American Society of Anesthesiologists, ASA）分类的Ⅰ类或者Ⅱ类患儿,由于心理或情感发育不成熟、智力或生理上有残疾而不能合作的患儿。

（2）常用药物及其禁忌证　儿童口腔临床常用的口服镇静药物为咪达唑仑。其禁忌证为窄角青光眼、严重的呼吸系统疾病、心力衰竭和严重的肝肾功能不全。

（3）用药方法

① 用药时间：服药 20 min 左右后检测患儿的生命指征和镇静深度。

② 用药剂量：计算患儿所需的镇静药物剂量（咪达唑仑 0.25～0.5 mg/kg，≤20 mg/次）。需遵医嘱使用。

（4）治疗中的护理

① 治疗前护理人员应全面了解患儿的治疗内容，提前备好用物。

② 称量患儿体重，根据医嘱准确计算用药量。

③ 嘱咐家长准备不含果粒的果汁，协助患儿服药，记录服药时间。

④ 治疗中密切关注患儿的生命体征。掌握镇静药物及拮抗药物的特性，掌握基本的急救措施。

（5）注意事项

① 提前与家长交流，因个体差异，用药后可能出现镇静效果不佳等现象。

② 须在独立安静的诊室服用镇静药物，并告知监护人注意事项，观察患儿用药后反应。

③ 待药物发挥作用时才能进行口腔治疗。

④ 对急性症状和哭闹不止的患儿不宜用药。

⑤ 治疗时麻醉师应在场。

⑥ 治疗结束后，患儿需留院观察 1 h，至患儿完全清醒，方可离院（期间注意防跌伤）。

2. 笑气吸入镇静

笑气（氧化亚氮）吸入镇静法是精神镇静法之一，是让患儿吸入 30% 左右的低浓度笑气和 70% 左右高浓度氧气的混合气体，在不丧失意识的情况下，解除患儿的紧张情绪，减少对牙科诊疗疼痛反应。这是一种安全的、起效快、镇静深度易控制，并且恢复快速完全的方法。

（1）适应证　对牙科治疗有较强焦虑和恐惧感，呕吐反射强的患儿，持续时间较长或侵袭性较大的牙科治疗，智障者、残疾儿童口腔科的诊疗。

（2）禁忌证　扁桃体肿大、鼻塞等上呼吸道感染，中耳炎、肠梗阻、气胸等闭合腔性疾病。

（3）操作方法

① 术前检查：向患儿或监护人了解既往口腔科诊疗情况，评估患儿不合作的程度，征询患儿监护人的意见。询问全身有无器质性病变等病史。

② 术前处置：告诉患儿吸入笑气时不要害怕，吸入后开始会出现身体暖烘烘的、手足稍有麻痹的感觉，没有疼痛感觉。检查笑气吸入鼻罩是否通畅，帮患儿戴上试吸。

③ 吸入：最好选用仰卧位；再次试戴鼻罩，确认合适；鼻罩可用带子固定；先吸入 100% 氧气以练习鼻呼吸，确定潮气量。确认鼻罩呼吸瓣规则地开闭以后，调整其流量至患儿在闭口状态下能无意识地鼻呼吸即可。鼻呼吸规则形成后，开始吸入笑气。笑气浓度从 5% 开始，可根据患儿的反应调整浓度，以 5% 递增至最佳状态，一般以 30% 为宜，最高不能超过 70%。

④ 维持：达到镇静程度（神情平和，手足和身体肌肉松弛）时，可以开始口腔科治疗。可以直接询问患儿鼻呼吸是否顺畅，也可以从鼻罩的呼吸瓣是否规则开闭加以确认。最好使用开口器维持患儿开口状态。

⑤ 恢复：治疗完毕，终止笑气吸入，吸入 100% 氧气 3～5 min；拆下头带、鼻罩，卧位休息 5 min；再在候诊室观察 10～15 min，走路无身体晃动时即可随监护人离开。

（4）注意事项　患儿的术前评估很重要，应尽量采集病史，排除禁忌证。若在治疗过程中患儿出现恶心、呕吐或过度镇静的表现（如出汗、脸色苍白），则应马上关闭笑气而给患儿吸入纯氧。镇静过程中必须保证纯氧浓度不低于30%，并且配备专门的监护、急救设施。

3. 全身麻醉

将麻醉药经呼吸道吸入、静脉或肌肉注射进入患儿体内，以产生暂时可逆性的中枢神经系统的抑制，临床表现为神志消失、全身痛觉丧失、遗忘、反射抑制和骨骼肌松弛的一种状态。

（1）适应证　严重的智力残疾患儿；全口大多数牙需治疗，但又不合作的患儿；特异性体质对局麻不敏感的患儿；希望一次处理完毕患儿；患有全身性疾病，无法耐受日常门诊治疗的患儿；须外科手术，同时有牙齿疾病的患儿。

（2）禁忌证　ASA分级为Ⅲ级及以上的患儿；患儿的全身状况不适宜药物镇静或全身麻醉。

（3）护理配合

① 治疗前准备：做好全景片、血常规、尿常规、凝血、心电图、胸片、肝肾功能、感染项目的检查；协助麻醉师和口腔医生对患儿进行术前检查和口腔检查；签署知情同意书；交代术前注意事项，避免麻醉时发生意外。

② 治疗中配合：参与术前讨论，根据患儿病情，提前准备用物；医护麻三方做好安全核查；遵医嘱建立静脉通道；熟练配合医生做好四手操作；严密监测生命体征，控制静脉入量；协助麻醉医师插管、固定。

③ 治疗后护理：平卧，头偏向一侧，防止呕吐物误吸；吸氧、注意生命体征的监测；半清醒状态下异常躁动，防止患儿发生坠床等不良事件；真实、完善书写护理记录单；做好术后指导，遵医嘱离院；为患儿预约复诊时间，做好术后回访。

（4）注意事项

① 确认禁食禁饮时间，保障手术安全。

② 鼻腔麻醉插管的位置避免挤压、移位而影响呼吸。

③ 术中注意保护眼睛，避免暴露性角膜炎发生。

④ 严密监测生命体征，保障手术顺利、安全。

二、护理配合操作技术

（一）诊室要求

诊断室是口腔诊室的重要区域，也是口腔医护人员诊治患儿的区域，应采用温馨、柔和的色调，可在墙面、视线突出处贴上卡通图案，以符合儿童的心理特性。诊室需配备综合治疗椅、电脑、打印机、边台、护理边柜、基本仪器设备和材料。边台的长度根据诊室的空间设计而定，边台内需安装废物桶、分别放置医疗垃圾和生活垃圾。废物桶不应暴露在诊室环境之中。水池大小适宜，为符合感染要求，建议安装感应供水或者脚踩式龙头。一个诊断室多台牙椅位的，工作单位基础面积应不少于 $10\,\mathrm{m}^2$；独立空间诊断室的面积在 $13\sim15\,\mathrm{m}^2$。在开放式诊室中，治疗台之间需安装不低于 $130\,\mathrm{cm}$ 的隔板，以保护病人隐私，消除患儿紧张情绪，方便医患交流。

（二）人员管理

随着现代医学技术水平的不断提升，传统的四手操作模式已不能满足儿童口腔医生的诊治要求，以及患儿的就诊需求。六手操作护理服务理念及模式应运而生，其特点主要由医生、配合护士和巡回护士配合，两名护士分工合作，各司其职，有条不紊。

1. 巡回护士工作内容

巡回护士工作的内容包括：提前一天联系家长,确定就诊当天患儿能否正常就诊;就诊前准备患儿病例、辅助检查资料;向医生汇报患儿就诊原因及其基本情况;记录检查结果及治疗方案;告知患儿家长治疗内容、时间、费用,签署知情同意书;术后负责健康指导及复诊预约,为患儿提供个性化的快捷、细致和贴心的服务。

2. 配合护士工作内容

配合护士工作的内容包括：做好治疗前准备,协助患儿上椅位、漱口;主动配合为患儿上开口器;术中调节光源,及时吸出血液和唾液;做好四手配合,注意保护患儿安全,按需传递各种器械,调和材料;治疗完成后用物的收集及归类。

在整个过程中,医生、护士3人深入配合,密切合作,可缩短治疗时间,减少医护人员的工作疲劳及患儿的恐惧感。

（三）病人管理

1. 患儿的需求

满足患儿的需求,是医护人员的最终目标。患儿的需求可以分为3个层面：

（1）对治疗的需求 治疗中无痛,治疗后疼痛缓解。

（2）对优质护理服务的需求 医务人员与患儿有效沟通、相互理解和合作,有良好的技术服务质量。

（3）对就诊环境的需求 环境温馨、舒适,符合儿童的心理特性,保护患儿隐私,控制声音。

2. 患儿安全管理

儿童口腔科就诊患儿较多是学龄前期儿童,其心理发育尚不完善,不能很好控制自己的情绪及动作。在治疗过程中,医护人员应随时保持警惕,防止患儿突然动作而造成医疗安全不良事件。

四手操作时的器械传递应避开患儿视线,特别是传递尖锐器械时,以免引起患儿恐惧。

根据不同年龄段孩子的心理特点,可通过非药物性行为引导方式或辅助保护性固定、笑气/氧气吸入镇静等药物性行为管理方法,协助医生做好术中患儿的行为管理,保障医疗安全。

第五节 | 儿童常见牙病病人的护理

一、乳牙龋病

【案例导入】 患儿,男,4岁。主诉:家长近期发现牙齿表面发黑,自述牙无不适。现病史:患儿出现右、下后牙蛀牙。否认有冷热痛、遇酸甜痛,否认有咀嚼痛、夜间痛和自发痛。既往史:否认有全身病史、否认药物过敏史、否认传染病史。体格检查:乳牙列期,前牙正常覆合覆盖,84牙远中、骀面龋,中等深度,叩（一）,牙龈（一）。辅助检查:84牙龋达牙本质浅层,未见根分歧暗影。诊断:84牙乳牙中龋。治疗方案:84牙充填术。

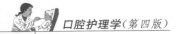

思考题

（1）该患儿目前存在哪些护理问题？

（2）该患儿的护理措施有哪些？

【护理评估】

1. 健康史

询问有无全身系统性疾病史、家族史、过敏史、手术史、传染病史，有无牙科诊疗及其他并发症经历。评估患儿认知能力、对治疗和护理的承受能力。了解口腔卫生习惯及饮食习惯，患儿是否了解刷牙方法、时间，正确使用牙线，定期口腔检查等情况。评估监护人状况：家长对看牙的态度。

2. 身体状况

（1）口腔卫生　评估口腔卫生状况。

（2）局部状况　评估龋损牙位、数目、龋坏的程度及口腔黏膜健康情况。

（3）全身健康状况　认知能力、对治疗和护理的承受能力。

（4）口腔卫生习惯及饮食习惯　是否了解刷牙方法、时间，正确使用牙线，定期口腔检查等情况。

3. 辅助检查

（1）视诊　观察牙面有无黑褐色改变和失去光泽的白垩色斑点，有无腔洞形成。

（2）探诊　利用尖头探针探测龋损部位有无粗糙、勾拉或插入的感觉。探测洞底或牙颈部的龋洞是否变软、酸痛或过敏，有无剧烈疼痛。还可探测龋洞部位、深度、大小、有无穿髓孔等。

（3）温度及活力刺激实验

① 冷热试验：当龋洞深达牙本质时，患儿即可能叙说对冷、热或酸、甜刺激敏感，甚至难以忍受的痛感，可用冷热刺激检查。检查前充分告知患儿注意事项及配合要领。正常牙髓对温度变化和电流刺激有一定耐受力，低于 10℃ 的冷刺激和高于 60℃ 的热刺激可引起牙髓反应。冷诊法可用冷水、乙醇或水冰柱。热诊法可用热牙胶测试。注意患儿描述检查的反应。

② 牙髓活力电测验：用电刺激检查牙髓神经末梢的反应。检查前做好患儿的解释工作，鼓励其正确配合检查；准备牙髓活力电测仪、导电探头、湿小棉球；协助医师检查并记录结果。器材用毕严格消毒灭菌备用。

（4）X 线检查　检查龋洞的深度及其与牙髓腔的关系，以及不易用探针查出的邻面龋、继发龋或隐匿龋等状况。

（5）透照　用光导纤维装置检查邻面龋，可以直接看出龋损部位和病变深度、范围。检查前牙邻面龋洞甚为有效。

4. 心理-社会状况

评估患儿对诊疗的情绪反应，有无焦虑、紧张、烦躁不安等不良情绪，陪伴者的分型、心情和态度；家长对治疗效果的要求及经济承受能力。

【治疗原则】

① 终止龋坏的发展，保护牙髓的正常运动，避免因龋坏而引起的并发症。

② 恢复牙体的外形和咀嚼功能，维持牙列的完整性，使乳牙能正常替换，有利于颌骨的

生长发育,达到面部的美观协调和健康。

【常见护理诊断/问题】

(1)疼痛 与治疗过程中物理刺激牙本质有关。

(2)社交障碍:自卑 与前牙缺损有关。

(3)有误吸或误吞的危险 与患儿年龄小、自我控制能力差有关。

(4)家长焦虑 与家长担心病情发展和预后有关。

(5)知识缺乏 缺乏儿童口腔卫生保健知识。

【护理计划与实施】

(一)护理目标

① 患儿疼痛得到减轻或消除。

② 焦虑/恐惧缓解或消除。

③ 无细小器械、碎屑、冲洗液误入气管或食道,未发生口腔黏膜损伤。

④ 了解口腔保健常识,掌握配合治疗的方法。

⑤ 无交叉感染。

(二)护理措施

1. 常规用物准备

(1)常规用品 器械盘(口镜、探针、镊子)、治疗巾、一次性三用枪喷头、口杯、高/低速手机、强/弱吸引器、无菌手套、各型钻针、防护衣(必要时)、防护面罩。

(2)局部麻醉用品 表面麻醉/局部麻醉药、卡局式注射器或计算机程控麻醉仪、1%碘伏、消毒棉签。

(3)隔湿用品 橡皮障系统、咬合垫、扩口器、大/小棉卷。

(4)黏结/充填用品 酸蚀剂、黏结海绵棒、黏结剂、树脂充填材料、树脂充填器械、光固化灯。

(5)调𬌗、抛光用品 咬合纸、调和车针、打磨抛光系统。

2. 儿童口腔科乳牙龋病器械及物品准备

(1)乳牙充填术 常规用品、局部麻醉用品、隔湿用品、黏结/充填用品、调𬌗、抛光用品同前。其他物品准备挖匙、各型充填器。

(2)乳前牙树脂冠套修复术 常规用品、局部麻醉用品、隔湿用品、调𬌗、抛光用品同前。其他物品准备金冠剪、75%乙醇棉球、止血凝胶、前牙树脂冠套、树脂材料。

(3)乳磨牙金属预成冠修复术 常规用品、局部麻醉用品、隔湿用品同前。其他物品准备金冠剪、缩颈钳、止血凝胶、乳牙金属预成冠、75%乙醇棉球、黏结用玻璃离子水门汀、调和刀和调和纸。

3. 护理配合

(1)乳牙充填术

① 热情接待患儿及家长;做好患儿行为引导,协助患儿上椅位,调节至舒适体位;为患儿系好围巾,调整光源,保障医生视野清晰。

② 安装高/低速手机及钻针;协助医生去腐,及时吸唾,吸唾时注意避开软腭等敏感位置;避免过多水分引起患儿恶心不适。

③ 协助医生清洁并干燥备好的窝洞。

④ 传递酸蚀剂以酸蚀牙面，酸蚀好的牙面呈白垩色；协助医生冲洗牙面，及时吸掉多余的唾液及水分，保持术区清洁与隔湿完善。

⑤ 将黏结海绵棒蘸取适量黏结剂，传递给医生，协助固化照射。

⑥ 传递树脂充填材料，行窝洞充填，协助固化照射。

⑦ 调𬌗、抛光：更换调和及抛光器械，传递咬合纸，协助打磨、抛光。

⑧ 治疗结束：整理面部污物，协助患儿下椅位，分类整理用物，整理诊疗单元。

（2）乳前牙树脂冠套修复术

① 热情接待患儿及家长；做好患儿行为引导，协助患儿上椅位，调节至舒适体位；为患儿系好围巾，调整光源，保障医生视野清晰。

② 局部麻醉：蘸取适量的表面麻醉剂，传递给医生行患牙表面局部麻醉；将蘸有碘伏的消毒棉签传递给医生，局部消毒；传递安装好局部麻醉药品的注射器或计算机程控麻醉带针手柄给医生，协助局部麻醉。传递注射器时注意避开患儿视线，以免引起患儿恐慌。

③ 协助医生安装好橡皮障，注意软硬组织保护。

④ 安装高速手机及钻针，协助医生进行牙体预备。

⑤ 将试好的树脂冠套用75%乙醇棉球消毒，吹干备用。

⑥ 传递酸蚀剂以酸蚀牙面，酸蚀好的牙面呈白垩色。协助医生冲洗牙面，及时吸干多余的水分和唾液，保持牙面清洁干燥、不被唾液污染。

⑦ 将黏结海绵棒蘸取适量黏结剂传递给医生，协助固化照射。

⑧ 将树脂充填材料注入备好的冠套内（约冠套的2/3容量），传递给医生；协助医生去除牙颈部和排溢孔溢出的多余充填材料；协助医生完成光照固化；待医生取下冠套，更换钻针；协助调𬌗、抛光。黏结树脂冠套时注意区分唇面和腭面。

⑨ 治疗结束：整理面部污物，协助患儿下椅位，分类整理用物，整理诊疗单元。

（3）乳磨牙金属预成冠修复术

① 热情接待患儿及家长；做好患儿行为引导，协助患儿上椅位；调节至舒适体位，为患儿系好围巾，调整光源，保障医生视野清晰。

② 局部麻醉：同乳前牙树脂冠套修复术中的局部麻醉。

③ 安装高速手机及钻针，协助医生进行牙体预备。

④ 医生试戴金属预成冠时，传递金冠剪、缩颈钳，以修整预成冠（需要时）。

⑤ 协助医生保持术区干燥，患牙彻底隔湿。

⑥ 将试好的金属预成冠用75%乙醇棉球消毒，吹干；调和适量的黏结用玻璃离子水门汀，装进金属预成冠中（容量约为预成冠的2/3）传递给医生。

⑦ 预成冠黏结到预备好的基牙上后传递牙线，协助医生清洁患牙颈缘和邻面。黏结时注意咬合关系，避免咬合过高。

⑧ 治疗结束：整理面部污物，协助患儿下椅位，分类整理用物，整理诊疗单元。

【健康指导】

① 告知患儿尽量少吃太黏的食物，以免充填体脱落。

② 注意口腔卫生，保持口腔清洁，如有问题及时复诊，定时复诊检查。

③ 使用局麻药后，交代患儿不要咬嘴唇，以免形成创伤性溃疡。

二、乳牙及年轻恒牙牙髓病/根尖周病

【案例导入】 患儿,男,6岁。主诉左、上后牙吃东西痛1周。现病史:左、上后牙吃东西痛1周,否认有冷热痛、遇酸甜痛,自述有咀嚼痛,否认夜间痛、自发痛。既往史:否认有全身病史,否认药物过敏史,否认传染病史。体格检查:混合牙列期,前牙正常覆合覆盖,64牙远中、𬌗面龋,较深,探(一)、叩(十)、松动(一)、牙龈(一)。辅助检查:64牙冠部见低密度影近髓,牙根未见明显吸收,见根分歧暗影,24牙有骨质覆盖。诊断:64牙乳牙根尖周炎。治疗计划:64牙乳牙根管治疗及预成冠修复。

思考题

(1) 该患儿目前存在哪些护理问题?

(2) 护士应如何配合治疗和护理?

根尖周围组织通过根尖孔密切相连,牙髓组织中的病变产物、细菌及其毒素等很容易通过根尖孔扩散到根尖周围组织,引起根尖周病;牙周组织疾病,其细菌也可经根尖孔进入髓腔引起逆行性感染。

【护理评估】

1. 健康史

了解患儿是否经常接受牙科诊疗;最近接受过的口腔治疗名称,治疗原因;评估患儿配合治疗能力;评估监护人对口腔健康的态度,对口腔预防治疗的态度;评估患儿及家长对根尖周炎的治疗意义、治疗方法、预后、并发症、治疗费用等的了解程度;评估口腔卫生状况:菌斑、软垢、牙石和色渍,有无食物崁塞和口臭等情况。

2. 身体状况

乳牙根尖周炎临床早期症状不明显,就诊时已有相当一部分患儿出现急性牙槽脓肿或间隙感染病变,且较严重。慢性根尖周炎急性发作在临床最为常见,表现为剧烈的自发性疼痛、咀嚼痛和咬合痛;若穿通患牙髓腔,常见穿髓孔溢血或溢脓。患牙松动并有叩痛,根尖部或根分叉部的牙龈红肿,有的出现颌面部肿胀,所属淋巴结肿大,并伴有全身发热等症状;积累在根尖组织的脓液若未通过人工方法引流,牙龈可出现瘘管,从龈沟反复溢脓,反复肿胀,加剧患牙的松动。

3. 辅助检查

(1) X线检查 检出邻面龋、隐匿龋及继发龋,龋洞与髓腔的关系。

(2) 牙髓活力电测验 用电刺激检查牙髓神经末梢的反应。检查前做好患儿的解释工作,争取正确配合检查;准备牙髓活力电测仪、导电探头、湿小棉球;协助医师检查并记录结果。仪器用毕严格消毒灭菌备用。

确定根尖的发育情况、根尖周组织病变情况有重要意义。

4. 心理-社会状况

评估患儿及家长对乳牙根尖周炎的认知情况及期望程度,因牙齿疼痛不适会出现焦虑和烦躁情绪。有极少数存在儿童牙科畏惧症,但绝大多数能较好地配合治疗护理。

【治疗原则】

① 去除炎症,缓解疼痛。

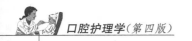

② 保存患牙,恢复牙体的外形和咀嚼功能。

③ 维持牙列的完整性。

④ 利于颌骨、牙弓的发育及乳牙对继承恒牙的引导作用。

【常见护理诊断/问题】

(1) 疼痛　与治疗过程中牙髓和根尖刺激有关。

(2) 舒适的改变　与乳牙根尖周病诊疗过程张口时间长有关。

(3) 有感染的危险　与乳牙根尖周病治疗的牙髓和根管操作有关。

(4) 有误吞/误吸的危险　与患儿体位或操作不当有关。

(5) 焦虑/恐惧　与担心疾病预后有关。

(6) 知识缺乏　与缺乏乳牙根尖周病相关知识。

【护理计划与实施】

(一) 护理目标

① 患儿及家属了解治疗方法、治疗效果、预后及治疗费用。

② 患儿疼痛病症得到减轻或消除。

③ 焦虑/恐惧得到缓解或消除。

④ 未发生口腔黏膜损伤,无细小器械、碎屑、冲洗液误入气管或食道。

⑤ 未发生感染及交叉感染,无口腔黏膜损伤,过敏反应及晕厥。

⑥ 增强自信心。

(二) 护理措施

1. 常规用物准备

① 常规用品、局部麻醉用品、隔湿系统用品、黏结/充填用品、拔髓、根管预备用品、调𬌗、抛光用品。

② 根管冲洗用品:5 ml 冲洗空针、3%过氧化氢、1%次氯酸钠、0.9%氯化钠。

2. 儿童口腔科乳牙及年轻恒牙牙髓病/根尖周病器械及物品准备

(1) 乳牙及年轻恒牙牙髓切断术

① 常规用品,局部麻醉用品,隔湿用品,拔髓、根管冲洗用品,黏结用品。同前。

② 其他物品:吸潮纸尖、盖髓剂、乳牙根管消毒糊剂、乳牙根管充填糊剂、氧化锌丁香油酚暂封膏、玻璃离子水门汀、医用凡士林。

(2) 乳牙牙髓摘除术及根管治疗术

① 常规用品,局部麻醉用品,拔髓、根管预备及根管冲洗用品,隔湿用品,黏结用品。同前。

② 其他物品:吸潮纸尖、乳牙根管消毒糊剂、乳牙根管充填糊剂、氧化锌丁香油酚暂封膏、玻璃离子水门汀、医用凡士林。

(3) 年轻恒牙根尖周病治疗术

① 常规用品,局部麻醉用品,拔髓、根管预备及根管冲洗用品,隔湿用品,黏结用品。同前。

② 其他物品:吸潮纸尖、根管消毒糊剂或三联抗生素糊剂、根尖诱导制剂或牙髓再生制剂、氧化锌丁香油酚暂封膏、玻璃离子水门汀、医用凡士林。

3. 护理配合

(1) 乳牙及年轻恒牙牙髓切断术

①　热情接待患儿及家长;做好患儿行为引导,协助患儿上椅位;调节至舒适体位,为患儿系好围巾,调整光源,保障医生视野清晰。

②　局部麻醉:参照乳前牙树脂冠套修复术中的局部麻醉。

③　协助医生安装好橡皮障;去除龋坏组织后,更换消毒钻针用于开髓;及时吸干唾液及水分,避免污染。切髓时注意避免污染牙髓。

④　将3%过氧化氢、1%次氯酸钠、0.9%氯化钠冲洗液依次传递给医生,交替冲洗;及时吸干唾液及水分,保持术区清洁与隔湿完善,严格要求无菌。

⑤　传递 MTA 或 iroot BP 给医生,准备生理盐水小棉球,用于按压,使材料与牙髓贴合。

⑥　传递暂封材料进行窝洞封闭。

⑦　治疗结束:整理面部污物,协助患儿下椅位,分类整理用物,整理诊疗单元。

⑧　复诊:如需充填,参考充填术的护理操作。

⑨　需行预成冠修复,参照预成冠修复术护理操作。

（2）乳牙牙髓摘除术及根管治疗术

①　热情接待患儿及家长;做好患儿行为引导,协助患儿上椅位,调节至舒适体位;为患儿系好围巾,调整光源,保障医生视野清晰。

②　局部麻醉:参照乳前牙树脂冠套修复术中的局部麻醉。

③　协助医生安装好橡皮障,去除龋坏组织,及时吸唾。

④　根据需要将不同型号的拔髓针安装于神经髓柄上,传递给主诊医生。

⑤　拔髓后选择合适的 H 型、K 型扩挫针,传递给医生用于预备根管;将3%过氧化氢、1%次氯酸钠、0.9%氯化钠冲洗液依次传递给医生,交替冲洗;及时吸唾。

⑥　协助清洁并干燥备好的窝洞。

⑦　将乳牙根管消毒糊剂传递给医生行根管封药。

⑧　传递暂封材料进行窝洞封闭。

⑨　乳牙根尖周炎的患儿复诊时,协助医生重新预备根管并进行同前的根管冲洗消毒,及时吸唾,传递适量纸尖以干燥根管。

⑩　将乳牙根管充填糊剂传递给医生行根管根充。

⑪　传递牙体修复材料给医生行牙体缺损修复。

⑫　治疗结束:整理面部污物,协助患儿下椅位,分类整理用物,整理诊疗单元。

⑬　需行预成冠修复,参照预成冠修复术护理操作。

（3）年轻恒牙根尖诱导成形术

①　热情接待患儿及家长;做好患儿行为引导,协助患儿上椅位;调节至舒适体位,为患儿系好围巾,调整光源,保障医生视野清晰。

②　局部麻醉:参照乳前牙树脂冠套修复术中的局部麻醉。

③　协助医生安装橡皮障,术中及时吸唾,保持术区清洁与隔湿完善。

④　根据需要将不同型号的拔髓针安装于神经髓柄上,传递给主诊医生。

⑤　拔髓后选择合适的 H 型、K 型扩挫针,传递给医生进行根管预备;将3%过氧化氢、1%次氯酸钠、0.9%氯化钠冲洗液传递医生,交替冲洗,及时吸干唾液及水分。

⑥　传递适量纸尖干燥根管。

⑦　将根尖诱导剂传递给医生行根管内封药及根尖诱导。

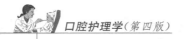

⑧ 调制适量玻璃离子水门汀,传递给医生,用于暂时性充填。

⑨ 治疗结束:整理面部污物,协助患儿下椅位,分类整理用物,整理诊疗单元。

【健康指导】

① 定期复查:根据病情,3个月至半年复查一次。

② 指导患儿正确的刷牙方法,养成良好的口腔卫生习惯。

③ 指导患儿:避免用患牙过重地咀嚼,向家长解释清楚有关事项。

三、乳牙及年轻恒牙外伤

【案例导入】 患儿,女,8岁。主诉右、上、前牙外伤3 h。现病史:3 h前右、上、前牙因意外摔倒导致外伤,有携带脱出牙,牙齿干燥保存。既往史:否认有全身病史,否认药物过敏史,否认传染病史。体格检查:混合牙列期,前牙深覆合、深覆盖,无牙槽骨骨折,未见软组织损伤,11牙完全脱出,牙根发育基本完成,根尖孔呈基本闭合状态,牙槽窝内见血凝块。辅助检查:未见明显牙槽骨骨折,11牙牙槽窝空虚。诊断:11牙全脱出。处置:11牙再植固定。

思考题

(1) 造成患儿外伤的因素有哪些?

(2) 外伤患儿健康指导有哪些?

牙外伤是受到各种机械外力产生的牙体硬组织、牙髓组织和牙周组织的急剧损伤。较大的外力直接作用是牙外伤的主要原因,儿童的发生率高于成年人。患儿可能出现牙周膜震荡、牙折、牙脱位等现象。儿童发生牙外伤的概率比较大,尤其是前牙外伤。这是因为切牙处于面部较为突出的部位,儿童又处于身体、生理和心理生长发育的阶段,特别是学龄儿童,剧烈的运动或玩耍,常发生碰撞和跌倒。或者由于意外事故,如车祸等。牙外伤多为急诊,就诊时应首先注意患儿的全身情况,查明有无其他部位的骨折和颅脑损伤等重大问题,如有危及生命的情况应立即组织抢救。牙齿外伤也常伴有牙龈撕裂和牙槽突的折断,均应及时诊断处理。

【护理评估】

1. 健康史

评估患儿的全身健康状况,有无全身性疾病,有无发热。既往病史;传染病史;药物过敏史。家长对外伤牙治疗费用和治疗后的预期。

2. 身体状况

(1) 牙齿震荡 牙齿轻度松动,牙周膜渗血。可有叩痛。

(2) 牙齿折断 冠折时可明显看到缺损部位,根折时X线片可见明显根折线,牙齿松动明显。

(3) 牙齿脱位 牙齿完全或部分脱出牙槽窝,或向唇侧、舌侧倾斜或嵌入牙槽窝。

3. 辅助检查

通过X线检查确定牙根发育的长度、牙周膜的情况,有无根折。

4. 心理-社会状况

评估患儿的年龄、认知能力及心理特征;情绪反应,有无焦虑、恐惧。对于治疗的接受和承受能力。评估患儿家长对治疗费用的接受程度以及支持能力。评估患儿及家长对于牙齿外伤相关知识的认知程度。

【治疗原则】

① 避免用患牙进食,减少机械刺激。

② 年轻恒牙的治疗尽量保持活髓,以利于继续发育。

③ 乳牙根据情况采取观察、复位固定或拔除的方法治疗。

④ 定期观察,使牙外伤对患儿生长发育的影响降到最低。

【常见护理诊断/问题】

(1) 恐惧　与外伤及对牙科治疗的不了解有关。

(2) 焦虑　与畏惧牙科治疗有关。

(3) 知识缺乏　与患儿及家长缺乏牙齿外伤的相关知识有关。

(4) 疼痛　与牙齿外伤有关。

(5) 自卑　与前牙外伤有关。

【护理计划与实施】

(一) 护理目标

① 消除患儿及家长的紧张和焦虑。

② 完成外伤牙的应急处理。

③ 家长及患儿了解牙外伤的相关知识。

④ 能正确使用前牙和保持口腔卫生。

(二) 护理措施

1. 常规用物准备

常规用品、局部麻醉用品、隔湿系统用品、黏结/充填用品、调𬛱、抛光用品。

2. 儿童口腔科牙外伤器械及物品准备

(1) 乳牙及年轻恒牙外伤松牙固定术

① 常规用品,局部麻醉用品,隔湿用品,黏结用品,调𬛱、抛光用品。同前。

② 其他物品:眼科剪、0.9%氯化钠、钢丝(用于树脂-钢丝弹性固定)、超强石英纤维(用于树脂-超强石英纤维固定)。

(2) 年轻恒牙外伤简单冠折行前牙修复术

① 常规用品,隔湿用品,黏结用品,调𬛱、抛光用品。同前。

② 其他物品:光固化树脂材料、护髓剂、充填器械。

3. 护理配合

(1) 乳牙及年轻恒牙外伤松牙固定术

① 热情接待患儿及家长;做好患儿行为引导,协助患儿上椅位;调节至舒适体位,为患儿系好围巾,调整光源,保障医生视野清晰。

② 局部麻醉:参照乳前牙树脂冠套修复术中的局部麻醉。

③ 传递生理盐水棉球以清洗牙面。

④ 患牙复位后,传递酸蚀剂以酸蚀牙面;冲洗牙面时,及时吸干唾液及水分,保持术区清洁与隔湿完善。

⑤ 将黏结海绵棒蘸取适量黏结剂传递给医生,协助固化照射并放置松牙固定材料,传递流动树脂,完成固化。

⑥ 传递咬合纸和抛光器材,协助打磨、抛光。

⑦ 治疗结束:整理面部污物,协助患儿下椅位,分类整理用物,整理诊疗单元。

（2）年轻恒牙外伤简单冠折行前牙修复术

① 热情接待患儿及家长;做好患儿行为引导,协助患儿上椅位;调节至舒适体位,为患儿系好围巾,调整光源,保障医生视野清晰。

② 协助医生安装橡皮障,术中及时吸干唾液及水分。

③ 传递酸蚀剂以酸蚀牙面,冲洗牙面时;及时吸掉多余的唾液及水分,保持术区清洁与隔湿完善。

④ 将黏结海绵棒蘸取适量黏结剂,传递给医生,协助固化照射。

⑤ 传递充填材料行前牙牙体缺损修复,协助完成固化。

⑥ 传递咬合纸和抛光器材,协助打磨、抛光。

⑦ 治疗结束:整理面部污物,协助患儿下椅位;分类整理用物,整理诊疗单元。

【健康指导】

① 牙外伤后的牙齿一定避免新的机械外力,如:咬硬物,避免再次外伤。

② 充分告知监护人病变的发生过程及可能的结果,嘱咐患儿一定按时复诊,观察病情变化,及时发现问题,更换新的治疗方案。

③ 嘱咐患儿保持良好的口腔卫生。

④ 为患儿预约复诊时间,交代家长定期复查的重要性。

⑤ 询问治疗后的反应,嘱发生不适时及时联系。

四、乳前牙反𬌗

【案例导入】 患儿,女,4岁。主诉发现"地包天"1年余。现病史:1年多前发现"地包天",无其他不适。既往史:否认有全身病史,否认药物过敏史,否认家族遗传史和传染病史。体格检查:口腔卫生尚可,未见明显龋坏;正貌:正面型均面、对称,唇齿位正常,颏位居中,微笑正常,下面高正常;侧貌:侧面型凹,鼻唇角小,颏唇沟稍浅,颏位正常,下颌角正常。乳牙列期,51、52、61、62、71、72、81、82牙反𬌗,下颌可推至前牙切对切前牙咬合:反覆𬌗,反覆盖。辅助检查:侧位片示:<SNA77.8°,<SNB77.2°, <ANB0.7°,<FMA26.4°,<IMPA78.5°,<FMIA75.1°,wits=−4.1mm。诊断:51、52、61、62、71、72、81、82牙乳牙反𬌗。治疗计划:51、52、61、62、71、72、81、82牙乳牙反𬌗矫治。

思考题

（1）造成患儿乳牙反𬌗的因素有哪些?

（2）如何做好乳牙反𬌗护理配合?

前牙反𬌗是指在正中咬合时,前牙呈反覆𬌗、反覆盖关系,俗称"地包天",是我国儿童中最常见的一种错颌畸形。前牙反𬌗常常是骨骼生长发育的问题,可由不良习惯或颌骨创伤造成,也有少部分是由遗传因素所致。

（1）遗传因素　据有关资料统计,近50％患儿直系亲属中有类似错𬌗存在,尤其是骨性反𬌗,下颌骨及颜面畸形异常显著。

（2）先天因素　妊娠期疾病所致,如唇腭裂术后患儿常出现上颌发育不足,易造成前牙反𬌗及近中错𬌗。

（3）后天疾病因素　佝偻病患儿钙、磷代谢障碍及面颌肌肉异常动力,常可导致较严重的下颌前突或前牙开𬌗畸形;脑下垂体前叶机能亢进,可引起下颌前突畸形。腭扁桃体或舌扁桃体的慢性炎症刺激下颌前伸,可导致前牙反𬌗并下颌前突。

（4）环境因素

① 不良的哺乳姿势:如不适当的奶瓶喂奶,下颌需向前用力吸吮,可引起前牙反𬌗。

② 乳尖牙磨耗不足:乳尖牙高出牙弓平面,为避免上、下颌可能产生的早接触,下颌向前或侧方移位,形成前牙反𬌗或前牙及一侧后牙反𬌗。

③ 口腔不良习惯:吐舌、吮指、咬上唇或下颌前伸不良习惯,导致前牙反𬌗及下颌前突。

④ 乳牙早失:上颌乳牙早失使牙槽骨缺乏功能性刺激发育不良;多数乳磨牙早失影响咀嚼功能,使下颌前伸移位咀嚼造成前牙反𬌗。

⑤ 乳磨牙邻面龋:邻面龋使牙冠的近远中径减小,牙齿移位,出现早接触或𬌗干扰,下颌向前或侧方移位,形成前牙反𬌗或前牙及一侧后牙反𬌗。

【护理评估】

1. 健康史

询问有无全身系统性疾病史、生长发育情况、家族遗传史、过敏史、手术史、传染病史。

2. 身体状况

评估口腔卫生状况,牙齿、牙弓、牙列、颌骨畸形类型和程度。有无其他口腔问题,有无口腔不良习惯。

3. 辅助检查

（1）X线检查　确定乳牙牙根及继承恒牙胚牙齿发育情况,有无多生牙、缺失牙、阻生牙,以及牙体、牙周、根尖周病变等情况。

（2）图像采集　为术前、术后留取病历,方便与患儿家长交流。

4. 心理-社会状况

评估患儿心理状态,对佩戴矫治器的配合程度;家长对治疗效果的要求及经济承受能力;评估家长对治疗的认知程度和日常佩戴知识的掌握程度。

【治疗原则】

① 改善患儿咬合状况。

② 纠正患儿不良习惯。

③ 改变患儿面部形态。

④ 定期复诊,避免复发。

【常见护理诊断/问题】

（1）疼痛　与矫治器机械力有关。

（2）溃疡　矫治器的机械作用使口腔黏膜破损形成溃疡。

（3）知识缺乏　与患儿及家长缺乏正畸矫治的相关知识有关。

（4）潜在并发症:龋齿　与口腔卫生不良有关。

（5）不合作　与患儿缺乏治疗的相关认知有关。

【护理计划与实施】

（一）护理目标

① 患儿在佩戴过程中无疼痛。

② 解决患儿的溃疡问题。

③ 家长及患儿了解矫治的相关知识。

④ 能正确使用前牙和保持口腔卫生，无并发症发生。

⑤ 能积极配合完成治疗。

（二）护理措施

1. 常规用物准备

器械盘（口镜、探针、镊子）、治疗巾、一次性三用枪喷头、口杯、高/低速手机、强/弱吸引器、无菌手套、各型车针、防护衣（必要时）、防护面罩。

2. 儿童口腔科乳牙反𬌗器械及物品准备

（1）初诊　除常规用物外，需准备藻酸盐印模材料、调和刀、调和碗、托盘。

（2）复诊　除常规用物外，需准备技工钳、咬合纸。

3. 护理配合

（1）初诊

① 核查：核查患儿身份信息，协助家长签署知情同意书。

② 图像采集：协助医生开具图像采集单，指导患儿采集图像。

③ 正确坐姿：协助患儿上椅位，调整至舒适坐位，指导患儿正确配合取模。

④ 托盘选择：选择合适托盘，传递给医生。

⑤ 调和：调和干稀适宜的印模材料，放入托盘，传递给医生。

⑥ 灌模：根据矫治器制作方式，协助医生选择石膏类型、灌模，避免气泡产生。

⑦ 治疗结束：整理面部污物，协助患儿下椅位；分类整理用物，整理诊疗单元。

⑧ 预约：预约下次复诊戴矫治器的时间。

⑨ 送模：待模型完全凝固后，取下模型，协助医生送模，制作矫治器。

（2）复诊

① 核查：核查患儿身份信息、矫治器信息，协助患儿上椅位。

② 调改：根据需求传递技工钳给医生，用于调改矫治器。

③ 咬合检查：传递咬合纸给医生，检查咬合状态和不适之处，协助调改。

④ 清洁消毒：使用消毒湿巾对矫治器清洁消毒。

⑤ 佩戴：指导患儿及家长正确佩戴矫治器。

⑥ 预约：预约复诊挂号。

【健康指导】

① 嘱咐患儿及家长认真按医嘱佩戴矫治器。

② 尽可能长时间佩戴矫治器，每天不少于18 h。

③ 告知患儿家长，如果孩子牙龈上有压痛点且持续加剧，尽快同医生联系，不能自行调整。

④ 每天用清水小心清洗矫治器,不用时放于凉水中;应避免高温高压,严禁自行消毒矫治器。

⑤ 严禁摆弄矫治器上钢丝、用牙齿咬合戴用、舌头拨矫治器,以免造成牙体损伤、矫治器损坏或误吸矫治器零件等意外情况。

⑥ 告知按时复诊的重要性。

五、个别乳磨牙早失

【案例导入】　患儿,男,5岁。主诉因84牙缺失,要求行间隙维持。现病史:84牙在本院拔除12天。既往史:否认有全身病史,否认药物过敏史传染病史。体格检查:84牙牙龈愈合良好,间隙未见明显变化。辅助检查:84牙缺失,44牙有骨质覆盖。诊断:84牙个别乳磨牙早失。治疗计划:85牙全冠丝圈间隙维持器。

思考题

(1) 造成患儿乳磨牙早失的因素有哪些?

(2) 乳牙时期为什么需要做间隙管理?

在儿童牙列发育过程中,个别乳磨牙因严重龋坏、牙周病及根尖周病,导致牙齿过早脱落或者拔除,造成临牙向缺隙部位倾斜或移位,使相应部位的恒牙萌出时间隙不足,最终导致错𬌗畸形。临床上通过间隙保持器来管理和干预牙间隙。常用的间隙保持器有丝圈式间隙保持器和功能式间隙保持器两种。

【护理评估】

1. 健康史

询问有无全身系统性疾病史、生长发育情况、家族遗传史、过敏史、手术史、传染病史。

2. 身体状况

乳牙在未到替换期出现缺失现象。

3. 辅助检查

通过 X 线检查确定恒牙发育及骨质覆盖情况。

4. 心理-社会状况

评估心理状态,对佩戴间隙保持器的配合程度;家长对治疗费用的承受能力;评估家长对间隙管理相关知识的认知程度。

【治疗原则】

① 单个牙缺失一般采用丝圈式间隙保持器;相连 2 个及多个牙齿缺失,一般采用功能式间隙保持器。

② 保持间隙,恢复咀嚼功能,促进颌骨的正常发育。

【常见护理诊断/问题】

(1) 疼痛　与保持器机械力有关。

(2) 焦虑　与畏惧牙科治疗有关。

(3) 知识缺乏　与患儿及家长缺乏间隙管理的相关知识有关。

(4) 不合作　与患儿年龄有关。

【护理计划与实施】

（一）护理目标

① 促进完好恒牙列发育及咬合关系的建立。

② 消除和减轻患儿及家长的焦虑。

③ 恢复咀嚼功能和纠正咀嚼习惯。

④ 使患儿及家长了解牙间隙管理相关知识。

（二）护理措施

1. 常规用物准备

器械盘（口镜、探针、镊子）、治疗巾、一次性三用枪喷头、口杯、高/低速手机、强/弱吸引器、无菌手套、各型车针、防护衣（必要时）、防护面罩。

2. 儿童口腔科个别乳磨牙早失器械及物品准备

（1）初诊　除常规用物外，需准备金冠剪、缩颈钳、金属预成冠/各号带环、带环推子、藻酸盐印模材料、调和刀、调和碗、托盘。

（2）复诊　除常规用物外，需准备黏结材料、技工钳、带环推子、咬合纸、消毒湿巾。

3. 护理配合

（1）初诊

① 核查：核查患儿身份信息，协助家长签署知情同意书。

② 舒适体位：协助患儿上椅位，调整至舒适体位，做好患儿行为引导。

③ 备牙：协助医生备牙，试戴金属预成冠/带环，及时吸唾。

④ 托盘选择：选择合适托盘，传递给医生。

⑤ 调和：调和干稀适宜的印模材料，放入托盘传递给医生。

⑥ 灌模：协助医生选择石膏类型、灌模，避免气泡产生，避免金属预成冠/带环移位。

⑦ 治疗结束：整理面部污物，协助患儿下椅位；分类整理用物，整理诊疗单元。

⑧ 预约：预约下次复诊戴矫治器。

⑨ 送模：待模型完全凝固后，取下模型，协助医生送模，制作保持器。

（2）复诊

① 核查：核查患儿身份信息、保持器信息，协助患儿上椅位。

② 调改：必要时协助医生调改保持器，按需准备用物。

③ 清洁消毒：使用消毒湿巾，对矫治器清洁消毒。

④ 黏结：调配黏结材料，协助医生黏固丝圈式间隙保持器，及时清除多余黏结材料。

【健康指导】

① 嘱患儿及家长3个月定期检查。

② 饭后及时清洁保持器，注意个人口腔卫生。

③ 若发生间隙保持器松脱、损坏等情况，应及时联系。

④ 如发现间隙中恒牙有萌出迹象应及时就诊，并拆除保持器，以免妨碍恒牙的顺利萌出。

⑤ 不戴时，功能式间隙保持器需妥善保存，以免遗失。

（徐庆鸿　冯　婷）

第七章

牙种植病人的护理

【学习目标】

1. 掌握牙种植体植入术、种植二期手术、种植修复病人的护理，种植义齿的维护和口腔种植护理操作技术。
2. 熟悉口腔种植常用药物、材料及器械。
3. 了解骨结合理论、种植义齿基本组成、种植义齿的适应证和禁忌证。
4. 能运用所学知识对牙种植体植入术病人进行护理评估。
5. 能运用所学知识对口腔种植治疗病人进行护理配合。
6. 能运用所学知识进行常用口腔种植护理技术操作。
7. 能运用所学知识对口腔种植病人进行健康指导。

种植义齿是以牙种植体为支持、固位基础所完成的一类缺牙修复体。20 世纪 80 年代前，种植义齿的临床应用较为局限，成功率较低。近 20 多年来，对新的种植体材料、种植体形态和种植技术的研究，以及种植临床效应的探索，给种植义齿学带来了新的内容，促进了种植义齿的发展。由于种植义齿与天然牙相似的形状及功能，已经越来越被缺牙病人所接受。临床需要对种植义齿病人施以正确的护理，维护种植义齿病人的口腔卫生，为病人提供口腔健康指导，促进与提高种植义齿的成功率。与常规义齿相比，种植义齿具有以下优点：支持、固位和稳定功能较好；避免了常规固定基牙预备引起的牙体组织损伤；义齿无基托或基托面积较小，具有良好的舒适性。

第一节　口腔种植概述

口腔种植是指在牙槽骨内植入牙种植体，借以支撑、固位完成缺牙修复。根据缺牙类型，可分为牙列缺损种植和牙列缺失种植；根据种植修复方式，可分为种植固定修复和种植覆盖义齿修复。

231

一、骨结合理论

20世纪60年代,瑞典Brånemark教授经过多年的研究,证实了金属钛具有良好的生物相容性,并能与骨组织形成紧密牢固的结合,在此基础上提出了骨结合理论。1982年,在加拿大多伦多召开的国际种植学术会议上,Brånemark教授提出的骨结合理论得到了各国学者的普遍赞同,成为现代口腔种植学的基础理论。

骨结合是指种植体表面与具有活性的骨组织之间在功能和结构上的直接结合,界面无纤维组织介入。骨结合理论是口腔种植学最重要的理论之一,是口腔种植学发展的重要里程碑。经过几十年的发展,骨结合理论已广泛应用到助听器、指关节修复、断肢修复、颅面部缺损的赝复体修复中。

二、种植义齿基本组成

口腔种植体系统繁多,各种植系统结构、形态、组成等方面均有所不同,部分结构尚无统一的分类和名称。种植义齿由种植体、基台和上部结构组成,如图7-1所示。

1. 种植体

种植体系植入骨组织内替代天然牙根的部分,具有支持、固位、传导、稳定的作用。种植体分为颈部、体部和根端3部分,如图7-2所示。

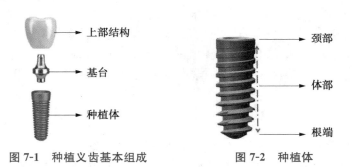

图7-1　种植义齿基本组成　　　图7-2　种植体

2. 基台

基台是安装在种植体平台上,用于连接种植体与上部结构的部分。它通过黏结或螺丝固位的方式,起上部结构固位、支持和稳定的作用。

3. 上部结构

因牙缺失及修复设计的差别,上部结构一般分为可摘上部结构和固定上部结构。后者又可分为种植单冠、种植连冠、种植固定桥。种植上部结构可由以下一种或几种构件组成:

① 人造冠及人工牙。

② 金属支架:与基台或天然牙相连,其上安装人工牙或基托的金属结构,起到增加上部结构的强度、固位及分散咬合力的作用。

③ 基托。

④ 固定螺丝:又称为修复体螺丝,是上部结构与种植体基台相连接的螺丝,可拆换。

⑤ 附着体:分为杆卡式、栓道式、套筒冠式及球类附着体等。

三、种植义齿的适应证和禁忌证

1. 种植义齿的适应证

在病人自愿,能定期复查,全身情况良好,缺牙区软、硬组织无严重病变和不良的咬合习惯的前提下,病人缺牙区有理想的骨量和骨密度,或通过特殊外科手术能解决骨量不足的问题,可考虑种植义齿修复。种植义齿适用于以下情况:

① 游离端缺失不能制作固定义齿或戴用可摘义齿可能损伤局部组织者。

② 多个牙缺失不愿接受可摘义齿修复或戴用固定义齿可能损伤基牙者。

③ 由于牙槽嵴严重吸收以致过分低平或呈刀刃状,肌附着位置过高,舌体积过大或活动度过大等,影响全口义齿固位的牙列缺失者。

④ 因心理或生理原因,不习惯戴用可摘义齿,或因基托刺激出现恶心或呕吐反应者。

⑤ 颌骨缺损后常规修复方法不能获得良好固位者,或需要用种植体作义鼻、义耳固定者。

⑥ 缺乏天然牙支抗,而需要用种植义齿做支抗单位进行正畸治疗者。

2. 种植义齿的禁忌证

① 患有全身性疾病,如心脏病、血液病、糖尿病、高血压、肾病、代谢障碍等,不宜施行手术或不能忍受手术创伤者、不能与医师合作者。

② 缺牙区有颌骨囊肿、骨髓炎、鼻旁窦炎及较严重的软组织病变者,有严重牙周病者。

③ 因咬合力过大或咬合不平衡可能造成种植体周围骨组织创伤吸收而导致种植修复失败者。引起咬合力过大或咬合不平衡的因素有严重错𬌗、紧咬合、夜磨牙症、偏侧咀嚼等不良咬合习惯。

④ 缺牙区骨量和骨密度不理想,估计通过特殊种植外科手术不能满足其要求者。

第二节 口腔种植常用药物、材料及器械

一、口腔种植常用药物

1. 口腔种植常用局部麻醉药物

(1)盐酸阿替卡因注射液　口腔种植麻醉时最常用药物,酰胺类局麻药,可用于局部浸润或神经阻滞麻醉;在注射部位阻断神经冲动沿神经纤维的传导,起局部麻醉作用。

(2)盐酸利多卡因注射液　酰胺类局麻药,麻醉性能强,起效快,弥散广,作用时间长,用于口腔种植阻滞麻醉。

(3)利多卡因胶浆　无色至淡黄色的黏稠液体,在口腔种植中常用纱球或棉签蘸取涂抹于口腔黏膜上,起表面麻醉作用。

2. 口腔种植常用漱口水

复方氯己定含漱液为口腔种植中常用的漱口水,有相当强的广谱抑菌、杀菌作用,对 G^+ 和 G^- 细菌均有效。临床中,用于口腔种植手术病人术前和术后口腔含漱,维护口腔卫生。

3. 口腔种植常用抗生素

(1)阿莫西林胶囊　阿莫西林为青霉素类抗生素,通过抑制细菌细胞壁合成而发挥杀菌

作用,通常用于行牙种植体植入术后病人、部分种植二期手术后病人。医生为种植术后病人开具此类药物时,应询问病人有无青霉素类药物过敏史。青霉素药物过敏者禁用此药。

（2）阿奇霉素片　半合成的新型大环内酯类抗生素,还有增加免疫功能的作用。有青霉素药物过敏史的种植病人可以服用此药,用于种植术后抗感染治疗。

（3）奥硝唑片　奥硝唑为第三代硝基咪唑类衍生物,其分子中的硝基在无氧环境还原成氨基,或通过自由基的形成与细胞成分互相作用,导致微生物死亡。口腔种植中,针对比较复杂的种植手术,例如上颌内窦提升、上颌外窦提升术后,为增强抗厌氧菌感染作用,常采用奥硝唑＋阿莫西林/阿奇霉素的形式联合用药。

4. 口腔种植常用止痛药和消肿药

（1）双氯芬酸钠缓释片（止痛药）　双氯芬酸钠是一种衍生于苯乙酸类的非甾体消炎镇痛药,是非甾体消炎镇痛药中作用较强的一种。口腔种植中,种植医生常嘱病人,行牙种植植入术前口服双氯芬酸钠缓释片1片术前镇痛,种植手术结束后配合冰袋一起,减缓病人疼痛。

（2）醋酸地塞米松片（消肿药）　醋酸地塞米松是一种肾上腺皮质激素药。醋酸地塞米松片可以减轻和防止组织对炎症的反应,从而减轻炎症的表现。口腔种植中,常作为消肿药,用于口腔种植术后病人。

二、口腔种植常用材料

1. 常用种植体材料

（1）钛及钛合金　钛金属是最理想的人体植入金属材料,其具有良好的机械性能,减震幅度大,耐高温,抗腐蚀,也是目前国际上主流的牙种植体材料。

（2）生物陶瓷　具有良好的生物相容性和化学稳定性,其弹性模量与骨组织接近。但其因机械强度不足、生物降解,还需进一步研究,故临床中使用较少。

（3）高分子材料　主要包括聚四氟乙烯、丙烯酸酯类等。由于容易老化,降解可能产生对机体有刺激的物质,长期植入人体效果尚有争议。目前,复合牙种植体材料既能保证种植体的精度与强度,又能体现良好的生物相容性,具有理想的研究与应用前景。

2. 骨替代材料

（1）自体骨　取自病人本身,例如牙种植植入术备窝洞时的骨碎片等。自体骨移植是指在同一个人体上将骨从一个部位移植到另一个部位。自体骨具有优良的修复效果,无免疫排斥反应,但取材有限。植骨的成功很大程度上取决于自体骨的质量、移植骨床血供以及覆盖软组织丰富的运血等。

（2）同种异体骨　来源于同一物种的不同个体,例如新鲜冷冻骨和骨髓、放射处理后的骨块等。同种异体骨的出现很大程度上解决了自体骨来源不足的问题,但如何降低同种异体骨之间的免疫反应而不影响其成骨细胞等成分,有待于进一步研究。

（3）异种骨　不同种属个体的骨组织,来源于人类以外的矿化骨基质,例如动物矿化骨、珊瑚骨等。目前,异种骨主要来源为牛骨。

（4）人工合成骨材料　主要包括HA陶瓷、聚合物、生物活性玻璃等,容易获得,生物相容性好,具有骨引导作用,但费用较高。

3. 生物膜材料

生物膜材料是一类呈膜状的生物材料,一般作为机械屏障隔离不同组织,以保证组织的正常生长,可分为可吸收膜和不可吸收膜。

（1）不可吸收膜　主要包括聚四氟乙烯膜、微孔滤膜、钛膜,其中聚四氟乙烯膜是目前临床上使用最多的不可吸收膜。聚四氟乙烯膜是一种生物惰性材料,有孔膜允许组织液和营养物质通过。经临床和实验研究证实在引导骨再生技术（guided bone regeneration,GBR）操作中有良好效果。但是,由于聚四氟乙烯膜是不可吸收膜,在人体内不能降解,故需二次手术取出。

（2）可吸收膜　在人体内可以降解,不需要二次手术取出的软组织植入材料。常用的天然可吸收膜有同种异体膜和胶原膜。其中,胶原膜具有良好的生物相容性、低免疫原性、生物可降解性和止血作用,是临床常用的可吸收膜。目前,国内普遍使用的成品胶原膜是BioGide膜。BioGide膜是一种可吸收的胶原膜,具有双层结构。外层为致密层,与软组织接触,可防止纤维结缔组织长入;内层为多孔层,与骨缺损部位接触,有利于成骨细胞的黏附。

三、口腔种植常用器械

口腔种植手术器械一般有专用的种植器械和普通外科器械。种植外科器械用于手术麻醉、牙龈切开、翻瓣、牵开口角、暴露手术视野;种植专用器械按使用先后顺序放置,遵循逐级备洞的原则。种植器械主要包括球钻、先锋钻及扩孔钻、测量杆、颈部成型钻、攻丝钻等。常规外科器械包括手术刀、手术剪、骨膜分离器、刮匙、内提升器械、骨挤压器械等。

1. 种植专用器械

口腔种植有不同的系统,每个系统都需要配套专用的钻针和器械,种植系统的专用器械主要是用于种植窝洞的制备和种植体的植入。下面以国内较为常用的一套系统为例进行介绍。

（1）球钻　用于牙槽嵴修整、种植窝洞定位,如图 7-3 所示,直径分别为 1.6 mm、2.3 mm、3.1 mm。直径不同功能也不相同,小球钻用于定位,中球钻用于逐级预备,大球钻用于修整牙槽嵴。球钻最大钻速为 800 r/min。

（2）先锋钻及扩孔钻　如图 7-4 所示,用于种植窝的深度和直径的预备。逐级备洞至所需的直径,充分冷却。先锋钻的直径为 2.2 mm,最大钻速 800 r/min。扩孔钻的直径分别为2.8 mm,最大钻速为 600 r/min;3.5 mm,最大钻速 500 r/min ;4.2 mm,最大钻速 400 r/min。

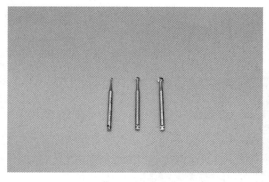

图 7-3　球钻

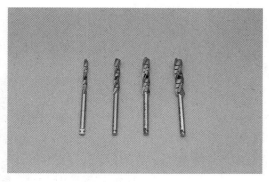

图 7-4　先锋钻及扩孔钻

（3）测量杆　每级扩孔完毕,用测量杆确定扩孔的位置和方向。如图 7-5 所示,直径分别为 2.2 mm、2.8 mm、3.5 mm、4.2 mm。

（4）颈部成型钻　如图 7-6 所示，用于根据种植窝洞的直径，完成种植窝洞颈部塑形，也可挤压骨质，便于种植体植入。顺时针转为去骨，逆时针转为骨挤压。颈部成型钻的直径分别为 3.3 mm、4.1 mm、4.8 mm。

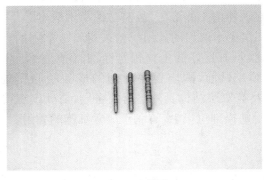

图 7-5　测量杆

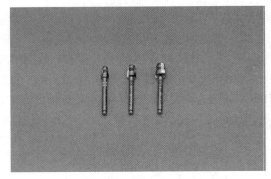

图 7-6　颈部成型钻

（5）攻丝钻　根据骨质类型与种植窝洞的直径使用攻丝钻，完成种植窝洞螺纹制备，便于种植体植入。如图 7-7 所示，攻丝钻的直径分别为 3.3 mm、4.1 mm、4.8 mm。

（6）螺丝刀　如图 7-8 所示，适用于放入或取出封闭螺丝、愈合基台、转移杆及基台。

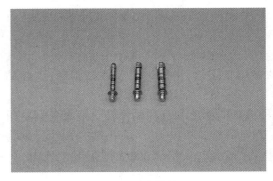

图 7-7　攻丝钻

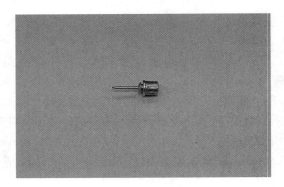

图 7-8　螺丝刀

（7）延长杆　如图 7-9 所示，用于延长钻针，便于种植窝洞的制备。

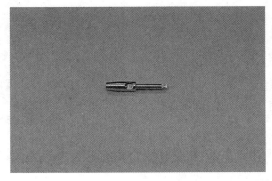

图 7-9　延长杆

（8）适配器 分为机用和手用两种如图7-10和图7-11所示,适配器连接种植体携带体,将种植体植入到最终的位置。

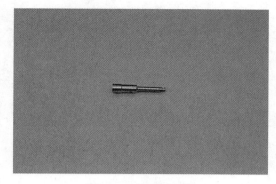

图 7-10 机用适配器

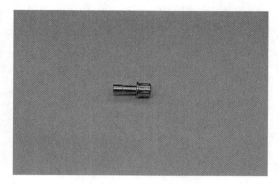

图 7-11 手用适配器

（9）棘轮扳手 如图7-12所示,配合手用适配器,手动植入种植体,或修复阶段配合螺丝刀取出愈合基台,将修复基台螺丝拧紧。

（10）钛镊 如图7-13所示,用于夹取种植专用工具盒内的钻针,连接到种植手机上。镊子工作尖端带有齿轮,能够牢牢夹紧圆形钻针。

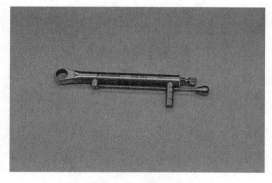

图 7-12 棘轮扳手

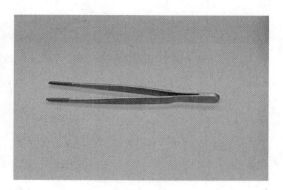

图 7-13 钛镊

（11）固定扳手 如图7-14所示,固定扳手的叉状端可用于装配和拆装棘轮扳手;配合手用适配器、棘轮扳手,取下种植体携带体。

2. 种植常用外科器械

（1）骨凿 如图7-15所示,牙槽嵴宽度不够时,配合骨锤行骨劈开术。

（2）咬骨钳 如图7-16所示,用于修整和咬除过多的牙槽嵴过高的小骨块使其平整。

（3）骨膜分离器 如图7-17所示,用于从骨面剥离将软组织,牵拉术区软组织,暴露手术视野。

（4）刮匙 如图7-18所示,用来刮除牙槽窝内多余的肉芽组织和碎骨片,也可用于牵拉黏膜瓣,暴露视野。

（5）提升器械 如图7-19所示,适用于经牙槽嵴顶上颌窦提升手术。

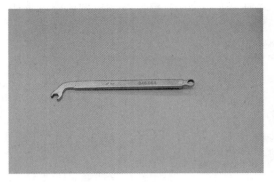

图 7-14　固定扳手

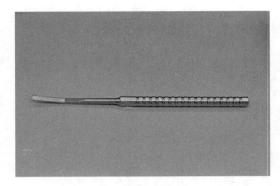

图 7-15　骨凿

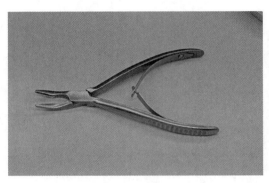

图 7-16　咬骨钳

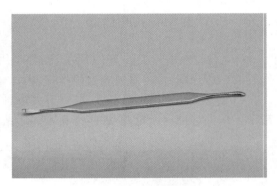

图 7-17　骨膜分离器

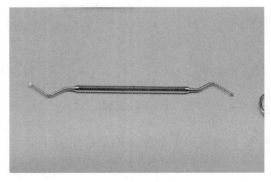

图 7-18　刮匙

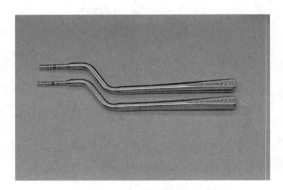

图 7-19　提升器械

（6）骨挤压器　如图 7-20 所示，术区骨密度较低时，用骨挤压器侧向挤压骨壁，提高术区骨密度，保证骨质不从术区损失。

（7）精细针持　如图 7-21 所示，用于夹持缝针，缝合软组织，也用于器械打结。

（8）精细镊子　如图 7-22 所示，用于夹捏细软组织，夹持和提起组织，利于缝合。

（9）舌和颊牵开器　如图 7-23 所示，呈波浪状，常用于牵拉颊、舌的颊拉钩，保持口腔视野清晰。

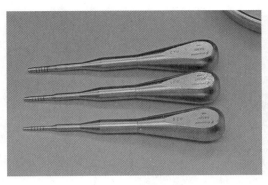

图 7-20　骨挤压器

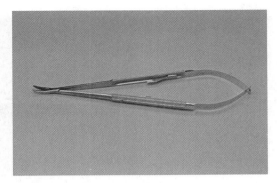

图 7-21　精细针持

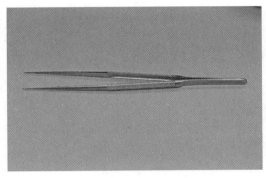

图 7-22　精细镊子

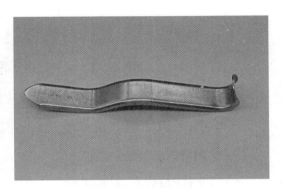

图 7-23　舌和颊牵开器

（10）黏固粉充填器　如图 7-24 所示，分为两个工作端，尖头用于取材料，圆头用于充填材料。

（11）咬合纸夹持器　如图 7-25 所示，夹持咬合纸进行牙𬌗调节。将咬合纸夹持牢固，避免在检测过程中咬合纸变形，提高牙𬌗调节效率。

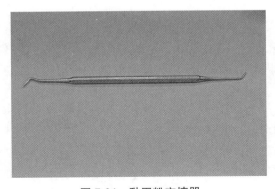

图 7-24　黏固粉充填器

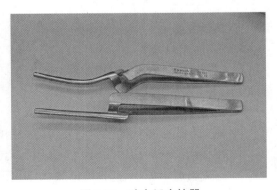

图 7-25　咬合纸夹持器

（12）卡局式注射器　种植手术时，用于实施局部麻醉，如图 7-26 所示。

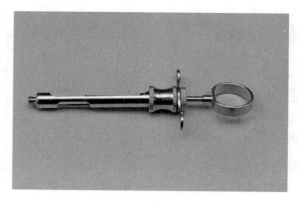

图 7-26　卡局式注射器

第三节　口腔种植护理操作技术

一、种植义齿印模取技术

参见第四章第三节相关内容。

二、水门汀材料的调和方法

参见第四章第三节相关内容。

三、灌注模型技术

参见第四章第三节相关内容。

四、人工牙龈制作技术

1. 用物准备

（1）一般用物准备　一次性手术刀、镊子等。

（2）专科用物准备　根据需要准备人工牙龈材料、专用分离剂、复制好的种植印模、人工牙龈混合枪、镊子、乙醇棉球。

2. 操作步骤

① 检查印模中替代体是否与转移体严密吻合，再消毒模型。

② 在替代体与转移体周围涂上专用配套分离剂。

③ 待分离剂干燥后，在种植体替代体和转移体连接处，用人工牙龈混合枪注射调匀的人工牙龈材料。人工牙龈混合枪尖应紧贴印模腔壁，围绕替代体与转移体环形注入材料，需高出替代体和转移体接缝处约 2 mm，注射范围近远中向以邻牙为界，不影响邻牙形态，唇舌向覆盖牙槽嵴顶区。注意其边缘须有一定的厚度。

④ 人工牙龈充填后，用镊子夹取酒精棉球，在人工牙龈硬化前轻轻按压塑形。

⑤ 待人工牙龈材料完全固化后,用尖刀片修整其边缘及底面。为了增加人工牙龈的稳定性,在唇舌向边缘形成45°斜面;切削近远中面,形成上窄下宽的外形,以利于摘戴。

⑥ 待人工牙龈硬化并修整好形态后,进行模型灌注。

3. 用物处置

用物分类处理,物品消毒备用。

4. 操作注意事项

① 操作前检查植体代体是否与转移体严密吻合,保证修复体边缘位置的准确性,提高修复体的加工精度。

② 涂分离剂的量应适宜。待分离剂干燥后,再注射人工牙龈材料,避免影响人工牙龈的质量。

③ 牙龈材料高度需高出植体代型和转移体接缝处约2mm,人工牙龈的厚度要适宜。

④ 人工牙龈材料应避免注入过多至邻牙区,而影响邻牙形态。

第四节　牙种植体植入术的护理

【案例导入】　病人,男,26岁。门牙缺失3年多,主诉要求镶牙。现病史:前牙3年前外伤,1年前拔除21牙,影响美观。既往史:否认重大疾病,否认家族史。全身情况:健康;口腔检查:面部左右不对称,口唇部未见明显凹陷,张口正常,咬合无不适,21缺失未见修复体,缺牙区间隙大于对侧同名牙。辅助检查:CBCT见牙槽嵴顶有高密度团块,牙槽骨高度宽度尚可,21牙槽嵴顶至鼻底及窦底距离大于15 mm,宽度最小为6 mm,密度尚可无异常。牙周检查:病人抽烟10支/天,口腔卫生较差,牙渍牙石(十十)。诊断:21牙缺失。病人及家属想做种植但又不太了解治疗流程,且病人对术后预期的期望值较高。

思考题

(1) 如何做好牙种植体植入术的术前指导、健康宣教、心理护理?

(2) 如何协助医生做好手术配合?

(3) 如何指导病人正确认识种植义齿的美观效果及功能?

(4) 如何指导病人健康维护种植义齿?

牙种植体植入术有多种分类方式。根据种植体植入的时间,分为即刻种植、早期种植及延期种植;根据术中是否需要分离黏骨膜瓣,可分为翻瓣种植术及不翻瓣种植术;根据种植体愈合期,种植体埋置于软组织内还是暴露在口腔内,分为埋入式种植和非埋入式种植。非埋入式种植一般在牙种植体植入术后3~6个月后即可进行上部结构修复;埋入式种植体需经过两次手术才能进行上部结构修复。第一次手术为种植体植入术,称为一期手术;第二次手术是在种植体愈合期后,取出覆盖螺丝,安装愈合基台,必要时进行软组织处理,形成种植体穿龈袖口。有时还需同时取出钛钉、不可吸收性屏障膜等,称为二期手术。本章节以埋入式种植为例介绍牙种植病人的手术护理。

【护理评估】

1. 健康史

了解病人全身状况,有无药物过敏史,有无精神障碍病史,有无牙种植禁忌疾病,如高血压、糖尿病、心血管疾病、骨质疏松症、内分泌疾病、血液疾病等,有无吸烟史、饮酒史、重大手术史等。

2. 身体状况

(1) 口腔外部检查

① 颌面部检查:观察病人面部皮肤颜色、营养状态、颌面部外形对称性等。

② 颞下颌关节区检查:让病人做开闭口、侧方、前伸等运动,检查颞下颌关节活动度,关节有无弹响,是否伴有疼痛等。

(2) 口腔内检查

① 口腔一般情况:牙列的完整性、牙列缺损的类型与范围、口腔卫生情况、有无修复体存在等。

② 牙周检查:能反映菌斑积聚、病人个体反应情况以及牙周破坏的严重程度(详见第三章第四节)。

③ 牙列检查:检查天然牙的健康状况,有无龋坏、无牙折裂,牙缺损及磨耗情况如何,口内充填及修复情况等。另外,检查还包括牙列的大小、形状,是否有邻牙移位或倾斜、对颌牙伸长等现象。

3. 辅助检查

通过锥形束 CT(CBCT)、根尖片、曲面断层片等影像学检查,了解牙槽骨的密度、牙槽骨的骨量、邻近结构的解剖情况以及相邻牙的情况。

4. 心理-社会状况

评估病人对牙种植体植入术相关知识了解程度,对手术是否存在紧张、恐惧心理,对手术效果的期望程度,对费用的担忧等。

【常见护理诊断/问题】

(1) 有感染的危险　与创伤性手术有关。

(2) 恐惧与焦虑　与惧怕手术及陌生的治疗环境以及对手术预后的担忧有关。

(3) 牙齿异常　与牙齿缺损、折断、磨损、脱落有关。

(4) 语言沟通障碍　与前牙缺损、缺失导致发音不清有关。

(5) 知识缺乏　缺乏对口腔种植修复治疗方法及口腔保健相关知识的了解。

(6) 营养失调:低于机体需要量　与全口缺牙影响进食有关。

【护理计划与实施】

(一) 护理目标

① 病人伤口愈合良好,局部无红肿热痛等感染现象。

② 病人焦虑、恐惧程度减轻,配合治疗及护理。

③ 病人缺牙修复,牙齿恢复正常功能及形态。

④ 病人无语言沟通障碍,恢复正常的社交。

⑤ 病人了解种植义齿的治疗方案,能正确认识种植义齿的效果,掌握种植义齿的日常维护。

⑥ 病人正常进食,无缺牙所造成的营养失调的问题。

（二）护理措施

1. 手术前期准备

（1）制取研究模型　仔细观察缺牙的位置、形态、周围组织情况以及详细的𬌗关系,以帮助制订治疗计划和修复计划。

（2）数字化种植　以修复为导向的口腔种植设计,需要进行口腔扫描或面部扫描后,进行导航设计、制作外科导板等。

2. 心理护理

了解病人的心理状况,给予必要的术前心理指导,减少病人的紧张和恐惧感;做好病人的解释工作,取得病人的信任,使其积极配合手术。

3. 术前准备

（1）环境准备　种植手术需遵循无菌原则,应在种植治疗室中进行,术前做好空气消毒和物表消毒,减少细菌污染。

（2）用物准备

① 备好种植机等常规仪器设备,检查牙椅、灯光、仪器设备等运行是否正常,调整牙椅便于接诊病人。

② 为确保医疗质量安全,种植治疗室应常规配置抢救车和相关仪器设备(心电监护、氧气筒、除颤仪等)。

③ 常规用物及器械准备:

● 一般用物:外科手套、防护用品(护目镜、面屏等)。

● 无菌手术包:无菌手术衣、手术布包、外科手术器械。

● 一次性用物:牙龈冲洗器、吸唾管及负压吸引管、手术刀片、缝针缝线、棉签、冲洗空针、麻醉针头、纱球等。

● 特殊用物:种植手术系统工具盒、种植体、钛钉、骨组织植入材料、软组织植入材料、外科模板、精细针持等。

● 药物准备:麻醉药物、1%聚维酮碘、75%乙醇、0.9%氯化钠等。

（3）病人准备

① 术前核对:护士核对病人姓名、年龄、手术牙位、检验报告、手术医生、种植系统、种植体型号等基本信息。

② 测量血压并记录:60岁及以上老人或其他全身系统性疾病病人视情况在心电监护下行种植外科治疗。

③ 指导病人术中注意事项:告知病人手术流程、术式及麻醉方式、相关治疗步骤以及配合等的注意事项。

④ 口内消毒:指导病人用口内消毒液进行口内含漱,建议含漱3次,每次1 min,共3 min。

⑤ 口外消毒:1%聚维酮碘棉球消毒面部及口周皮肤,消毒范围:上至眶下缘,下至上颈部,两侧至耳前。

4. 术中护理配合

① 巡回护士检查相关仪器设备,依次规范打开无菌包,传递无菌用物,并从电脑内调出CBCT,便于医师术中随时观察,以利于操作。

② 巡回护士与医生共同铺巾,连接种植弯机及负压吸引管;按使用顺序摆放器械及一次

性用物。

③ 局部麻醉：器械护士协助牵拉口角并及时吸唾；根据口腔四手操作锐器传递相关要求，使用弯盘传递卡局式注射器，并用纱布保护工作端后，放于手术台，以防锐器伤。

④ 切开、翻瓣：待麻醉起效后，用弯盘传递手术刀给医师，进行牙龈切开；协助分离黏骨膜时，牵开口角，吸唾，协助暴露术区。

⑤ 修整牙槽嵴、定点：传递大号球钻用于修整牙槽嵴；传递小号球钻、先锋钻、侧向切割钻等用于定点。

⑥ 定深：传递先锋钻给医生。医生装于弯机后定深。

⑦ 逐级备孔：传递扩孔钻给医生，医生装于弯机后备孔；传递指示杆给医生，用于测量种植窝洞方向和深度；种植窝洞测量完毕后，传递大一号扩孔钻给医生逐级备孔。

⑧ 颈部成型、攻丝：需颈部成形时，传递颈部成型钻给医生，装于弯机上用于颈部成型。需攻丝时，传递机用适配器和机用攻丝钻给医生，医生安装于种植弯机用于攻丝。

⑨ 植入种植体：巡回护士与医生核对种植体型号无误后，拆种植体，置于手术台无菌碗内。种植体应现拆现用，避免长时间暴露于空气中。器械护士用无菌弯盘传递手用种植体适配器、固定扳手与棘轮扳手，协助医生取出种植体携带体。

⑩ 巡回护士与医生核对覆盖螺丝或愈合基台信息，置于无菌碗内，并登记。

⑪ 缝合：关闭创口前，器械护士与巡回护士双人核查清点种植手术工具盒数目，并在器械清点单上记录。清点无误后，器械护士将缝针、缝线、缝合镊、持针器传递给医生，协助其缝合创口。

⑫ 冲洗、压迫止血：器械护士传递冲洗空针给医生，用于冲洗术区并协助吸唾；传递纱球放置于术区，嘱病人轻咬压迫止血。

5. 术后护理

① 关闭手术灯，告知病人手术完成，依次取下吸唾管、无菌单、治疗巾。

② 调节椅位至坐位，病人休息 3～5min。

③ 询问病人无不适后，送病人出治疗室，交接给家属。

④ 用物处理：分类处理使用过的器械及一次性用物。

【健康指导】

① 指导病人遵医嘱用药。

② 告知病人术后食用温凉清淡流质饮食，手术当天勿用患侧咀嚼食物，勿饮酒、吸烟。

③ 保持口腔卫生。除术区外，口腔其他区域常规清洁。术后 24 h 内禁止牙刷刷头触碰术区，避免引起伤口出血。可用漱口液漱口，防止食物残渣残留。

④ 指导病人冰敷，以减轻伤口水肿反应。

⑤ 预约复诊。

第五节　种植二期手术的护理

埋入式种植需要在术后 3～6 个月种植体完成骨结合后，将覆盖螺丝更换愈合基台，对牙龈进行塑形，称为种植二期手术。

【护理评估】

种植二期手术和种植一期手术间隔数月的时间，依然需要按照一期手术的标准评估病人系统疾病史和口腔情况。通过影像学检查（根尖片、曲面体层片或 CBCT 等）判断病人种植体位置、周围骨质情况、骨结合程度等。

【常见护理诊断/问题】

（1）有感染的危险　与二期手术创伤有关。

（2）恐惧/焦虑　与惧怕再次手术及对手术预后的担忧有关。

（3）知识缺乏　缺乏对口腔种植治疗流程及口腔保健相关知识的了解。

【护理计划与实施】

（一）护理目标

（1）病人伤口愈合良好，局部无红肿热痛等感染现象。

（2）病人恐惧及焦虑情绪减轻，积极配合治疗及护理。

（3）病人了解种植义齿的治疗流程，口腔卫生状况良好。

（二）护理措施

1. 术前准备

（1）环境准备　二期手术在一般口腔修复治疗室进行即可，需做好空气消毒、诊间消毒。

（2）用物准备　种植二期手术器械包、种植修复器械盒（内含修复螺丝刀、扭矩扳手等）、愈合基台，一次性用物同牙种植体植入术。

（3）病人准备　同牙种植体植入术。

2. 术中配合

① 局部麻醉与一期手术相同。

② 麻醉起效后助手用弯盘将手术刀传递给医生用于牙龈切开，传递剥离子用于分离黏膜。手术过程中遵循四手操作原则，及时吸唾，暴露术区视野。

③ 传递螺丝刀。检查螺丝刀螺纹是否清晰，取出覆盖螺丝，根据牙龈的厚度选择合适的愈合基台，医生用螺丝刀将愈合基台固定在种植体上。

④ 传递缝针缝线，用于缝合创口。

⑤ 传递冲洗空针冲洗术区，并用纱布压迫止血。

3. 术后处理

术后处理同牙种植体植入术，还应告知病人以下内容：保持口内愈合基台清洁，可采用无菌棉签蘸清水擦拭干净；若愈合基台出现松动或脱落现象，及时就诊。

第六节　种植修复病人的护理

修复缺失的牙冠是种植体植入的根本目的。口腔种植修复分为口腔种植义齿印模制取和口腔种植义齿戴牙。

一、种植义齿印模制取病人的护理

口腔印模是口腔有关组织的阴模，反映与修复有关的口腔软、硬组织的情况。种植义齿

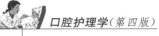

的印模技术操作时更注重种植体或基台位置的精确复制。可分为开窗式印模制取和非开窗式印模制取。

【护理评估】

1. 健康史

了解病人全身健康状况，有无全身系统性疾病，有无印模材料过敏史，有无心血管系统疾病、凝血功能障碍、感染性疾病等。

2. 口腔情况

评估种植体植入部位愈合情况、口腔卫生状况、病人颌弓大小、咬合关系、张口度等情况。

3. 辅助检查

通过数字化牙片的检查，了解牙种植体与颌骨骨整合情况。

4. 心理-社会状况

评估病人对种植义齿的修复及修复类型的认知情况；是否存在担忧心理；是否了解义齿的使用及保护、清洁等知识；了解病人对种植义齿的咀嚼功能、稳固性及美观的要求。

【常见护理诊断/问题】

（1）有误吞/误吸的风险　与种植修复小器械多且易滑脱有关。

（2）知识缺乏　与缺乏种植义齿修复相关知识有关。

（3）紧张　与担心种植义齿修复后能否满足自身的要求有关。

（4）焦虑　与担心种植义齿修复后能否满足自身美观的要求有关。

【护理计划与实施】

（一）护理目标

（1）病人未出现误吞/误吸。

（2）对种植义齿修复后的美观问题有正确的认识。

（3）病人紧张心理减轻或消除，对种植义齿修复后咀嚼功能有正确认识。

（4）病人焦虑心理减轻或消除，对种植义齿修复后美观功能有正确认识。

（二）护理措施

1. 研究模制取

口腔种植病人术前研究模制取为藻酸盐粉剂印模材料，操作流程详见第四章第三节。

2. 种植模型制取

（1）告知病人注意事项　在印模制取前，告知病人印模制取的操作程序和注意事项，医生放置印模转移体后，不可用力咬，避免损伤种植体；印模制取完成取出转移体后，方可漱口或闭口等。

（2）用物准备

① 常规用物：检查盘、口杯、吸唾管、冲洗空针、生理盐水、手套、纸巾、龈上刮治器、纱球、棉签等。

② 特殊用物准备：非开窗托盘/开窗托盘、硅橡胶/聚醚材料、取模柱（开口/闭口）、种植体代型、修复工具盒。

（3）开窗式印模制取　使用开窗托盘和中央带有固定螺丝的印模帽制取印模。印模帽可以和印模材料作为整体取下来。

① 清洁:取出愈合基台,用0.9%氯化钠冲洗牙龈袖口,利于转移体口内就位;清洁牙龈袖口,避免异物感染。

② 连接转移体:将转移体固定到口内种植体上。

③ 试戴托盘:修整并试戴开窗式托盘。

④ 注射印模材料、托盘就位:将盛有精细印模材料的托盘传递给医生。

⑤ 取出托盘:待印模材料凝固后,传递手用改刀给医生,协助医生从托盘开口处拧松固定螺丝,完全脱位后将托盘取出。

⑥ 连接替代体:印模内安装种植体替代体,用中央螺丝固定。

⑦ 比色:用比色板在自然光线下做好比色。

⑧ 印模消毒:用流动水冲洗,待干后用模型消毒剂喷洒在模型表面,放置5～10 min;再次用流动水冲洗并待干,30～60 min后完成模型灌注。

⑨ 模型灌注:做好印模登记,将消毒好的印模送技工室灌注。

⑩ 用物处理:分类处理用物,消毒备用,做好诊间消毒。

(4)非开窗式印模制取 在种植体上安装印模帽,印模帽的弹性结构可直接卡紧,固定于种植体肩台上,不需要螺丝固位;待印模凝固后,印模帽随印模托盘从口腔内取出,将替代体卡紧固定在印模帽上的技术。

① 清洁:同开窗式印模制取。

② 连接转移体:将非开窗式转移柱固定于种植体上,印模帽固定在转移柱上。

③ 试托盘:修整并试戴开窗式托盘。

④ 注射印模材料,托盘就位。

⑤ 取出托盘:印模材料凝固后从口腔中取出。

⑥ 连接替代体:在印模内安装种植体替代体,将替代体固定在转移体上。

后续流程同开窗式印模制取。

(5)数字化印模制取 使用口腔扫描仪,在病人口内直接置入小型光学扫描头;实时捕获和数字化模型重建病人口内软硬组织表面形态、牙颌状况等。专科用物准备:扫描仪、扫描枪、电源线、电源供应器、互联网电缆、USB数据线、扫描头、保护头、普通校准头、种植修复工具。操作步骤:

① 依次安装好扫描枪、电源供应器等配件,并打开扫描仪电源开关。

② 待扫描仪开机成功后,预热3～5 min。

③ 安装三维校准头并完成校准,然后取下校准头并安装扫描头。

④ 在操作屏幕上点击"Add patient"添加病例;填写病例相关信息后,选择"New session"建立新病例。

⑤ 点击"Change lab",在名单中选择相应的加工。

⑥ 选择修复体牙位,点击"Implant"选择种植体。

⑦ 在"Manufacturer"里选择种植体品牌。

⑧ 点击"System""Connection""Material"并进行相应的设计。

⑨ 选择屏幕最上方的扫描页面,按一下扫描枪上的按键即开始扫描,再按一下停止扫描。

⑩ 移除愈合基台后立即扫描穿龈部分。若牙龈复位立即停止扫描,在离螺丝孔尽可能近的地方标记牙位。

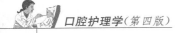

⑪ 继续扫描剩余牙位、牙弓和所有重要区域（比如邻接点）。

⑫ 选择扫描杆页面，为扫描杆预留空间，标记牙齿的区域会被系统自动切除。可用"Trim Tool"功能改变预留空间大小。

⑬ 扫描杆就位，围绕扫描杆继续扫描。以此作为工作模型。

⑭ 同法完成颌模型的扫描。

⑮ 扫描咬合记录获得咬合关系

⑯ 选择对齐，核正咬合。

⑰ 完成检测和比色后发送至加工中心。

⑱ 用物处置分类处理用物，消毒备用。

操作注意事项：

① 扫描时，枪与颌平面距离不要太远，约成 45°角。

② 扫描仪应在恒定的温度下使用。

③ 口内扫描操作前应关闭牙椅灯，操作时应保持口腔干燥。

④ 扫描仪应每周校准一次，搬动扫描仪或温差变化时也应校准。校准完成后必须取下校准头。

⑤ 一旦发生 TRIOS 系统故障，应将扫描仪从病人身上移开并关闭电源。在确定TRIOS 系统检查正常之前不得使用。

⑥ 操作扫描头内反射镜时应十分小心，切勿刮擦。

⑦ 首次使用扫描头时，应消毒灭菌。在灭菌时应使用符合 EN13060 标准的 B 类真空高压灭菌器。

⑧ 扫描头最多可重复灭菌使用 20 次，之后必须按医学耗材废品处理。

⑨ 除高温高压蒸汽灭菌，还可选择邻苯二甲醛浸泡消毒扫描头。

二、种植义齿戴牙病人的护理

种植义齿戴牙是口腔种植治疗最后一个环节。

【护理评估】

1. 健康史

评估病人有无高血压、糖尿病等系统性疾病，有无相关材料的过敏史。

2. 身体状况

评估病人种植体植入部位的伤口愈合情况、口腔卫生状况。

3. 辅助检查

通过数字化牙片的检查，了解牙种植体与颌骨骨整合情况。

4. 心理-社会状况

评估病人对种植义齿的修复及修复类型的认知情况，是否存在担忧心理，是否了解义齿的使用及保护、清洁等知识；了解病人的期望值，如对种植义齿的咀嚼功能、稳固性及美观等要求。

【常见护理诊断/问题】

（1）有误吞/误吸的危险　与修复小器械多且易滑脱、病人体位或操作不当有关。

（2）舒适的改变　与治疗过程张口时间较长有关。

（3）焦虑　与担心种植义齿修复后能否满足自身的要求有关。

【护理计划与实施】

（一）护理目标

（1）病人未出现误吞/误吸。

（2）病人能配合医生操作。

（3）病人焦虑心理消除，缺牙部位恢复正常功能和美观要求。

（二）护理措施

1. 用物准备

（1）戴牙用物 咬合纸（可根据需求准备 200 μm、100 μm、40 μm、12 μm 等）、咬合纸夹、牙线、砂石针及金刚石钻针、直机、涡轮。

（2）黏结剂 根据治疗需求准备适合的黏结剂。

（3）特殊用物 基台封洞材料、瓷粉充填器、种植修复工具。

（4）其他用物 棉签、75%乙醇等。

2. 护理配合

（1）传递医生所需的器械和工具，协助牵拉口角；及时吸唾，为医生提供清晰干燥的操作区域。

（2）医生完成牙冠调整后，准备调制黏结材料。常用的黏结材料有玻璃离子、复合体玻璃离子、树脂等。

（3）用纱球在病人口内隔湿，备 75%乙醇棉球或纱布于治疗盘内；消毒吹干义齿、基台；调和适量黏固剂，放入修复体内完成义齿的黏结。待黏固剂凝固后清除义齿周围多余的黏固剂。

3. 用物处理

分类处理使用过的器械及一次性用物。

【健康指导】

① 戴牙后 24 h 内勿使用患侧进食，避免过热、过冷、过黏、过硬食物。

② 在戴牙后初期可能会出现牙龈肿胀、邻牙酸胀感，一段时间可自行消失。如长期不适，应及时复诊。

③ 指导病人有效的口腔清洁，保持良好的口腔卫生习惯，特别是种植基台周围的清洁；告知病人少抽烟，并教会病人使用口腔保健用品，包括牙线、牙间隙刷、冲牙器、漱口水等。

④ 有特殊咬合习惯的病人，如夜磨牙、深覆𬌗、深覆盖应使用磨牙垫。

⑤ 一般病人戴牙第一年，建议第 1、3、6、12 个月复诊，以后每年复诊 1~2 次。复诊时间可根据检查结果调整复诊计划，必要时适当缩短。

第七节 种植义齿的维护

一、种植义齿病人的自我维护

1. 保持良好的口腔卫生

选择软毛牙刷，按照正确的刷牙方法（巴氏刷牙法最常用）每天刷牙 2~3 次，保证正确清洁牙齿的每个面。牙周病易患人群的刷牙时间需要适当增加。口腔卫生环境的维护是天然牙和种植牙长期健康至关重要的外界因素,对种植牙的使用寿命有着重要的意义,因此,必须重视口腔卫生的清洁。

除坚持早晚刷牙、饭后漱口外,还应特别注意种植牙的卫生状况。清洁的重点部位是种植牙的颈部及周围的牙龈组织,可配合使用牙线、牙间隙刷、冲牙器、漱口水。

2. 培养良好的咬合咀嚼习惯

种植牙修复完成后,需要循序渐进的负重习惯过程,以免负荷过大而影响种植牙的使用寿命。尽量双侧交替咀嚼;有夜磨牙习惯的病人,建议晚上佩戴夜磨牙垫,对天然牙和种植体均有较好的保护作用。

3. 保持良好的生活习惯

避免咀嚼过硬、过黏的食物,不能使用种植牙咀嚼硬物如坚果、蚕豆、脆骨、甘蔗、蟹壳、碎骨等。建议病人戒烟,吸烟影响种植牙使用的寿命。吸烟时间长者,容易引起菌斑蓄积、牙石、软垢增多,继而导致牙周炎。有研究表明,烟草中尼古丁进入血液,导致血管收缩、血流减少、氧气运输和血气交换减少,导致牙龈保护性功能较低,影响种植牙使用寿命。

二、种植义齿的医疗专业维护

(1)定期洁牙 定期到医疗机构清除种植体周围积存的菌斑、牙结石,保持良好的口腔卫生。

(2)治疗牙周疾病 种植体周围炎和种植体周围黏膜炎的病人,应积极治疗,否则,可能引起牙龈萎缩、种植体暴露,甚至种植体松动。

(3)定期复查 完成种植治疗戴牙后,第一年第1、3、6、12个月复诊,以后每年复诊1~2次。复诊时间可根据检查结果调整复诊计划,必要时适当缩短。主要检查的项目有修复体和种植体动度检查、种植体周围龈组织检查、种植体周围骨组织的放射检查、咬合检查。

(4)控制血糖 提高糖尿病病人种植牙使用的成功率,应该控制好血糖,定期监测血糖,做好糖尿病病人随访工作。因为血糖过高会影响种植体与骨的结合,继而引起种植体的松动。

(林 洁)

第八章

口腔常见急救护理处置

【学习目标】

1. 掌握口腔临床常见急救类型护理紧急救治措施。
2. 熟悉口腔临床常见急救类型及相关定义。
3. 了解口腔临床常见急救类型临床原因及对身体的危害。
4. 能应用所学知识对口腔诊疗中常见的急救类型进行护理预防。

口腔疾病病人在医院候诊、治疗过程中和治疗结束后，抑或在乘飞机时，因自身因素、治疗干预、药物及环境等其他因素的影响，可突然发生病情变化或者意外状况，包括晕厥、跌倒损伤、癫痫样发作、小器械误吞、黏膜皮肤损伤、口腔出血、急性牙痛、颞下颌关节脱位等。现场医护人员的沉着应对、精准处置十分重要。及时觉察、快速评估、准确判断突发事件，果断采取急救措施，可以最大限度地避免和减少病人伤害。

第一节 | 口腔医院内非诊疗意外护理急救处置

一、跌倒损伤

【案例导入】 病人，女性，16 岁。左下后牙牙龈反复肿痛一年。诊断：38 近中倾斜中位阻生。既往史：否认系统病史，无药物过敏史。拟行 38 阻生牙拔除术。病人平躺牙椅，注射 4% 复方盐酸阿替卡因注射液 1.7 ml，行下牙槽神经阻滞麻醉及磨牙后垫区局部浸润麻醉。拔牙结束离开椅位时突发晕厥致跌倒。医生立即查看病情，病人神志清楚，右额部皮肤轻微擦伤，无破损，四肢活动可，全身无损伤。护士搀扶病人至椅位平卧，血压（BP）为 95/51 mmHg，脉搏（P）65 次/分钟。医嘱继续观察病人生命体征及病情变化。30 min 后病人生命体征平稳，无不适主诉，在家属的陪伴下离开医院。

医院内非诊疗跌倒损伤是指病人在医疗机构任何场所,未预见性地倒于地面或倒于比初始位置更低的地方,并造成不同程度的伤害甚至死亡。

(一) 案例解析

1. 跌倒原因分析

(1) 病人因素　治疗前进食过少,6 h 内使用过镇静镇痛药物,体位突然变化,视力障碍,不熟悉环境等。

(2) 医护人员因素　对跌倒伤害认识不足,没有告知病人预防跌倒,使用镇静镇痛药物治疗后病人体位改变时没有给予搀扶或提醒。

(3) 环境因素　医疗区域通道不顺畅,地面凹凸不平、湿滑或有障碍物等。

2. 跌倒损伤危害

跌倒损伤对病人造成的危害可分为 5 级。

(1) 无　没有伤害。

(2) 严重度 1 级(轻度)　不需或只需稍微治疗与观察,如擦伤、挫伤、不需要缝合的皮肤小撕裂伤等。

(3) 严重度 2 级(中度)　需要冰敷、包扎、缝合或夹板等医疗或护理处置与观察,如扭伤、大或深的撕裂伤、皮肤撕破或小挫伤等。

(4) 严重度 3 级(重度)　需要医疗处置及会诊,如骨折、意识丧失、精神或身体状态改变等。

(5) 死亡　病人因跌倒产生的持续性损伤而最终导致死亡。

本案例病人致右额部皮肤轻微擦伤,无破损,四肢活动可,全身无损伤,属于严重度 1 级。

(二) 紧急救治措施

① 医护人员立即查看病情,在充分评估及伤势检查前,不应移动病人(急救除外),以免引发二次伤害。

② 评估病人意识水平、生命体征、疼痛、受伤情况(如出血、骨折)等。

③ 根据评估结果和病人病情采取适宜的转移方式和舒适体位。

• 若病人无明显伤害则协助其自行移动。

• 疑似肢体骨折病人,可先固定病人肢体后协助移动。

• 若病人无意识或头部损伤及头颈部疼痛,注意固定保护其脊椎;应注意头颈部与上身保持在同一纵轴上,沿轴线翻身。

• 若病人疑似脊椎损伤,无法自行移动,可借助工具(如脊椎板等)移动病人。

④ 密切观察病情变化,遵医嘱给予镇痛等对症处理,必要时行进一步检查,并做好相关记录。

⑤ 提供心理支持,鼓励表达自我情感,减轻其害怕、紧张等不安情绪。

（三）护理预防措施

① 治疗前评估病人年龄、心率、血压,是否空腹,既往用药史、跌倒史、全身情况等。

② 根据跌倒风险临床判定法(见表 8-1)或 Morse 跌倒风险评估量表(见表 8-2)对病人进行治疗前、治疗后的跌倒风险等级评估。

表 8-1 跌倒风险临床判定法

跌倒风险等级	病 人 情 况
跌倒低风险	昏迷或完全瘫痪
跌倒中风险	存在以下情况之一: 1. 过去 24 h 内曾有手术镇静史; 2. 使用两种及以上高跌倒风险药物
跌倒高风险	存在以下情况之一: 1. 年龄≥80 岁; 2. 住院前 6 个月内有 2 次及以上跌倒经历,或此次住院期间有跌倒经历; 3. 存在步态不稳、下肢关节和/或肌肉疼痛、视力障碍等; 4. 6 h 内使用过镇静镇痛、安眠药物

表 8-2 Morse 跌倒风险评估量表

项目	评 分 标 准	分值
跌倒史	无	0
	有	25
超过一个疾病诊断	无	0
	有	15
使用助行器具	没有需要、卧床休息、坐轮椅、护士帮助	0
	拐杖、手杖、助行器	15
	依扶家具	30
静脉输液	否	0
	是	20
步态	正常、卧床休息、轮椅	0
	虚弱	10
	受损	20
精神状态	正确评估自我能力	0
	高估、忘记限制	15

注:<25 分为跌倒低风险,25~45 分为跌倒中风险,>45 分为跌倒高风险

③ 根据跌倒风险评估等级,进行相应的防跌倒安全告知。高风险病人宜佩戴防跌倒警示标识。

④ 小儿、老年人、行动不便或 6 h 内使用过镇静镇痛药物者,护士应主动提供帮扶,提醒动作宜缓慢。跌倒高风险病人宜专人陪伴。

⑤ 医疗区域光线明亮,病人活动通道无杂物或障碍物,地面平整无水渍,防跌倒标识清晰。

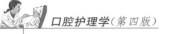

二、晕厥

【案例导入】　病人，女性，20岁。因颞下颌关节区疼痛不适，张口受限1周就诊。诊断：颞下颌关节紊乱病。既往史：否认系统病史，无药物过敏史。拟行两侧关节腔玻璃酸钠注射治疗。医生准备行局部注射治疗时，病人突然出现头晕、面色苍白、眼黑、胸闷、心慌、脉快而弱、全身冷汗、四肢软弱无力、有饥饿感、一过性意识丧失等。测得生命体征：T 36℃，P 98次/分钟，R 22次/分钟，BP 95/58 mmHg，测血糖值为2.5 mmol/L（正常血糖值为3.88～6.38 mmol/L）。医嘱给予50％葡萄糖20 ml口服，10 min后病人主诉症状好转。

思考题

(1) 该病人晕厥的原因是什么？

(2) 晕厥时护士应采取哪些相应的紧急救治措施？

(3) 该类病人护理预防措施有哪些内容？

晕厥是指一过性全脑血液低灌注导致的短暂意识丧失，特点是发生迅速、一过性、自限性并能够完全恢复。晕厥的病因复杂，主要分为神经介导的反射性晕厥，包括血管迷走性晕厥、情境性晕厥、颈动脉窦综合征和不典型反射性晕厥；直立性低血压晕厥、心源性晕厥，包括心律失常性晕厥和器质性心血管病性晕厥；其他原因引起的晕厥。

（一）案例解析

1. 晕厥原因分析

多伴有明显诱因，如长时间空腹或进食不足引发低血糖；情绪刺激（紧张、畏惧）、疼痛、医疗操作或晕血；长久站立或体位突然改变等。本案例病人晕厥主要是进食不足导致低血糖以及治疗时紧张恐惧。

2. 晕厥对机体危害

一般预后良好，部分病人因直立性低血压晕厥易造成跌倒损伤等意外伤害。另外，心源性晕厥病人常伴有心脏基础疾病，易发生猝死，危险性较高。本案例病人属于低血糖晕厥，经口服补充葡萄糖后病情好转。

（二）紧急救治措施

① 立即将病人置于平卧位，松解衣领，保持呼吸道通畅。

② 协助医生查找病因，对症处理。若低血糖晕厥，轻症病人可口服糖水、含糖饮料或进食糖果、饼干等，症状可很快消失；严重低血糖者建立静脉通道，遵医嘱给予50％葡萄糖液静脉注射，继以5％～10％葡萄糖液静脉滴注。必要时，根据病情变化，遵医嘱每15～30 min监测血糖1次，直至病情好转。

③ 密切观察病人神志意识、生命体征及病情变化，需要时给予心电监测。并做好晕厥发生时间、症状及发生过程等相关记录。

④ 加强心理护理和人文关怀。提供与晕厥相关的医疗信息，鼓励病人说出心理感受，缓解其焦虑、紧张情绪。

（三）护理预防措施

① 治疗前评估，了解病人有无空腹、既往疾病史、服药史及过敏史等。

② 治疗前知情同意告知,帮助病人了解配合治疗注意事项,缓解其焦虑恐惧。

③ 去除诱因,指导病人治疗前适当进食,避免空腹。紧张时深呼吸,放松心情。

④ 治疗时医护人员态度和蔼,操作轻柔。调整椅位前宜告知病人,避免体位突然变化。

⑤ 治疗过程中注意观察病人面色及治疗反应。如行心电监测,注意心率、呼吸、血压、血氧饱和度的数值变化,发现异常及时报告医生处理。

⑥ 病人离开牙椅时,护士宜提醒病人动作缓慢,或主动帮扶。

⑦ 有晕厥史的老年病人就诊期间最好有家属陪伴。

⑧ 医疗环境宜整洁安静,空气流通,温湿度适宜。

第二节　口腔诊疗过程中急救护理处置

一、诱发癫痫

【案例导入】　病人,男性,26 岁。因右下后牙疼痛 1 天就诊。诊断:47 急性牙髓炎,拟行 47 根管治疗后冠修复。病人自诉既往无心脏病、高血压病及其他病史,无药物过敏史。病人平躺牙椅,予以 4% 复方盐酸阿替卡因注射液,行下牙槽神经阻滞麻醉。拔针后,病人突然意识丧失,四肢抽搐痉挛,面色青紫,口唇发绀,牙关紧闭,双眼上翻。2 min 后病人停止抽搐,呼之可应答,呈嗜睡状态,面色、口唇渐渐恢复正常,生命体征平稳。苏醒后问其发生的一切均不知。追问其病史:病人曾有癫痫发作。临床查血糖、血常规、电解质均正常,脑电图示异常脑电图,换气诱发高幅弥漫性慢波节律及棘尖慢波活动。临床诊断:诱发癫痫。

思考题

(1) 该病人诱发癫痫的主要原因是什么?

(2) 癫痫发作时护士应采取哪些紧急救治措施?

(3) 对该病人的护理预防措施有哪些?

诱发癫痫是一组由一种或多种外界刺激因素引起的脑部神经元异常放电导致的临床综合征。表现为运动、感觉、意识、精神、自主神经功能等障碍,具有发作性、短暂性、重复性和刻板性特点。

（一）案例解析

1. 诱发癫痫原因分析

癫痫病的发生多数与遗传、年龄及神经系统疾病等因素有关。其中,47%～97% 的癫痫病人发作存在诱因,如应激刺激、睡眠紊乱、疲劳、不良环境、情绪波动、药物等多种因素均可诱发癫痫的发作。本案例病人曾有癫痫发作病史,治疗过程中诱发癫痫产生,考虑与治疗、药物刺激,情绪紧张有关。

2. 诱发癫痫危害

癫痫发作时病人常表现为意识丧失、面色改变、瞳孔散大、呕吐、四肢抽搐、大小便失禁等。呕吐、呼吸道分泌物增多易造成呼吸道窒息;牙关紧闭、肢体抽搐易造成舌咬伤、跌倒损伤等身体意外伤害。

（二）紧急救治措施

① 将病人平卧,头偏向一侧。

② 保持呼吸道通畅,及时清除呼吸道分泌物。必要时给予心电监测、吸氧,血氧饱和度维持在95%以上。

③ 病情允许时可将牙垫置于上下牙齿之间,以免舌咬伤;适当约束抽搐的身体,避免坠椅、跌倒等意外伤害。

④ 必要时建立静脉通道,遵医嘱给予地西泮、苯巴比妥钠等药物,控制发作及其他对症治疗。

⑤ 密切观察病人病情变化,做好意识状态、主要表现、发作频次、持续时间、用药后效果等相关记录。

⑥ 专人看护,注意保护隐私,提供心理护理和人文关怀,减轻病人焦虑、恐惧情绪。

（三）护理预防措施

① 治疗前询问病人既往史(有无颅脑外伤、中枢神经系统疾病等)、过敏史、服药史、家族遗传病史等。

② 避免刺激,提供安全舒适、温湿度适宜的治疗环境。

③ 治疗时医护人员态度和蔼,操作动作轻柔。

④ 治疗过程中注意观察病人神志、面色、呼吸等变化,发现异常及时报告医生处理。

⑤ 如有癫痫病史,指导病人了解癫痫疾病相关知识。就诊期间最好家属陪同。

（徐佑兰　吴　玲）

二、小器械误吞

【案例导入】 病人,男性,11岁,因上颌骨宽度狭窄,行上颌快速扩弓治疗。口内腭部见上颌铸造扩弓器,黏结于14、16、24、26。上颌扩弓器钥匙(矫正弓丝弯制而成)较小,未用橡皮筋系于手上。打开扩弓器时,钥匙掉入患儿口内引起误吞。

思考题

(1) 误吞的原因有哪些?

(2) 针对病人目前状况,应采取哪些紧急救治措施?

(3) 针对该病人护理预防措施有哪些?

在口腔诊疗过程中,病人在牙椅上处于仰卧位且张口时间长,口腔操作中器械多而细小,很容易发生误吞与误吸现象。

（一）案例解析

1. 小器械误吞原因分析

(1) 病人因素　年龄因素,如病人年老体弱咽部反射刺激迟缓,幼儿对于口腔操作不配合;病人依从性差。

（2）心理因素 病人精神紧张,频繁吞咽动作,致过度呼吸。

（3）生理因素 病人张口受限。

（4）医护因素 口腔器械微小,不慎滑脱。器械安装连接不牢发生松脱。医护戴手套,操作灵敏度下降。医护对器械操作不熟练。

2. 误吞的危害

小器械误吞后常进入食管、胃肠消化道或被呛咳出。进入消化道的小器械一般可自行排出,若小器械尖锐也可造成消化道出血、穿孔、梗阻、腹膜炎等严重并发症。部分小器械在喉腔造成上呼吸道梗阻,可表现为声嘶、剧烈咳嗽、呼吸困难、喉头水肿甚至窒息。因此,防范误吞后的并发症尤为重要。

（二）紧急救治措施

① 查看病人全身情况,密切监测生命体征,必要时给予心电监护。

② 查看病人呼吸情况,有无呛咳、憋气、窒息等不适。

③ 保持呼吸道通畅,必要时根据医嘱给氧。

④ 小器械误吞至口咽处时,应立即将病人头偏向一侧,调整椅位至平卧或头低足高位;借助重力作用使小器械移动到口腔可见处,协助医生迅速夹出小器械。

⑤ 口内未见小器械时,检查病人口内,应根据病人症状和医嘱进行影像学检查,以判断小器械位置。如误入食道,可内镜取出;如已进入消化道,告知病人多吃粗纤维食物,以便从大便排出。

⑥ 加强心理护理,了解病人感受,做好安抚工作,缓解病人及家属心理压力。

（三）护理预防措施

（1）小器械管理 检查各种器械的安装、连接、磨损状况,保证器械的正常使用,或在使用前加装拴线保护。

（2）医护因素 规范使用橡皮障,熟练掌握各种器械的使用及器械的传递,制订应急预案并熟练掌握。

（3）病人因素 操作前做好心理疏导,告知病人诊疗过程中的注意事项,如头部不可随意摆动、不要频繁吞咽等。缓解病人紧张情绪并宣教张口配合的重要性及发生小器械滑脱后的可能性及处理。

三、黏膜皮肤损伤

【案例导入】 病人,女性,65 岁。因左上后牙缺损数日就诊,经专科检查后,诊断为 17、21、25、26 深龋;15、16、23、24、34、35、44、45 牙体缺损。医师在进行 44 树脂充填治疗备洞过程中,由于病人头部移动导致球钻侧滑划伤病人颊黏膜出血。

思考题

（1）病人颊黏膜出血的原因是什么?

（2）病人目前状况的护理措施有哪些?

（3）针对该病人病情应做哪些预防措施?

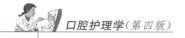

在口腔诊治过程中,使用的口腔器械品种多而小,且医生在诊疗的过程中操作范围小,若病人配合不良很容易发生皮肤黏膜的损伤。

（一）案例解析

1. 黏膜皮肤损伤原因分析

（1）擦伤　主要是由于高速机头治疗中操作不慎或病人不配合导致的临近皮肤组织的擦伤。

（2）撕裂伤　主要是由于拔牙操作不慎、牙周病治疗或小手术中牵拉等导致的皮肤黏膜撕裂。

（3）刺伤或扎伤　主要是正畸托槽、弓丝、结扎丝或针头等尖锐物导致的皮肤黏膜组织刺伤。

（4）烧灼伤　主要是在操作过程中,口腔材料（如失活剂、碘酚等）导致的临近皮肤黏膜组织的损伤。

2. 黏膜皮肤损伤的危害

（1）擦伤　锐性或钝性物体与皮肤表层摩擦而造成的损伤,表现为表皮剥脱、血痕、渗血或点状出血。由于皮肤感觉神经末梢暴露,痛感明显。

（2）撕裂伤　外力作用于组织牵拉造成的皮肤或皮下组织撕裂,表现为皮肤和软组织有裂口。

（3）刺伤或扎伤　尖锐物体刺穿皮肤及皮下组织造成的创伤,表现为皮肤创口小,有出血和疼痛感。

（4）烧灼伤　由于热力或化学物质作用于身体,引起局部组织损伤。轻者表现为皮肤发红、疼痛、水肿,有渗出或有皮肤水泡。

（二）紧急救治措施

清除异物,清创,局部控制,预防感染。对于小而浅,出血量少的擦伤伤口,创面表面消毒,保持伤口干燥。

① 心理护理,安慰病人,做好解释工作,减轻其紧张焦虑情绪。

② 创面伤口护理,保持口腔清洁,协助医生用生理盐水冲洗黏膜,无菌棉球/纱布压迫止血,再用 0.5% 碘伏消毒。

③ 保持口腔清洁,可用复方硼砂含漱液漱口 3 次/d,再用贝复新生长因子软膏涂于创面处。

④ 饮食护理,给予丰富的蛋白质维生素低脂肪饮食。

（三）护理预防措施

① 治疗前告知病人诊疗过程中的注意事项,如有不适则举手示意,不能随意讲话及转动头部、躯干等。

② 在操作前还应与病人做好宣教及沟通,以取得病人充分配合。缓解病人紧张情绪并宣教张口配合的重要性。

③ 医护规范四手操作,尽量减少大幅度动作,熟练掌握各种器械的使用。

四、出血

【案例导入】　病人,男性,29岁。因左下智齿拔除6h后,拔牙处出血不止,在家自行处理未果。就诊时病人神志清,可应答,张口略有受限,呈痛苦面容,生命体征平稳。专科检查见病人头颈活动自如,左侧面部稍肿胀,口腔内有大量血凝块,清除血凝块后,可见左下颌智齿拔牙窝有活动性鲜血溢出。查血常规及凝血功能正常。

思考题

(1) 该病人可能的出血原因是什么?

(2) 病人目前状况的护理措施有哪些?

(3) 针对该病人病情应做哪些预防措施?

口腔出血的就诊病例包括外伤性出血、拔牙后出血、牙龈出血,其中以拔牙后出血和牙龈出血较为常见。

（一）案例解析

1. 出血的原因分析

牙龈出血最常见的原因是牙龈或牙周炎症,牙石、牙菌斑的刺激,牙周组织创伤,不良义齿及牙龈肿瘤等。拔牙后出血的局部因素可能为创面渗血未完全控制或凝血块脱落,牙槽窝内残留炎性肉芽组织、软组织撕裂,牙槽内小血管破裂、结扎线脱落等;也有全身因素、凝血障碍等导致的口腔内出血。

2. 出血的危害

拔牙伤口处有少量渗血,经压迫后未见渗血或唾液内有血丝,属于正常现象。如果伤口处出血较多会引起头晕、恶心、呕吐,甚至晕厥,短时间内出血量大时可导致低血容量休克,危及病人生命或发生严重并发症。

（二）紧急救治措施

病人出血量少可填塞止血棉压迫止血;出血量多时可用碘仿纱条填塞加压止血。

① 配合医生清创止血。

② 病人清创后,嘱其创口咬无菌小棉卷压迫止血30 min,若出血较多可延长1 h。

③ 观察病情,压迫止血后如无不适,方可让病人离开。

④ 加强心理护理,了解病人感受,做好解释工作,缓解病人心理压力。

（三）护理预防措施

① 治疗前询问病人既往史(有无血液系统疾病等)、过敏史、服药史、家族遗传病史等。

② 指导病人拔牙当日不能漱口,以免冲掉血凝块,影响伤口愈合。

③ 拔牙后24 h内不刷牙,不要用舌舔吸伤口或反复吐唾、吸吮,以免由于增加口腔负压,破坏血凝块而引发再次出血。

④ 拔牙2 h后方可进食,以软食偏冷为主,尽量从健侧进食。

⑤ 拔牙术后根据医嘱选择口服或静脉滴注抗生素,预防伤口感染。

⑥ 拔牙后可能会出现面部肿胀,可用冰块冷敷以减轻局部肿胀不适。切记24 h内不可

热敷。肿胀一般3～5天会减轻或消退,如有加重情况,应立即到医院就诊。

⑦ 拔牙术后可能会有局部不适或疼痛,如果疼痛明显,可根据医嘱口服止痛药。

(徐佑兰　李　晶)

第三节　口腔疾病病人乘飞机时的急症处置

一、口腔出血

【案例导入】　病人,女性,32岁。于乘机前一天在口腔医院拔除智齿,无任何不适。飞机进入平飞阶段后,突然出现口腔唾液带血并伴有疼痛感,后唾液呈鲜红色。该病人示意乘务员寻求帮助。

思考题

(1) 根据病人的情况,可采取哪种方法止血?

(2) 如何对病人进行心理疏导?

(3) 应怎样预防该情况发生?

(一)案例解析

1. 出血原因分析

由于飞机是增压舱,舱内压力普遍低于标准大气压力,人体内的压力往外有一定的膨胀作用。患有牙龈炎或口腔手术后(牙周翻瓣术、拔牙术、口腔手术等)以及全身系统疾病(如血液病、糖尿病、肝肾疾病、高血压、动脉硬化等)的旅客,可能会出现口腔出血。

(1) 牙龈出血　牙周炎、牙龈炎及其他牙源性炎症,局部组织受到客舱低压影响而导致牙龈出血。

(2) 口腔手术后出血　在拔牙和其他口腔手术治疗后,局部组织损伤过大或感染(如血管破裂、牙槽内残留黏性异物),在低压环境中可引起创口开裂或血管扩张而导致出血。

(3) 口腔外伤出血　飞机受气流影响会出现不同程度的颠簸,如旅客未做好个人保护,极有可能发生面部口腔的摔碰伤,而致唇、舌、龈组织损伤出血。

(4) 口腔溃疡出血　由于口腔黏膜溃疡性损伤导致口腔出血。

2. 出血的危害

(1) 窒息　口腔内若出血量较大且不能及时排出,而误入呼吸道致呼吸困难,严重者可出现"三凹征"(胸骨上凹和锁骨上凹下陷以及肋间隙内陷)导致机体缺血缺氧,血氧饱和度下降而危及生命。

(2) 晕厥　由于口腔内出血,病人表现出紧张焦虑,血管紧张素增高,急剧收缩,迷走神经张力增加,导致一过性脑缺血而致晕厥发生。

(3) 口臭　牙龈出血可导致口臭,多见于牙周的问题引起的牙龈出血。血液与口腔内革兰氏阴性细菌共同作用,产生挥发性硫化合物,而致口臭。其气味不仅对客舱密闭空间的空气造成影响,还致病人心情沮丧,产生心理压力。

（二）紧急救治措施

① 迅速判定出血性质、原因、部位、出血量。

② 立即将病人移至光线充足,且宽敞的机舱部位,头偏向一侧,半坐卧位。

③ 立即寻找出血点,去除血凝块,采取有效的止血措施。

④ 开启机上应急医疗箱,予以治疗:

● 牙龈缘出血:使用棉纱球压迫出血点数分钟。待局部出血缓解后,再用蘸有 1∶1000 的肾上腺素液或 1‰麻黄素的小棉球或吸收性明胶海绵,直接压迫出血的牙龈缘或塞入牙间隙,压迫止血 30 min;也可用云南白药、三七粉等敷于创面止血。

● 牙槽窝出血:在牙槽窝内填入吸收性明胶海绵,再用棉卷压迫止血。需注意的是,用于压迫伤口的棉卷应用棉线或止血钳夹住固定,防止滑入气道。

● 口腔术后出血:手术后局部出血,先找到出血点,再用纱布对局部压迫止血;若效果不佳,则用浸有 1∶1000 的肾上腺素纱布压迫。同时可口腔内含冰水,或在出血侧面部冰敷。

⑤ 安抚病人保持安静状态,维持病人稳定情绪。

⑥ 溃疡出血者,在医生的指导下涂抹曲安奈德软膏,可缓解出血,促进愈合。

⑦ 如病人出现晕厥,则取头偏向一侧的平卧位,给氧,保持呼吸道通畅。

（三）护理预防措施

① 建议口腔术后病人 48 h 后乘飞机出行。

② 有牙龈炎且伴有少量出血者,应先前往口腔医院接受正规治疗后再乘飞机出行。

③ 患有口腔疾病且伴有全身血液系统疾病,最好不乘飞机出行。

④ 飞行全程系好安全带,减少在客舱中的站立及走动,避免头、面部、口腔和牙受伤。

二、急性牙痛

【案例导入】 病人,男性,48 岁。乘坐飞机从北京前往成都出差,在出差前一天已出现牙周不适有痛感。飞机在爬升过程中,病人感觉右上颌有不适感,随着飞机高度上升,不适感持续增强,疼痛加剧,且伴有右脸部轻微肿胀,寻求机组成员帮助。在飞机开始降落后疼痛感有所缓解。飞机落地后经医生检查,诊断为急性牙周炎。

思考题

(1) 引发急性牙痛的原因有哪些?

(2) 患有牙周病的病人乘机时应怎样预防牙痛发生?

（一）案例解析

1. 急性牙痛原因分析

牙痛是常见症状,在乘坐飞机时出现的急性牙痛,医学上称为气压性牙痛。常见于急性牙髓炎、急性根尖周炎、急性牙周炎、牙周脓肿、食物嵌塞痛、干槽症。这些口腔疾病的病人本身就可能出现牙痛,若乘坐飞机时,伴随客舱压力的减小,炎症和病变部位组织受到刺激,极易诱发急性牙痛和牙痛加剧的症状,表现出疼痛难忍、头痛、恶心等症状,严重者可引起疼痛性休克等严重后果。

2. 急性牙痛的危害

（1）晕厥　剧烈牙痛下，引起机体神经系统变化，交感神经兴奋，心率增快，血压升高，出汗，紧张，焦虑。若三叉神经疼痛就会兴奋迷走神经引起心率减慢，血压下降，大脑无法得到足够的供血供氧而出现晕厥情况。

（2）神经性休克　在剧烈牙痛的刺激下，病人出现神经、血管调节功能障碍，导致心悸、四肢冰冷、面色苍白、血压迅速降低等休克症状。

（二）急救救治措施

① 迅速将病人移至空气流通的安全区域，取头偏向一侧的平卧位。

② 若有恶心、呕吐现象则保持其呼吸道的通畅。

③ 若出现休克症状，应迅速松解病人衣领，抬高双下肢，取休克卧位，吸氧。医务人员立即建立静脉通道。

④ 用温水口腔含漱，减轻牙痛，也可口服止痛药物（布洛芬缓释片或乙酰氨基酚片），暂时缓解牙痛症状。

⑤ 在处置过程中，应注意病人的保护及固定，避免因颠簸等因素造成病人二次伤害。

⑥ 注意安抚病人，做好心理护理。

（三）护理预防措施

① 凡患有急性牙髓炎、急性根尖周炎、牙周脓肿、牙外伤、牙隐裂、干槽症等口腔疾病者，乘机前应前往口腔医院诊治，症状缓解后再乘机出行。

② 在机上忌饮用冷饮、过热饮品、酸、甜等刺激性饮品，避免因刺激加重牙痛症状。

③ 牙隐裂者尽可能不用牙齿啃咬硬物，避免出现撕裂样牙剧痛。

④ 牙痛出现后，及时呼唤空乘人员寻求帮助，可口服止痛药物，减轻疼痛，避免因疼痛加剧引发休克等症状。

三、假牙脱落

【案例导入】　病人，女性，68 岁。乘机前往三亚旅游，在飞行中食用携带的熟食（鸡爪）。右上颌第一磨牙活动假牙脱落并吞食，无呛咳、呼吸困难症状。该乘客紧急呼叫乘务员帮助，乘务员给予密切观察，机组随即通知地面医务人员，待飞机落地后立即将该乘客送往医院做进一步的检查和处理。

思考题

(1) 机上假牙脱落可能对病人造成哪些危害？

(2) 假牙脱落进入气道的处置方式有哪些？

(3) 假牙脱落进入食道的处置方式是什么？

（一）案例解析

1. 假牙脱落原因分析

假牙脱落一般情况是固位力不足造成的，如长时间戴用假牙（尤其是不良修复体）牙槽骨萎缩吸收,假牙和黏膜之间不密合而导致脱落。由于机舱空间狭窄或受气流影响,外力作用于面部口腔,导致假牙脱落。

2. 假牙脱落的危害

若假牙脱落滑入食道,在一般情况下,可随大便排出体外;若发生嵌顿,可损伤胃肠黏膜,导致腹痛及消化道出血等症状。若假牙脱落误入呼吸道,则可导致剧烈呛咳、呼吸困难、声嘶、喉痉挛,以及唇指发绀等缺氧症状而危及生命。

（二）紧急救治措施

1. 假牙脱落进入消化道

① 首先判明脱落的假牙是进入了消化道而非气道。

② 禁食禁饮并观察腹部有无不适,注意安抚病人。

③ 若出现腹部疼痛或腹部阳性体征,应通知机长与地面取得联系,并注意防假牙卡顿致消化道黏膜出血坏死。

2. 假牙脱落进入气道

一旦确定假牙脱落,且病人出现气道异物梗塞症状,应立即采取急救措施（可采用海姆立克急救法）。

（1）站立位腹部冲击挤压法　有意识者采用站立位腹部冲击挤压法,如图 8-1 所示:

① 施救者站在病人身后,双臂环绕抱住病人腰部。

② 嘱病人弯腰,头部前倾。

③ 施救者一手捏成空心拳,将大拇指侧面顶住病人腹部正中线、肚脐上方两横指、剑突下方处。另一手握紧此拳,快速向内、向上冲击 5 次。

④ 重复上述步骤直至异物排出通气道。

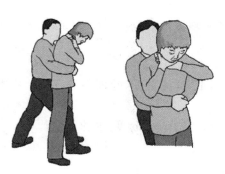

图 8-1　站立位海姆立克急救法

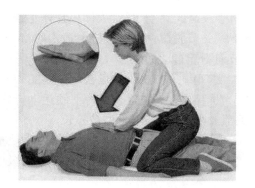

图 8-2　仰卧位海姆立克急救法

（2）仰卧位腹部冲击法　无意识者采用仰卧位腹部冲击法,如图 8-2 所示:

① 让病人平躺,脸朝向一侧。

② 施救者分开两腿,骑跨于病人腿部。

③ 手掌跟放于病人上腹部。

④ 两手重叠,双手的手指均指向其头部。

⑤ 快速向上向前推压上腹部 5 次。

⑥ 重复上述步骤直至病人将气道异物排出。

⑦ 异物排除后安抚病人，观察病人有无不适。

（三）护理预防措施

① 戴有活动假牙的病人最好在乘机时取下假牙，妥善保存。

② 进餐时细嚼慢咽，发现异物及时吐出。

③ 确定假牙进入气道后切忌喂食任何东西。希望用水将异物顺下去的做法是不正确的。

④ 飞机落地后，无论是落入气道的假牙已排出体外，还是假牙已落入消化道，都应及时前往医院做进一步的检查和处理。

四、颞下颌关节脱位

【案例导入】　病人，女性，26 岁。从成都飞往墨尔本航班，航程为 10 小时 30 分钟。在机上长时间办公，疲劳后不间断打哈欠。发现张口受限，不能闭口，面部肌肉酸痛，下颌出现偏斜。该病人情绪低落，随后情绪焦虑、激动。乘务员安抚病人并在机上广播寻找医务人员。但机上无口腔医务人员，无法处理，建议落地后转至专业医院行颞下颌关节复位。

思考题

(1) 造成下颌关节脱位的原因有哪些？

(2) 怎样在乘机时预防下颌关节脱位？

（一）案例解析

1. 脱位原因分析

由于长时间高空飞行，人体极易产生缺氧及疲劳现象，不自主地频繁打哈欠、大张口，诱发颞下颌关节脱位；抑或在跌倒、撞击时口张开，下颌受到了外力打击，导致下颌髁突滑出关节结节而不能自动回复。

2. 颞下颌关节脱位的危害

① 颞下颌关节脱位表现为下颌运动异常，闭口困难，唾液外流，吐词不清，咀嚼、吞咽困难，关节及咀嚼肌疼痛，脸型被拉长。

② 随着脱位时间延长，咀嚼肌可发生严重痉挛，下颌关节局部出现水肿、疼痛。

③ 病人表现出焦虑与痛苦表情，心理极度恐惧。

（二）紧急救治措施

① 安慰病人不要焦虑恐慌，并将病人安排在空气流通较为安静区域。

② 询问病人可否自行复位（有部分病人颞下颌关节经常性脱位后自己掌握复位手法），并协助其复位。

③ 询问是否有医务人员在场，采用手法复位，如图 8-3 所示：

● 病人取坐位，头、背紧靠座椅，呈低位。复位者站立在病人正前方，高位。

● 用双手对双侧咬肌部位按摩，使肌肉松弛，有利于复位成功。

● 将纱布缠绕在复位者拇指部位，以免在复位过程中被病人咬伤。

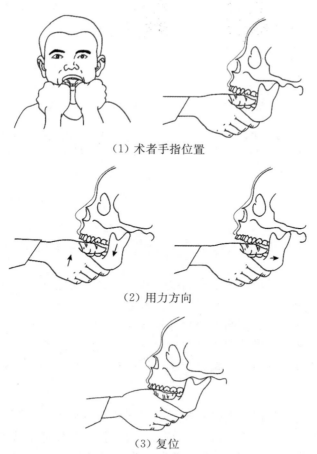

（1）术者手指位置

（2）用力方向

（3）复位

图 8-3　颞颌关节脱位复位

● 嘱病人放松肌肉,将双手拇指放入病人口内双侧下颌最后磨牙的咬合面上;其余四指放在下颌骨下缘处,双手拇指下压,同时四指上抬,使髁状突下降达到关节结节水平以下;然后向后推,直至髁状突滑回关节凹内。

● 复位后使用颅颌绷带固定(以前牙张开不超过 1 cm 为宜),限制下颌部运动,防止再次脱落。

（三）护理预防措施

① 在乘机时应系好安全带,避免外力致使面部下颌关节脱位。

② 在乘机时尽可能避免大哭大笑,大口吃东西等夸张动作。

③ 乘机时注意休息,避免身体过度疲劳。

④ 进食时应选择柔软食物,忌用牙齿开瓶、咬食坚硬物品。

⑤ 颞下颌关节手法复位后应用颅颌绷带包扎 2～3 周,限制下颌活动,若复发性脱位,应固定一个月以上,避免再次复发脱位。

⑥ 复位包扎固定期间进食软食流质。

（曾琪芸）

第九章

口腔颌面外科病人的护理

【学习目标】

1. 掌握口腔颌面外科麻醉的药物、护理、常见并发症及处理。
2. 掌握口腔颌面外科常见手术的护理技术。
3. 掌握口腔颌面外科常见病人的护理措施。
4. 熟悉口腔颌面外科常见病人的护理评估、护理诊断/问题。
5. 学会为口腔颌面外科病人制订护理计划和护理措施。

　　口腔颌面外科学是一门以研究口腔器官(牙、牙槽骨、唇、颊、舌、腭、咽等)、面部软组织、颌面诸骨(上颌骨、下颌骨、颧骨等)、颞下颌关节、唾液腺以及颈部某些疾病防治为主要内容的学科。随着学科的发展,口腔颌面外科已发展为牙及牙槽外科、唇腭裂外科、创伤整形外科、头颈肿瘤外科、正颌与关节外科等一体的学科。口腔颌面外科病人的护理涉及麻醉、复苏、重症监护、围手术期护理、颌面外科病人专科护理及健康教育等范畴。

第一节　麻醉病人的护理

　　麻醉是指用药物或其他方法使病人完全或部分失去感觉,达到手术时无痛的目的。随着外科手术技术及麻醉学的发展,麻醉的应用范围已经不仅局限于消除手术中的切口疼痛,也包括了镇静镇痛、重症监测和急救复苏等领域。

　　根据麻醉方法、麻醉药物和麻醉部位的不同,口腔颌面外科的临床麻醉可分为局部麻醉和全身麻醉。

一、局部麻醉

(一)局部麻醉的定义

　　局部麻醉(简称局麻),是指用药物暂时阻断机体某一部分的感觉神经传导,从而使该区域痛觉消失,以便在完全无痛的情况下手术,常用于牙和牙槽骨手术、颌面部小手术和疼痛的治疗。局麻时病人意识清醒,是一种安全、简便、效果确切的麻醉方法。但是,局麻不适用于不合作的病人及局部有炎症的部位。

（二）常用的局麻药物

口腔局麻药物的使用十分广泛,随着无痛治疗原则的要求不断提高,麻醉药物和局麻药物注射技术的研究也逐步深入。局麻药物的种类很多,按其化学结构可分为酯类和酰胺类。国内目前常用的局麻药物有酯类的丁卡因,酰胺类的利多卡因、丁哌卡因和阿替卡因。

（1）丁卡因（tetracaine） 又名地卡因（dicaine）、潘托卡因（pantocaine）,易溶于水,穿透力强。主要用于黏膜表面麻醉,一般用 1%～2% 溶液,1～3 min 即可显效。一般不作浸润麻醉。

（2）利多卡因（lidocaine） 又名赛罗卡因（xylocaine）,具有起效快、弥散广、穿透性强、对组织无刺激、无明显扩张血管作用的特点,维持时间 1～2 h。利多卡因有迅速而安全的抗室性心律失常的作用,因而常作为心律失常的病人首选局麻药物。用作表面麻醉时药物浓度是 2%～4%。临床上主要应用含 1:100 000 肾上腺素的 1%～2% 利多卡因行浸润麻醉和阻滞麻醉。每次用量不超过 0.4 g,以防发生毒性反应。目前是口腔临床应用最多的局麻药。

（3）丁哌卡因（bupivacaine） 又名麻卡因（marcain）,麻醉作用维持时间为利多卡因的 2 倍,可达 6 h 以上;强度为利多卡因的 3～4 倍。常以 0.5% 的溶液与 1:200 000 肾上腺素共用。适用于需要时间较长的手术,术后镇痛的时间也较长。

（4）阿替卡因（articaine） 其制剂复方盐酸阿替卡因注射液（碧兰麻）主要成分为 4% 盐酸阿替卡因加肾上腺素 1:100 000。其主要特点是局部的渗透能力比一般的麻醉药物强,对于一些麻醉效果不理想的病人采用阿替卡因,能够收到满意的效果。其毒性比利多卡因低,过敏反应少见。适用于成人及 4 岁以上儿童,目前已广泛用于临床。

（三）局麻的方法

口腔颌面外科临床常用的局麻方法有表面麻醉法、浸润麻醉法和阻滞（传导）麻醉法。

1. 表面麻醉

表面麻醉是将穿透力强的局麻药喷、滴或涂于手术区表面,麻醉药物被吸收,使末梢神经麻痹而达到镇痛的效果。常应用于表浅的黏膜下脓肿切开引流、松动乳牙或恒牙的拔除,以及舌根、软腭或咽部检查,气管插管前的黏膜表面麻醉。常用的药物为 1% 丁卡因或 2%～4% 利多卡因。

2. 浸润麻醉

浸润是将局麻药注射于组织内,以阻断组织中神经末梢的传导,产生镇痛的麻醉效果。浸润麻醉适用于口腔颌面部软组织范围内的手术以及牙、牙槽突的手术。常用的药物为 1%～2% 利多卡因。口腔颌面外科手术中,常用的浸润麻醉方法有以下 2 种。

（1）骨膜上浸润法 又名局部浸润法,是将麻醉药物注射到牙根尖部位的骨膜浅面。适用于拔除上颌及下颌前份牙及牙槽骨手术。

（2）牙周膜注射法 是用短而细的注射针头,自牙的近中和远中侧刺入牙周膜,深约 0.5 cm,分别注入局麻药 0.2 ml,即可麻醉牙及牙周组织。

3. 阻滞麻醉

阻滞麻醉是将局麻药液注射到神经干或其主要分支附近,以阻断神经末梢传入的刺激,使被阻滞的神经分布区域产生麻醉效果。阻滞麻醉是口腔科拔牙或颌面部手术常用的麻醉方法,尤其适用于拔除下颌牙齿和上颌磨牙。在进行阻滞麻醉时应注意：

① 必须熟悉口腔颌面局部解剖及注射标志与有关解剖结构的关系。

② 严格遵守无菌原则,防止感染。

③ 注射麻醉药之前,应回抽针芯,无回血后才可注入麻醉药液。

常用的方法有上牙槽后神经阻滞麻醉、腭前神经阻滞麻醉、鼻腭神经阻滞麻醉、眶下神经阻滞麻醉及下牙槽神经阻滞麻醉等。

（四）局麻常见的并发症

1. 全身并发症

（1）晕厥　一种突发性、暂时性意识丧失,是局麻最多见的并发症。通常是由于一时性中枢缺血缺氧所致。一般可因恐惧、饥饿、疲劳、全身健康较差、疼痛及体位不良等因素诱发。表现为早期有头晕、胸闷、面色苍白、全身冷汗、四肢厥冷、脉快而弱、恶心、呼吸短促,继而出现心率减慢、血压下降,重者可有短暂的意识丧失。

（2）过敏反应　突出表现在酯类局麻药,但并不多见,并且在同类局麻药中有交叉现象。临床表现为即刻反应和延迟反应。即刻反应是用极少量药后,立即发生极严重的症状,突然惊厥、昏迷、呼吸心搏骤停。延迟反应主要表现为血管神经性水肿,偶见荨麻疹、哮喘、过敏性紫癜。

（3）中毒　在单位时间内血液中麻醉药物的浓度超过了机体的耐受力,引起各种程度的毒性反应。临床表现可分为兴奋型与抑制型两类。兴奋型表现为烦躁不安、话多、颤抖、气急、多汗、血压升高,重者出现发绀、全身抽搐;抑制型表现为上述症状不明显,但迅速出现脉搏细弱、血压下降、神志不清、呼吸心跳停止。

2. 局部并发症

（1）注射区疼痛和水肿　常见的原因是局麻药变质,有杂质或溶液不等渗;注射针头钝、弯曲;注射针头刺入到骨膜下,造成骨膜撕裂;病人对疼痛敏感等。

（2）血肿　在注射过程中刺破血管,导致组织内出血。多见于上牙槽后神经阻滞麻醉时,刺破翼静脉丛。偶见眶下神经阻滞麻醉,刺入眶下管,刺破眶下动、静脉;局部浸润麻醉时刺破小血管。血肿的临床表现开始为局部迅速肿胀,无疼痛,皮肤或黏膜出现紫红色瘀斑,数天后转变为黄绿色,最后吸收消失。

（3）感染　发生感染的主要原因是注射部位消毒不严、注射针被污染以及注射针穿过感染灶等,引起颌面深部间隙感染。一般在注射后1～5天局部出现红、肿、热、痛,甚至张口受限或吞咽困难等。有的病人会出现菌血症和脓毒血症,表现为白细胞计数增加、畏寒、发热等。

（4）暂时性面瘫　一般见于下牙槽神经经口内阻滞麻醉时,由于注射部位过深,将麻醉药物注入腮腺内,麻醉面神经,导致暂时性面瘫。注射后数分钟,病人感觉面部活动异常,注射侧眼睑不能闭合,口角下垂。

（五）局麻病人的护理

1. 心理护理

与病人亲切交流,告知局麻相关知识,向病人说明牙科无痛治疗的特点,消除焦虑和恐惧。

2. 常规护理

① 做好局麻前的准备,详细询问有无麻醉药物过敏史,是否为过敏体质及进食情况。对

酯类局麻药过敏和过敏体质的病人应改为酰胺类局麻药,并做药物过敏试验。利多卡因过敏试验的方法:2%利多卡因 0.1 ml 稀释至 1 ml,皮内注射 0.1 ml,20 min 后观察反应,局部红肿、红晕直径超过 1 cm 者为阳性。在行药物过敏试验前,应备好肾上腺素、氧气等急救药物及用品。

② 局麻前观察生命体征,包括测量体温、脉搏、呼吸、血压,观察神志变化。

③ 对于精神紧张的病人,麻醉前应给予解释和鼓励,消除恐惧情绪,避免空腹手术。

④ 做好各种急救物资的准备,如氧气、急救药品、输液用品等。

⑤ 注射麻醉药的过程中,应随时观察病人的全身及面部表情变化,一旦出现异常,应立即停止注射。

3. 特殊护理

(1)晕厥病人护理

① 立即停止注射。

② 迅速将病人平卧,松解衣领,置病人于头低足高位,保持呼吸道通畅。

③ 意识丧失者立即嗅氨水或酒精,用针刺或指压人中穴等方法帮助苏醒。

④ 吸氧、保暖。

⑤ 遵医嘱静脉注射 50%葡萄糖或 10%葡萄糖液静脉滴注。

(2)过敏反应病人护理 轻症者可给抗组织胺类、钙剂、激素等。严重过敏反应,立即注射肾上腺素;出现抽搐或惊厥时,应迅速静脉注射地西泮 10~20 mg,或分次静脉推注 2.5%硫喷妥钠,每次 3~5 ml,直到惊厥停止。

(3)血肿的处理 协助医师立即局部压迫止血,24 h 内冷敷,必要时给予止血和抗感染药物。

(4)感染病人护理 立即给予抗感染治疗;如果有脓肿形成,应及时切开引流。

(5)暂时性面瘫病人护理 耐心解释,告诉病人一般在麻醉药作用消失后,各项功能可恢复,无需特殊处理。

二、全身麻醉

(一)全身麻醉的定义

全身麻醉是指麻醉药作用于中枢神经系统并抑制其功能,以使病人全身疼痛消失的麻醉方法。当麻醉药物在体内分解或排出后,病人逐渐清醒,不留任何后遗症。

(二)口腔颌面外科全身麻醉的特点

(1)麻醉与手术互相干扰 由于口腔颌面外科的手术区域多数邻近口腔、鼻腔,而麻醉的操作与观察也在口、鼻部位,因此,手术与麻醉在一定程度上可能互相干扰。由于手术与麻醉操作占据头面部,紧急情况的处理常较普通外科手术的全身麻醉更为困难。为了保证手术的顺利及麻醉期病人的安全,手术者、麻醉医师及护士的共同协作是十分重要的。

(2)维持气道通畅比较困难 口腔颌面外科病人因疾病因素导致张口受限或完全不能开口,给麻醉诱导和气管内插管带来了一定的困难和危险;呼吸道的分泌物、消化道的呕吐物不易吸出,可能引起呼吸道梗阻、窒息或发生吸入性肺炎等。因此,对口腔颌面外科病人的麻醉诱导用药和方法的选择必须谨慎。

（3）小儿与老年病人比例高　口腔颌面外科手术的病人中，小儿、老年者占较大比例。小儿除了在解剖、生理、药物动力学等方面与成人有差异外，先天畸形（如唇、腭裂）病人易患上呼吸道感染，且喂养困难易致营养不良以及可能合并其他系统的畸形等，应选择合适的麻醉方法，并做好必要的抢救准备。老年病人罹患恶性肿瘤者多，由于慢性消耗往往体质较差，且常并发其他疾病如高血压、冠心病及糖尿病等，麻醉前应充分评估其身体状况，术中严密观察，及时对症处理。

（4）手术失血较多　口腔颌面部血管丰富，施行某些手术如血管瘤、神经纤维瘤及恶性肿瘤切除术时，创伤大，时间长，出血多。应精确估计失血量，及时补充血容量，加强生命体征的监测，防止休克。麻醉中采取控制性降压，可减少失血量的 $30\%\sim50\%$。

（5）麻醉恢复期呼吸道并发症多　口腔颌面外科手术后，由于头部的包扎固定、颌间固定等，不利于呼吸道分泌物、呕吐物的吸出，不利于术区出血的观察，不利于保持呼吸道通畅，易发生呼吸并发症。因此，应严格掌握拔管指征，密切加强麻醉恢复期病人的监护，减少并发症的发生。

（三）口腔颌面外科常用的全身麻醉方法

1. 吸入麻醉

吸入麻醉是将气体或挥发性液体麻醉剂经呼吸道吸入肺内，进入血液，抑制中枢神经，产生麻醉作用。临床常用的吸入麻醉药物有安氟醚、异氟醚、氧化亚氮等。

（1）安氟醚（enflurane）　挥发性液体，化学性能稳定，具有任何浓度均不燃烧、麻醉效果好、诱导迅速、苏醒快而平稳、对呼吸道无刺激性等特点。一般麻醉深度不易出现心律失常。安氟醚尚具有一定的肌肉松弛作用，对脑血管有扩张作用，从而使脑血流量增加，颅内压升高。对肾功能有轻微的可逆性抑制作用。吸入浓度过高或过度通气可产生惊厥。

（2）异氟醚（isoflurane）　挥发性液体，具有化学性能稳定、麻醉效果好、诱导迅速、苏醒比安氟醚快等特点。对循环的抑制作用小于安氟醚，麻醉期可致心率加快，但不易发生心律失常。对呼吸的抑制作用与剂量有关。不增加颅内压。

（3）氧化亚氮（nitrous oxide）　又称为笑气，为不燃烧不爆炸的气体，但能助爆，具有麻醉作用较弱而镇痛作用好、对呼吸道无刺激等特点。常与安氟醚按一定比例混合吸入使用。在供氧条件下对循环基本无抑制作用。

目前，吸入麻醉常用的方法为气管内插管麻醉法，将气管导管通过口腔或鼻腔插入病人的气管内实施吸入麻醉。

2. 静脉麻醉

静脉麻醉是将麻醉药物注入静脉，而产生全身麻醉的方法。静脉麻醉具有对呼吸道无刺激性、诱导迅速、苏醒较快和操作比较简单等优点。临床静脉麻醉常用两种以上的药物进行复合麻醉，常用的药物有硫喷妥钠、氯胺酮、异丙酚、依诺伐（氟芬合剂）等。

（1）硫喷妥钠（thiopental sodium）　超短效巴比妥类药物，常用浓度为 2.5%。静脉注射后首先到达脑组织，1 min 内病人意识消失，眼球固定，进入麻醉状态。此药多作为全身麻醉诱导剂。由于其有抑制呼吸、引起喉痉挛及支气管痉挛、直接抑制心肌及扩张血管等不良反应，故禁用于哮喘，心、肺功能障碍及严重低血压病人。

（2）氯胺酮（ketamine）　强镇痛静脉麻醉药。用药后病人表情淡漠，但对手术刺激不感疼痛。对高血压、颅内压增高或眼压增高，以及严重心功能不全的病人慎用或忌用。此药常用作麻醉诱导和小儿基础麻醉。

（3）异丙酚(diprivan)　一种新型、短效、快速的静脉麻醉药,临床制剂为乳白色的油剂,常用于临床麻醉的诱导和维持。该药有呼吸抑制和注射区域疼痛等不良反应。

（4）依诺伐(innovar)　由氟利多、芬太尼按 50∶1 比例组合而成,具有用量少、镇静镇痛效果好、稳定人体内环境等优点。

（四）全身麻醉常见的并发症及处理原则

1. 清醒延迟

全身麻醉手术结束后超过 2 h 和病人意识仍未恢复,对刺激或语言不能作出有思维的应答,即可认为麻醉清醒延迟。应立即查明原因,及时处理,以防意外。

（1）清醒延迟的原因

① 术前使用半衰期长的镇静药物:半衰期长的药物所需的苏醒时间也相应延长。

② 个体差异:使用吸入性麻醉药物超过 3 h,或病人肥胖,脂肪储备量大,所吸入的全麻药物在体内的蓄积量增多,停药后药物排除的时间相应延长。

③ 使用麻醉药物的种类:使用大剂量的芬太尼时,术后常出现清醒延迟。

④ 肌松药的残留作用:由于肌松药的残留,病人常出现清醒延迟。

⑤ 麻醉药物的副作用:几乎所有麻醉药均有抑制呼吸的作用,特别是麻醉性镇痛药物。

⑥ 手术部位的影响:由于颌面外科的手术部位距离呼吸道很近,影响术后通气,易发生低氧和昏睡,导致病人清醒延迟。

（2）清醒延迟的处理原则　针对原因相应处理,可采取的措施有给氧、重者行呼吸机通气、必要时用麻醉药物的相应拮抗剂。

2. 呼吸道阻塞

（1）引起呼吸道阻塞的原因

① 舌后坠:由于麻醉药物的作用,下颌骨和舌的肌肉松弛。当病人处于仰卧位时,在重力的作用下,舌体坠向咽部而形成上呼吸道阻塞。当气道发生不完全性阻塞时,病人随呼吸发出强弱不等的鼾声;当气道完全被阻塞时,鼾声消失,出现"三凹征",血氧饱和度(SpO_2)呈进行性下降,用面罩行人工呼吸,挤压呼吸囊时阻力很大。

处理:将病人头部置于侧位或放置口咽或鼻咽通气道;或双手托住下颌体向前向上托起下颌可缓解舌后坠造成的气道阻塞。

② 分泌物过多:苏醒期的病人由于术区渗血渗液,呼吸道分泌物增加,而且病人的咳嗽、吞咽反射未完全恢复,自己清理呼吸道的能力下降,可造成气道阻塞。

处理:立即畅通呼吸道,吸出呼吸道内的分泌物。

③ 误吸和窒息:苏醒期,病人常出现呕吐和返流。由于麻醉药物的残余作用,呼吸道的保护性反射未完全恢复,病人可将呕吐物和返流物误吸至下呼吸道引起窒息。

处理:及时吸除上呼吸道内分泌物、血液和异物,必要时行气管插管以畅通气道。

④ 喉痉挛:咽部应激性增高、支配喉头的迷走神经兴奋性增强所致。分泌物刺激咽喉部、直接喉镜操作、放置口咽通气道及气管内插管等直接刺激喉部,均可诱发喉痉挛。

处理:轻度喉痉挛在解除局部刺激后会自行缓解,中度及重度喉痉挛者需面罩加压吸氧,或遵医嘱给予静脉注射琥珀胆碱 50mg,可迅速解除痉挛,必要时行气管内插管。

⑤ 喉或声门下水肿:喉或声门下水肿与气管内插管时的机械性损伤和术前存在的呼吸

道感染有关。临床上以小儿、婴幼儿较多见。呼吸困难是喉水肿常见且严重的表现。

处理:针对引起喉或声门下水肿的原因进行预防。可在咽喉部喷地塞米松磷酸钠以减轻局部水肿。

⑥ 支气管痉挛:由过度敏感的支气管平滑肌,在受到气管内插管、误吸等因素刺激时引起,表现为呼气性呼吸困难,并常伴哮鸣音、心率过快,甚至心律失常。严重时病人出现紫绀。

处理:浅麻醉下刺激所致的支气管痉挛,可加深麻醉,松弛肌肉,改善呼吸阻抗以达到缓解;严重的支气管痉挛则应遵医嘱使用 $β_2$ 受体兴奋剂,如异丙肾上腺素、间羟舒喘宁。

⑦ 颌面外科手术引起的气道阻塞:口腔、颌面及颈部手术后,因肌肉松弛、咽或颈部肿胀、渗出或出血、血肿压迫而引起上呼吸道梗阻;面颈部敷料包扎、弹性固定、颌间固定等也是引起上呼吸道梗阻的常见原因。

处理:传统的方法是在手术结束时在舌深部缝一丝线,以便必要时牵拉舌体以保持气道通畅。床旁备气管切开器械、吸引器及氧气等。通常术后组织肿胀持续 3 天以上缓解,在此期间应密切观察,警惕呼吸道阻塞的发生。

(2) 呼吸道阻塞的处理原则　畅通呼吸道,保证有效给氧,针对原因处理。

3. 通气不足

(1) 引起通气不足的原因

① 呼吸暂停:各种原因所致的呼吸短暂停止,又称为不呼吸或无呼吸。常见的原因有肌肉松弛剂的作用及低二氧化碳等。

② 呼吸无力:主要是指呼吸肌收缩无力。由于呼吸道阻力过高、肺顺应性降低增加呼吸负荷、呼吸过速和过度通气等均可引起呼吸肌疲劳出现呼吸无力。表现为潮气量减少,血氧饱和度增高,呼吸频率增快。

(2) 通气不足的处理原则　首先应寻找引起通气不足的原因并采取相应的措施,以维持足够的通气量。根据病人呼吸功能状况给面罩吸氧或人工通气。

三、全身麻醉病人苏醒期的护理

手术结束后,一般应待病人意识恢复、拔除导管后送回病房,此部分工作常在麻醉复苏室(或 ICU)完成。全身麻醉病人苏醒期的护理是开始于病人送到麻醉复苏室(或 ICU),而终于病人离开麻醉复苏室(或 ICU)的全过程护理。手术结束后,病人由麻醉师及护理人员(有时包括手术医师)护送至麻醉复苏室。如系大手术或病情较重者,病人可直接送往 ICU。在搬运病人时注意动作应轻稳缓慢,并密切观察病人情况。

【护理评估】

1. 健康史

病人送达麻醉复苏室(或 ICU)后,护士与麻醉师或麻醉护士一起对病人进行评估,应全面了解病人的以下情况。

(1) 病人的一般情况　年龄、性别、手术部位、药物过敏史、皮肤有无破损等。

(2) 与手术相关的问题　施行何种手术、麻醉方式、术中使用的特殊药物、有无发生任何影响术后恢复的问题及并发症、引流、输血输液情况、特殊装置等。

2. 身体状况

评估病人的病情变化,内容包括生命体征、意识恢复情况,呼吸道是否通畅,是否留置口

（鼻）咽通气道及气管内插管；皮肤的颜色、温度、湿度；引流管是否通畅，引流液的颜色，伤口出血及渗血情况；出入量及静脉通道是否畅通。

3. 护理检查

依据麻醉复苏室的 Steward 评分法（见表 9-1）对病人进行评估并将结果记录于病历中。病人入室时评估一次，以后每 15～30 min 评估一次。总分为 6 分，5 分以上，病人已完全清醒（或意识水平达到术前水平），血流动力学稳定，能正确回答问题，定向力恢复，可送回病房。

表 9-1　麻醉苏醒期病人的评分标准（Steward 评分法）

评估项目	分值	内　　容
肢体活动度	0	肢体无活动
	1	肢体无意识活动
	2	肢体能作有意识的活动
呼吸通畅度	0	呼吸道需要支持
	1	不用支持可以维持呼吸道通畅
	2	可按医生吩咐咳嗽
清醒程度	0	对刺激无反应
	1	对刺激有反应
	2	完全苏醒

4. 心理-社会状况

了解病人的心理感受，有无紧张、恐惧、烦躁等心理状态。了解病人的社会支持情况。

【常见护理诊断/问题】

（1）潜在并发症：呼吸道阻塞、通气不足等　与麻醉、手术等有关。

（2）有受伤的可能　与病人麻醉后未完全清醒或感觉未完全恢复有关。

（3）疼痛　与手术、创伤和麻醉药物作用消失有关。

【护理目标】

① 病人无并发症发生或发生后能及时发现和处理。

② 病人未发生意外伤害。

③ 病人疼痛缓解或减轻，舒适感增加。

【护理措施】

（一）加强呼吸功能的监护

口腔颌面外科病人的损伤部位或手术区域易致上呼吸道的水肿、血肿，以及术后敷料的加压包扎等导致呼吸道梗阻的发生率较高，必须加强对呼吸的观察与护理。

1. 安置适当的卧位

对于麻醉尚未恢复者，除特殊医嘱外应保持去枕平卧，头偏向一侧，以免因舌后坠而堵塞呼吸道，亦利于防止呕吐物及分泌物所致的误吸。

2. 常规放置鼻咽或口咽通气道

在病人拔除气管插管后，应常规安置口（鼻）咽通气道。避免舌后坠，保持呼吸道通畅，利于抽吸分泌物及氧气吸入。

3. 确保气道通畅

经常检查通气道是否通畅，是否固定稳妥。

4. 及时有效地吸净分泌物

吸引前应先给氧，吸引时间每次不超过 15 s。

5. 有效的氧气吸入

必须在呼吸道通畅的前提下才能保证有效的氧气吸入。吸入氧浓度的估算：

① 鼻导管给氧时，吸入氧浓度（％）＝21＋4×氧流量（L/min）。

② 面罩法给氧，面罩有空气稀释面罩、简易面罩、带储气囊与单向活瓣面罩，其吸入氧浓度与氧流量的关系见表 9-2。

表 9-2　面罩吸氧的吸入氧浓度与氧流量的关系

面罩类型	氧流量（L/min）	吸入氧浓度（％）
空气稀释面罩	4～6	24～28
	8～10	35～40
	10～12	50
简易面罩	5～6	30～35
	7～8	40～60
带储气囊与单向活瓣面罩	4～10	40～100

6. 密切观察呼吸情况

观察呼吸的动度、节律、是否对称，听呼吸音；观察皮肤颜色是否有缺氧、发绀等征象。应特别注意的是，婴幼儿的呼吸频率较快，通常新生儿 40 次/分，婴幼儿 30 次/分，学龄儿童 20 次/分（成人 12～16 次/分），并且以腹式呼吸为主。

7. 严格掌握拔除通气道的指征

拔除通气道之前，应先吸净通气道、鼻腔、口腔分泌物，听诊双肺呼吸音清晰、对称。通气道拔除后，继续吸净口腔、鼻腔内分泌物，对插管引起的鼻腔黏膜损伤所致的渗血，可滴 1％麻黄碱液于鼻腔内。拔除通气道后，应在床旁继续观察 10～15 min。拔除通气道后，若病人发生上呼吸道梗阻应立即通知医师，迅速处理，保证气道通畅。

8. 密切观察并正确处理影响呼吸的有关因素

（1）手术因素　腭咽部、口底、颌下区手术，下颌骨超半切除，未立即整复骨缺损及肋骨取出术，可导致呼吸功能、咳嗽能力下降。病人在清醒后还须视当时情况考虑延长留置通气道的时间。

（2）麻醉因素

① 麻醉药物的作用：如芬太尼，有较强的呼吸中枢抑制作用，病人可于用药后 3～4 h 出现呼吸遗忘。

处理：唤醒或拍打病人胸部，以刺激病人做深呼吸；当血氧饱和度降低、呼吸频率减慢时，可用纳洛酮静脉推注对抗。

② 局部刺激的影响：口咽通气道、气管导管和分泌物等均可诱发喉痉挛和支气管痉挛，应适时拔除通气道或气管插管，及时有效地吸痰及分泌物。

③ 肌肉松弛剂的运用：由于肌肉发生松弛，可致呼吸肌无力。可加快药物排除，密切观察病人肌力恢复情况。

（二）加强循环系统的监护

密切监测病人的收缩压、舒张压、脉压差、心率、脉搏、心电图（ECG）及中心静脉压（CVP）等。当发现下列情况之一时应立即报告医师处理：

① 收缩压下降大于 20 mmHg 或收缩压低于 80 mmHg 或每次测量血压数值都逐次降低 5～10 mmHg。

② 脉搏大于 120 次/分或低于 60 次/分，或心尖冲动与周围脉搏数不等。

③ ECG 节律不齐、波形异常如 QRS 波畸形、T 波倒置等。

④ CVP 低于 5 cmHO$_2$ 或高于 20 cmHO$_2$（正常值为 5～12 cmHO$_2$）。

密切观察术区渗血、出血的量、颜色及性状。监测液体输入速度，特别是儿童及老年病人应特别注意控制输入液量的速度。

（三）加强泌尿系统的监护

手术后病人（除留置导尿管外）常在术后 6～8 h 内排尿。若手术后 8 h 仍未排尿，应触摸耻骨联合上缘，检查有无膀胱充盈现象。如果病人有尿潴留现象，可用诱导排尿法（如听流水声、热敷耻骨联合上缘等）协助排尿，诱导失败后再导尿。准确记录出入量。补充足够水分，定时复查电解质。

（四）加强专科护理及一般护理

加强口腔护理及其他基础护理，观察皮瓣颜色的变化，及时了解病人心理状况，做好心理护理。

（五）护送病人回病房，确保病人安全

病人生命体征稳定，复苏评分达 5 分以上即可转送回病房。麻醉复苏室人员电话通知病房，并告之病人的一般状况及需特殊准备的物品，如氧气、气管切开护理用具等。病人由麻醉复苏室护理人员陪同转入病房，与病房护理人员交接病人及病情。

第二节　手术室的管理

手术室是为病人进行手术治疗或紧急抢救的重要场所。因此，手术室应符合相关管理规范，利于手术和抢救的展开。

一、手术室的设置和布局

1. 手术室的位置和要求

手术室应设在医院内环境幽静、较少污染的地段，靠近外科病房，与监护室、病理科、放射科、血库、中心检验室等相邻，最好有直接的通道和通讯联系设备。平面设计要求分区明确、功能流程简捷、洁污分流、无交叉污染、使用合理。病人和工作人员应由各自通道进入手术室。手术间、洗手间及无菌附属间等都布置在内走廊的两侧；手术室内的走廊宽度不少于 2.5 m，便于工作人员、无菌器械、敷料的进出和平车运送病人。手术室外围设清洁走廊，供污染器械和敷料的进出。洁净级别要求高的手术间应设在手术室的尽端或干扰最小的区域。

2. 手术室的建筑要求

手术间按不同用途设计大小,普通手术间以 30~40 m² 为宜,需辅助设备仪器多的特殊手术间为 60 m² 左右,层高为 3.2~3.6 m。门窗结构都应考虑其密闭性能,一般为封闭式无窗手术间。手术间的门宜宽大,最好采用感应自动开启门。手术间内部结构以安全、便于清洁处理为原则,室内应设有隔音、空调和净化装置。

3. 手术间内的设置和配备

手术间数与手术床数应与外科的实际床位数成比例,一般为 1:(20~25)。手术间内只允许放置必需的器具和物品,各种物品应定量并有固定的放置地点。手术间的基本配备包括多功能手术床、大小器械桌、升降台、麻醉机、无影灯、物品柜、吸引器、输液轨、踏脚凳、各种扶托及固定病人的物品。现代手术室有中心供氧、中心负压吸引等设施,配备高频电刀、双极电凝器、各种监护仪和显微外科装置等,有电视录像装置或参观台供教学、参观之用。颌面外科的特殊配备包括手术显微镜、光导纤维镜、颞下颌关节内窥镜、正颌外科动力系统等。手术室内温度恒定在 22~25℃,相对湿度以 40%~60% 为宜。

4. 其他工作间的设置和要求

(1) 麻醉准备室　用于麻醉诱导。

(2) 麻醉复苏室　用于手术结束后病人未完全清醒时的观察与护理,应备有必要的监测、急救仪器和药品。

(3) 无菌物品贮藏室　用以存放无菌敷料和器械等。

(4) 洗手间　设有感应或脚踏式水龙头、洗手液、无菌擦手巾等。

(5) 其他附属工作间　如更鞋间、更衣室(含浴室及厕所)、护士站、麻醉师办公室、值班室、病人接待间等也应设置齐全、布局合理,以减少细菌至最低限度,防止交叉污染。

二、洁净手术室

洁净手术室是指采用一定的空气洁净措施,使手术室内的细菌数控制在一定范围和空气洁净度达到一定级别。建设洁净手术室是当代医院发展的必然趋势,也是现代化医院的重要标志之一。

1. 洁净手术室的净化标准

空气洁净的程度是以含尘浓度衡量。含尘浓度越低,洁净度越高,反之则越低,见表 9-3。

表 9-3　洁净手术室的等级标准

等级	用途	静态空气洁净度级别		浮游菌浓度 (菌落/m³)	沉降菌 (90 mm, 30 min) (菌落/皿)
		级别	≥0.5 μm 微粒数 (粒/m³)		
Ⅰ	特别洁净手术室	100	≤3 500	≤5	≤1
Ⅱ	标准洁净手术室	1 000	≤3.5 万	≤25	≤1
		1 万	≤35 万	≤75	≤2
Ⅲ	一般洁净手术室	10 万	≤350 万	≤150	≤4
Ⅳ	准洁净手术室和辅助用房	30 万	≤1 050 万	≤175	≤5

2. 洁净手术室的适用范围

（1）Ⅰ级　特别洁净手术室（100级），适用于器官移植、关节置换及血管吻合等无菌手术。

（2）Ⅱ级　标准洁净手术室（1 000和1万级），适用于胸外科、整形外科、骨外科和普通外科的Ⅰ类无菌手术。

（3）Ⅲ级　一般洁净手术室（10万级），适用于普通外科（除Ⅰ类无菌手术外）、妇产科、口腔科等Ⅱ类手术。

（4）Ⅳ级　准洁净手术室（30万级），适用于肛肠外科及污染类手术。

三、手术室分区

手术室设非限制区、半限制区、限制区。非限制区设在最外侧，包括工作人员入口处、病人入口处、更鞋室、更衣室、标本室、污物间、亲属等候区、手术间外走廊等。半限制区设在中间，包括办公室、手术教学室、值班室、就餐区、库房等。限制区设在内侧，包括手术间、洗手间及无菌物品间、麻醉准备室、手术间内走廊等。进入限制区时，工作人员应着装规范、整齐，戴好口罩和帽子。

1. 主要房间配置情况及功能

（1）卫生通过室　更鞋室、更衣室、淋浴室、卫生间等。设在手术室入口处，便于进入手术室的医生和护士使用。更衣室分男、女，室内置衣柜、鞋柜及各种尺码的手术室内用鞋。手术人员进入手术室须首先换鞋，再进更衣室更换手术室衣裤，戴好帽子、口罩，方可进入限制区。手术室的衣裤及鞋子不可穿出室外。

（2）办公用房　护士办公室、麻醉医生办公室。护士办公室是护理人员安排手术、书写手术记录、办理日常事务的场所。麻醉医生办公室是麻醉医生安排麻醉、书写麻醉记录、办理日常事务的场所。

（3）手术教学用房　便于教学，减少交叉感染。在手术室教学可采用闭路电视，在手术教学教室观看手术间的手术。

（4）手术间　手术间内的基本配备有多功能手术床、无影灯、麻醉机、监护仪器台、高频电刀、器械柜、托盘、输液架、手术桌、药品敷料柜、可升降圆凳、脚踏凳、阅片灯、石英钟、温湿度计、污物桶，以及中心供氧、中心吸引、计算机系统。特殊手术间还应按照手术需要配置特殊设备，例如显微镜、X射线机、骨动力系统等。

（5）洗手池　设于洁净走廊手术间之间。负压手术间应单独设置洗手池。洗手池配有感应式出水龙头、洗手液、手消毒液、擦手巾等。

（6）无菌物品间　应设在离各手术间较近的限制区内，存放各种手术无菌敷料、布类、器械包、一次性无菌物品等。

（7）药品间　存放各种注射液、常用药品、急救药品、麻醉药品、外用药品等。

（8）手术间内走廊　清洁物品及手术人员通道。

（9）手术间外走廊　与污物电梯相连，作为污物通道。

（10）清洁准备间　放置清洁用物，做到标识明确，分区域规范放置。

（11）其他辅助用房　库房、值班休息室、污物间，有条件的可设餐饮室、病人亲属等候室。

2. 手术室清洁卫生管理

① 每天做平面卫生（各手术间、无菌室、器械间、更衣室等）。

② 连台手术之间应对手术间空气、物表及地面清洁消毒。

③ 每周刷洗手术间地板 1 次。

④ 手术间每周大扫除 1 次。

⑤ 手术结束后应立即清除各种污物；清洁工作完成后，手术室净化空调系统应继续运行至少 30 min，再关闭层流。

⑥ 每 2 周定期用 1 000 mg/L 含氯消毒剂湿拭初效过滤器、回风网；每 6 个月更换初效、中效过滤器；每年更换高效过滤网。

四、护理安全管理

护理安全管理是指为保证病人的身心健康，控制各种护理不安全因素，运用技术、教育、管理三大对策，从根本上采取预防措施，把差错事故减少到最低限度，确保病人安全，防范意外事故，把隐患消灭在萌芽状态，创造安全高效的医疗护理环境。

手术病人主要安全问题包括手术相关错误，即错误的手术病人、错误的手术部位、错误的手术方式；手术切口感染；异物遗留手术切口内；手术中用药或者输血错误；术中火灾、烫伤或烧灼伤；体位性压疮、神经损伤；手术标本遗失或者留置错误等。严格的管理制度是手术病人安全的重要保障。

（一）严格执行手术安全核查制度

1. 术前安全核查

术前安全核查包括病人进入手术室前、麻醉实施前、手术开始前的安全核查。

（1）病人进入手术室前　由手术室护士、病房护士及病人共同确认病人身份、完善的术前检查及准备、知情同意书、手术部位标识及携带物品。

（2）麻醉实施前　手术医生、麻醉医生及巡回护士三方按手术安全核查表依次共同核查病人身份、手术部位与标识、手术方式、麻醉安全检查、手术知情同意书签署情况、皮肤完整情况、术野皮肤准备、静脉通道建立情况、过敏史、术前备血情况、有无体内植入物及影像学资料等内容。

（3）手术开始前　划刀前手术医生、麻醉医生及巡回护士三方再次共同确认病人身份、手术方式、手术部位及标识、手术物品准备情况，并确认手术及麻醉风险预警。

2. 术中安全核查

术中重点进行物品清点、标本管理、术中安全用药、输血的核查。

3. 术后安全核查

手术结束后，手术医生、麻醉医生及巡回护士共同核查病人身份、术中诊断、实际手术方式、手术标本、术中特殊用药、皮肤完整性、留置导管及术后病人去向，然后方可转运病人。口腔颌面外科手术常常在口腔内进行，敷料、小器械易遗留口内，应在手术医生完全停止操作后再清点一次物品。

（二）术中病人的安全管理

应加强重点环节及重点时段的管理，包括手术开始前、手术结束后、术中添加物品时、术中用药或输血时及术后病人的搬运及转送；应妥善固定病人，合理应用各种体位垫，预防病人跌倒坠床及体位性压疮。

（三）手术设施的安全管理

规范使用各类手术设施，有效地预防病人手术过程中烧伤、电灼伤，防止术中火灾的发生。

（四）用药的安全管理

严格进行三查七对，所有医嘱均应双人查对，有误用风险的药品应分开放置，内用药及外用药应严格区分，非抢救状态下禁止执行口头医嘱。

（五）输血的安全管理

应严格执行"三查八对"（三查：查血制品的有效期、血制品的质量、输血装置是否完好；八对：对病人的床号、姓名、住院号、血袋号、血型、交叉配血试验结果，以及血制品种类、剂量）制度，一次只能领取一个病人的血袋，输血前应与麻醉医生双人核对后方可执行。

（六）预防手术部位感染

预防手术部位感染包括保持洁净的手术环境、手术人员严格进行手卫生、严格执行无菌技术操作规范、规范地预防性使用抗生素、给病人正确的备皮方式、术中保暖、围手术期血糖控制、缩短病人术前等候时间。

五、手术物品的安全管理

手术物品管理难点在于器械多、易耗品多、仪器设备多，管理目的是物尽其用、减少浪费、降低成本、让物品增效、维护性能、延长使用寿命，充分满足手术需要。手术室物品管理包括手术器械的管理、常用手术仪器的管理、常用药品的管理等。

1. 手术器械的安全管理

① 常规手术器械按手术所需分类组合打包，包内设器械基数卡，便于清点。

② 手术器械包使用前须检查包装是否完整、灭菌效期及包外包内灭菌指示，确认合格后方可使用。

③ 手术器械使用前应检查其外观性能，有损的器械应做好标识并及时与中心供应室联系，及时更换。

④ 器械用后应及时清除所附血迹、污迹，及时送供应室清洗、保养、打包及灭菌。

⑤ 精细器械应单独清洗、单独包装、单独交接及单独存放，以延长其使用寿命。

⑥ 医疗植入物管理：严格按医院高值耗材的准入制度申领及使用，使用记录须能够追溯产品来源、去向、名称、型号、数量及品牌，并附在病历中保存。

2. 常用手术仪器的安全管理

① 为每一台仪器建立档案，并建立使用流程及故障应急预案，每次使用后均须做好使用登记。

② 新进仪器使用前均应对全科人员培训，掌握仪器性能、用途、使用流程、保养维护及常见故障排查，考核合格后方可使用。

③ 出现故障应立即停止使用并及时报修，保证手术安全。

④ 定期培训及考核。

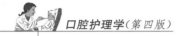

3. 常用药品的安全管理

① 术中用药严格执行查对制度，所有医嘱均应由巡回护士与麻醉医生双人查对后方可使用，有误用风险的药品应分开放置，分类管理。

② 内用药及外用药分开存放，避免误用。

③ 急救药品及物品管理做到"五固定"及"两及时"：定物，定量，定位，定专人保管，定期检查；及时检查维修，及时请领报销。

六、手术间护理人员的要求

参与手术的各级人员各尽其职、有条不紊地工作，是保证病人平稳度过手术与麻醉期的关键。

1. 器械护士

主要职责是负责手术全过程中所需器械、物品和敷料的供给，主动配合手术医师完成手术。具体的工作要求如下。

（1）术前访视　术前一日访视病人，介绍手术室的环境以及与手术相关的知识；了解病人的全身情况、病变部位及范围。

（2）术前准备　术前 15～20 min 洗手，穿无菌手术衣和戴无菌手套，将手术器械分类放置于手术桌上并检查。

（3）核对病人及清点用物　术前核对病人及手术部位，手术的前、中、后，与巡回护士对点用物、器械等。

（4）严格执行无菌操作原则并做好术中配合　保持手术野及器械桌的干燥整洁；主动配合手术，及时、准确地传递各种手术器械；手术人员更换位置时两人背靠背或面对面交换；手术台平面以下均视为非无菌区；手术台上的一切物品不得交换使用，口腔内使用过的器械不能用于口腔外的术野；手术衣、手套被污染、破裂或手术衣被浸湿须及时更换。

（5）留取标本　正确保留术中采集的各种标本。

（6）包扎固定和整理用物　术毕协助医师处理、包扎伤口，整理用物。

2. 巡回护士

主要任务是在台下负责手术全过程中物品、器械、布类和敷料的准备和供给，主动配合手术和麻醉，协助完成输液、输血，按整体护理要求护理病人。具体的工作要求如下。

（1）术前物品准备　根据手术特点准备好所需物品，检查手术间的设备，确保处于备用状态。

（2）核对病人资料　包括姓名、性别、年龄、诊断、手术部位、手术名称等。

（3）安置体位　根据麻醉及手术要求安置病人体位，必要时用约束带，以防坠床。

（4）协助手术准备　协助手术人员穿手术衣，暴露病人手术区，调整好照明光源，接好电刀、电凝及吸引器等。

（5）清点核对　与器械护士对点手术器械及用物并记录。

（6）手术中的配合　术中保持灯光、吸引器及电灼器处于最佳功能状态，随时提供手术需要的器械、用物；保持手术间的整洁安静，监督手术人员严格执行无菌操作技术。

（7）术毕安置病人和整理手术间　术毕协助手术者包扎伤口，固定引流管，清点病人携带的物品，整理手术间。

第三节　颌面外科手术室基本无菌技术

手术室基本无菌技术主要包括外科手卫生、穿无菌手术衣、戴无菌手套、铺置无菌器械桌、手术野皮肤消毒、无菌巾单的铺置，以及术中手术器械的传递等。

一、外科手消毒

外科手消毒是指手术人员在外科手术前用抗菌洗手液和流动水洗手，再用手消毒剂清除或杀灭手部暂驻菌、减少常驻菌，去除指甲缝、手及手臂的污物和暂住菌，抑制微生物快速生长，预防病人术中被感染的过程。

1. 操作步骤

（1）七步法揉搓洗手　取适量抗菌洗手液依次清洗双手手掌、手背、指缝、指关节、拇指及指尖后，旋转揉搓手腕、前臂及上臂下 1/3，用流动水冲洗干净后用无菌毛巾或一次性纸巾依次擦干。

（2）涂抹手消毒　分别取手消毒剂 3～5 ml 均匀涂抹于双侧手腕、前臂及上臂下 1/3，再取 3～5 ml 手消毒剂按六步洗手法的顺序均匀涂抹于双手，消毒剂稍干后进入手术间。

2. 操作注意事项

① 外科手消毒揉搓时间为 2～6 min。

② 操作过程中应保持指尖向上，若碰触到周围物品应重新洗手。

③ 连台手术之间、手术中手套破损应重新进行外科手消毒。

二、穿无菌手术衣

穿无菌手术衣是在手术人员与病人之间形成一无菌区域，避免手术人员身上的微生物污染手术切口，减少病人术后感染的概率，同时防止手术人员职业暴露，保护手术人员的安全。

1. 对开式手术衣穿法

① 手术人员执行外科手卫生后，面对无菌区域取无菌手术衣；手持衣领将手术衣轻轻抖开后向空中轻抛，将双手插入衣袖内。

② 巡回护士在身后将衣带系好。

③ 手术人员双手交叉，将胸前腰带递向身后；巡回护士接腰带下端，避免与手术人员手接触，在身后将腰带系好。

2. 遮背式手术衣穿法

① 手术人员执行外科手卫生后，面对无菌区域取无菌手术衣，手持衣领将手术衣轻轻抖开后向空中轻抛，将双手插入衣袖内。

② 巡回护士在身后将衣领及内层衣带系好。

③ 手术人员戴好手套后解开胸前腰带，递右手腰带给巡回护士；巡回护士持无菌持物钳提住腰带，手术人员向左旋转一圈后接过，将腰带系好。

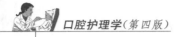

三、无接触式戴手套法

① 手术人员穿手术衣后，双手不出袖口，隔着手术衣取一只手套置于袖口，手套指尖朝向手臂。

② 隔着手术衣抓住手套的反折面，另一只手协助翻起反折面套住袖口，手迅速伸入手套内。

③ 同法戴好另一只手套，双手手套戴好后整理手套及衣袖。

四、铺置无菌器械桌

铺置无菌器械桌是洗手护士用无菌巾单形成一无菌区域，防止手术器械及敷料污染，同时便于洗手护士管理手术器械。

① 洗手护士根据手术需要，备好各类无菌包，将无菌盆置于器械桌中央；巡回护士打开外层包布；洗手护士按内层桌单的折叠顺序打开桌单，使器械桌被无菌桌单覆盖，形成无菌区域。

② 巡回护士依次将手术所需无菌包外层包布打开；洗手护士打开内层包布，检查包内指示卡后，拿到器械桌上。

③ 洗手护士整理无菌物品，原则是整洁规范、方便使用。

五、手术野皮肤的消毒及无菌巾单的铺置

通过对手术野皮肤的消毒及无菌巾单的铺置，在手术切口周围形成无菌区域，从而有效地阻止微生物入侵手术切口，预防手术部位感染。

1. 手术野皮肤消毒操作步骤

① 取浸湿1%碘伏或5%聚维碘酮的无菌敷料，以手术切口为中心向四周无遗漏消毒病人皮肤。消毒范围：

- 面、颊部手术：上至发际，下至锁骨，患侧至枕前，健侧至耳前。
- 颈部手术：上至上唇平面，下至乳头平面，患侧至腋后线，健侧至腋前线。

② 消毒不少于2次。口腔颌面部手术应先消毒口腔，包括口腔前庭及固有口腔，手术切口在口内者应充分冲洗口腔。

③ 已接触周围皮肤的敷料不能再返回中心部位。

④ 感染切口应先消毒周围皮肤再消毒手术切口。

2. 无菌巾单的铺置

手术野皮肤消毒后按一定顺序，在手术切口周围铺置无菌巾单，形成无菌区域。无菌巾单需铺置至少4层方可放置手术器械，手术台边缘以下应下垂至少30 cm，一经污染或浸湿，应加盖无菌巾单。

六、手术器械的传递

手术器械的传递原则为安全、快速、准确，手术医生接过即可使用；传递力度适当，达到提醒手术医生目的即可；洗手护士应根据手术部位和手术要求传递相应的器械；及时收回并整理术野多余器械，防止器械掉地，保持器械及器械台整齐、清洁、干燥，防止细菌滋生；传递

器械时应将手柄朝向手术医生,有弧度的器械应弯侧朝上;锐利器械可用弯盘作为中间传递区传递,严禁将锐利端朝向手术医生。

第四节　口腔颌面外科病人的护理概述

　　口腔颌面外科病人的护理须依据护理程序,对病人进行护理评估,做出正确的护理诊断,制订适宜的护理计划,提供优质的护理服务,以达到预防并发症,促进病人早期康复的目的。

一、口腔颌面外科病人的护理评估

1. 健康史

① 了解病人此次患病的经历,有无明显诱因,患病后的诊断和治疗过程。

② 了解病人一般情况、过去史、过敏史、手术麻醉史、药物治疗史,有无高血压、糖尿病及心脏疾病等。女性病人还应了解月经史和生育史。

2. 身体状况

评估生命体征和口腔颌面外科疾病的症状、体征,了解各主要内脏器官的功能状况,有无心、肺、肝及肾等器官功能不全,有无肥胖、营养不良,有无水、电解质失衡等高危因素。

口腔颌面外科疾病症状、体征 9 个方面的评估。

（1）表情与意识神态　依据面部表情,可了解病人的意识神态及病情的轻重。

（2）外形与色泽　观察颌面部外形左右是否对称,上、中、下比例是否协调,有无突出或凹陷;观察皮肤的色泽、质地和弹性的变化。

（3）颌面部器官　眼睑、外耳、鼻有无缺损畸形及缺损的部位及范围,睑裂的大小、眶间距及眼睑的动度。对颌面部损伤的病人,特别要注意双侧瞳孔的形态、大小及对光反射情况,以明确有无颅脑损伤;注意检查有无脑脊液耳漏或鼻漏,前者表明颅中窝底骨折,后者表明伴发颅前窝底骨折。若外耳道仅表现为溢血,则可能为髁突骨折引起外耳道破裂。

（4）病变的部位和性质　发现病变应进一步触诊检查,注意病变区皮肤的温度、硬度与弹性,病变的范围、深度、形态、大小以及深部组织和皮肤或黏膜的关系,病变能否活动,有无波动感、捻发感、触痛等。

（5）颌面部骨骼　颌面部骨骼的大小、对称性,骨连续性有无中断,有无压痛、骨擦音或异常活动等。

（6）语音及听诊　腭裂患儿具有明显的鼻音,即"腭裂语音";舌根部肿块可出现"含橄榄音";颞下颌关节紊乱综合征的病人在关节区可听到不同性质的弹响。

（7）颌面颈部淋巴结　应注意评估面颈部淋巴结有无肿大及其所在部位、大小、数目、硬度、活动度、有无压痛或波动感,与皮肤或基底部有无粘连等情况。

（8）颞下颌关节　主要评估关节运动是否正常。

（9）唾液腺的评估　重点评估三对大唾液腺,即腮腺、颌下腺和舌下腺。注意观察腺体两侧是否对称、形态有无变化、导管开口处有无红肿溢脓,触诊腺体有无肿块,导管有无结石等。

3. 辅助检查

了解血、尿常规和血生化检查结果，X线、B超、CT等影像学检查结果以及心电图和其他特殊检查结果，以助判断病情、预后及制订治疗方案。

4. 心理-社会状况

评估病人是否存在焦虑、恐惧，病人的社会支持程度与经济状况等。

二、口腔颌面外科病人常见的护理诊断/问题

（1）焦虑/恐惧　与患疾病、接受麻醉和手术、担心预后及承担住院费用等有关。

（2）知识缺乏　缺乏与手术、麻醉相关的知识及康复知识。

（3）营养失调：低于机体需要量　与摄入不足、丢失过多或机体分解代谢增强等有关。

（4）睡眠形态紊乱　与疾病导致的不适、环境改变和担忧等有关。

（5）有受伤的危险　与手术运送、转移有关。

（6）有窒息的危险　与手术后全麻未醒、分泌物误吸、舌后坠有关。

（7）潜在并发症：伤口出血、伤口感染、肺炎、泌尿系统感染等　与手术有关。

（8）清理呼吸道无效　与颌面外伤、术后、颌面包扎过紧，不能有效地清理呼吸道中的分泌物和阻塞物有关。

（9）吞咽障碍　与口腔疾病或手术切除导致口腔、咽结构功能缺陷和异常有关。

（10）语言沟通障碍　与呼吸道插管及腭裂病人传递语言信号系统的能力减弱、丧失有关。

三、口腔颌面外科病人的护理目标

① 病人情绪平稳、心理状态稳定，能配合各项检查和治疗。

② 病人对疾病和治疗的认识提高，能说出与疾病相关的因素、知识和相关治疗的配合要点。

③ 病人营养状态得以维持，无明显体重下降，营养素摄入充分。

④ 病人每晚能安静入睡，睡眠时间充足。

⑤ 病人不发生意外伤害。

⑥ 病人呼吸道保持通畅，无窒息发生。

⑦ 病人伤口愈合良好，术后无并发症发生或发现处理及时，术后恢复顺利。

⑧ 病人术后病情稳定，呼吸功能改善。

⑨ 病人吞咽能力得到提高或恢复正常。

⑩ 病人能进行有效的语言沟通。

四、口腔颌面外科病人的护理常规

口腔颌面外科病人大多需要手术治疗，其护理的重点在于加强围手术期的护理。围手术期是指从病人确定手术治疗时起，到与这次手术有关的治疗基本结束为止的一段时间。包括3个阶段：手术前、手术中及手术后期，每一个阶段都有各自不同的护理内容。手术前期是指从病人决定手术到将病人送入手术室；手术（中）期是指病人进入手术室到病人手术后被送入麻醉复苏室或病房；手术后期是指病人进入麻醉复苏室或病房到病人出院或基本康复。

（一）手术前期病人的护理常规

手术前护理的重点是在全面评估的基础上，做好必需的术前准备，纠正病人存在或潜在的生理、心理问题，提高病人对手术和麻醉的耐受能力，使手术的危险性降至最低。

1. 手术病人早期的身心准备

（1）有效缓解病人的焦虑、恐惧心理

① 详细的入院介绍：热情地接待病人，介绍医院的环境、常规工作、访客时间、用餐时间、专业护士及责任医师等。

② 鼓励病人表达其害怕及担心的事项：与病人积极沟通，引导病人角色转换。

③ 耐心细致地做好健康教育：向病人介绍各种检查的目的、步骤，与麻醉、手术及疾病相关的知识，指导病人有关手术后必须施行的活动，如深呼吸、咳嗽、翻身、床上使用便器、肢体的活动方法等。

④ 减轻病人对手术室的恐惧：手术前麻醉医师及手术室护士到病房探望病人，采用病人易接受的方式，如语言、图片、手册及录像等，对病人进行相关的健康知识指导和心理护理，以减轻病人对手术室的陌生感，获取一些配合手术治疗的方法与知识。

⑤ 增加病人对全麻后苏醒过程的了解：麻醉复苏室（或 ICU）的护士术前 1 日向病人及家属介绍全麻苏醒期的特点、病人可能出现的问题，取得更好的护理配合。

⑥ 安排娱乐性活动：如听音乐、看电视节目等，帮助病人放松。

⑦ 帮助获取社会支持：加强对亲友的卫生宣教，获得亲友对病人的精神支持。

（2）补充营养　鼓励病人进食平衡膳食。对不能进食者应从静脉给予必要的营养补充，如氨基酸、蛋白质等，以保证机体需要量。

（3）预防感染

① 皮肤的准备：是预防切口感染的重要环节。皮肤准备的时间一般在手术前一天或手术当天。涉及头皮或额瓣转移的手术须剃光头发；面部手术时要剃须；鼻唇部手术应剪去鼻毛；腮腺区手术、下颌骨切除术等需剃发至患侧耳后 3～5 cm 毛发。在行手术区域皮肤准备时应注意：备皮范围大于手术区 5～10 cm；防止剃破皮肤引起感染；注意保暖；对凹凸不平、有隐窝及窦道者，用酒精纱布擦洗去垢后再行常规备皮。

② 术前 1 日做好个人卫生：洗澡、理发及剪短指（趾）甲。

③ 用 1/5 000 氯己定或口泰漱口，牙洁石过多者应行牙周洁治。

④ 术前 1 日做相应的抗生素过敏试验，并记录结果。

（4）完善常规术前检查及填写手术、麻醉知情同意书　护士应了解各种检查的结果，在签手术同意书之前，应告知病人及家属有关手术及麻醉的问题。

2. 术前晚病人的准备

（1）胃肠道的准备　成人术前 12 h 开始禁食，4 h 开始禁饮，以防麻醉或术中呕吐引起窒息或误吸。全麻病人术前晚行开塞露通便。禁食期间，需注意病人有无血糖过低的现象，虚弱或营养不良的病人可于术前由静脉补充液体。

（2）病人放松　手术前晚协助病人放松，促进舒适与睡眠，必要时给予镇静剂。

3. 手术当天病人的准备

（1）一般准备　检查病历资料、手术前准备工作是否完善。测量病人的生命体征，有变化立即通知医师。除去病人身上的饰物、发夹、义齿、指（趾）甲油、口红等，贵重物品交由家属保管;无家属者可由 2 名护士与病人一起清点后妥善保管。不能取下的饰物用纱布包裹固定。排空膀胱或行留置导尿。更换手术衣,头皮部手术将短发扎成小束,戴上手术帽及识别手圈或脚圈。

(2) 术前药物　术前 30～90 分钟给予术前药物,护士必须做到适时、准确地给药,并观察用药后的反应。

(3) 进入手术室　护送病人到手术室,并与手术室护士或麻醉师交接病情及所带物品。护送过程中,护理人员须陪伴在病人左右,密切观察病情,防止病人跌伤。

(4) 安抚家属　护理人员应与病人家属随时保持联系,以减轻家属的焦虑心理。

(二) 手术(中)期病人的护理常规

手术(中)期护理的重点是主动配合手术,认真执行各项无菌技术及操作规程,确保病人安全,手术顺利完成。

(1) 手术室护士与病房护士认真交接　确认病人的姓名、性别、年龄、住院号、手术名称、手术部位及术前准备情况。

(2) 保证病人的安全　病人接入手术间后应有医务人员陪伴,防止病人坠床。

(3) 严格执行消毒隔离及无菌技术　手术中所使用的器械、物品灭菌效果必须得到保证,手术室内空气菌落数达到要求范围。特殊感染的手术病人须采取隔离措施并做特殊处理。

(4) 仔细认真核对手术所使用的用物　手术开始前、缝合体腔前、缝合体腔后应详细清点纱布、器械、缝针的数量并记录、签名。

(5) 正确使用电凝器　各种绷带及约束带的支撑部位加上护垫,用力适当,定时评估病人的皮肤、肢端神经血管功能情况,防止烫伤。

(6) 主动、积极地配合手术　器械护士熟悉病史及手术部位、手术名称,主动、准确地传递器械,与手术医师配合默契。巡回护士保证病人正确的卧姿,了解手术进程,及时提供手术急需的物品、器械等。

(7) 注意保护病人　避免病人身体不必要的暴露,维持室温在 22～25℃。

(8) 与家属保持联系　手术过程中应适时告知病人家属有关手术的进展情况。

(三) 手术后期病人的护理常规

手术后护理的重点是根据病人的手术情况和病情变化等,确定护理问题,采取切实有效的术后监护,预见性地实施护理措施,尽可能减轻病人的痛苦和不适,防治并发症,促进病人康复。

1. 保持适当的体位

意识未恢复的病人平卧位,头偏向一侧;意识恢复的病人摇高床头,采取半坐卧位,利于肺扩张和引流。协助病人每 2 h 翻身一次,上肢勿压迫胸部,以免影响胸部呼吸运动。

2. 严密观察并及时做好护理记录

密切观察病人的神志、生命体征、心电图及病情变化,重视病人的主诉,发现异常,早做处理。

3. 维持正常的呼吸功能

① 密切观察病人呼吸的速率、节律及深度,浅而慢的呼吸可能是呼吸困难的早期表现。

② 观察呼吸功能异常的其他症状,如病人有无躁动不安、呼吸浅快、发绀、鼾声及喘鸣声等。

③ 保持呼吸道通畅,必要时病人可留置人工气道,如鼻咽、口咽通气道及气管内插管,来维持良好的通气状态。若病人保留有气管内插管或通气道,应维护人工气道的正确位置,待病情许可后方能拔除。随时抽吸呼吸道、口、鼻腔内的分泌物。

④ 鼓励病人深呼吸、咳嗽。术后第 1 天鼓励病人每小时至少深呼吸 10 次,以促进肺扩张和换气;此后,鼓励病人每 2 h 做数次深呼吸。对痰多者帮助叩击背部,指导病人做有效的咳嗽,以利痰液排出。疑有颅内压增加(如头部外伤、双侧颈淋巴清扫、颅颌面联合根治术)时应限制病人剧烈咳嗽。

4. 维护循环系统的平稳及水、电解质的平衡

① 密切观察病人的生命体征(包括血压、脉搏、ECG 等)的变化,早期发现异常,早做处置。

② 观察病人皮肤的颜色及温度,是否出现苍白、湿冷等。

③ 观察手术侧远端肢体皮肤颜色、温度及周围脉搏。

④ 维护静脉通道的通畅,保证液体的匀速、有效输注。特殊情况如老年、小儿、心肺功能不全的病人,液体输注速度应严格遵医嘱。

⑤ 准确记录出入量,若尿量每小时少于 30 ml 须通知医师处置。

5. 维持消化系统的正常功能

① 叮嘱病人术后须按要求的饮食类别进食,需经鼻胃管进食者应给予耐心说明,以取得合作。

② 全麻病人清醒 6 h 后无呕吐者可给少量温开水或糖水,以后视手术情况遵医嘱食用鼻饲流质、流质或半流质。

③ 观察病人呕吐物及排泄物的量、颜色及性状变化,警惕大手术后病人可能出现的应激性消化道溃疡。

④ 禁食病人以静脉补充液体和电解质,必要时以静脉营养(TPN)补充蛋白质和热量。

⑤ 鼓励病人活动,提供美味可口的饭菜以增加食欲。

⑥ 做好口腔护理,预防伤口感染,促进病人舒适。

6. 维持正常的排尿功能及预防泌尿道感染

① 观察尿液的性质、颜色、量、气味和浓度。

② 当液体补充量正常、无特殊情况发生时,一般病人术后 6～8 h 可自行排尿。当病人不能自行排尿时应查明原因,采取措施协助排尿。常见的诱尿措施有听流水声、局部热敷、吹口哨、温水行会阴冲洗,诱尿无效时应考虑导尿。

③ 放置导尿管的病人应保持引流畅通,鼓励多喝水。

7. 伤口的护理

① 观察伤口肿胀情况及敷料包扎松紧度,若包扎过紧影响呼吸时须立即报告医师处理。

② 敷料上有渗出时,须用笔在浸湿的敷料边缘做记号以勾画出当时的范围,并记录日期、时间、量、颜色、性质等,以利观察评估。

③ 保持各种引流管的通畅,观察各种引流液的量、色、性质,并做好记录。

④ 感染伤口的渗出液、引流液会刺激伤口周围的皮肤,可用凡士林、氧化锌软膏擦于伤口周围的皮肤以达到保护的目的。

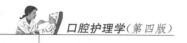

8. 疼痛的护理

① 评估病人疼痛的原因并给予处理,如敷料包扎过紧且情况允许时可松开过紧的绷带,缓解疼痛。

② 遵医嘱给予止痛剂,手术后 24～48 h 通常会给予麻醉性止痛剂,48 h 后改用非麻醉性止痛剂来减轻病人疼痛。大手术后 1～2 日内,可持续使用病人自控镇痛泵止痛。

③ 将病人安置于舒适的体位,指导病人在咳嗽、翻身时用手按扶切口部位,减少对切口的张力性刺激,减轻疼痛。

④ 鼓励病人表达疼痛的感受,并给以解释。

⑤ 指导病人运用正确的非药物方法减轻疼痛,如按摩、放松或听音乐等。

⑥ 配合心理疏导,分散病人注意力,减轻对疼痛的敏感性。

9. 心理支持

由于口腔颌面部肿瘤或其他损伤、疾患易致病人面部形态及功能的改变,因此,病人的心理护理尤为重要。告知病人伤口愈合过程,取得家属支持,鼓励病人逐步适应面部外观。

10. 认真做好健康教育

① 出院后可继续日常活动;避免压迫、撞击术区;晚上睡 2～3 个枕头,适当抬高头部。告知病人遵医嘱服药。

② 出院 1 个月内避免进食辛、辣、硬的饮食,进食营养丰富的平衡膳食。

③ 用柔软的牙刷刷牙,每餐后漱口;保持切口处干燥,洗脸时勿触及伤口,洗头时头稍向后倾,避免水污染伤口。

④ 出院后出现下列情况之一者应立即返院检查:呼吸困难,伤口出血、裂开、肿胀,体温超过 38℃,出现任何异常症状或持续不愈症状。

第五节 口腔颌面外科专科护理操作技术

口腔颌面外科临床护理涉及基础护理及专科护理的内容,其护理操作技术具有专科特殊性。护士应掌握各项操作的目的、流程及方法,并能熟练应用于临床。

一、口腔护理

保持口腔清洁的方法有一般口腔清洗和特殊口腔护理两种。高热、昏迷、危重、禁食以及口腔内存有创口的病人均需要特殊的口腔护理。每日 2～3 次,根据病情增加次数或遵医嘱。

(一)常用漱口液

口腔 pH 值的改变与口腔感染的病原体的种类有关,若能先测口腔 pH 值,对选用漱口液有一定的指导意义。

① 口腔 pH 值偏高,即偏碱性时,易发生细菌感染。用 2%～3% 硼酸溶液(酸性防腐剂)清洁口腔,改变口腔酸碱度,起到抑菌作用。

② 口腔 pH 值偏低,即偏酸性时,易发生真菌感染,用 2% 碳酸氢钠(碱性药液)清洁口腔,可抑制在酸性环境中生长的细菌。

③ 口腔 pH 值中性时,可用 1‰～3‰过氧化氢(强氧化剂),其与有机物接触可放出氧分子而起防腐、除臭作用,也可抑制厌氧菌的繁殖。

④ 0.02‰呋喃西林,1/5 000 氯己定有广谱抗菌作用。

⑤ 0.1‰醋酸溶液可预防铜绿假单胞菌感染。

⑥ 生理盐水对口腔无刺激,无异味,病人易接受。

(二)口腔冲洗法

颌面外科术后病人因张口受限、口内有伤口或皮瓣移植,传统的口腔护理无法进行或效果差。口腔冲洗法是通过用一定冲击力的漱口液冲洗口腔内各面及牙齿各面,以进一步清除口内脏垢,增强口腔护理的效果。该方法适用于能合作的病人。

1. 用物准备

治疗盘铺治疗巾,内放盛有蒸馏水的吸痰杯 1 个、吸痰管 1 根、棉签,治疗巾外放瓶装的漱口液 1 瓶(如 3‰过氧化氢 30 ml＋0.9‰氯化钠 150 ml,或复方氯己定含漱液 30 ml＋0.9‰氯化钠 150 ml)、冲洗管(去掉头皮针及过滤器的输液管)1 个(无菌备用)、治疗巾 1 张、弯盘 1 个、液状石蜡、手电筒,另备负压吸引装置、输液架。

2. 操作步骤

① 护士在操作前洗手,戴好口罩。携用物至病人床旁,解释操作的目的和过程。

② 准备好中心负压吸引装置及输液架。检查中心负压吸引装置,保证负压吸引有效,一般压力为 200～300 mmHg。

③ 病人半卧位,抬高床头 30°,头偏向一侧。治疗巾铺于病人颌下,弯盘放于病人口角旁。用棉签蘸蒸馏水湿润口唇及口角。用手电筒观察口腔有无出血、皮瓣颜色、有无溃疡等。

④ 套网兜于漱口液瓶上,将冲洗管插入盛有漱口液的瓶中,倒挂于输液架上,关闭冲洗管开关。将吸痰管与负压装置相接,打开负压装置,检查导管是否通畅。嘱病人张口,打开冲洗管开关,右手持冲洗管并将出水端靠近口腔冲洗的部位,左手持吸痰管配合冲洗,边冲边吸。冲洗出的污水或分泌物应及时吸出,避免病人发生误吸,同时注意保护颌面部敷料不被浸湿。冲洗时的出水量及水的压力可通过控制冲洗管开关调节。冲洗液量一般以每次 150～200 ml 为宜。

冲洗的顺序:冲洗时,请病人咬合上下牙齿,从内向门齿冲洗左外侧面、右外侧面,请病人张开上下齿,纵向冲洗左上内侧面、左上咬合面、左下内侧面、左下咬合面以及颊部。同法冲洗右侧。最后冲洗硬腭部、舌面及舌下。

⑤ 用手电筒观察口腔情况:口腔黏膜如有溃疡,酌情涂药。口唇干裂时可涂液状石蜡。

3. 操作注意事项

① 注意边冲洗边吸引,及时吸净口腔内液体,以免病人发生误吸、呛咳。

② 冲洗液应避开舌根及咽后壁,以免病人误吸。

③ 对口腔内有植皮或皮瓣转移者应注意保护,不可直接冲洗皮片或皮瓣处,以免影响皮瓣成活。禁用过氧化氢冲洗,以免影响皮瓣成活。

④ 对口腔行结扎丝固定的病人应注意冲洗结扎丝间隙,保持固定牢靠,并注意避免结扎钢丝断端刺破黏膜。

⑤ 操作应轻柔,避免损伤病人口腔黏膜及牙龈。

二、气管切开术后的护理

（1）保持气管切开局部的清洁干燥　在气管导管的外套管下垫纱布垫，根据局部分泌物多少及污染程度每天行1次至数次局部换药。气管导管口用双层无菌生理盐水纱布覆盖，保持空气湿润。

（2）妥善固定气管导管　应根据颈部软组织肿胀消退情况及时调整气管导管上的系带，以免导管滑出。

（3）保持呼吸道通畅　密切观察病人呼吸情况，及时吸出气道内分泌物并正确记录。一切操作须在无菌条件下进行，防止感染。口腔吸痰管和气管吸痰管应严格分开。

（4）内套管按时消毒更换　一般4～6h更换1次，分泌物不多时也可8～12h更换1次。内套管采用高压蒸气灭菌法。可采用多个同型号内套管高压蒸气灭菌，使内套管能及时交换使用，达到彻底消毒灭菌和保证呼吸道通畅的目的。

（5）湿化气道　是气管切开术后呼吸道护理的重要护理措施，充分的湿化可以使气道黏膜保持湿润，有效清除气道分泌物，促进病人舒适。气管切开保湿器（俗称人工鼻）适用于耐受性好、痰液不多的病人。根据人工鼻内壁上形成的水珠来判断气道湿化的程度。内壁上形成的水珠多，证明湿气产出量高，湿化效果好，反之，效果不佳。要避免人工鼻的脱落，以免气道内形成的湿化气体与外界相通从而降低湿化效果。人工鼻如有污染应及时更换。

（6）拔管　呼吸道梗阻解除后，病情好转可试堵内套管。堵管后，病人呼吸平稳，无缺氧征，痰能从口内吐出，睡眠安稳，24h后可拔管。若堵管后有呼吸道梗阻现象，应立即去除堵塞，畅通气道。拔管后创口用消毒油纱布轻轻堵塞、覆盖，定期更换敷料。拔管后仍需监护24h，床头备气管切开包。教会病人自行咳痰，咳痰时可用手指轻轻按住气管切开处伤口，防止痰液从伤口溢出。

三、负压引流的护理

口腔颌面部肿瘤病人常行颈淋巴清扫术。由于颈部淋巴被清除，术中被掀起的颈阔肌肌皮瓣虽经缝合复位，但与其下的创面形成较大死腔。为了使死腔（伤口）内积液能及时引流，使伤口早期愈合，需在术毕放置一引流管（外接负压引流装置）于创腔内，形成负压引流。术后，护理人员需对负压引流进行严密、细致的观察和护理，以达到预期的引流目的。目前临床多采用密闭式负压引流装置，如图9-1所示。

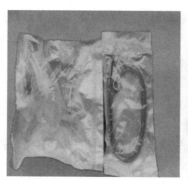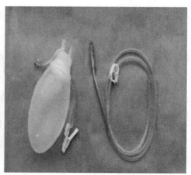

图9-1　负压引流球

1. 引流装置

负压引流管与引流器直接连接,由容积为 200 ml 的引流器、伤口外管段及伤口内管段 3 部分构成,管径为 0.5 cm,引流器负压力平均为 75 mmHg。伤口内管段内壁附有纵行支撑棱的多侧孔扁管,伤口外管段与负压器之间由单向阀门连接,管段后壁有数条纵行凸起小梁,可防止负压吸引时管腔闭合致引流不畅。当负压器负压消失外形复原时,只需打开负压器顶部活塞,挤捏负压器关上活塞即可。由于单向阀门的抗反流装置存在,既能排出引流液,重新形成负压,又可防止反流致逆行感染的发生。

2. 负压引流的护理

(1)正确连接负压引流装置　注意管道连接方法正确,保持管道通畅。

(2)保持负压引流通畅　避免引流管的扭曲、折叠及受压。从伤口处至引流瓶之间的引流通道应保持从高到低,以利于最佳引流;随时检查引流管内有无血凝块阻塞。

(3)准确记录引流液量　密切观察引流液量,并将每 24 h 的引流量记录在病历上。一般术后引流 12 h 内不超过 250 ml。若超过 250 ml 或短时间内引流过快、过多,呈鲜红色,应考虑有无颈内静脉或小血管出血;若无引流物流出或流出甚少而面颈部明显肿胀,可能为引流管阻塞、折叠或放置于伤口部分的引流管位置不佳影响引流效果,应通知医师及时处理。

(4)观察引流物颜色　正常情况下,引流物颜色由暗红→深红→淡红色逐渐变淡,若引流液为乳白色,应考虑为乳糜漏(为术中损伤胸导管弓所致),应汇报医师,局部行加压包扎,并遵医嘱禁食或低脂饮食。严重者拔除负压引流管重新打开术区,缝合胸导管。

(5)维持适当的负压吸引力　密闭式负压引流器的压力平均为 75 mmHg。负压吸力过大,会导致静脉被压迫闭锁;反之,负压吸力过小,会使创腔内积液不能更好吸出。两者均影响伤口愈合。

(6)适时拔除引流管　依据伤口情况,一般在术后第 3 天、24 h 引流量少于 30 ml 时,医师即可拔除负压引流管,并行伤口加压包扎。拔除引流管后,护士应继续观察伤口肿胀情况。

(7)保持有效的引流　使用前仔细检查引流装置的密闭性能,注意各衔接处是否密封;连续不间断负压吸引,保持压力相对稳定;严密观察引流球是否有瘪陷。当负压不稳、瘪陷的材料恢复原状,提示负压失效,应重新恢复负压状态。妥善固定引流球,防止引流管压迫或扭曲折叠;使用负压引流球的病人可随身携带,但不得高于创口。引流量多时应及时更换。

第六节　牙及牙槽外科手术病人的护理

牙拔除术及牙槽外科手术是口腔颌面外科门诊最基本的治疗,在整个治疗过程中,护理人员应主动做好护理配合及病人的护理。

一、牙及牙槽外科手术常用的器械

口腔颌面外科治疗使用专科器械。护士应能认知各种器械,了解器械的用途,并做好器械的管理,注意器械的日常维护,提高器械使用的效率。

1. 拔牙器械

(1)牙钳　由钳柄、关节及钳喙 3 部分组成,如图 9-2 所示。钳柄是手术者握持的部分。

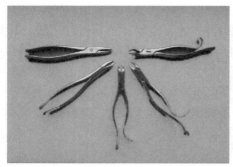

上颌牙钳

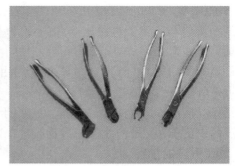

下颌牙钳

图 9-2　拔牙钳

钳喙为拔牙钳的工作部分,多数钳喙为对称型,即两个钳喙对称;部分钳喙的左右两侧大小不一。钳喙与柄所呈的角度有所不同,相对平行者用于上牙,垂直者用于下牙。牙冠钳和根钳的区别:牙冠钳喙宽大,牙根钳喙窄小。

　　(2)牙挺　由刃、柄和杆 3 部分组成,如图 9-3 所示。根据形状可分为直挺、弯挺及横柄挺(对称三角挺)。

　　(3)刮匙　有直、弯 2 种。用于刮除牙碎片、残渣、肉芽肿或囊肿等,如图 9-4 所示。

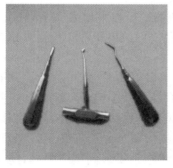

图 9-3　牙挺

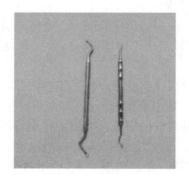

图 9-4　刮匙

　　(4)高速涡轮手机　用于切割牙冠、分根、去骨和去除牙冠的阻挡,如图 9-5 所示。

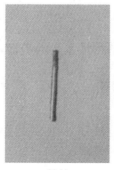

钻针

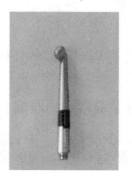

机头

图 9-5　高速涡轮手机钻针、机头

2. 牙槽骨修整器械

（1）骨膜分离器　分离骨膜，保持分离器厚薄适宜，如图9-6所示。

（2）骨凿　用于凿除牙槽骨或凿平突出的骨尖，注意保护黏膜组织，如图9-7所示。

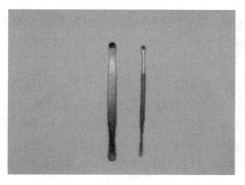

图9-6　骨膜分离器

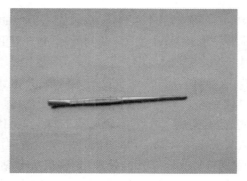

图9-7　骨凿

（3）骨挫　用于挫平细小的骨尖和锐利的骨缘，避免损伤黏膜组织，如图9-8所示。

（4）咬骨钳　咬平突出的骨尖，保持钳端闭合完全，如图9-9所示。

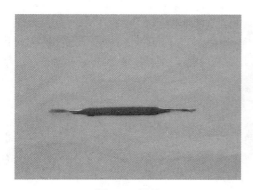

图9-8　骨挫

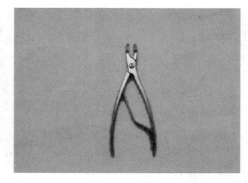

图9-9　咬骨钳

二、牙及牙槽外科常用的护理操作技术

随着牙槽外科微创技术的发展，使用涡轮机牙钻拔牙已广泛应用于临床，其护理操作技术也进一步规范。

（1）操作目的　用涡轮手机增隙、劈开牙齿，减少牙拔除的创伤。

（2）用物准备　牙龈分离器、牙挺、拔牙钳、无菌干棉球。如果为阻生牙或埋伏牙，需要增加手术刀、高速涡轮机、凿、根尖挺、吸引器、乙醇棉球。有切开需要缝合时，应准备持针钳、止血钳、带线缝合针、剪刀。

（3）操作步骤

① 核对病人姓名、性别、年龄、拔牙牙位等一般资料。询问病人既往病史、过敏史等。向病人解释操作目的、方法、注意事项，取得配合。洗手，戴口罩。引导病人到牙椅就座，为病人戴胸巾，协助病人漱口，牙椅调整到卧位。

② 备好消毒涡轮机头并上好拔牙专用钻针或加长钻针，调好机头水量备用。上好消毒吸唾器头，调试通畅。

③ 根据病人全身情况准备局麻药。待医师注射局麻药后，用乙醇棉球消毒病人口周，铺无菌巾。

④ 医师用牙钻时，护士应站在病人头部的左侧，相当于时针 3 点的位置，帮助吸唾和暴露手术野。利用医师使用牙钻的间隙，护士可用漱口水清洗吸唾器，以防血块堵塞管道。如果钻针折断，应及时更换。

⑤ 医师缝合时，协助牵拉病人口角、止血，保持术野清晰，负责剪线。术后用湿棉球擦净病人口周血迹。密切观察病人的病情变化，保持与病人的沟通。如有异常，立即报告医师。手术完成后，向病人介绍拔牙过程的情况，交代拔牙后的注意事项。协助病人离开椅位，观察病人术后反应，30 min 后可离开诊室。清理用物。

⑥ 涡轮机头与车针的处理：先将机头与钻针分开，钻针、机头交供应室灭菌处理。再次用吸唾器头吸清水反复冲洗吸引管，卸下吸唾器头。

（4）注意事项　严格执行身份识别及查对制度。操作过程中应密切注意观察病人的反应，有任何不适，应立即停止操作。

三、牙拔除术病人的护理

【案例导入】　病人，男性，14 岁。牙齿排列拥挤，因正畸治疗需要拔除右侧上颌第一双尖牙。病人否认药物过敏史，无手术外伤史。病人对拔牙感到焦虑，自诉最怕疼痛。

思考题

（1）该病人有哪些主要的护理问题？

（2）护士应如何做好护理配合？

（3）该病人的健康指导有哪些内容？

【护理评估】

1. 健康史

询问病人过去有无全身性疾病如严重心血管疾病、糖尿病及造血系统疾病等，术前有无服用其他药物以及药物过敏史。

2. 身体状况

病人的生命体征，患牙所致的疼痛、咀嚼功能障碍等，牙周组织有无红、肿、热、痛。

3. 辅助检查

了解 X 线、血常规的检查结果。

4. 心理-社会状况

了解病人手术前晚的睡眠情况，对疼痛的耐受与认识状态，对拔牙的了解及心理状态。

【常见护理诊断/问题】

（1）焦虑、恐惧　与病人缺乏拔牙知识、担心预后有关。

（2）舒适的改变　与疼痛有关。

（3）潜在的并发症：术区出血、术后感染等　与牙拔除有关。

【护理计划与实施】

（一）护理目标

① 病人获得相关拔牙知识,焦虑、恐惧缓解。

② 病人疼痛缓解或消失,舒适感增强。

③ 病人未发生并发症或并发症及时处理。

（二）护理措施

1. 拔牙前的护理

（1）做好心理护理　热情接待病人,告知相关知识,缓解焦虑,增强治疗的信心。

（2）询问了解病史　询问有无药物过敏史,必要时做药物过敏试验,协助病人完成各种检查,如照牙片、化验等。

（3）签署手术同意书　向病人及家属介绍术中可能发生的问题,以取得病人及家属的合作。

（4）协助病人采用正确的治疗体位　协助病人采用坐位,也可采用卧位。拔上颌牙时,病人头后仰,使张口时上颌牙的殆平面约与地面成 45°角。拔除下颌牙时,应使病人大张口时下颌殆平面与地面平行,下颌与术者的肘关节在同一高度或稍低。

（5）术区的准备　嘱病人取出口内的活动义齿。协助病人用 0.25％氯己定液含漱。牙石较多者应先行洁治。口内术区及麻醉穿刺区用 1％碘酊或 0.5％碘伏消毒。复杂牙需切开缝合者,应用 75％乙醇消毒口周及面部下 1/3。

（6）器械准备　根据所拔牙的位置选择拔牙器械包,包括牙钳、牙挺、牙龈分离器和刮匙等。若需做翻瓣时,还应准备手术刀、骨膜分离器、缝针、缝线等。

（7）调节灯光　光源要集中在手术野,病人胸前铺胸巾并固定。

2. 拔牙中的护理

（1）医护人员的工作位置　医师在手术中的位置取决于拔牙的部位。通常站立于病人的右前方,拔下颌前牙也可站立于病人的右后方,即时钟 8～12 点的工作位。护士在配合时,应站病人左侧,即时钟 2～4 点的工作位,此位便于传递器械、抽吸唾液或血液、协助劈牙和保护颞颌关节。

（2）协助医师拔除牙齿,主动准确地传递器械

① 分离牙龈:用牙龈分离器分离紧密附着在牙颈部的牙龈。

② 挺松牙体:用牙挺将患牙挺松。

③ 安放牙钳:选择正确的拔牙钳,核对牙位,正确安放。

④ 拔除病牙:牙钳夹紧后,用摇动、扭转和牵引的用力方法拔除患牙。

⑤ 拔牙创面的检查与处理:用刮匙探查牙槽窝,若有肉芽组织或碎片应刮除。

（3）术中配合　在整个手术过程中,护士应严格遵守和执行无菌技术操作,准确传递器械,及时吸出口内的唾液、血液等,充分暴露手术野。

（4）观察病情　在拔牙过程中应认真观察病人的神志、意识、面色、呼吸、有无抽搐等,特别重视病人的主诉,如头痛、头晕、胸闷,恶心等。发现异常,及时汇报医师,配合处理。

3. 拔牙后的护理

（1）观察病情　拔牙结束后,应观察病人的病情,约 30 min,无不适方可让病人离开。

（2）观察拔牙区有无出血：拔牙结束时嘱病人咬紧无菌小纱卷 30 min，压迫止血。若出血较多可延长至 1 h。

（3）加强心理护理　详细介绍拔牙后的注意事项，了解病人的感受，并作相应的解释工作，缓解病人的心理紧张。

【健康指导】

① 拔牙当天不能漱口或只能轻轻用漱口液含漱，以免冲掉血凝块，影响伤口愈合。

② 拔牙后不要用舌舔吸伤口或反复吐唾、吸吮，以免由于增加口腔负压，破坏血凝块而引起多次出血。

③ 拔牙后 1 h 可进温软食物或流质饮食，不宜吃太热、太硬的食物，以免造成出血。

④ 若术后有明显的大出血、疼痛、肿胀、发热、开口困难等，应及时复诊。

⑤ 伤口有缝线者，嘱术后 5～7 天拆线。

⑥ 拔牙术后 2～3 天唾液中可有少量血性液体，为正常现象；若唾液中含大量血凝块或鲜红血液，应及时复诊。

四、牙槽外科手术病人的护理

【案例导入】　病人，男性，65 岁。2 天前要求镶假牙，发现 44～45 区有一隆突，建议到牙槽外科做牙槽突修整后，再行义齿修复。检查见 44～45 区有骨隆突，突起于表面黏膜，否认全身有系统性疾病和过敏史，牙周情况良好，阻滞麻醉下行牙槽突修整术。

思考题

（1）病人可能的临床诊断和护理诊断是什么？

（2）如果行牙槽突修整术，应该实施什么护理措施？

牙槽外科手术包括部分义齿修复前的外科手术，如牙槽突修整术及牙槽突周围组织的手术。护理评估、护理诊断及护理目标等同于牙拔除术病人的护理。

【护理措施】

1. 术前护理

① 询问病人有无全身疾病，特别是心血管疾病、出血性疾病、麻醉药物过敏等。

② 检查局部有无急性炎症，如红、肿、热、痛。

③ 测量生命体征，有心血管疾病的病人应行心电监护。

④ 嘱病人手术前 1 天洗澡更衣、修面，保证睡眠。

⑤ 减少病人的紧张情绪，做好病人的解释工作，取得病人合作。

⑥ 准备手术器械和用物。

2. 术中护理

① 按手术要求准备好病人的体位：局部麻醉病人采用半卧位或端坐位，全身麻醉病人采用平卧位。

② 充分暴露术野：调节灯光，保证充分照明，及时吸出口腔内的血液、唾液，充分暴露手术野。

③ 准确、及时地传递器械，协助击锤、凿骨等。

④ 手术结束时协助医师作术区包扎,整理用物。

3. 术后护理

(1) 观察术区有无出血　对于较广泛的伤口,术后可适当加压包扎或咬纱卷 30～60 min,以达到加压止血的目的。

(2) 密切观察病人生命体征的变化　特别是有心血管疾病的病人,术后应密切观察病人的脉搏、呼吸、血压、心电图等变化。

(3) 加强心理护理　详细介绍手术后的注意事项,了解病人的感受,并作相应的解释工作。

(4) 加强健康指导

① 饮食宜软、温、凉,禁食过硬、过热食物,饭后漱口,保持口腔清洁。

② 术后术区可能有轻度肿胀,若持续肿胀、出血等,应随时就诊。若发生局部血肿,可冷敷并及时复诊。

③ 术后 5～7 天拆线,术后 2 周可做义齿修复。

(毕小琴)

第七节　口腔颌面外科日间手术病人的护理

日间手术是指病人入院、手术和出院在 24 h 内完成的手术,不包括在诊所或医院开展的门诊手术。日间手术不仅能缩短住院前等候时间、平均住院日,降低住院费用,还能优化医疗资源配置,降低医院感染率,加速康复。

口腔颌面外科日间手术主要选择本医疗机构手术分级分类目录中的一级与二级手术,以及部分对机体生理功能干扰小、手术风险低、手术时间短、术后并发症少的三级手术,包括颌骨囊肿开窗减压或摘除术、根尖切除术、牙龈翻瓣术、口腔颌面部小肿物切除术、舌下腺切除术、颌下腺切除术、唇畸形矫正术等。

一、日间手术体系

1. 管理模式

口腔颌面外科日间手术的管理分为集中收治和分散收治两种模式。无论以何种模式开展日间手术,均需保证手术顺利,为病人提供优质、高效、安全的流程管理。

(1) 集中收治　综合性医院多采用集中收治模式,由统一的日间手术中心负责管理和运营。

(2) 分散收治　口腔专科医院多采用分散收治模式,在普通病区内设立日间手术病床。

2. 日间手术中心设施分布

日间手术中心以向病人提供清洁、安静、舒适、安全、便捷的诊疗环境为基础,包括综合服务台、日间手术室、病房等功能区域。

(1) 综合服务台　提供日间手术病人接诊分诊、出入院办理、办公事务服务的综合性区域。

(2) 日间手术室　在集中收治模式下,为配合日间手术而设置独立的手术间,紧邻日间病房。手术室环境、设备、设施等条件与住院手术室一致,配置塔吊、无影灯、手术床、中心负压吸引和供氧等手术装置,麻醉机、监护仪等麻醉监护设备,呼吸机、除颤仪等抢救设备和急救药品等。如在口腔专科医院开展集中收治,还可增加配有无影灯的口腔综合治疗椅,以便完成牙槽外科相关诊疗操作。

（3）日间病房　供病人术后恢复所用,除常规的病床设施外,需具备氧气供给、负压吸引、静脉输液、体征监测等设备,配备抢救车等急救物资。

3. 流程管理

口腔颌面外科日间手术的管理涵盖日间手术全过程,包括门诊病人的诊断与筛选、术前麻醉评估、手术预约、健康宣教、入院手术、术后监护与安全性评估、出院及随访等,如图9-10所示。

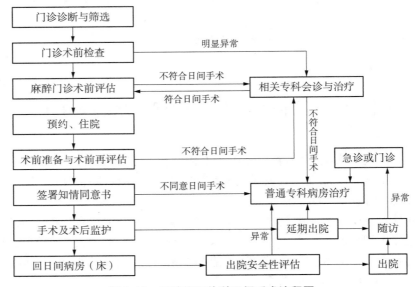

图9-10　口腔颌面外科日间手术流程图

4. 日间手术团队

口腔颌面外科日间手术团队是开展日间手术的基础,由日间手术管理者、口腔颌面外科医师、麻醉医师、病房及手术室护理人员等组成,需具备较强的团队协作力、丰富的临床经验。日间手术的适应证和禁忌证相对于传统住院手术更加严格,术前必须对病人进行全面检查和系统评估,判断病人日间手术治疗的可行性和合理性。

（1）日间手术管理者　负责制订和组织相关人员学习日间手术的各项工作制度和流程,负责与相关部门的沟通和交流,及时解决实际工作中发现的问题,管理日间手术运行全流程。

（2）口腔颌面外科医师　负责门诊收治病人,从可行性和安全性方面筛选符合适应证的日间手术病人,开具术前检查,查房,完善术前准备、手术、术后治疗和复查等。

（3）麻醉医师　负责术前评估、麻醉、术后麻醉复苏和评估等。

（4）护理人员　负责为病人预约排程,开展健康教育,完成围手术期护理、手术配合、术后护理和随访等。

二、口腔颌面外科日间手术病人的护理

【案例导入】　病人,女性,25岁。因要求拔除48阻生齿,于门诊拍片时发现右下后牙区有一囊性病变,椭圆形,大小约0.6 cm×0.8 cm,病人自觉无症状,牙周情况良好。

思考题

(1) 对病人的护理诊断是什么?

(2) 如果行日间手术,围手术期应采取什么护理措施?

【护理评估】

1. 健康史

(1) 病人一般情况　了解病人的年龄、性别、药物过敏史、既往史等。

(2) 相关的问题　手术部位、麻醉方式、手术术式,手术进行过程中是否发生影响术后恢复的问题及并发症。

2. 身体状况

监测病人生命体征,复核麻醉评估结果。术后评估病人意识恢复情况、呼吸功能、循环系统、泌尿系统,进行麻醉复苏评分,评估各种管路留置情况,评估伤口出血、渗血情况。

3. 辅助检查

根据病人年龄、健康史和身体状况评估结果,确定术前检查项目,与普通住院手术病人的检查项目基本相同。术前检查一般在预定手术日期前2周内完成,以保证检查结果的准确性和时效性,若检查后病情发生变化,应当重新评估适应证。

(1) 实验室检查　包括血常规、凝血功能、血型、输血前常规,以及肝、肾功能等。

(2) 放射检查　包括胸片、心电图,以及其他必要的影像学检查。

(3) 病理检查　必要时完成病理检查。

4. 心理-社会状况

评估病人对日间手术的接受程度,对日间手术前注意事项和配合要点的掌握情况。评估病人的家属陪护情况,病人或其家属是否能掌握快速康复相关知识,社会支持系统是否良好。

【常见护理诊断/问题】

(1) 潜在并发症:呼吸道阻塞、通气不足、伤口出血等　与手术有关。

(2) 疼痛　与手术、创伤和麻醉药物作用消失有关。

(3) 知识缺乏　缺乏日间手术配合要点和疾病快速康复相关知识。

【护理计划与实施】

(一) 护理目标

① 病人未发生并发症,或发现和处理并发症。

② 病人疼痛缓解,舒适感增加。

③ 病人能掌握日间手术配合要点,手术顺利完成。

④ 病人能掌握疾病快速康复相关知识,愈后良好。

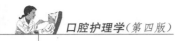

（二）护理措施

1. 围手术期管理

因日间手术需将病人入院、手术和出院在 24 h 内完成，护理人员要在围手术期向病人进行大量术前准备和术后康复教育、指导。宣教方式以纸质资料和口头宣教为主，结合视频、图片、微信、网络等多种方式，让病人知晓和配合，提高自护能力。

2. 手术预约

病人在门诊经口腔颌面外科医师诊断筛选，开具并完成各项辅助检查后，由麻醉医师评估日间手术麻醉风险，无麻醉禁忌者则由口腔颌面外科医师为其开具入院证。护士复核各项辅助检查和麻醉评估结果，查对入院证后，为病人登记日间手术预约，确定手术日期。告知病人术前注意事项和配合要点。

3. 手术排程

集中收治模式下，由日间手术中心预约手术，直接进入日间手术中心排程；分散收治模式下，由病房预约手术，进入住院手术室排程，日间手术排程原则上优于择期手术，即同一手术医生名下，优先安排日间手术。

4. 术前准备

手术病人交接与普通住院手术病人相同，术前需复核日间手术知情同意书是否完成，全麻术前禁饮禁食时间是否足够。

5. 术后护理

① 密切观察病人生命体征及病情变化，减少并发症。

② 麻醉苏醒前保持平卧位，头偏向一侧，防止因舌后坠阻塞气道，防止呕吐物或分泌物所致的误吸。

③ 麻醉苏醒后可采用自由舒适体位，鼓励病人早期下床适量活动。

④ 加强病人口腔护理及其他基础护理，了解心理状况，加强心理护理。

⑤ 病人清醒后 2 h 可试饮少量清水，如无呛咳、误吸等情况，30 min 后可进食流质饮食，以后逐渐过渡到半流质饮食。

⑥ 密切观察伤口肿胀、出血情况。颈部和口底手术后可能因血肿、肿胀导致上呼吸道阻塞，需仔细观察，及时处理。

⑦ 镇痛管理：口腔颌面外科日间手术创伤较小，一般疼痛不剧烈，可以口服镇痛药物为主。推荐术前口服塞来昔布 $200\sim400$ mg 用于预防性镇痛，对乙酰氨基酚和非甾体抗炎药用于术后多模式镇痛。

⑧ 记录出入液体量，了解病人排便情况，避免发生液体补充不足或排出异常等情况。

6. 出院标准

（1）出院前评估　出院前 $2\sim3$ h，采用麻醉后离院评分系统（PADS，见表 9-4），从生命体征、活动状态、恶心呕吐、疼痛程度及手术部位出血程度等 5 项评分，分值达到 9 分（满分 10 分）及以上。

表 9-4　日间手术麻醉后离院评分标准

评估项目	分值	内　　容
生命体征	2分	波动于术前值的 20% 之内
	1分	波动于术前值的 20%～40% 之内
	0分	波动大于术前值的 40%
活动状态	2分	步态平稳而不感头晕,或达术前水平
	1分	需要搀扶才可行走
	0分	完全不能行走
恶心呕吐	2分	轻度,不需治疗
	1分	中度,药物治疗有效
	0分	重度,治疗无效
疼痛程度	2分	VAS 评分 0～3 分,离院前疼痛轻微或无疼痛
	1分	VAS 评分 4～6 分,中度疼痛
	0分	VAS 评分 7～10 分,重度疼痛
手术部位出血程度	2分	轻度,不需要换药
	1分	中度,最多换 2 次药,无继续出血
	0分	重度,需换药 3 次以上,持续出血

（2）出院标准

① 麻醉医师和手术医师共同评估病人是否可以出院。

② PADS 评分≥9 分。

③ 生命体征平稳,神志清楚,呼吸道通畅。

④ 有清楚认知,能正常步行。

⑤ 无恶心或呕吐。

⑥ 可耐受疼痛或通过口服药物得到有效控制。

⑦ 口腔颌面及颈部无明显肿胀或出血。

⑧ 病人有成人家属陪护。

⑨ 病人与家属了解出院注意事项,签字同意出院。

（3）费用结算　病人因本次日间手术在门诊辅助检查(一般在预定手术日期前 2 周内)的费用可纳入住院费用合计,在办理出院手续前,需办理结转手续。

（4）延期出院　术后 PADS 评分不足 9 分、生命体征不平稳、全麻手术后出现呼吸困难、严重恶心呕吐、疼痛不能耐受、手术部位活动性出血、口底或颈部严重肿胀或伴发其他严重的全身不良反应者,需立即通知手术医师查看并积极处理,如病情不允许出院,应安排病人延长住院时间或转入常规住院。

7. 康复指导及随访

（1）疾病出院指导　指导病人出院后饮食、活动、服药、换药及拆线等。

（2）紧急情况指导　向病人介绍出院后紧急联系方式,如出现伤口出血、肿胀、感染、疼痛加剧或其他并发症,除指导病人简单处理、急诊就诊外,若需收治入院,还应同时报告日间手术中心/病房和手术医师参与协调处理。

（3）出院随访　从病人出院后开始，直至术后3天，至少进行2次以上的随访并记录；为病人提供个性化指导，预防或及时发现并处理可能出现的术后并发症。

【健康指导】

1. 术前注意事项和配合要点

① 根据手术类型完成术前检查项目，牙结石过多者行牙周洁治。

② 术前沐浴洗头，洗净指甲油，剪短指（趾）甲，清洁全身，注意防止感冒。

③ 术前晚清淡饮食，使用开塞露通便。

④ 术前晚放松心情，保持舒适与睡眠。

⑤ 局麻手术病人，术晨可进食清淡、易消化食物；全麻手术者，成人术前禁食8 h，禁饮4 h。

⑥ 手术当日不佩戴首饰，不使用金属发夹或金属橡皮圈，长发者梳理后扎成小辫，不化妆。

⑦ 佩戴假牙者，术前需摘下假牙，妥善保管。

2. 出院指导

① 经皮肤切口者，出院后可进软食，伤口拆线后可逐渐过渡到普食。每日使用软毛刷早晚间各刷牙一次，餐后漱口，保持口腔清洁卫生。使用绷带包扎者，松紧度以1指为宜，若出现伤口渗血渗液污染敷料、绷带包扎过紧或过松需就诊处理。

② 经口内切口者，出院后口饲管喂流食，拆线后逐渐过渡到半流食、软食、普食，食物温凉，富有营养。避免用力吸吮和鼓气。每日使用软毛刷，于晨晚间蘸取清水或漱口液避开伤口周围，各刷牙一次，动作轻柔。餐后先使用温水漱净食物残渣，再使用漱口液漱口，保持口腔清洁卫生。每次漱口后检查是否有食物残渣残留于伤口周围，如有可使用清洁棉签在可视情况下去除，动作轻柔。

③ 居家期间，保持室内空气清新，适量活动，避免剧烈运动。

④ 遵医嘱坚持服药，坚持门诊随访换药；口腔颌面部伤口愈合良好，术后7～10天可拆线；如使用可吸收缝线，可使其自行吸收脱落。

⑤ 病人出院后如出现伤口出血、肿胀、感染、疼痛加剧或其他并发症，可致电日间手术中心/病房24 h联系电话，值班人员应指导病人简单处理，或急诊就诊，必要时需急诊收治入院。

（毕小琴　熊茂婧）

第八节　口腔颌面部感染性疾病病人的护理

一、概论

感染是指各种生物性因子在宿主体内繁殖及侵袭，在生物因子与宿主相互作用下，导致机体产生以防御为主的一系列全身及局部组织反应的疾患。

（一）口腔颌面部的解剖特点与感染的关系

口腔颌面部位于消化道与呼吸道的起端，通过口腔和鼻腔与外界相通。由于口腔、鼻腔、旁鼻窦的腔隙,以及牙、牙龈、扁桃体的特殊解剖结构,这些部位的温度、湿度均适宜细菌的寄居、滋生与繁殖,因此,正常时即有大量的微生物存在。此外,颜面皮肤的毛囊、汗腺与皮脂腺也是细菌最常寄居的部位。这些部位损伤、手术或全身抵抗力下降等影响下,均可导致正常微生物生态失调的内源性或外源性感染的发生。

颜面及颌骨周围存在较多相互连通的潜在性筋膜间隙,其间含疏松结缔组织,形成感染易于蔓延的通道,加之颜面部血液循环丰富,鼻唇部静脉又常无瓣膜,致使在鼻根至两侧口角区域内发生的感染易向颅内扩散,称为面部的危险三角区。

面颈部具有丰富的淋巴结,口腔、颜面及上呼吸道感染可顺应淋巴引流途径扩散,发生区域性的淋巴结炎。特别是儿童淋巴结发育尚未完善,感染易穿破淋巴结被膜,形成结外蜂窝织炎。

（二）口腔颌面部感染的途径和病原菌

1. 感染的途径

（1）牙源性　病原菌通过病变牙或牙周组织进入体内发生感染者称为牙源性感染。牙在解剖结构上与颌骨直接相连,牙髓及牙周感染可向根尖、牙槽骨、颌骨以及颌面部疏松结缔组织间隙扩散。由于龋病、牙周病、智齿冠周炎均为临床常见病,故牙源性途径是口腔颌面部感染的主要来源。

（2）腺源性　面颈部淋巴结既可继发于口腔、上呼吸道感染,引起炎症改变,淋巴结感染又可穿过淋巴结被膜向周围扩散,引起筋膜间隙的蜂窝组织炎。

（3）损伤性　继发于损伤后发生的感染。

（4）血源性　机体其他部位的化脓性病灶通过血液循环形成的口腔颌面部化脓性病变。

（5）医源性　医务人员行局麻、手术、穿刺等操作未严格遵守无菌技术造成的继发性感染称为医源性感染。

2. 病原菌

导致口腔颌面部感染的病原菌主要为口腔内的正常菌群,通常为金黄色葡萄球菌、溶血性链球菌、大肠杆菌等,也有厌氧菌属如类杆菌属、梭杆菌属等。目前,口腔颌面部感染最多见是需氧菌与厌氧菌的混合感染。

口腔内的正常菌群或外来病原菌的污染不一定都会发生感染,只有当人体局部或全身的防御功能削弱,或病原菌数量、毒力大时才会发病。感染的发生一方面取决于细菌的种类、数量和毒力;另一方面还取决于机体的抵抗力、易感性、病人的年龄和营养状况,以及感染发生部位的解剖特点、局部血液循环状况、有无血肿形成或异物存在等多种因素。因此,口腔颌面部感染的过程与转归又受病人抵抗力、细菌毒力和治疗措施3个方面的影响。

因病原菌的不同,口腔颌面部感染可分为化脓性和特异性两大类,后者指结核、梅毒、放线菌等引起的特定病变,其临床过程和治疗有别于化脓性感染。

（三）口腔颌面部感染的临床表现

1. 局部症状

化脓性炎症的急性期,局部表现为红、肿、热、痛和功能障碍,引流区淋巴结肿痛等典型表现,但其程度因感染发生的部位、深浅、范围大小和病程早晚而有差异。炎症累及咀嚼肌部位,可导致不同程度的张口受限;病变位于口底、舌根、咽旁,可有进食、吞咽、语言甚至呼吸困难。腐败坏死性蜂窝织炎的局部皮肤弥漫性水肿，呈紫红或灰白色，无弹性，有明显凹陷性水肿，由于组织间隙有气体，产生可触及捻发音。当急性炎症局限成脓肿后，由于主要感染菌种的不同，其脓液性质也有差异。如金黄色葡萄球菌为黄色黏稠脓液；链球菌一般为淡黄色或淡红色稀薄脓液，有时由于溶血而呈褐色；铜绿假单胞菌的典型脓液为翠绿色，稍黏稠，有酸臭味；混合性细菌感染则为灰白或灰褐色脓液，有明显的腐败坏死臭味。感染的慢性期，局部形成较硬的炎性浸润块，并出现不同程度的功能障碍。有的脓肿形成未及时治疗而自行溃破，则形成长期排脓的窦（瘘）口。当机体抵抗力减弱或治疗不彻底时，慢性感染可再度急性发作。

2. 全身症状

因细菌的毒力及机体的抵抗力不同而有差异，病人可出现畏寒、发热、头痛、全身不适、乏力、食欲减退、尿量减少、舌质红、苔黄等。化验检查白细胞总数增高，中性粒细胞比例上升，核左移。病情较重而时间长者，由于代谢紊乱，可导致水与电解质平衡失调、酸中毒，甚至伴肝肾功能障碍。严重感染伴有败血症或脓毒血症时，可以发生中毒性休克，多器官功能衰竭。

（四）口腔颌面部感染的诊断

炎症初期，感染区的红、肿、热、痛及相应功能障碍等是局部感染诊断的基本依据。在炎症局部形成脓肿后，波动感又是脓肿诊断的重要特征。对于深部的脓肿，可用穿刺法来确定有无脓肿或脓肿的部位，必要时还可借助 B 超或 CT 等行辅助检查，明确脓肿的部位及大小。

（五）口腔颌面部感染的治疗原则

（1）局部治疗　　局部外敷中草药和手术切开引流。
（2）全身治疗　　针对性地给予抗菌药物，维持水电解质平衡，减轻中毒症状。

二、智齿冠周炎

【案例导入】　病人，男性，29 岁。主诉：左下后牙区反复肿痛不适 2 个多月。病人 2 个月前无明显诱因出现左下 8 牙反复肿胀，疼痛不适，自服抗生素缓解。门诊就诊后，诊断为"左下 8 阻生齿＋左下 8 冠周炎"。病人精神佳，无其他慢性疾病病史。行冠周冲洗，1 周后行左下阻生齿拔除术。

思考题
（1）如何对该病人进行护理评估？
（2）该病人护理中应注意哪些问题？
（3）如何对该病人进行健康指导？

智齿冠周炎是指成人第三磨牙萌出不全或阻生时牙冠周围软组织发生的炎症。临床上以下颌智齿冠周炎多见，故主要介绍下颌智齿冠周炎。

【病因病理】

由于人类进化过程中食物种类的变化带来咀嚼器官的功能退化，颌骨有缩小的现象，因而造成颌骨齿槽突长度的不协调。下颌第三磨牙（智齿）位于牙列最后，也是最晚萌出的牙齿，正常萌出过程中其𬌗面及远中软组织退缩较迟，或因第二磨牙与下颌支间位置不足，导致程度不同的阻生。牙冠可部分或全部为龈组织覆盖,在龈瓣与牙冠之间形成较深的盲袋。食物碎屑极易嵌塞于盲袋内,局部为细菌定居繁殖提供了良好的温度与湿度环境。当冠部牙龈因咀嚼食物而损伤易形成溃疡。当全身抵抗力低下,局部存在的正常菌群或细菌毒力增强,引起冠周炎的急性发作,因此智齿冠周炎主要发生在18～30岁智齿萌出期的青年人和伴有萌出不全阻生智牙的病人。

【护理评估】

1. 健康史

了解病人下颌第三磨牙(智齿)生长位置及萌出情况,询问病人冠部牙龈有无损伤史,近期有无导致身体抵抗力下降的诱因。是否有过敏史。

2. 身体状况

① 炎症初期,一般病人全身无明显反应,病人自觉患侧磨牙后区肿痛不适,进食、咀嚼、吞咽活动时疼痛加重。

② 病情发展,局部可呈自发性跳痛或沿耳颞神经分布区出现放射性疼痛。

③ 当感染侵及咀嚼肌时,出现不同程度的张口受限,甚至牙关紧闭。

④ 口腔不清洁,龈袋有分泌性口臭。

⑤ 全身表现包括不同程度的畏寒、发热、头痛、全身不适,白细胞总数增高,中性粒细胞比例上升。

3. 辅助检查

探针检查可触及未萌出或阻生牙的智牙牙冠的存在。X线摄片了解未萌出或阻生牙的生长方向、位置、牙根的形态及牙周情况,有时可发现牙周骨质阴影(病理性骨袋)的存在。

4. 心理-社会状况

发病初期,病人容易忽视;症状严重就诊时,对阻生牙拔除产生恐惧心理。

【治疗原则】

在急性期应以消炎、镇痛、切开引流、增强全身抵抗力的治疗为主。当炎症转入慢性期后,若为不可能萌出的阻生牙则应尽早拔除,以防感染再发。

【常见护理诊断/问题】

(1)急性疼痛　与炎症反应有关。

(2)吞咽障碍　与吞咽疼痛有关。

(3)语言沟通障碍　与局部疼痛肿胀、张口受限有关。

(4)口腔黏膜受损　与局部疼痛肿胀、张口受限、长期禁食、口腔不洁有关。

(5)知识缺乏　缺乏冠周炎疾病早期预防及治疗相关知识。

【护理计划与实施】

(一)护理目标

① 病人疼痛减轻或消失。

② 恢复正常的吞咽功能和语言交流。

③ 口腔清洁卫生,无不适感。

④ 病人能叙述预防冠周炎发生的有关知识。

⑤ 情绪稳定,能树立战胜疾病的信心,配合治疗和护理。

（二）护理措施

① 保持口腔清洁，用高渗盐水或含漱剂漱口，每日数次。

② 协助医师对冠周炎盲袋用3%过氧化氢液和生理盐水冲洗，局部蘸干，将碘酚或碘甘油送入龈袋内，每日1～3次，疗效良好。脓肿形成时应切开引流。

③ 如需全身用抗生素者，应做好服药指导。

④ 嘱病人休息，进流质饮食，不吃刺激食物，治疗期戒烟戒酒。

⑤ 宣传冠周炎的发病原因及早期治疗的重要性，对病灶牙遵医嘱拔除，防止复发。

【健康指导】

① 保持口腔清洁，用漱口水含漱，每日至少3次。

② 注意饮食，增加营养，多吃富含维生素B、C的食物。

③ 适当锻炼，增强机体抗病能力。

④ 保证充足睡眠，避免过度劳累及熬夜。

⑤ 如有口腔内局部红、肿、热、痛和功能障碍，应尽早就医，以防炎症蔓延。

三、口腔颌面部间隙感染

口腔、颜面、颈部深面的解剖结构均有致密的筋膜包绕，这些筋膜之间又有数量不等而彼此连续的疏松结缔组织或脂肪组织填充，因此感染常沿这些薄弱结构扩散，故将其视为感染发生和扩散的潜在间隙。临床上根据解剖结构和感染部位，将其分为不同名称的间隙，如咬肌间隙、翼下颌间隙、颊下间隙、咽旁间隙、口底间隙等。口腔颌面部间隙感染均为继发性，常见牙源性感染或腺源性感染所致。感染多为需氧或厌氧菌引起的混合感染。

由于间隙和解剖部位各异，感染涉及间隙的多寡不一，以及感染来源和病原菌的不同，每个病人的局部及全身表现也各具特征，治疗方法自然也各有侧重，临床上需区别对待。以下重点描述临床常见的间隙感染。

（一）眶下间隙感染

【案例导入】 病人，男性，75岁，主诉：右侧面部肿胀5天。病人5天前无明显诱因出现右侧面部肿胀，伴疼痛，无发热。血常规检查：白细胞18.33×10^9/L，中性粒细胞87.7%。糖尿病史10余年，就诊随机血糖19.4 mmol/L。体格检查：右眶下区肿胀，无明显波动感，伸舌不偏，右眼裂减小，口内无出血。诊断为"右眶下间隙感染"，于局麻下行右前庭沟处切开排脓，以及抗感染、换药治疗。

思考题

（1）病人入院评估时应注意哪些问题？

（2）病人术后护理中最关注哪些问题？

（3）病人的护理诊断及护理措施是什么？

【病因病理】

上颌尖牙及第一前磨牙和上颌切牙的根尖化脓性炎症和牙槽脓肿所致。上颌骨骨髓炎的脓液穿破骨膜，或上唇底部与鼻侧的化脓性炎症扩散至眶下间隙引起。

【护理评估】

1. 健康史

了解病人近期有无上颌骨骨髓炎、上颌牙齿等化脓性炎症或脓肿，有无上唇底部与鼻侧的化脓性炎症发生。是否有高血压、糖尿病史及药物过敏史。

2. 身体状况

① 眶下区皮肤发红、张力增大，眼睑水肿，睑裂变窄，鼻唇沟消失。

② 脓肿形成后，眶下区可触及波动感。

③ 可并发海绵窦血栓性静脉炎。

3. 辅助检查

脓肿局部穿刺，脓液涂片、细菌培养，必要时B超或者CT引导下脓肿穿刺或注射药物。X线摄片检查骨质破坏及增生的情况。

4. 心理-社会状况

缺乏相关疾病知识，产生焦虑，担心疾病的预后。

【治疗原则】

① 局部外敷中药。

② 脓肿形成，应及时切开引流。

③ 炎症控制后应处理病灶牙。

【常见护理诊断/问题】

（1）急性疼痛 与炎症反应有关。

（2）有体温失调的危险 与疾病有关。

（3）知识缺乏 缺乏眶下间隙感染疾病早期预防及治疗相关知识。

（4）焦虑 与担忧预后不佳有关。

（5）潜在并发症：海绵窦血栓性静脉炎 与发生逆行感染有关。

【护理计划与实施】

1. 护理目标

① 疼痛减轻或消失。

② 体温恢复正常。

③ 病人能叙述预防眶下间隙感染疾病发生的有关知识。

④ 情绪稳定，能树立战胜疾病的信心，配合治疗和护理。

⑤ 感染控制，无并发症发生。

2. 护理措施

① 一般护理见盒颌面外科病人护理常规。

② 密切观察脓肿大小、性状等变化。

③ 脓肿切开后，观察引流是否通畅，脓液的性状、颜色、气味等。

【健康指导】

① 指导病人注意饮食均衡，多吃优质蛋白质，富含维生素的食物；伴糖尿病的病人进食糖尿病饮食。

② 劳逸结合，避免过度劳累。

③ 指导病人出院后按医嘱服药，并定期随访。

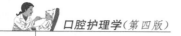

（二）颊间隙感染

【案例导入】 病人，男性，39岁。主诉：右面部肿胀、牙痛7天。病人于1周前无明显诱因出现右下牙龈疼痛，于当地医院抗感染治疗，症状无明显好转。CT检查：右颊咬肌脓腔形成。口内右上6颊侧切开排脓，以及抗感染治疗。

思考题

(1) 病人出现颊间隙感染的病因是什么？

(2) 如何管理病人的疼痛？

(3) 病人的口腔护理中应注意哪些问题？

【病因病理】

上、下颌磨牙的根尖脓肿或牙槽脓肿穿破骨膜，浸入颊间隙。颊部皮肤损伤、颊黏膜溃疡继发感染，或颊、颌上淋巴结的炎症扩散所致。

【护理评估】

1. 健康史

了解病人近期有无上、下颌磨牙感染或颊部皮肤损伤等病史，是否有过敏史。

2. 身体状况

① 颊部皮下或黏膜下区有局部脓肿形成。

② 感染波及颊脂体时，整个颊部肿胀，相通间隙扩散，形成多间隙感染。

3. 辅助检查

X线摄片了解骨质破坏及增生的情况，脓肿局部穿刺。

4. 心理-社会状况

详见眶下间隙感染相关内容。

【治疗原则】

脓肿形成，应及时切开引流。

【常见护理诊断/问题】

同眶下间隙感染相关内容。

【护理计划与实施】

同眶下间隙感染相关内容。

【健康指导】

同眶下间隙感染相关内容。

（三）咬肌间隙感染

【案例导入】 病人，男性，85岁。主诉：右下颌骨骨折2周，继发感染伴右颌下咬肌翼颌间隙脓肿4天。4天前出现以右侧下颌角区为中心的红肿疼痛伴皮温升高，无张口受限，口内牙龈有溢脓，体温升高至39.2℃。病人糖尿病病史20余年，高血压病病史10余年，有不明原因血小板减少。入院后完善术前检查，排除禁忌后予以右颌面部多间隙感染脓肿切开引流术。术后行抗感染、消肿、营养支持对症治疗。

思考题

（1）该病人右颌下咬肌翼颌间隙感染的可能诱因是什么？

（2）该病人术前术后有哪些注意要点？

（3）如何对该病人进行出院健康指导？

咬肌间隙位于咬肌与下颌支外侧骨壁之间。前界为咬肌前缘，后界为下颌支后缘，上平颧弓下缘，下以咬肌在下颌支附着为界。由于咬肌在下颌支及其角部附着宽广紧密，故潜在性咬肌间隙存在于下颌支上段的外侧部位，借颊脂体、咬肌神经和血管与翼下颌、颞下等间隙相通，如图9-11所示。咬肌间隙感染为最常见的颌面部间隙感染之一。

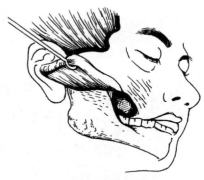

图9-11 咬肌间隙解剖位置

【病因病理】

主要来自下颌智齿冠周炎，下颌磨牙的根尖周炎、牙槽脓肿，亦可相邻间隙如颞下间隙感染扩散，偶有因化脓性腮腺炎波及者。

【护理评估】

1. 健康史

了解病人有无下颌智齿冠周炎、颞下间隙感染等感染病史，是否有过敏史。

2. 身体状况

① 下颌支及下颌角为中心的咬肌区肿胀、变硬、压痛，伴有明显的张口受限。

② 由于咬肌肥厚坚实，脓肿不易自行溃破，也不易触及波动感，脓液长期蓄积，易形成下颌支部的边缘性骨髓炎。

3. 辅助检查

血液学检查、胸部X线摄片、心肺功能检查、心脏彩色多普勒、CT。

4. 心理-社会状况

详见眶下间隙感染相关内容。

【治疗原则】

蜂窝织炎时除全身应用抗生素外，局部可用物理疗法或外敷中药；一旦脓肿形成应及时切开引流。感染控制后，应及早对病灶牙进行治疗或拔除。

【常见护理诊断/问题】

同眶下间隙感染相关内容。

【护理计划与实施】

同眶下间隙感染相关内容。

【健康指导】

同眶下间隙感染相关内容。

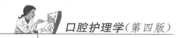

（四）舌下间隙感染

【案例导入】 病人，男性，80 岁。主诉：牙痛伴颌下肿痛 5 天。病人 5 天前出现左下 8 牙痛，自服甲硝唑，症状无好转，且持续加重。CT 检查示：左下 8 阻生牙，左颌下间隙、舌下间隙感染。予以左颌下切开引流排脓、抗感染、换药等治疗。

思考题

（1）病人出现感染的病因是什么？

（2）如果不及时治疗，病人会出现什么情况，病情会如何发展？

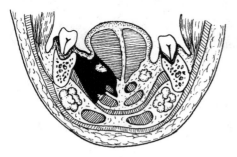

图 9-12　舌下间隙的解剖位置

舌下间隙位于舌和口底黏膜之下，下颌舌骨舌肌及舌骨舌肌之上。前界及两侧为下颌体的内侧面，后部止于舌根。由颏舌肌及颏舌骨肌将舌下间隙分为左、右两部，两者在舌下肉阜深面相连通。舌下间隙后上方与咽旁间隙、翼下颌间隙相通，后下通入下颌下间隙，如图 9-12 所示。

【病因病理】

下颌牙的牙源性感染，口底黏膜损伤、溃疡，以及舌下腺、下颌下腺导管的炎症均可引起舌下间隙感染。

【护理评估】

1. 健康史

了解病人有无口底黏膜损伤、舌下腺感染等感染病史，是否有过敏史。

2. 身体状况

临床表现为一侧或双侧的舌下肉阜或颌舌沟区口底肿胀，黏膜充血，舌体被挤压抬高、推向健侧、运动受限，语言、进食、吞咽出现不同程度的困难和疼痛。感染向口底后份扩散时可出现张口受限和呼吸不通畅。脓肿形成后在口底可扪及波动。

3. 辅助检查

详见眶下间隙感染相关内容。

4. 心理-社会状况

详见眶下间隙感染相关内容。

【治疗原则】

切开引流。

【常见护理诊断/问题】

（1）与眶下间隙感染的（1）、（2）、（3）、（4）、（5）相同。

（2）体液不足　与吞咽困难、摄入过少有关。

（3）有窒息的危险　与感染引起口底肿胀有关。

（4）口腔黏膜受损　与口腔自洁能力下降有关。

【护理计划与实施】

1. 护理目标

① 与眶下间隙感染的①、②、③、④、⑤相同。

② 增加病人的液体摄入量,脱水症状和体征消失。

③ 病人缺氧、呼吸困难症状缓解或消失。

④ 口腔黏膜受损症状缓解或消失。

2. 护理措施

① 床旁备气管切开包,负压引流装置。必要时持续低流量吸氧,确保病人呼吸道通畅。

② 用0.9%氯化钠和口泰漱口,做好口腔护理,保证口腔卫生,减轻病人口臭。其他同于眶下间隙感染相关内容。

【健康指导】

同眶下间隙感染相关内容。

（五）咽旁间隙感染

【案例导入】 病人,女性,50岁。主诉:颈部肿胀2个月伴反复发热1.5个月。入院前2个月无明显诱因下出现颈部肿胀,伴有颈部活动障碍。病程中诉痰液不易咳出,并有饮水呛咳。外院喉镜检查提示喉部肿胀明显,PET-CT提示鼻咽癌放疗后,鼻咽部后壁及口咽部后壁、颅骨骨质破坏伴FDG代谢异常增高,咽部、两侧咽旁间隙、两侧颈部软组织肿胀,内见多发气体密度阴影。右肺中叶及右下野坠积性肺炎,予以青霉素及头孢曲松治疗后无明显好转,之后病人突发呼吸困难伴气促,并于1.5个月前起反复发热伴寒战,最高体温达39℃。入院后心电图提示窦性心动过速,心功能不全(NYHA分级为3~4级);心电监护提示血氧饱和度进行性下降,予以气管切开,呼吸机辅助通气,予以脓肿切开引流术及双侧胸腔引流术,先后予以抗感染及营养支持等治疗。

思考题

(1) 护士在术前术后应采取什么方法来减轻病人的焦虑症状?

(2) 该病人术前观察要点有哪些?

(3) 术后护理要点包括哪些方面?

(4) 病人出院时护士应重点做哪些健康指导?

咽旁间隙位于咽腔侧方的咽上缩肌与翼内肌和腮腺深叶之间。前界为翼下颌韧带及下颌下腺上缘;后为椎前筋膜。间隙呈倒立锥形,由茎突及附着其上诸肌将该间隙分为前、后两部,前部称为咽旁前间隙,后部称为咽旁后间隙。前间隙小,其中有咽深动、静脉及淋巴、蜂窝组织;后间隙大,有出入颅底的颈内动、静脉,第9~12对脑神经及颈深上淋巴结等。咽旁间隙与翼下颌间隙、颞下间隙、舌下间隙、下颌下间隙及咽后间隙相通。血管、神经束上通颅内、下连纵隔,可成为蔓延感染的途径,如图9-13所示。

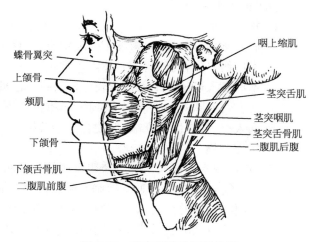

图9-13 咽旁间隙的解剖位置

【病因病理】

多为牙源性,特别是智齿冠周炎,以及腭扁桃体炎和相邻间隙感染的扩散。偶继发于腮腺炎、耳源性炎症和颈深上淋巴结炎。

【护理评估】

1. 健康史

了解病人有无智齿冠周炎、腭扁桃体炎等感染病史,了解病人的进食和呼吸情况,有无过敏史。

2. 身体状况

① 局部症状表现为咽侧壁红肿、腭扁桃体突出等。

② 病人自觉吞咽疼痛、进食困难、张口受限;若伴有喉头水肿,可出现声音嘶哑,以及不同程度的呼吸困难和进食呛咳。

③ 咽旁间隙感染如处理不及时,可导致严重的肺部感染、败血症和颈内静脉血栓性静脉炎等并发症。

3. 辅助检查

血常规、电解质、血气分析等血液检查,心电图,胸部及头面部CT检查,全身和颌面部专科检查。

4. 心理-社会状况

该类病人病情发展迅速,局部炎症症状明显,绝大多数病人出现焦虑、烦躁等。

【治疗原则】

采用口内或口外切开引流术。

【常见护理诊断/问题】

(1) 无效型呼吸形态　与痰液分泌较多及不能有效排痰有关。

(2) 体温升高　与颌面部间隙及肺部感染有关。

(3) 语言沟通障碍　与气管切开有关。

(4) 营养失调　与流质饮食及进食较少有关。

(5) 焦虑　与担心家庭经济情况及疾病预后有关。

【护理计划与实施】

1. 护理目标

① 病人学会有效排痰,未发生呼吸困难、窒息等情况。

② 术后伤口愈合良好,病人体温正常。

③ 术后病人可通过书面语言较好地表达自己的想法,能与医护人员有效沟通。

④ 病人营养状况得到改善或维持,体重保持不变或减轻较少。

⑤ 病人焦虑、恐惧程度减轻,配合治疗及护理。

2. 护理措施

(1) 病情观察　病人入院后密切监测并记录病人生命体征、意识、面容、尿量及伤口情况的变化。如有异常,应立刻通知医师并配合医师实施抢救。

(2) 强化基础护理　做好口腔护理及会阴护理。保持皮肤清洁干燥,定时更换体位,床铺整洁,按摩受压部位的皮肤,防止皮肤受压持久破溃增加感染机会。

(3) 饮食护理　通过胃管为病人提供高热量、高蛋白质、低脂肪、富含维生素的流质饮食,每次进食前要确认胃管在胃内,每次进食量不超过200 ml,间隔时间不少于2 h,温度适宜。必要时通过静脉营养支持。

（4）心理护理 由于病程长,易产生焦虑急躁的情绪,护士应更关心和鼓励病人,使其保持稳定的情绪。根据病人的需求选择恰当的方法做好健康教育,积极控制原发病,早日康复。

（5）行气管切开的病人,做好气管切开护理

① 严密观察病人气管切口,注意出血征象,切口局部应尽量保持干燥与清洁,每日更换敷料1～2次。如发现纱布有痰液浸渍应立刻更换并对切口四周以0.5%碘伏消毒,创口消毒每天2次。

② 做好呼吸道湿化,以降低痰液黏稠度,减少痰痂的形成和导管堵管的发生。

③ 加强吸痰护理。充分吸出气管、口腔及鼻腔内的分泌物,注意使病人吸气时肺部达到充分膨胀,吸痰前后先吸氧2～3 min,每8 h给予雾化吸入1次。

【健康指导】

① 指导病人注意口腔卫生。

② 遵医嘱定期随访。

③ 注意营养,增加优质蛋白质饮食,多吃蔬菜、水果。

④ 适当锻炼,保持心情愉快。

（六）口底多间隙感染

【案例导入】 病人,男性,68岁,主诉:颌下红肿疼痛9天,加重伴发热6天。病人9天前于当地医院拔牙后自觉左侧下颌疼痛,6天前疼痛明显难以忍受,尤其饮水进食时疼痛加剧,张口受限,伴发热38.5℃。自行口服抗生素及止痛药,疼痛仍然加重,且红肿范围扩大,双侧颌下、口底均红肿,张口明显受限,进食困难。入院诊断为口底蜂窝织炎。行口底脓肿切开引流术,以及抗感染对症治疗。

思考题

（1）病人口底蜂窝织炎的诱发因素是什么?

（2）病人入院时需要关注哪些问题?

（3）病人术后的护理措施有哪些?

口底多间隙感染又称为口底蜂窝织炎,是颌面部最严重而治疗最困难的感染之一。下颌骨与舌及舌骨之间有多组肌肉,其行走又互相交错,在肌与肌之间、肌与下颌骨之间充满着疏松结缔组织及淋巴结,因此,口底各间隙之间相互连通,如图9-14所示。一个间隙的感染,十分容易向各间隙蔓延而引起广泛的蜂窝织炎。

口底多间隙感染一般是指双侧下颌下、舌下以及颏下间隙同时受累。其感染可能是金黄色葡萄球菌为主的化脓性口底蜂窝织炎,也可能是厌氧菌或腐败坏死性细菌为主引起的腐败坏死性口底蜂窝织炎,后者又称为路德维希咽峡炎(Ludwig's angina)。临床上全身及局部反应均甚严重。

【病因病理】

口底多间隙感染可来自下颌牙的根尖周炎、牙周脓肿、骨膜下脓肿、冠周炎、颌骨骨髓炎

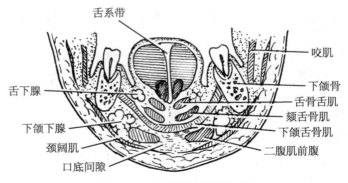

图 9-14　口底间隙的解剖位置

的感染扩散,或下颌下腺炎、淋巴结炎、急性扁桃体炎、口底软组织和颌骨损伤等。病原菌主要是葡萄球菌、链球菌、产气荚膜杆菌等。

【护理评估】

1. 健康史

了解病人有无感染病史,进食和呼吸情况,以及全身情况及精神状况,有无过敏史。

2. 身体状况

化脓性病原菌感染的局部特征与下颌下间隙或舌下间隙蜂窝织炎相似。如炎症继续发展扩散至整个口底间隙时,则双侧下颌下、舌下口底及颏部均有弥漫性肿胀。腐败坏死性细菌引起的口底蜂窝织炎则表现为软组织的广泛性水肿,范围可上及面颊部,下至颈部锁骨水平,严重者甚至可到胸上部。病情可发展为舌体运动受限、语言不清、吞咽困难,更有甚者呼吸困难,不能平卧。严重的病人可出现烦躁不安,呼吸短促,口唇青紫、发绀,以致出现"三凹征",此时有发生窒息的危险。

3. 辅助检查

同咽旁间隙感染相关内容。

4. 心理-社会状况

同咽旁间隙感染相关内容。

【治疗原则】

静脉应用足量抗生素,进行全身支持疗法,积极早期行切开减压及引流术。

【常见护理诊断/问题】

同咽旁间隙感染相关内容。

【护理计划与实施】

同咽旁间隙感染相关内容。

【健康指导】

同眶下间隙感染相关内容。

四、颌骨骨髓炎

【案例导入】　病人,女性,43 岁。主诉:右上颌后牙区反复肿痛流脓半年余。病人于半年前出现右上颌后牙松动疼痛,拔除两颗右上后牙;拔牙后局部肿痛流脓,又予牙槽窝骚刮,症状无缓解,后予抗感染治疗,肿痛缓解,停药后局部肿痛反复复发。CT 检查:右上颌骨骨质破坏明显,诊断"右上颌骨骨髓炎"收治入院。该病人 6 年前有多发性骨髓瘤化疗史,使用唑来膦酸 4 年,已停用 2 月余。入院后全麻下行"右侧上颌骨病灶刮治术加右上颌窦根治术加 45 牙拔除术"。术后置碘仿纱条填塞,给予抗炎等治疗。

思考题

(1) 病人出现右上颌骨骨髓炎的主要诱因是什么?

(2) 术后有哪些护理措施?

(3) 如何对病人进行康复指导?

细菌感染以及物理或化学因素使颌骨产生的炎性病变,称为颌骨骨髓炎。根据颌骨骨髓炎的临床病理特点和致病因素的不同,可分为化脓性颌骨骨髓炎与特异性骨髓炎。另外,还有物理性(放射线)及化学性因素引起的颌骨坏死而继发感染的骨髓炎。临床上以牙源性感染引起的化脓性颌骨骨髓炎多见,特异性骨髓炎较少。近年来,由于颌面部恶性肿瘤放疗的广泛应用,致使放射性颌骨坏死伴发的骨髓炎有增多趋势。本节重点介绍化脓性颌骨骨髓炎。

化脓性颌骨骨髓炎多发生于青壮年,一般以 16～30 岁发病率最高。男性多于女性。化脓性颌骨骨髓炎约占各类型骨髓炎的 90% 以上,主要发生于下颌骨。婴幼儿化脓性颌骨骨髓炎,则以上颌骨最为多见。

【病因病理】

病原菌主要为金黄色葡萄球菌,其次是溶血性链球菌,以及肺炎球菌、大肠杆菌、变形杆菌等,其他化脓菌也可引起颌骨骨髓炎。在临床经常看到的是混合性细菌感染。感染途径主要有牙源性感染、损伤性感染、血源性感染 3 种。

【护理评估】

1. 健康史

了解病人有无感染病史,了解病人的进食和呼吸情况,以及全身情况和精神状况,有无过敏史。

2. 身体状况

(1) 发展阶段 颌骨骨髓炎的临床发展过程可分为急性期和慢性期两个阶段。

① 急性期特点:全身发热、寒战、疲倦无力、食欲缺乏,白细胞总数增高,中性多核粒细胞增多;局部有剧烈跳痛,口腔黏膜及面颊部软组织肿胀、充血,可继发颌周急性蜂窝织炎;病源牙可有明显叩痛及伸长感。

② 慢性期的特点:全身症状轻,体温正常或仅有低热;全身消瘦、贫血,机体呈慢性中毒消耗症状。病情发展缓慢,局部肿胀,皮肤微红;口腔内或面颊部可出现多数瘘管溢脓,肿胀区牙松动。

(2) 病因与特点 根据感染的原因及病变特点,临床上将化脓性骨髓炎又分为两种类型。

① 中央性颌骨骨髓炎:多在急性化脓性根尖周炎及根尖脓肿的基础上发生。

② 边缘性颌骨骨髓炎:继发于骨膜炎或骨膜下脓肿的骨密质外板的炎性病变,常在颌周间隙感染的基础上发生。下颌骨为好发部位。

3. 辅助检查

根据病史、病因、临床表现及 X 线片检查等,不难得出准确的诊断。

4. 心理-社会状况

急性颌骨骨髓炎一般来势急,病情重,病人及家属均感紧张。慢性颌骨骨髓炎因病程迁延,时好时坏,病人对治疗缺乏信心。如果发生病理性骨折、咬合错乱和面部畸形,由此将导致病人自我形象紊乱,严重影响正常生活及社交。

【治疗原则】

（1）急性颌骨骨髓炎的治疗　在炎症初期即采取积极有效的治疗,以控制感染的发展。如延误治疗,则形成广泛的死骨,造成颌骨骨质缺损。方法包括药物治疗、物理疗法和外科治疗。

（2）慢性颌骨骨髓炎的治疗　必须采用外科手术方法去除已形成的死骨和病灶后方能痊愈。

【常见护理诊断/问题】

（1）急性疼痛　与炎症反应有关。

（2）体温升高　与炎症急性期有关。

（3）口腔黏膜受损　与口腔内或面颊部出现多数瘘管溢脓有关。

（4）营养失调:低于机体需要量　与咬合关系不良、影响病人进食有关。

（5）知识缺乏　缺乏骨髓炎疾病早期预防及治疗相关知识。

（6）焦虑　与担忧预后不佳有关。

（7）有感染的危险　与长期治疗不愈及病人全身状况较差有关。

【护理计划与实施】

1. 护理目标

① 病人疼痛减轻或消失。

② 病人维持正常体温。

③ 病人能保证足够的营养。

④ 病人主诉焦虑症状减轻,能说出正确应对方法,积极配合治疗及护理。

2. 护理措施

（1）严格执行治疗方案　合理按时应用抗生素,及时观察记录引流液色、质、量。

（2）促进休息　保证病人足够的休息及睡眠,提供舒适安静的环境。

（3）口腔护理　对因病理性骨折或摘除死骨术后用钢丝或夹板固定颌骨的病人,做好口腔清洁。可采用口腔冲洗法,口腔漱口液或生理盐水边冲洗边吸引。

（4）营养支持　进食营养丰富的流质或软食。高热者给予静脉输液,维持水、电解质平衡。

（5）物理治疗　为加速创口愈合,改善局部血运及张口度,术后病人可配合理疗及热敷。

（6）心理护理　给予充分的同情及理解,鼓励病人说出心理感受,对焦虑的病人进行心理疏导。

【健康指导】

结扎丝及夹板去除后,告诉病人逐渐练习张闭口运动,直至功能恢复。勿吃坚硬食物,保证营养摄入,以利康复。

（袁卫军　李　丽　郑佳丽）

第九节　口腔颌面部损伤病人的护理

口腔颌面部损伤平时多因工伤、运动损伤、交通事故和生活中的意外伤害所致,战争时期则以火器伤为主。口腔颌面部损伤多发于男性青壮年,20～40 岁为高发年龄段。伤因中以交通事故居首位,颧骨和下颌骨为高发部位。多发伤以颅脑创伤最为多见。窒息和出血性休克是颌面部损伤的主要致死原因,预防窒息、有效止血和抗休克是创伤急救的首要任务。

一、概述

口腔颌面部是呼吸道和消化道的起端,上接颅脑,下连颈部,上、下颌骨为主要骨架,口内有牙和舌,有丰富的血液供应,更有面神经、三叉神经等分布其间。这些解剖生理的特殊性是构成这一部位损伤特点的重要原因和基础。

口腔颌面部创伤虽然伤情特点是致死性小,但是对面容和功能的破坏性大。颌面部血运丰富,开放伤出血较多,但组织修复能力和抗感染能力较强。恢复咬合关系是颌骨骨折复位的临床标准。口腔损伤可以造成张口受限,咀嚼和吞咽困难,严重损伤还易继发永久性功能障碍和面部畸形,影响伤者心理健康。颌面部创伤后最常出现的心理问题为焦虑、抑郁、精神错乱和创伤后应激障碍(PTSD)。有研究显示,颌面部创伤后 4～6 周,有 41% 病人符合 PTSD 的诊断标准。因此,心理评估应纳入创伤后评估的一个重要内容。

（一）口腔颌面部损伤的特点

（1）血运丰富对颌面损伤的利弊　颌面部血运丰富,伤后出血较多或容易形成血肿;组织水肿反应快而重,甚至引起窒息。由于血液丰富,组织抗感染与再生修复能力较强,创口易于愈合。因此,初期清创缝合的期限较其他部位损伤者宽,即使伤后 24～48 h,甚至更久的伤口,只要未出现明显的化脓性感染,在清创后仍可做初期缝合。

（2）牙对颌面损伤的利弊　颌面损伤常累及牙。火器伤时,击碎的牙可向邻近组织内扩散,造成"二次弹片伤";加上污物和细菌被带入组织深部,引起创口感染;颌骨骨折线上的龋坏牙有时可导致骨创感染,影响骨折愈合;而牙列的移位或咬合关系错乱,则是诊断颌骨骨折的主要体征。另一方面,治疗牙、牙槽骨或颌骨损伤时,常需利用基牙作结扎固定来恢复正常的咬合关系。

（3）易并发颅脑损伤　颌面部上接颅脑,上颌骨或面中 1/3 部损伤容易并发颅脑损伤。主要临床特征是伤后有昏迷史。颅底骨折时可有脑脊液由鼻孔或外耳道流出。

（4）合并颈椎损伤　颈椎损伤常伴随头部冲击或撞击而发生。颌面部骨折的颈椎损伤发生率为 1%～2.6%。此类伤员一旦出现姿态畸形、颈部疼痛、活动受限和神经麻痹症状,应保持平卧、颈部制动,以防颈髓损伤加重。

（5）易窒息　口腔颌面部在呼吸道上端,损伤时可因组织移位、肿胀、舌后坠、血凝块和分泌物的阻塞而影响呼吸或发生窒息。救治伤员时,应注意保持呼吸道通畅,防止窒息。

（6）影响进食和口腔卫生　口腔是消化道入口,损伤后可能会影响张口、咀嚼或吞咽功能,妨碍正常进食。

（7）易发生感染　口腔颌面部腔窦多,在这些腔窦内存在着大量的细菌,如与创口相通,则易发生感染。在清创处理时,应尽早关闭与这些腔窦相通的创口,以减少感染的机会。

（8）可伴有其他解剖结构的损伤　口腔颌面部有唾液腺、面神经及三叉神经分布,如腮腺受损,可并发涎瘘;如损伤面神经,可发生面瘫;而三叉神经损伤时则可在其分布区域出现麻木感。

（9）面部畸形　颌面部受损后常有不同程度的面部畸形,从而加重病人心理负担。治疗时应尽量恢复外形,减少畸形发生。

（二）口腔颌面部损伤病史和检查

1. 损伤病史

准确采集伤史对病情的掌握和制定治疗计划具有重要意义。除一般的主诉、现病史及过去史外,应重点注意:伤因和时间,受伤部位和致伤物的方向与距离,伤后症状,伤后已接受的救治情况。

2. 检查

（1）全身检查　对口腔颌面部损伤病人都必须进行快速而全面的体格检查,以便明确是否有颅脑、胸、腹、脊柱和四肢重要合并损伤。应首先查明病人的神志、呼吸、脉搏及血压等生命体征以及是否有威胁病人生命的危急情况,尤其是呼吸道梗阻、出血性休克、颅脑损伤或其他脏器损伤。原则为:抢救生命第一,处理颌面创伤第二。

（2）颌面部伤情的检查　可通过视诊、触诊明确伤口的类型,查明出血来源,了解骨面的情况,区分单纯软组织损伤、颌骨骨折或软组织伤合并颌面骨骨折等,从而做出比较确定的诊断。

（3）辅助检查　口腔颌面部损伤的 X 线检查、三维 CT 重建可辅助诊断。

（三）口腔颌面部损伤的诊治原则

（1）迅速判断伤情,及时抢救　首先检查病人呼吸、脉搏、血压、体温等生命体征及意识、瞳孔,判断有无危及生命的紧急情况和体征,包括有无呼吸困难、大量失血、休克、昏迷及重要脏器损伤等。应针对病人的危急情况,及时抢救。

（2）根据伤情轻重缓急,决定救治先后顺序　有步骤地救治呼吸困难、大出血、休克及颅脑或脏器损伤,颌面部损伤的确定性诊断和治疗应在生命有保障的情况下进行。

（3）尽早实施正确的专科治疗　口腔颌面部损伤包括各种软组织及颌面骨骨折,除救治病人的危急情况外,应及早进行确定性的专科治疗。处理是否正确,直接关系到治疗的效果——伤后畸形及功能障碍的程度。

二、口腔颌面部软组织损伤

口腔颌面部软组织伤可以单独发生,也可以与颌骨骨折同时发生。据统计资料,单纯颌面部软组织损伤的发生率占颌面部损伤的 65% 左右。根据损伤原因和伤情不同可分为擦伤、挫伤、切割伤、刺伤、挫裂伤、咬伤及火器伤等。各类损伤的临床表现和处理方法也各有特点。

（一）口腔颌面部软组织一般损伤的护理

【案例导入】　病人,女性,26 岁。主诉:右上唇狗咬伤 2 h。右上唇唇红及皮肤有 1.5～2 cm 长伤口,深约 2.5 cm,创缘整齐,未见其他异物及活动性出血。用生理盐水反复冲洗伤口 20 min,注射狂犬病疫苗,伤口周围注射免疫球蛋白,并行清创缝合术。

思考题

(1) 该病人术后需要注意什么?

(2) 该病人饮食应注意什么?

【护理评估】

1. 健康史

询问病人受伤前全身健康状况,有无全身疾病及外科大手术史,以及食物药物过敏史。

2. 身体状况

(1) 擦伤　皮肤感觉神经末梢暴露,十分疼痛。

(2) 挫伤　局部皮肤变色、肿胀和疼痛。

(3) 刺、割伤　刺伤的创口小而深,多为盲管伤。刺入物可将沙土和细菌带入创口深处。切割伤的创缘整齐,伤及大血管时可大量出血。如切断面神经,则发生面瘫。

(4) 撕裂或撕脱伤　其创缘多不整齐,皮下及肌组织均有挫伤,常有骨面裸露。

(5) 咬伤　面颊或唇部组织撕裂、撕脱或缺损,甚至骨面裸露,外形和功能毁损严重,污染较重。

3. 辅助检查

X 线摄片检查可协助诊断。

4. 心理-社会状况

病人因伤害可出现不同程度恐惧、抑郁或焦虑情绪,担心疾病预后及面容毁损。

【治疗原则】

(1) 擦伤　清洗创面,除去附着的异物,防止感染。

(2) 挫伤　早期可用冷敷和加压包扎止血。如有感染者,应切开引流,应用抗生素。

(3) 刺、割伤　应早期外科处理,即清创术。

(4) 撕裂或撕脱伤　撕裂伤应及时清创,复位缝合。

(5) 咬伤　处理咬伤时应根据伤情,清创后将卷缩、移位的组织复合并缝合;对狗咬伤者,应预防狂犬病。

【常见护理诊断/问题】

(1) 急性疼痛　与组织损伤有关。

(2) 组织完整性受损　与外伤有关。

(3) 营养失调　与肿胀、疼痛影响进食,外伤引起代谢增加等因素有关。

(4) 自我形象紊乱　与外伤后面部畸形、容貌改变有关。

(5) 恐惧　与突然遭到伤害有关。

(6) 焦虑　与担心预后、面容毁损有关。

【护理计划与实施】

1. 护理目标

① 病人疼痛减轻或消失。

② 促进受损的组织愈合。

③ 保证足够的营养,体重下降不明显或体重有所增加。

④ 病人焦虑减轻,说出应对焦虑的方法,积极主动配合治疗和护理。

⑤ 病人能坦然面对自身形象的改变,并参加正常社交。

2. 护理措施

（1）一般护理

① 对于急症收治的病人,应尽快做好手术准备,密切观察病人的生命体征,迅速建立静脉通路,合理安置体位。

② 对已发生感染的伤口,不宜缝合,常做创面的湿敷、清洗,以期控制感染,待创面清洁再做进一步处理。

③ 颌面部伤口缝合后可予以暴露或适度加压包扎。

④ 保持口腔清洁,可根据口腔细菌培养,选择不同的漱口液口腔冲洗或指导病人漱口,也可用儿童牙刷轻轻刷洗。

（2）营养支持

① 饮食种类:食物应营养丰富、热量足够。

② 进食方法:根据病人损伤的部位和伤情不同,采用不同进食方法。无颌骨骨折和口内无伤口者,一般可正常进食。口内伤口不大,已做缝合,张口轻度受限者,可用汤勺、吸管进食;颌间固定的病人,可由胃管或口饲管进食。

（3）心理支持　可根据心理量表及病人临床主诉,判断病人是否有焦虑或恐惧,根据不同的心理问题加以疏导。

【健康指导】

遵医嘱定期随访,按时拆线。增加营养,多吃营养丰富食物如肉类、蔬菜、水果,禁刺激性食物。保持心情愉快,必要时进行心理咨询。

（二）口腔颌面部软组织特殊损伤的护理

【案例导入】　病人,男性,26岁。主诉:被人划伤左面部8h。体格检查:左面颊至耳屏前长约15cm伤口,深达咬肌深层,创缘整齐,有活动性出血点。体温为37℃,脉搏为113次/分,血压为128/92mmHg。查体:病人无闭眼不全,无口角歪斜,鼓腮左侧无力,但不漏气。露齿14～21,左上层偏斜,鼻唇沟变浅,双侧耳屏前无压痛,张口度3cm,咬合关系良好。CT显示:上下颌骨未见明显骨折。诊断:左侧面部软组织挫裂伤;左侧面神经损伤;左侧腮腺导管损伤待排。局麻下行清创缝合术,术后第1天,抗生素冲洗伤口,留置橡皮片引流条1根;伤口加压包扎,同时予抗炎补液,注射破伤风抗毒素。伤口肿胀、疼痛,进食差(每天不足150ml),不愿下床活动。

思考题

(1)该病人术后护理有哪些观察要点?

(2)如何指导该病人饮食?

(3)如何做好该病人的心理护理?

口腔颌面部各类软组织特殊损伤包括舌损伤,颊部贯通伤,腭损伤,唇、舌、耳、鼻及眼睑断裂伤,腮腺和腮腺导管损伤,面神经损伤。下面主要讲述舌损伤、腮腺和腮腺导管损伤、面神经损伤。

【护理评估】

1. 健康史

仔细询问病人发病前的全身健康状况,有无严重的全身疾病和外科大手术史,有无过敏史。

2. 身体状况

(1)舌损伤 有外伤史,舌部有伤口,舌体肿胀、出血等症状。

(2)腮腺和腮腺导管损伤 腮腺或其导管损伤后,涎液可流入伤口。在面部形成瘘管,向外流出涎液,尤其在进食时更为明显,即为腮瘘。

(3)面神经损伤 有颌面部损伤史,早期病人无面神经损伤症状,只有在手术中才能确诊。

3. 辅助检查

望诊、触诊等方法可以确诊。

4. 心理-社会状况

病人因遭受意外伤害,出现不同程度的恐惧或焦虑情绪。

【治疗原则】

(1)舌损伤 清创缝合术。由于舌的活动度很大,缝合时做纵向缝合,保留舌的长度和活动度。

(2)腮腺和腮腺导管损伤 清创缝合术。为避免涎瘘的发生,术后伤区做绷带加压包扎7 天左右,同时可辅助抗唾液腺分泌药物。

(3)面神经损伤 清创缝合术。早期尽可能找出神经的断端,采用显微外科技术作神经外膜或神经束膜的断端吻合。

【常见护理诊断/问题】

(1)急性疼痛 与外伤有关。

(2)有窒息的危险 与舌损伤后,舌体肿胀、出血、舌体抬高影响呼吸有关。

(3)自我形象紊乱 与外伤后腮腺导管损伤、面神经损伤致容貌改变和功能受损有关。

(4)恐惧 与突然遭到伤害有关。

(5)焦虑 与担心容貌毁损有关。

【护理计划与实施】

1. 护理目标

① 病人疼痛减轻或消失。

② 病人呼吸道通畅。

③ 病人恐惧减轻,能说出应对恐惧的方法,主动配合治疗和护理。

④ 病人能坦然面对自身形象的改变,并参加正常社交。

2. 护理措施

(1)一般护理要点

① 做好收治急症病人的准备工作,协助医师进行伤口清创缝合手术。一般伤后越早缝合越好,总的原则是 6～8 h 内进行。由于口腔颌面部血运丰富,组织再生能力强,即使在伤后 24～48 h 以内,均可在清创后严密缝合。甚至可超过 48 h,只要创口没有明显化脓感染或

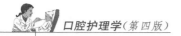

组织坏死,在充分清创后仍可以做严密缝合。

② 观察舌损伤病人术后呼吸道是否通畅,舌体、舌底肿胀程度,伤口是否出血等,并应保持口腔清洁,进食后先用盐水漱口、再用漱口液含漱。

③ 观察腮腺和腮腺导管损伤病人术后伤口是否出血、肿胀,绷带包扎松紧度,绷带包扎太松病人易发生涎瘘,绷带包扎太紧影响病人的呼吸。

④ 面神经损伤应观察病人面神经各支功能情况,遵医嘱给病人口服营养神经的药物。

（2）心理支持　根据不同的心理问题加以疏导。

【健康指导】

保持口腔清洁。注意饮食,嘱病人进清淡流质或半流质饮食。对腮腺和腮腺导管损伤病人禁忌进辛辣刺激、酸甜食物。遵医嘱按时服药。门诊随访。

三、牙损伤

【案例导入】　病人,女性,18 岁。主诉:车祸外伤致颌面部多处骨折伴牙齿脱落 12 天。病人 12 天前因车祸致颌面部多处骨折伴牙齿脱落及全身多处软组织挫伤。CT 检查:左侧上颌骨、左侧 ZMC、左侧眶周多处骨折。口内恒牙列上颌 7～7,下颌 8～8、12、22 牙内嵌移位,11、21、23、32 牙脱落。全麻下行"多发性骨折切开复位内固定术"。术后第 1 天,病人精神欠佳,主诉疼痛,面部肿胀明显,饮食欠佳。

思考题

（1）该病人存在哪些护理问题?

（2）该病人术后应注意些什么?

牙损伤可分为牙挫伤、牙脱位及牙折 3 类,单纯的牙损伤常见于跌打和碰撞等。

【护理评估】

1. 健康史

仔细询问病人发病前的全身健康状况,有无严重的全身疾病和外科大手术史,有无过敏史。

2. 身体状况

（1）牙挫伤　伤后组织充血和水肿,出现不同的牙周膜炎和牙髓炎的症状和体征,如疼痛、松动、伸长感、叩痛、咬合功能障碍及对冷热刺激敏感,甚至发生牙髓坏死。

（2）牙脱位　局部牙龈可能有撕裂或红肿,或并发牙槽突骨折。

（3）牙折　冠折常局限于切角或切断一部分,只有轻微的过敏感觉,重者可使牙髓暴露刺激症状较明显。根折时牙齿有松动和触压痛。

3. 辅助检查　X 线摄片是诊断根折的重要依据,可显示根尖部及牙周膜间隙;必要时可 CT 或 CBCT 检查骨折移位的程度。

4. 心理-社会状况

病人因遭受意外伤害,出现不同程度的恐惧或焦虑情绪。

【治疗原则】

（1）牙挫伤　轻度牙挫伤可不做特殊治疗,暂不用患牙咀嚼食物,即可恢复。如牙周膜损伤较重、牙松动者,可对患牙行简单结扎固定;如有牙髓坏死,应进一步做根管治疗。

（2）牙脱位 以保守治疗为原则。牙移位、半脱位或嵌入深部等部分脱位者,均应先将牙充分复位,然后固定 2～3 周。

（3）牙折 牙髓暴露者先作根管治疗,再修复牙冠。

【常见护理诊断/问题】

（1）急性疼痛 与外伤后牙髓暴露有关。

（2）有误吸的危险 与松动牙或脱落牙误吸入气管有关。

（3）牙齿异常 与牙齿松动或脱落等有关。

（4）自我形象紊乱 与外伤后牙缺失致容貌改变和功能受损有关。

（5）恐惧 与突然遭到伤害有关。

【护理计划与实施】

1. 护理目标

① 病人疼痛减轻或消失。

② 维护呼吸道通畅。

③ 病人恐惧减轻,能说出应对恐惧的方法,积极主动配合治疗和护理。

④ 病人能坦然面对自身形象的改变,并参加正常的社交,树立恢复容貌的信心。

2. 护理措施

（1）一般护理 做好收治牙损伤病人的准备工作。协助医师进行伤口清创缝合手术。保持病人口腔清洁。

（2）营养支持 嘱病人进清淡流质或半流质饮食,并注意饮食的营养平衡。

（3）心理支持 根据不同的心理问题加以疏导。

【健康指导】

① 指导病人正确使用口腔护理液,保持口腔清洁。

② 指导病人饮食,由 2 周厚流质逐渐过渡半流质、软食、普食,并注意饮食的营养均衡。

③ 指导病人按医嘱定期随访。

四、颌骨骨折

【案例导入】 病人,男性,29 岁。因车祸外伤致咬合关系不佳 12 天。病人于 12 天前发生车祸外伤,有昏迷史。X 线摄片:双侧颧弓骨折。行清创缝合术,排除颅脑损伤,专科检查:病人面部不对称,左侧较右侧膨隆,双侧眶周淤青,球结膜充血,左侧颧额缝可触及台阶感,左上唇感觉麻木,张口度 3 cm。行双侧颧弓骨折切开复位内固定加颌间结扎术。现病人术后第 1 天,面部肿胀明显,镇痛泵持续使用;口内橡皮筋牵引中,张口受限,进食差,当天进食不足 300 ml 流质饮食;精神状态欠佳,不愿下床活动。

思考题

（1）该病人术后护理观察要点有哪些?

（2）对该病人如何评估术后疼痛?

（3）如何处理该病人术后肿胀问题?

颌骨骨折有一般骨折的共性，如肿、痛、出血、移位、感觉异常及功能障碍等。由于颌骨解剖结构和生理功能的特点，其临床表现和诊治方法与身体其他部位骨折又有不同。最大的不同是上、下颌骨形成的咬合关系，如处理不当，会影响咀嚼功能。

（一）颌骨骨折解剖特点

上颌骨是面部中最大的骨骼，左右各一，两侧上颌骨在中线连接，构成鼻腔基部的梨状孔。上颌骨上方与颅骨中的额骨、颞骨、筛骨及蝶骨相连，在面部与颧骨、鼻骨、泪骨和腭骨相连，故骨折时常并发颅脑损伤和邻近颅面骨骨折。上颌骨骨质疏松，血运丰富，主要由颌内动脉供血，损伤后出血较多，骨坏死罕见，愈合力强，骨折后如不及早处理，易发生错位愈合。上颌骨附着的肌虽多，但主要是一些弱小的表情肌，且均止于皮肤，故对骨折片移位作用不大。此外，上颌骨内外的腔窦较多，骨的创伤常与口腔、鼻腔或上颌窦腔相通，易发生感染。

（二）颌骨骨折临床分类

（1）上颌骨骨折分类　最常用的上颌骨分类是 Le Fort 分型，即 Le Fort Ⅰ 型骨折、Le Fort Ⅱ 型骨折、Le Fort Ⅲ 型骨折，如图 9-15 所示。

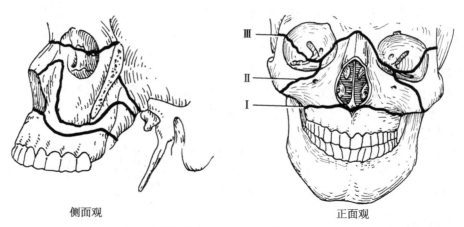

侧面观　　　　　　　　　　　　正面观

图 9-15　上颌骨横断骨折的 3 种类型（Le Fort 分型）

（2）下颌骨骨折临床分类　下颌骨骨折可按骨折性质、骨折发生部位、骨折段有无残留分类。

（三）颌骨骨折病人的护理

【护理评估】

1. 健康史

仔细询问病人发病前的全身健康状况，有无严重的全身疾病和外科大手术史，有无过敏史。

2. 身体状况

颌骨骨折除具有一般骨折的共同症状和体征，如肿胀、疼痛、出血、移位、畸形外，上、下颌骨骨折还有一些特有的表现。

（1）上颌骨骨折　常有面型改变，眼眶及眶周瘀斑，口、鼻腔出血，上颌骨骨折常合并口、鼻腔黏膜撕裂或鼻旁窦黏膜损伤,咬合关系错乱,常发生颅底骨折,出现脑脊液漏等。

（2）下颌骨骨折 常因不同部位骨折、不同方向的肌牵引而出现不同情况的骨折段移位,发生咬合错乱、反𬌗或开𬌗等,下颌骨运动出现分段活动。下颌骨骨折伴有下牙槽神经损伤时会出现下唇麻木;由于疼痛和肌痉挛,多数下颌骨骨折病人存在张口受限。

3. 辅助检查

X线摄片检查、三维CT重建、磁共振等可协助诊断骨折的部位及移位,还可观察周围软组织的变化。

4. 心理-社会状况

病人因遭受意外伤害,出现不同程度的恐惧或焦虑情绪。

【治疗原则】

① 先救命,后救伤;功能和外形兼顾,局部治疗与全身治疗相结合。

② 尽早进行骨折段的复位与固定,并恢复病人原有的咬合关系。

③ 合并软组织损伤处理时,先清创并关闭口内伤口,再行骨折固定,最后缝合口外伤口。

④ 颌骨骨折治疗中常利用牙齿行骨折段的固定,故应尽量保存受伤牙齿,即使在骨折线上的牙齿也可考虑保留。

【常见护理诊断/问题】

（1）急性疼痛 与外伤骨折有关。

（2）有窒息的危险 与骨折后软腭下塌阻塞咽喉,舌后坠、异物阻塞咽喉部,口腔组织水肿等有关。

（3）有误吸的危险 与颌面部外伤后血性分泌物误吸入气管有关。

（4）牙齿异常 与牙齿松动、脱落或咬合关系紊乱等有关。

（5）口腔黏膜组织完整性受损 与外伤有关。

（6）自我形象紊乱 与伤后面部畸形、容貌改变、功能受损有关。

（7）恐惧 与突然受到伤害有关。

（8）焦虑 与面部畸形、咬合关系紊乱有关。

【护理计划与实施】

1. 护理目标

① 病人疼痛减轻或消失。

② 呼吸道通畅。

③ 病人焦虑和恐惧减轻。

④ 病人能坦然面对自身形象的改变。

2. 护理措施

（1）颌骨骨折病人的急救护理

① 做好收治颌骨骨折急症病人的准备及抢救工作,协助医师进行抢救和伤口清创缝合手术。

② 保持呼吸道通畅,防止窒息发生:解除呼吸道阻塞;保持病人正确体位,解开衣领,头偏向一侧;用舌钳将后坠舌牵出;插入通气导管保持呼吸道通畅。

③ 止血:严密观察病人口腔是否出血,如有出血应立即止血。要根据损伤的部位、出血的来源和程度（动脉、静脉或毛细血管）及现场条件,采用相应的止血方法。常用的止血方法

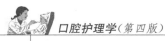

有压迫止血、结扎止血和药物止血。

④ 休克的急救：口腔颌面部损伤所引起的休克主要为创伤性休克和失血性休克两种。休克的处理原则为恢复组织的灌注量。创伤性的休克处理原则为镇静、镇痛、止血和补液，可用药物协助维持血压。对失血性休克，可快速输液、输血。

⑤ 合并颅脑损伤的急救：口腔颌面部损伤常伴有不同程度的颅脑损伤，包括脑震荡、脑挫伤、颅骨骨折和脑脊液漏等。病人应卧床休息，减少搬动。严密观察病人的神志、瞳孔、脉搏、血压、呼吸变化，并保持呼吸道通畅，必要时行气管切开。外耳道及鼻有脑脊液漏时，禁止做填塞与冲洗，以免引起颅内感染。如颅内压增高时，应遵医嘱使用降颅内压药物和镇静药物，但禁用吗啡。

⑥ 包扎：包扎能起到保护创面、压迫止血、暂时固定、防止污染的作用。常用的方法有四尾带包扎法和十字绷带包扎法，如图 9-16 所示。包扎时注意松紧度，以免影响呼吸。

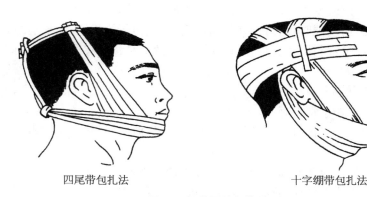

四尾带包扎法　　　　　　　　　　　　十字绷带包扎法

图 9-16　常用的包扎法

（2）颌骨骨折病人的护理　口腔颌面部损伤的病人存在很多问题，如伤口疼痛、张口受限、牙受损，或因颌骨骨折、咬合错乱，甚至颌间结扎，不能正常张口、咀嚼和进食，常只能选用流质饮食、半流质饮食或软食，营养供给低于机体的需要。护理上必须积极干预，才能有效促进病人康复。

① 一般护理：

● 创面的护理：已发生感染的伤口不宜缝合，常做创面的湿敷、清洗，以控制感染。待创面清洁、肉芽组织健康后，再做进一步处理。

● 颌骨骨折固定病人的护理：颌骨骨折固定的目的是恢复正常的咬合关系，促使骨折愈合。注意观察口内的夹板、结扎丝有无脱落、断开、移位以及是否损伤牙龈或唇、颊黏膜等，尤其要检查咬合关系是否异常，应随时调整，改变牵引、固定的方向。

● 保持病人口腔清洁，进食后先用盐水漱口、再用漱口液含漱，也可用儿童牙刷轻轻刷洗。

② 营养支持：嘱病人进清淡流质或半流饮食。食物应能提供足够的热量，保证营养丰富平衡。根据病人损伤的部位和伤情不同，采用不同饮食种类（如流质、半流质或软食等）和进食方法（如胃管、口饲管等）。

③ 心理支持：可用心理量表及病人临床主诉，判断病人是否有焦虑或恐惧，根据不同的心理问题加以疏导。鼓励其表达感受，指导病人学会放松的方法，详细解释治疗过程，使病

人了解面部畸形只是暂时的,鼓励家属给病人更多关注,让病人逐渐适应日常生活、社会活动、人际交往等。

【健康指导】

① 指导病人正确使用口腔护理液,保持口腔清洁。

② 指导病人饮食,由2周厚流质逐渐过渡半流质、软食、普食,并注意饮食的营养均衡。

③ 指导病人按医嘱定期随访。

五、全面部骨折

【案例导入】　病人,男性,61岁。主诉:车祸致面部外伤伴咬合紊乱15天。病人于15天前因车祸致面部多发伤,无昏迷。CT提示:多发性面部骨折(上颌骨Lefort I型骨折、双侧ZMC骨折、鼻骨骨折、下颌骨双侧旁正中骨折),眶骨骨折,颅底骨折,脑脊液鼻漏,嗅神经损伤。病人有复视,鼻腔内有淡血性液体流出,双上唇感觉迟钝,开口度2cm,口内咬合紊乱。在全麻下行面部多发骨折切开复位内固定术,术后入ICU加强监护。现术后第2天,病人精神欠佳,饮食差。

思考题

(1) 对该病人的入院评估应注意哪些问题?

(2) 病人出现脑脊液漏,应如何处理?

全面部骨折是指面中1/3与面下1/3骨骼同时发生的骨折。大多数是由于严重的交通事故、高空坠落等造成。病人常合并有严重的全身重要脏器伤、面部严重扭曲变形、咬合关系紊乱,或伴有复视甚至失明,眶下区、唇部感觉障碍等功能障碍。全面部骨折在首诊时,护士在早期必须对伤情做出正确判断,首先处理威胁生命的紧急情况,及时纠正休克及止血,解除呼吸道梗阻。全面部骨折的手术应在伤员全身情况稳定、无手术禁忌证之后进行。

全面部骨折的护理同颌骨骨折护理。

(袁卫军　李　丽)

第十节　口腔颌面部肿瘤病人的护理

肿瘤是人体组织细胞由于内在和外界致病因素长时间的作用,使细胞的遗传物质脱氧核糖核酸(DNA)产生突变,对细胞的生长和分裂失去控制而发生异常增生和功能失调所造成的一种疾病,是严重危害人类的常见的重大疾病。

口腔颌面部肿瘤系头颈肿瘤的重要组成部分,多发生于男性,男女比约为2∶1。我国以40～60岁为高峰,而西方国家则多发生于60岁以上,且患病随年龄均有逐渐增长的趋势。

口腔颌面部良性肿瘤以牙源性及上皮源性肿瘤为多见,如成釉细胞混合瘤等;其次为间叶组织肿瘤如纤维瘤等,多发生于牙龈、口腔黏膜、颌骨与颜面部。口腔颌面部恶性肿瘤以上皮源组织为最多，尤其是鳞状上皮细胞癌最为常见，约占口腔颌面部恶性肿瘤80％以上；其次为腺源性上皮癌及未分化癌；肉瘤较少。按发生率高低依次为舌癌、颊黏膜癌、牙龈癌、腭癌、上颌窦癌等。

一、口腔颌面部恶性肿瘤

【案例导入】　病人，男性，63岁。1年前发现左舌缘有一直径0.5cm大小破溃，近一个月破溃明显增大，伴疼痛。查体：左舌缘破溃处表面不光滑，呈浸润型，舌体运动轻度受限。检查：行局部病理活检示，左舌缘鳞状细胞癌；增强CT示左舌恶性占位，左口底占位伴左颈部淋巴结转移。

思考题

(1) 此病人可能的护理诊断是什么？

(2) 护士应为此病人提供哪些护理措施？

【病因病理】

口腔颌面肿瘤的致病因素与发病条件与全身肿瘤一样，是一个较为复杂的问题。恶性肿瘤的发生是一个极为复杂的生物学现象，大多学者仍坚持"癌瘤病因综合作用"的概念，认为肿瘤的发生是由于多种病因与发病条件相互作用而形成的。口腔癌在很大程度上与局部刺激因素有关，如残根残冠和不良修复体的长期刺激可导致口腔黏膜癌变。不良饮食习惯，如长期咀嚼槟榔或烟草，长期吸烟及饮酒亦可诱发口腔癌。

【护理评估】

1. 健康史

详细询问病人的全身健康状况，有无严重全身疾病的既往史，如外科大手术史、药物过敏史等；了解病人的出生地与生活环境、婚姻和生育情况；了解有无吸烟及嗜酒、长期服用槟榔等不良嗜好，有无锐利的残根残冠或不良修复体，口腔内有无白斑或扁平苔藓等危险因素；了解病人家族中有无肿瘤家族疾病史。

2. 身体状况

口腔颌面部恶性肿瘤大都生长较快。在癌起初局限于黏膜内或表层之中，继之肿瘤穿过基底膜侵入周围组织，成一小硬块。恶性肿瘤一般呈侵袭性生长，无胞膜，边界不清，肿块固定，与周围组织粘连而不能移动。早期病人可无症状，继之可出现疼痛及功能障碍，如语音不清、吞咽困难等。临床上可表现为溃疡型、外生型（乳突状型或疣状型）及浸润型3种。

3. 辅助检查

影像学检查，包括X线、CT、超声、磁共振以及放射性核素显像检查等；穿刺及细胞学检查；活体组织检查；肿瘤标志物检查。

4. 心理-社会状况

由于癌症所致的疼痛、对颜面的破坏、病情的反复、放化疗后的不良反应、手术对组织器官造成的毁坏性效果，生命质量的下降，较高的医疗费用等因素，都可对病人心理构成极大压力，产生如抑郁、焦虑、恐惧或明显睡眠障碍等情绪。甚至个别晚期病人会因不堪忍受疼痛、吞咽或言语困难，对治疗丧失信心而陷入极度绝望、自杀。

【治疗原则】

（1）手术治疗 手术仍是治疗口腔颌面部恶性肿瘤最主要和最有效的方法。必须完全、彻底地切除恶性肿瘤；对可能有淋巴转移的恶性肿瘤，还应施行颈淋巴清扫术，以消除潜在的转移途径。

（2）放射治疗 机理是放射线作用于被照射细胞的电离作用。理想的放射治疗应具有高精度、高剂量、高疗效和低损伤的特点，即肿瘤最大限度地接受照射剂量，而正常组织接受的照射剂量最小，既控制肿瘤，又避免严重并发症和功能障碍。

（3）化学药物治疗 抗癌药物作用于转录、翻译（蛋白质合成）、有丝分裂等某些环节，直接损伤癌细胞，阻止其分裂增殖。可分为单纯化疗、化疗联合其他疗法等方案。

（4）其他 生物治疗、激光治疗、低温治疗、高温治疗、营养治疗、综合序列治疗等。

【常见护理诊断/问题】

（1）疼痛 与疾病有关。

（2）焦虑 与手术及缺乏疾病治疗知识有关。

（3）窒息危险 与手术创伤及置留各种导管有关。

（4）感染危险 与手术创伤及置留各种导管有关。

（5）潜在并发症：出血/下肢深静脉血栓 与手术创伤有关。

（6）潜在并发症：血管危象 与手术行游离组织瓣修复有关。

（7）营养失调：低于机体需要量 与肿瘤导致恶病质、手术后失血、失液及不能正常进食有关。

（8）吞咽困难 与麻醉插管、手术游离组织瓣有关。

（9）语言沟通障碍 与手术游离组织瓣、口腔及咽部疼痛不适有关。

【护理计划与实施】

（一）护理目标

① 病人疼痛及焦虑减轻或消失。

② 病人了解基本的疾病治疗与护理相关知识。

③ 病人能咳出痰液，呼吸平稳、呼吸音清晰，保持良好的气体交换状态。

④ 皮瓣血流灌注良好，若发生血管危象，及早发现，及时抢救。

⑤ 病人不发生出血、感染及下肢静脉血栓。

⑥ 病人能有效沟通，能维持理想的营养和水、电解质平衡。

（二）护理措施

1. 卧位与病情观察

全麻术后未清醒时可保持平卧，待完全清醒后可采取半卧位。鼓励病人术后第1天在安全的情况下尽早恢复下床活动。密切观察病人意识、瞳孔、生命体征、疼痛，以及引流液色、质、量，皮瓣色泽，出入量等，及时做好护理记录。如有游离组织瓣应采取平卧、头部制动3～7天，头部两侧沙袋固定，防止皮瓣痉挛。

2. 保持呼吸道通畅

密切观察病情，及时清除口腔的分泌物，防止呕吐物、痰液或血液吸入气管引起呼吸障碍或窒息。若病人保留有气管内插管或通气道，应维护人工气道的正确位置，鼓励病人深呼吸和咳嗽,排除气道分泌物;观察病人呼吸的节律和频率,监测血氧饱和度;每 4 小时(Q4 h)行雾化吸入 1 次以湿化气道,防止痰液阻塞气道;Q6 h 清洗气管内套管,待病情许可后方能拔除。若病人舌体用 7♯ 缝线牵拉固定以避免舌后坠,应注意保持缝线固定稳妥。

3. 伤口护理

严格掌握无菌操作规范;先换无菌伤口,最后换感染伤口;传染病病人(结核、肝炎等)或特殊感染的伤口(绿脓杆菌等)单独换药,器械按特殊病种处理;注意观察伤口的愈合情况,做好记录;如发生伤口裂开或产生瘘口,应加压包扎,避免感染。

4. 负压引流护理

负压引流要保持通畅,维持一定压力,防止血凝块堵塞引流管,及时记录引流液的色、质、量。

5. 预防下肢静脉血栓的护理

卧床期间保持下肢主动和被动运动,如下肢伸屈运动;鼓励深呼吸,促进血液回流,1～2 h 更换体位一次。需长期静脉输液时应避免同一部位、同一静脉反复穿刺,尽量避免下肢静脉输液。病情允许情况下尽早下床活动。

6. 营养支持

根据病人情况和手术的部位、大小给予流质、半流质饮食。口内伤口较大者予以鼻饲流质,1 周后训练病人经口进食,无呛咳可经口进流质;伤口较小者可口饲流质,1 周后改半流质,2 周后进普食;口外伤口者进软食或普食。定期监测病人体重和营养状况。

7. 心理护理

颜面破坏和功能障碍是口腔颌面部肿瘤病人必须面对的现实,术前应让病人及家属了解。护士应根据其反应提供心理调节方案,取得家属支持,唤起病人的社会认同感。情绪持续低落者需要心理医师的帮助,恢复心理健康。

8. 游离组织瓣移植术后的护理

(1) 皮瓣监测　是护理工作的重点,术后 1～3 天,每小时临床观察 1 次;术后 4～7 天,每 4 小时观察 1 次。

(2) 皮瓣受区观察　皮瓣的颜色、温度、充盈情况、针刺出血状况等。

① 颜色:皮瓣颜色应与供皮区颜色一致,有些病例术后 1～2 天颜色稍显苍白,多属正常现象,结合其他征象加以判断。如皮瓣颜色变暗、紫绀,则说明静脉淤血;为灰白色,则提示动脉缺血,应及时探查。

② 温度:皮瓣移植后温度有下降的现象,尤其在寒冷季节。表面可覆盖棉垫,烤灯照射加温,以保持正常的血循环。一般温度不应低于正常组织的 3～6℃,温度过低,颜色变化,则应探查抢救。

③ 皮纹:皮瓣表面应有正常的皮纹皱褶,如果发生血管危象,皮纹消失,可见皮纹肿胀。

④ 质地:皮瓣移植后仅有轻度的肿胀,往往比周围组织程度轻。如果发生皮瓣区域的明显肿胀,质地变硬,则可判断血管危象发生,予以抢救。

⑤ 毛细血管充盈试验:在皮瓣血管危象发生早期或程度较轻时,可表现轻度的充血或淤血现象,以手指按压,放开后可见变白的区域再度泛红。泛红的过程越快,说明微循环的状况越好。如果该过程长,超过 5 s,多提示微循环功能很差,抢救成功的可能性较小。

⑥ 针刺出血试验:一些皮瓣颜色苍白,无法马上判断是否为动脉阻塞所致,可采用此法。

要求在无菌状态下进行,以 7♯针头刺入皮瓣深 5 mm,适当捻动针头,拔起后轻挤周围组织,如见鲜红血液流出,提示小动脉血供良好,否则提示动脉危象。

⑦ 临床观察适合于外露皮瓣,而埋藏皮瓣则可采用多普勒仪监测。术后 15～30 min 监测 1 次,稳定后 1 h 监测 1 次做好记录。持续 5～7 天,发现情况及时处理。术后可适当应用扩血管药物及抗凝药,但要注意出凝血时间的变化。

（3）皮瓣供皮区观察

① 前臂及下肢供皮区:术后肢体应抬高 15～30°,观察其血液循环和活动情况。

② 胸部供皮区:主要观察呼吸,以防止术中气胸的产生。

③ 背部供皮区:应观察伤口情况,局部使用腹带包扎。

【健康指导】

1. 日常活动

术后早期根据病人体力,逐渐恢复日常活动,并开始训练病人的自我护理能力,有利于提高病人日后的生活自理能力;睡眠时可适当抬高头部。

2. 饮食指导

均衡饮食,出院 1 月内避免进食辛辣、硬的饮食;进食高营养、高维生素、高蛋白质饮食,以利身体恢复。

3. 伤口保护

避免压迫或撞击术区,用软毛牙刷刷牙,餐后漱口。

4. 功能锻炼

（1）肢体锻炼　行颈淋巴清扫术的病人由于切除的组织、手术范围及放疗造成纤维化,可导致运动受限、肌力下降或垂肩综合征。术后第二、三天护士即可使病人做被动运动。去除引流管和敷料后,可嘱病人主动运动,逐步锻炼肌肉。

（2）语音训练　舌癌术后的病人,语言功能训练是重点,由语言治疗师指导完成。

（3）吞咽功能锻炼　指导病人合理选择饮食种类与进食工具,训练病人掌握正确的进食时机和方法。如行全舌切除伴/不伴喉切除的病人,应直接将食物放入咽部开始吞咽过程。流质灌入 60 ml 注射器再接上塑料接管,将接管放置于咽腔。全舌切除未行喉切除的病人,可能会引起误吸,因此进食前应指导病人屏气。此外,嘱病人在吞咽后、吸气前,以咳嗽去除积聚在声带上的食物,可以防止误吸。护士还可指导病人练习"声门上吞咽",以减少病人的误吸:咳嗽清除气道内分泌物→吸气→屏气关闭声带→将食物放入口内→努力吞咽食物,使其进入咽部→咳嗽去除声带上积聚的食物→吞咽→呼吸。

5. 使用修复体

指导病人正确摘戴、清洁修复体。例如,腭切除术后会导致口鼻相通,颌面修复体可以恢复口鼻分隔防止鼻返流。如果不使用颌面修复体,进食时可用纱布团填塞,但进食后勿忘取出纱布团,并且清洁口腔。

6. 康复指导

出现异常症状如呼吸困难、伤口出血、裂开、肿胀,不明原因体温达 38℃,或出现其他任何异常症状,如红、肿、热、痛等,应立即复诊。需长期带气管套管的病人,应指导其消毒套管的方法。

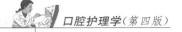

二、口腔颌面部良性肿瘤及瘤样病变

【案例导入】　病人，男性，48岁，左侧面部无痛性肿物慢慢增大18余年。病人左面上部有一渐进性肿大，局部突起，面部不对称，增强CT示左侧上颌骨骨化纤维瘤。病人左侧颜面部面神经无损伤表现，无牙齿松动，无鼻塞，无视物模糊，无开口受限，无眶下区麻木等。入院后病人精神状态一般，睡眠食欲一般，大小便正常。经完善术前检查，于全麻下行左上颌骨肿物切除术＋左上颌骨扩大切除术＋上颌窦根治术。术后予以鼻饲流质，面部伤口留置负压引流管一根。术后第1天，病人主诉伤口胀痛明显。面部引流管不畅，伤口肿胀明显，质地略硬。病人精神萎靡，主诉乏力，急查血电解质，报告示：血清钠为130 mmol/L。家属报告病人当日进流质量不足400 ml。

思考题

(1) 该病人围手术期的护理诊断有哪些？

(2) 该病人术后的护理要点应从哪几方面考虑？

(3) 该病人目前可能出现哪些并发症，护士应当如何处理？

　　口腔颌面部良性肿瘤和瘤样病变在临床上常见色素痣、牙龈瘤、纤维瘤、乳头状瘤、牙源性肿瘤、血管瘤与脉管畸形、神经源性肿瘤、嗜酸性淋巴肉芽肿、骨源性肿瘤，本节主要讲述口腔颌面部良性肿瘤和瘤样病变病人的护理。

　　【病因病理】

　　(1) 色素痣　来源于表皮基底层产生黑色素的色素细胞，可分为交界痣、皮内痣、混合痣3种。

　　(2) 牙龈瘤　来源于牙周膜及颌骨牙槽突结缔组织的炎性增生物或类肿瘤性病变，根据组织病理学表现，可分为血管性（肉芽肿性）、纤维性、巨细胞性3种类型。

　　(3) 纤维瘤　可起源于面部皮下、口腔黏膜下或骨膜的纤维结缔组织。主要由纤维组织构成，细胞及血管很少。

　　(4) 乳头状瘤　某些乳头状瘤与人乳头状瘤病毒（HPV）感染有关。分为鳞状细胞乳头状瘤、寻常疣、尖锐湿疣和多灶性上皮增生。

　　(5) 牙源性肿瘤　由牙源性上皮及牙源性间叶组织发生而来。牙源性肿瘤绝大多数为良性，恶性少见。临床常见的有牙瘤、牙骨质瘤、成釉细胞瘤和牙源性黏液瘤。

　　(6) 血管瘤与脉管畸形　源于脉管系统的肿瘤或发育畸形。血管瘤又称为婴幼儿血管瘤，以婴幼儿最为常见。根据瘤体侵及的深度，可分为表浅型、深部型、复合型3类。脉管畸形又包括微静脉畸形或毛细血管畸形、静脉畸形、动静脉畸形、淋巴管畸形和混合畸形5类。

　　(7) 神经源性瘤　来源于神经组织的良性肿瘤，以神经鞘瘤和神经纤维瘤最为常见。

　　(8) 骨源性肿瘤　最常见的是纤维骨病损，是一类发生在骨的似纤维组织及骨小梁或钙化组织构成的一种良性病损，包括骨化纤维瘤和骨巨细胞瘤，但以骨化纤维瘤为最常见。

　　(9) 嗜酸性淋巴肉芽肿　病因尚不清楚，主要为淋巴结肿大、淋巴细胞增生及嗜酸性粒细胞浸润。

【护理评估】

1. 健康史

仔细询问病人发病前的全身健康状况,有无严重的全身疾病和外科大手术史,有无过敏史,以及长期服药史等。

2. 身体状况

(1) 色素痣　交界痣为淡棕色或深棕色斑疹、丘疹或结节,一般较小,表面光滑、无毛,平坦或稍高于皮表。多发于面颈部皮肤,偶见于口腔黏膜。病人一般无自觉症状,突起于皮肤表面的交界痣容易受到洗脸、刮须与损伤的刺激可能发生恶性症状。

(2) 牙龈瘤　以青年及中年人为多见,女性多见于男性。最常见的部位是前磨牙区,多发生于牙龈乳头部。肿块较局限,呈圆状或椭圆形,有时呈分叶状,大小不一。一般生长较慢,较大的肿块可以遮盖一部分牙及牙槽突,表面可见牙齿的压痕,容易被咬伤后发生溃疡,伴发感染。

(3) 纤维瘤　生长缓慢,质地较硬,无痛,大小不等,表面光滑,边界清楚,与周围组织无粘连,一般皆可移动。

(4) 乳头状瘤　局部上皮呈外生性和息肉样增生形成的菜花状或疣状肿物,在口腔中较为常见。

① 鳞状细胞乳头状瘤:常见于 20～50 岁人群。多发于硬软腭、唇黏膜、舌和牙龈。质软有蒂,表面呈结节、乳头状或疣状。

② 寻常疣:儿童多发,常见于唇红黏膜、舌前部的无痛性丘疹。

③ 尖锐湿疣:青少年和青年多发,常见于唇黏膜、舌前份和腭部的无痛圆形和外生性结节。

④ 多灶性上皮增生:多发于儿童,常见于唇、颊、舌、牙龈,表现为质软、扁平且多发的丘疹。

(5) 牙源性肿瘤　多见于青年人。生长缓慢,肿瘤所在部位发生骨质膨胀,压迫神经产生疼痛、继发感染或颌骨呈现畸形。

(6) 血管瘤与脉管畸形

① 血管瘤:大多数发生在面颈部、皮下组织,偶见于口腔黏膜。增生期初期表现为毛细血管扩张,四周为晕状白色区域,迅即变为红斑并高出皮肤,似(杨)草莓状。消退缓慢,由鲜红变为暗紫、棕色,皮肤可呈花斑状。完全消退后可以后遗色素沉着、浅瘢痕、皮肤萎缩下垂等。

② 脉管畸形:微静脉畸形多发于颜面部皮肤,常沿三叉神经分布区分布,口腔黏膜较少见。出生后即有,呈鲜红色或紫红色,与皮肤表面平,周界清楚;静脉畸形好发于颊、颈、眼睑、唇、舌或口底部。位置深浅不一,位置较深则皮肤或黏膜颜色正常,表浅则皮肤呈蓝色或紫色;动静脉畸形病损高起呈念珠状,表面温度高于正常皮肤,扪诊有震颤感,听诊有吹风样杂音。

(7) 神经源性瘤

① 神经鞘瘤:生长缓慢,包膜完整,属良性瘤,也有恶性者。穿刺时可抽出褐色血样液体,但不凝结是其特点。

② 神经纤维瘤:多见于青年人,常为单发型,生长缓慢。口腔内少见。主要表现为皮肤呈大小不一的棕色斑,或呈灰黑色小点状或片状病损。扪诊时,皮肤内有多发性瘤结节,质

较硬。

（8）骨源性肿瘤

① 骨化性纤维瘤：常见于青年人，多为单发性，生长缓慢，早期无自觉症状，肿瘤增大后，可造成颌骨膨胀肿大，引起面部畸形及牙移位。可发生于上、下颌骨，但以下颌较为多见，女性多于男性。

② 骨巨细胞瘤：一般发生于20～40岁的成年人，男女无显著差别。生长缓慢，如生长较快，则可能有恶变。早期一般无自觉症状，偶有局部间歇性隐痛。

（9）嗜酸性淋巴肉芽肿　常见于20～40岁的成年人，多见于男性。发病缓慢，病程较长。好发部位为腮腺区、眶部、颧颊部、下颌下、颏下、上臂等区，肿块无疼痛及压痛，周界不清楚，质软。

3. 辅助检查

X线检查、CT、超声、磁共振成像、超声体层检查、放射性核素检查、穿刺及细胞学检查、活体组织检查、肿瘤标志物检查等辅助检查作为诊断依据。

4. 心理-社会状况

口腔颌面肿瘤一部分病人中，由于肿瘤对颜面破坏、功能的影响、病情的反复、手术对组织器官造成的毁坏性效果，生命质量下降，对病人心理构成很大压力，易产生偏激的情绪（忧郁、恐惧并伴有明显的睡眠障碍），甚者陷入极度绝望而自杀。

【治疗原则】

一般以外科治疗为主。如为临界瘤，应切除肿瘤周围部分的正常组织，将切除组织作冷冻切片病理检查；如有恶变，还应扩大切除范围。良性肿瘤切除后，应送病理检查，若证实有恶变，应按恶性肿瘤进一步处理。

脉管瘤或脉管畸形一般采用综合疗法，包括外科切除、放射治疗、激素治疗、低温治疗、激光治疗、硬化剂注射等。

【常见护理诊断/问题】

基本同本节恶性肿瘤相关内容。

【护理计划与实施】

基本同本节恶性肿瘤相关内容。

三、口腔颌面部囊肿

口腔颌面部囊肿较多见，主要包含软组织囊肿和颌骨囊肿两大类。

（一）口腔颌面部软组织囊肿病人的护理

【案例导入】　病人，女性，35岁。发现左颈部无痛性肿物5周。行颈部增强CT示"左颈部占位，甲状舌管可能"，诊断为左甲状舌管囊肿。入院2天后于全麻下行左甲状舌管囊肿切除术。术后第2天，病人颈部伤口红肿，有少量黄色渗出，颈部负压引流24 h计量约为2 ml。主诉颈部伤口胀痛，疼痛评分为5分，测得生命体征：T 38.0℃，P 96次/分钟，R 22次/分钟，SpO_2 98%，BP 106/70 mmHg。病人当日血常规示白细胞$13.5×10^9$/L，嗜中性粒细胞$8.0×10^9$/L。

思考题

（1）病人目前的护理诊断有哪些？

（2）护士应如何做好负压引流的观察及护理？

（3）护士应采取哪些措施预防术后感染？

口腔颌面部常见的软组织囊肿有唾液腺囊肿、皮脂腺囊肿、皮样囊肿、甲状舌管囊肿及鳃裂囊肿等，其中以黏液腺囊肿、舌下腺囊肿尤为多见。

【病因病理】

（1）皮脂腺囊肿　皮脂腺排泄管阻塞，皮脂腺囊状上皮被逐渐增多的内容物膨胀而形成潴留性囊肿，其囊内为白色凝乳状皮脂腺分泌物。

（2）皮样或表皮样囊肿　为胚胎发育时期遗留于组织中的上皮细胞发展而形成的囊肿，皮样囊肿的囊壁较厚，由皮肤和皮肤附件构成；而表皮样囊肿也可由于损伤、手术使上皮细胞植入而形成，其囊壁中无皮肤附件。

（3）甲状舌管囊肿　胚胎发育第 4 周时，第 1 对咽囊之间，咽腔腹侧壁的内胚层向下方陷入，形成一个憩室状结构，以后逐渐向下面的间质内伸展，借甲状舌管和咽表面的上皮粘连。第 6 周时，甲状舌管自行消失，在起始点处仅留一浅凹即舌盲孔。如甲状舌管不消失，由残存上皮分泌物聚积形成先天性甲状舌管囊肿。

（4）鳃裂囊肿　起源尚有不同观点，多数认为是由胚胎鳃裂残余组织所形成，其囊壁厚薄不均，含有淋巴样组织。通常多附有复层鳞状上皮，少数则被以柱状上皮。

【护理评估】

1. 健康史

仔细询问病人发病前的全身健康状况，有无严重的全身疾病和外科大手术史，有无过敏史；病人的精神和营养状况，以及肝、肾、心、肺等重要器官的功能状况。

2. 身体状况

（1）皮脂腺囊肿　常见于面部，小如豆，大如小柑橘样，囊肿位于皮内，并向皮肤表面突出，囊壁与皮肤紧密相粘连，中央可有一小色素点。发生缓慢，呈圆形，与周围组织界限明显，质软，无压痛，可活动，一般无自觉症状。

（2）皮样或表皮样囊肿　多见于儿童及青年。皮样囊肿好发于口底、颏下；表皮样囊肿好发于眼睑、额、鼻、眶外侧、耳下等部位。生长缓慢，呈圆形。

（3）甲状舌骨囊肿　多见于 1～10 岁的儿童，也可见于成年人。可发生于颈正中线，自舌盲孔至胸骨切迹间的任何部位，以舌骨上下部最为常见。囊肿生长缓慢，周界清楚，呈圆形，质软，与皮肤无粘连，病人多无自觉症状。

（4）鳃裂囊肿　可发生于任何年龄，常见于 20～50 岁。囊肿位于面颈部侧方，发生于下颌角以上及腮腺区者常为第一鳃裂来源；发生于约相当肩甲舌骨肌水平以上者为第二鳃裂来源；发生在颈根区者多为第三、四鳃裂来源。临床以第二鳃裂来源的鳃裂囊肿最为常见。

3. 辅助检查

临床症状及表现、穿刺为本病的主要诊断依据。

4. 心理-社会状况

见恶性肿瘤有关内容。

【治疗原则】

以外科手术治疗为主。

【常见护理诊断/问题】

基本同本节恶性肿瘤。

【护理计划与实施】

基本同本节恶性肿瘤。

(二)颌骨囊肿病人的护理

【案例导入】 病人,女,70岁。左上颌骨肿物3个月,诊断为左上颌骨囊肿。入院3天后经完善术前检查后,于全麻下行左上颌骨囊肿开窗术。术后口内伤口予以碘仿纱条填塞,口外伤口予以弹力绷带加压,病人予以口饲流质。术后第2天,左侧颌面部肿胀明显,主诉伤口胀痛,疼痛评分为5分,测得生命体征:T 37.8℃,P 92次/分,R 23次/分钟,BP 136/80 mmHg。

思考题

(1)该病人目前主要的护理诊断有哪些?

(2)病人术后的护理应从哪些方面考虑?

(3)护士该如何评估术后疼痛?采取哪些措施缓解疼痛?

颌骨囊肿的发生率比全身骨骼内发生率高,因为颌骨内有许多牙发育时期的残余上皮,在某种特定条件下,可发生囊肿的始基。颌骨囊肿根据其组织来源分为牙源性囊肿、非牙源性囊肿以及假性囊肿(临床较少见),本节主要讲牙源性囊肿。牙源性囊肿根据产生的原因可分为炎症性和发育性两大类。前者临床常见的如根端囊肿,后者有含牙囊肿、牙源性角化囊肿等。

【病因病理】

(1)根端囊肿 亦称为根尖周囊肿。由于根尖部的肉芽肿、慢性炎症的刺激而引起牙周膜内的上皮残余增生,形成根尖周囊肿。

(2)含牙囊肿 发生于牙冠或牙根形成之后,在缩余釉上皮与牙冠面之间出现液体渗出而形成囊肿。

(3)牙源性角化囊肿 来源于原始的牙胚或牙板残余。牙源性角化囊肿可以癌变,均为多囊性,病理呈典型鳞癌,增殖细胞核抗原表达显著增强。

【护理评估】

1. 健康史

仔细询问病人发病前的全身健康状况,有无严重的全身疾病和外科大手术史,有无过敏史。

2. 身体状况

牙源性囊肿多见于青壮年,颌骨任何部位都可发生。根端囊肿多发生于前牙;含牙囊肿好发于下颌第三磨牙区及上颌尖牙区;角化囊肿好发于下颌第三磨牙区及下颌支部。囊肿生长缓慢,初期无症状,若继续生长,则形成面部畸形。

3. 辅助检查

临床症状及表现、穿刺、X 线检查、CT、病理检查等为本病的主要诊断依据。

4. 心理-社会状况

口腔颌面肿瘤一部分病人中,由于囊肿对颜面的影响、病情的反复、手术对组织器官造成的毁坏性效果,生命质量下降,都可对病人心理构成很大压力,产生偏激的情绪反应(忧郁、恐惧并伴有明显的睡眠障碍),甚者陷入极度绝望而自杀。

【治疗原则】

采用外科手术治疗。

【常见护理诊断/问题】

基本同本节恶性肿瘤。

【护理计划与实施】

基本同本节恶性肿瘤。

四、唾液腺肿瘤

【案例导入】　病人,女性,28 岁。左耳下区肿物 3 个月。肿物初始大小约 1 cm,3 月肿物渐进性增大,现直径约为 5 cm,质中,活动度可,无明显触压痛,无明显面瘫征。CT 示左腮腺占位,多形性腺瘤。经完善其余术前检查后,于全麻下行左腮腺肿物及浅叶切除术十左面神经解剖术。术后口外伤口予以弹力绷带加压,病人予以口饲半流质。术后第 1 日,主诉伤口胀痛,左颌面部伤口肿胀,左侧眼睑稍下垂,左口角略偏斜。家属报告病人自术后进食少,情绪低落,精神状态差。测得生命体征:T 38℃,P 72 次/分钟,R 18 次/分钟,BP 102/67 mmHg,疼痛评分为 5 分。

思考题

(1) 病人目前主要的护理诊断有哪些?

(2) 术后的护理应从哪些方面考虑?

(3) 腮腺肿瘤术后最常见的并发症及其预防措施有哪些?

【病因病理】

肿瘤是唾液腺组织中最常见的疾病,其中绝大多数系上皮性肿瘤,间叶组织来源的肿瘤较少见。唾液腺肿瘤组织学分类有腺瘤和癌两大类。根据肿瘤的生物学行为,大致上可将唾液腺恶性肿瘤分为 3 类:

(1) 高度恶性肿瘤　低分化黏液表皮样癌、腺样囊性癌等。

(2) 低度恶性肿瘤　腺泡细胞癌、高分化黏液表皮样癌等。

(3) 中度恶性肿瘤　基底细胞腺癌、乳头状囊腺癌等。

【护理评估】

1. 健康史

有无严重全身疾病、大手术史。有无面瘫、舌麻木、舌运动受限等症状,有无过敏史,长期服药史等,以及病人的精神和营养状况,以及肝、肾、心、肺等重要器官的功能状况。

2. 身体状况

(1) 唾液腺肿瘤的临床特点　不同部位的唾液腺肿瘤有其共同的临床特点。良性肿瘤多为生长缓慢的无痛性肿块,活动,无粘连,无功能障碍,表面光滑或呈结节状。恶性肿瘤多有疼痛症状,生长较快,呈浸润性生长,与周围组织有粘连,甚至浸润神经组织并导致神经功能障碍。

(2) 下颌下腺肿瘤　表现为下颌下三角区肿块。良性肿瘤除肿块外常无自觉症状。恶性肿瘤侵犯舌神经时出现舌痛及舌麻木,舌下神经受累时出现舌运动受限,伸舌时歪向患侧,也可出现舌肌萎缩及舌肌震颤。

(3) 舌下腺肿瘤　部分病例无任何自觉症状,常在医生常规检查时被发现;或因舌下肿块妨碍义齿戴入时才被病人注意。有部分病例,病人自觉一侧舌痛或舌麻木,或舌运动受限,影响说话及吞咽。触诊检查可触及舌下腺硬性肿块。

(4) 小唾液腺肿瘤　以腭部最为常见,一般发生于一侧腭后部及软硬腭交界区。恶性肿瘤,尤其是腺样囊性癌,可伴有疼痛或灼痛感,除上腭麻木不适外,常伴患侧眶下区或上唇麻木。当肿瘤侵及翼肌时,常引起张口困难;当肿瘤向口内突出生长时,肿物可充满口腔,造成病人进食障碍。

3. 辅助检查

(1) B超检查　可判断有无占位性病变以及肿瘤的大小,并能估计大致的性质。

(2) CT检查、MRI核素扫描　可确定肿瘤的部位以及与周围组织,包括重要血管之间的关系。

(3) 针吸活检　采用外径为0.6 mm的针头,吸取少量组织,涂片做细胞学检查,定性诊断的准确率较高。对于不易确定是否为肿瘤的炎性肿块,可进一步协助诊断。

(4) 组织病理诊断及分类　唾液腺肿瘤的确切诊断常依赖于石蜡切片诊断,以确定病变性质、肿瘤类型及分化程度等。

4. 心理-社会状况

病人及家属可有紧张、恐惧、焦虑的心理,病人可因功能影响、自我形象紊乱等,影响到正常生活及社会交往。

【治疗原则】

腮腺良性肿瘤和恶性肿瘤均以手术为主。除高度恶性肿瘤外,手术应尽可能保留面神经。唾液腺肿瘤以手术治疗为主。对低度恶性肿瘤,当颈部触及淋巴结肿大,并怀疑有淋巴结转移,才选择治疗性颈淋巴清扫术;对高度恶性肿瘤病人应考虑选择性颈淋巴清扫术。

【常见护理诊断/问题】

基本同本节恶性肿瘤。

【护理计划与实施】

1. 护理目标

基本同本节恶性肿瘤。

2. 护理措施

① 基本同本节恶性肿瘤。

② 饮食护理:腮腺手术禁忌酸、辣刺激性食物和药物,防止腮腺涎瘘的发生。

③ 面神经功能观察及护理,见表9-5。

表 9-5　面神经麻痹的症状、体征及护理措施

受刺激的面神经	症状、体征	护理措施
颞支	不能皱额	
颧支	眼睑闭合不全	注意眼的保护,可用眼膏涂敷,晚间以油纱布覆盖,以防暴露性角膜炎的发生
颊支	不能鼓颊	
下颌缘支	下唇麻木,鼓颊时口角向健侧歪斜	预防咬伤下唇及流涎污染绷带,同时还应预防食过烫食物引起口腔软组织烫伤
颈支	颈部皮纹消失	

【健康指导】

(1) 饮食指导　避免进食刺激性食物,尤其是酸性食物,以防唾液分泌潴留,影响伤口愈合。

(2) 用药指导　在进食前 30 min 服用阿托品,以减少进食时的唾液分泌。暂时性面瘫病人应积极配合用维生素 B_1、B_{12} 药物治疗和理疗。

(3) 定期复查　指导术后 1 个月复查。

（袁卫军　王璧霞　高晓彦）

第十一节　唾液腺疾病病人的护理

唾液腺包括腮腺、下颌下腺和舌下腺 3 对大唾液腺,以及分布于口腔、咽部、鼻腔及上颌窦黏膜下层的小唾液腺,按其所在解剖位置分别称为腭腺、唇腺、颊腺、舌腺及磨牙后腺等。所有腺体均能分泌唾液,通过导管排向口腔,与吞咽、消化、味觉、语言、口腔黏膜防护以及龋病预防有着密切的关系。唾液腺疾病影响腺体的正常分泌和排出,严重影响人群的身体健康和生命质量。本节主要叙述唾液腺炎症、唾液腺瘤样病变和唾液腺肿瘤的护理。

一、唾液腺炎症

唾液腺炎症是唾液腺的炎性病变,根据感染性质分为化脓性、病毒性和特异性感染 3 类。临床以急性化脓性腮腺炎、慢性复发性腮腺炎、涎石病和下颌下腺炎等为最常见。

（一）急性化脓性腮腺炎

【案例导入】　病人,男性,58 岁。左侧耳屏前区跳痛、红肿明显。临床检查发现腮腺区以耳屏为中心肿胀明显,疼痛难忍。生命体征:T 38.2℃,P 88 次/分,BP 110/80 mmHg。入院后遵医嘱给予抗炎对症治疗未见好转,病人心情较差,一直追问何时切开引流。

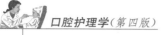
思考题
(1) 该病人的护理诊断有哪些？
(2) 切开引流术后，应如何做好引流相关护理？
(3) 此类病人的健康指导有哪些？

急性化脓性腮腺炎是发生于腮腺的急性化脓性病变。原发性的急性化脓性炎症很少见，大多数是慢性腮腺炎的急性发作或邻近组织急性炎症的扩散。

【护理评估】

1. 健康史

仔细询问病人近期是否有腹部大手术史及呼吸道感染症状；有无药物过敏史和其他系统性疾病，如糖尿病、高血压等；有无发热史，有无其他感染部位，女性病人月经是否来潮。

2. 身体状况

常见于单侧腮腺受累，双侧同时发生者少见。炎症早期，症状轻微或不明显，病情进一步发展，有不同的临床表现。

(1) 局部症状 急性炎症早期（浆液性炎症阶段），腮腺区轻微疼痛、肿大和压痛，导管口轻度红肿、疼痛。早期炎症未得到有效控制，则进入化脓、腺组织坏死期，疼痛加剧，持续性疼痛或跳痛，腮腺区以耳垂为中心肿胀更为明显。炎症进一步发展，扩散至腮腺周围组织，形成蜂窝织炎，皮肤发红、水肿，呈硬性浸润，触痛明显，轻度张口受限，腮腺导管红肿，轻按摩腺体可见脓液自导管口流出。

(2) 全身症状 形成蜂窝织炎时，全身中毒症状明显，体温可高达 40℃ 以上，脉搏、呼吸增快，白细胞总数增加，中性粒细胞比例明显上升。

3. 辅助检查

血常规白细胞总数增加。中性粒细胞比例明显增高，核左移，可出现中毒颗粒。

4. 心理-社会状况

了解病人的心理状况、社会支持状况、经济状况；病人对疾病的了解状况。

【治疗原则】

1. 保守治疗

(1) 病因治疗 纠正机体脱水及电解质紊乱，维持体液平衡。

(2) 应用有效抗生素 及早用大剂量青霉素或适量头孢菌素等抗革兰阳性球菌的抗生素，并取脓性分泌物做细菌培养及药敏试验，选用最敏感抗生素。

(3) 局部治疗 炎症早期可用热敷、理疗、外敷如意金黄散；引用酸性饮料或口含维生素 C 片可增加唾液分泌；温热的硼酸、苏打溶液等消毒漱口剂有助于炎症的控制。

2. 切开引流

切开引流指征：局部有明显的可凹性水肿；局部有跳痛并有局限性压痛点，穿刺抽出脓液；腮腺导管口有脓液排出，全身感染中毒症状明显。

【常见护理诊断/问题】

(1) 体液不足 与体液丢失过多及摄入不足有关。

(2) 体温过高 与感染有关。

（3）疼痛 与腮腺区肿胀有关。

（4）吞咽障碍 与疼痛有关。

（5）焦虑/恐惧 与病人对疾病知识缺乏有关。

（6）语言沟通障碍 与局部疼痛、肿胀有关。

（7）潜在并发症：脓毒血症、颅内感染、窒息 与化脓性感染有关。

【护理计划与实施】

1. 护理目标

① 维持病人体液平衡。

② 体温维持在正常范围，及时处理异常体温。

③ 疼痛减轻或缓解，学会放松和减轻疼痛的方法。

④ 促进进食，满足机体的需求。

⑤ 基本的生理需求得到满足，无跌倒等意外伤害。

⑥ 病人了解本病相关知识，情绪稳定。

⑦ 能进行有效的语言沟通。

⑧ 并发症得到有效预防或及时发现和处理。

2. 护理措施

（1）心理护理 对病人的焦虑程度及躯体情况做全面细致的评估，及时掌握病人的心理状态及变化，及时给予心理干预。了解病人、家属及社会支持系统的情况，鼓励病人表达自己的情感。耐心向病人解释、宣传疾病相关知识，增加病人安全感。

（2）卧位护理 取半卧位或头高脚低位，有利于伤口引流，减轻头面部肿胀，减轻疼痛。

（3）饮食护理 鼓励病人进食富含蛋白质、维生素的平衡软食或流质，鼓励进食酸性饮料或食物；多饮水，增强机体代谢，促进毒素排泄。

（4）监测体温变化 评估病人发热的程度，采取物理降温或遵医嘱药物降温，并观察记录降温效果。

（5）皮肤护理 病人体温较高、出汗较多时，及时擦干、更换衣被，温水擦浴。

（6）口腔护理 保持口腔清洁，用含漱液漱口，也可用棉球擦洗口腔，每天 3～4 次，预防感染；鼓励咀嚼运动，进食酸性饮料或食物刺激唾液分泌。

（7）疼痛护理

① 创造良好的环境，减少或消除相关因素，最大限度地减轻病人的疼痛。

② 疼痛剧烈者，冷敷或遵医嘱使用止痛药物。

（8）保持引流通畅 急性化脓性腮腺炎切开引流术后，注意观察引流是否通畅，术后若放置有引流条或负压引流管，应注意防止引流管的扭曲、受压、脱落，观察引流物的量、色、性状；评估腮腺的肿胀程度，保持局部敷料的清洁、干燥。

【健康指导】

① 保持口腔清洁卫生，每天早晚刷牙，饭后漱口，定期行牙周洁治术，保持口腔清洁。

② 对体质虚弱、长期卧床、高热或禁食而易发生脱水的病人，应多饮水，保持体液平衡，加强营养。

③ 增加咀嚼运动，例如嚼口香糖。

④ 进食酸性饮料或食物，刺激唾液的分泌，增强口腔冲洗自洁作用。

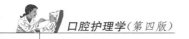

（二）慢性复发性腮腺炎

【案例导入】 患儿,男,6岁,因左耳屏前区反复肿胀不适前来就诊,查体腮腺区轻度水肿伴皮肤潮红,挤压腺体可见导管口有脓液或胶冻状液体溢出。

思考题

病人家属询问此类疾病的注意事项及预防措施,护士该如何回答?

慢性复发性腮腺炎,曾称为慢性化脓性腮腺炎。临床上较常见,儿童和成人均可发生,但两者转归不相同。

【护理评估】

1. 健康史

仔细询问有无药物过敏史、家族史;有无反复发作史,有无其他感染部位,有无腮腺反复肿胀流脓史,成人有无自幼发病史。女性病人月经是否正常。

2. 身体状况

腮腺区肿大、疼痛、压痛。体温增高、皮肤发红、皮温增高。导管口红肿,挤压腺体,有分泌物流出。

3. 辅助检查

腮腺造影及实验室检查。

4. 心理-社会状况

了解病人的心理状况、社会支持状况、经济状况,病人对疾病的了解状况。

【治疗原则】

复发性腮腺炎有自愈性,以增强抵抗力、防止继发感染、减少发作为原则。

【常见护理诊断/问题】

（1）疼痛　与炎症反应有关。

（2）焦虑　与病人对疾病知识缺乏了解、疾病反复发作、病程长有关。

（3）吞咽障碍　与疼痛有关。

（4）语言沟通障碍　与局部疼痛、肿胀有关。

（5）知识缺乏　缺乏慢性复发性腮腺炎病因及治疗的相关知识。

【护理计划与实施】

1. 护理目标

① 病人疼痛减轻或缓解,学会有效放松和减轻疼痛的方法。

② 病人情绪稳定,正确对待疾病。

③ 病人进食能满足机体的需求。

④ 病人能进行有效的语言沟通。

⑤ 病人了解本病相关基本知识。

2. 护理措施

（1）心理护理　耐心向病人解释、宣传疾病相关知识,增加病人安全感。对病人的焦虑程度及躯体情况做全面细致的评估,及时掌握病人的心理状态及变化,给予相应的心理干预。

（2）口腔护理　保持口腔清洁,用含漱液漱口,也可用棉球擦洗口腔,每天 3～4 次,预防感染;鼓励咀嚼运动,进食酸性饮料或食物刺激唾液分泌。

（3）饮食护理　嘱病人多饮水,每天按摩腺体,帮助排空唾液。

（4）疼痛护理　创造良好的环境,减少或消除疲倦、紧张、焦虑、恐惧等相关因素,最大限度地减轻病人的疼痛。

（5）用药护理　遵医嘱按时、准确、有效使用抗生素。

【健康指导】

① 保持口腔清洁卫生,每天早晚刷牙,饭后漱口,保持口腔清洁。

② 增加咀嚼运动,例如嚼口香糖。

③ 进食刺激唾液分泌的酸性饮料或食物,增强口腔冲洗自洁作用。

④ 嘱病人多饮水,每天按摩腺体,帮助排空唾液。

⑤ 减少咬伤、不良义齿刺激等导致的颊黏膜损伤的因素。

⑥ 增强抵抗力,若有急性炎症表现,可遵医嘱应用抗生素。

（三）慢性阻塞性腮腺炎

【案例导入】　病人,男性,45 岁。自述进食后右耳屏前区肿胀、疼痛,每月发作 1～2 次。查体腮腺稍增大,质地中等硬度,轻度压痛。导管口轻微红肿,挤压腮腺可从导管口流出混浊的"雪花样"或黏稠的蛋清样唾液。

思考题

（1）该病人可能的临床诊断是什么?

（2）护理措施有哪些?

慢性阻塞性腮腺炎又称为腮腺管炎。

【护理评估】

1. 健康史

仔细询问有无药物过敏史、家族史,有无进食时腺体肿胀或疼痛史,发作次数;有无晨起腮腺区肿胀史和按摩腺体后,导管口"咸味"液体流出史。

2. 身体状况

腮腺区肿大、疼痛、压痛。导管口红肿,挤压腺体,导管口流出混浊的雪花样或黏稠的蛋清样唾液。

3. 辅助检查

腮腺造影检查及实验室检查。

4. 心理-社会状况

了解病人的心理状况、社会支持状况、经济状况;病人对疾病的了解状况。

【治疗原则】

以去除病因为主。有唾液腺结石者,先去除结石;先用较细的钝头探针,再用较粗的探针逐步扩张导管口;向导管内注入药物,如碘化油、抗生素等,有一定的抑菌作用;按摩腮腺,刺激唾液分泌,保持口腔卫生。以上保守治疗无效,则手术切除腮腺组织,手术方式为保存面神经的腮腺腺叶切除术。

【常见护理诊断/问题】

（1）疼痛　与炎症及涎石阻塞有关。

（2）焦虑　与病人对疾病知识缺乏有关。

（3）知识缺乏　缺乏慢性阻塞性腮腺炎病因及治疗的相关知识。

（4）营养失调　与腮腺肿胀、疼痛，影响进食有关。

【护理计划与实施】

1. 护理目标

① 病人疼痛减轻或缓解，学会有效放松和减轻疼痛的方法。

② 病人进食能满足机体的需求。

③ 病人情绪稳定，正确对待疾病，能够配合治疗。

④ 病人了解病因、治疗等基本知识。

⑤ 营养能满足机体的需求。

2. 护理措施

（1）心理护理　向病人介绍疾病的治疗流程，鼓励病人表达自己的情感，减轻病人的恐惧、紧张情绪。

（2）保守治疗护理

① 加强营养，鼓励病人进食高蛋白质、高热量、富含维生素饮食，增强机体抵抗力；按摩腺体，进食酸性饮料或食物，刺激唾液分泌，促使涎石自行排出；多饮水，增强机体代谢，促进毒素排泄。

② 保持口腔清洁，用含漱液漱口。

③ 创造良好的环境，减轻疼痛的阈值；疼痛剧烈者，进行冷敷或遵医嘱使用止疼药物。

（3）术前护理

① 清洁口腔，使用含漱剂漱口，预防术后伤口感染。

② 术前进食困难的病人，可给营养丰富、易消化的软食或流质，保证营养供给，提高机体抵抗力和组织修复能力。

③ 消除病人术前紧张情绪，视情况给予镇静剂。

（4）术后护理

① 全麻未清醒前取平卧位，头偏向一侧，利于分泌物的引流，减轻局部肿胀、充血。

② 术后进流质或半流质，进食时取坐位或半坐位进食，防止发生食物自鼻腔呛出。

③ 保持口腔清洁，含漱剂漱口或口腔擦拭 3～4 次/天。

④ 疼痛护理：向病人解释疼痛在术后 2～3 天即可缓解，鼓励病人进食。病人不能忍受疼痛时，遵医嘱给予止痛药物，并观察用药后病人疼痛的缓解情况。

⑤ 观察加压包扎松紧度是否适宜。

⑥ 观察伤口引流情况，保持引流管道通畅，术后若放置有引流条或负压引流管，应注意防止引流管的扭曲、受压、脱落，观察引流物的量、色、性状，评估腺体的肿胀程度，保持局部敷料的清洁、干燥。

⑦ 病情观察：

● 观察腮腺区肿胀及伤口出血情况：发现异常及时通知医师并协助处理。

● 观察呼吸情况：观察呼吸的频率、幅度、口唇颜色变化，发现异常及时通知医师并协助处理。

● 观察有无面神经损伤的表现：发生面神经损伤时，肌注维生素 B_1 及 B_{12} 并配合理疗，对病人进行心理护理，告知其 3 个月左右可以恢复正常，做好解释工作。

【健康指导】

① 保持口腔清洁卫生，每天早晚刷牙，饭后漱口，保持口腔清洁。

② 口含蘸有枸橼酸的棉签或维生素 C 片。

③ 按摩腮腺，进食酸性饮料或食物，刺激唾液分泌。

④ 导管堵塞症状明显时及时就诊。

⑤ 有面神经损伤的病人坚持进行理疗，并进行面肌功能训练。

（四）下颌下腺炎

【案例导入】　病人，女性，34 岁。诊断"左下颌下腺炎"入院，排除手术禁忌证，全麻下行左下颌下腺取石术，今日术后第 1 天，生命体征：T 37.8℃，P 86 次/分钟，BP 115/69 mmHg。

思考题

（1）该病人的护理诊断有哪些？

（2）该病人的饮食指导应注意什么？

下颌下腺炎是指下颌下腺腺体或导管内发生钙化性团块形成涎石，涎石使唾液排出受阻，继发感染后造成腺体急性或反复发作的炎症。

【护理评估】

1. 健康史

仔细询问有无药物过敏史、家族史；有无进食时腺体肿胀或疼痛史，有无下颌下腺导管口溢脓史，有无扪及导管内结石史，是否发热。女性病人月经是否正常。

2. 身体状况

下颌区肿大、疼痛、压痛。体温增高，皮肤发红，皮温增高。导管口红肿，挤压腺体有分泌物流出。

3. 辅助检查

主要有 X 线片、超声、CT、唾液腺造影、实验室检查。

4. 心理-社会状况

了解病人的心理状况、社会支持状况、经济状况，病人对疾病相关知识是否了解。

【治疗原则】

去除结石、消除阻塞因素、尽可能保留下颌下腺为原则。治疗方法包括保守治疗、取石术、碎石术和腺体切除术。

【常见护理诊断/问题】

（1）疼痛　与炎症及涎石阻塞有关。

（2）吞咽障碍　与疼痛有关。

（3）焦虑　与病人对疾病知识缺乏有关。

（4）知识缺乏　缺乏下颌下腺炎病因及治疗的相关知识。

（5）营养失调　与疼痛影响进食有关。

（6）潜在并发症：下颌下间隙感染、面神经下颌缘支损伤、出血等 与唾液排出受阻，继发感染有关。

【护理计划与实施】

1. 护理目标

① 病人疼痛减轻或缓解，学会有效放松和减轻疼痛的方法。

② 病人进食能满足机体的需求。

③ 病人情绪稳定，正确对待疾病，能够配合治疗。

④ 病人了解本病的病因、治疗等基本知识。

⑤ 营养能满足机体的需求。

⑥ 并发症得到有效预防或及时发现和处理。

2. 护理措施

（1）心理护理 向病人介绍疾病的治疗流程，鼓励病人表达自己的情感，减轻病人的恐惧和紧张情绪。

（2）保守治疗护理

① 加强营养：鼓励病人进食高蛋白质、高热量、富含维生素、高糖饮食，增强机体抵抗力；鼓励进食酸性饮料或食物，刺激唾液分泌，促使涎石自行排出；多饮水，增强机体代谢，促进毒素排泄。

② 保持口腔清洁，用含漱液漱口。

③ 创造良好的环境，减轻疼痛的阈值；疼痛剧烈者，冷敷或遵医嘱使用止痛药物。

（3）术前护理

① 清洁口腔，使用含漱剂漱口，预防术后伤口感染。

② 术前进食困难的病人，可给营养丰富、易消化的软食或流质，保证营养供给，提高机体抵抗力和组织修复能力。

③ 消除病人术前紧张情绪，视情况给予镇静剂。

（4）术后护理

① 全麻未清醒前取平卧位，头偏向一侧，利于分泌物的引流，减轻局部肿胀和充血。

② 术后进流质或半流质，取坐位或半坐位进食，防止发生食物自鼻腔呛出。

③ 保持口腔清洁，含漱剂漱口或口腔擦拭每日3～4次。

④ 疼痛护理：术后反应性肿胀可引起吞咽困难，向病人解释术后2～3天疼痛即可缓解，鼓励病人进食。病人不能忍受疼痛时，遵医嘱给予止痛药物，并观察用药后病人疼痛的缓解情况。

⑤ 观察加压包扎松紧度是否适宜。

⑥ 观察伤口引流情况，保持引流管道通畅；术后若放置有引流条或负压引流管，应注意防止引流管的扭曲、受压、脱落；观察引流物的量、色、性状；评估腺体的肿胀程度，保持局部敷料的清洁、干燥。

⑦ 病情观察：观察颌下区肿胀及伤口出血情况，若发现异常应及时通知医师并协助给予相应的处理。观察呼吸的频率、幅度、口唇颜色变化，发现异常及时通知医师并协助给予相应的处理。观察有无面神经损伤的表现，患侧下唇运动减弱及下唇偏斜，发生时用维生素 B_1 及维生素 B_{12} 并配合理疗。对病人进行心理护理，告知其3个月左右可以恢复正常，做好解

释工作。

【健康指导】

① 保持口腔清洁卫生,每天早晚刷牙,饭后漱口,保持口腔清洁。

② 口含蘸有枸橼酸的棉签或维生素 C 片。

③ 进食刺激唾液分泌的酸性饮料或食物,刺激唾液的分泌。

④ 导管堵塞症状明显时应及时就诊。

⑤ 有面神经损伤的病人坚持理疗,并进行面肌功能训练。

二、唾液腺瘤样病变

唾液腺瘤样病变主要介绍唾液腺黏液囊肿和唾液腺良性肥大的护理。

（一）唾液腺黏液囊肿

【案例导入】 病人,男性,17 岁。以舌下腺囊肿为诊断收入院。囊肿约 2 cm×2 cm,进食时吞咽不适,语言表达异常,精神紧张,对手术非常排斥,不愿配合。术前检查正常,排除其他手术禁忌证,于入院后 3 天在全麻下行舌下腺囊肿切除术。术后病人口内有少许血性渗出,局部稍有肿胀。病人对渗血非常紧张,不愿进食。

思考题

(1) 如果你是病人的责任护士,在术前应对病人如何进行健康指导消除其紧张情绪?

(2) 病人术后发生的局部少量渗血和局部肿胀是正常现象吗? 如何向病人解释这些术后症状?

(3) 全麻手术病人还可能发生哪些不适症状?

广义的唾液腺黏液囊肿包括小涎腺黏液囊肿和舌下腺囊肿,也是较常见的唾液腺瘤样病变。

【护理评估】

1. 健康史

仔细询问有无药物过敏史、家族史;有无淡蓝色囊肿史,有无囊肿破裂反复形成史;女性病人月经是否正常。

2. 身体状况

（1）黏液囊肿 半透明浅蓝色小泡,状似水泡,黄豆至樱桃大小,质地较软有弹性,界限清楚,囊内为蛋清样透明液体。

（2）舌下腺囊肿 呈淡蓝色,柔软有波动感,囊内为黏稠蛋清样液体。

3. 辅助检查

穿刺检查、实验室检查。

4. 心理-社会状况

了解病人的心理状况、社会支持状况、经济状况,病人对疾病的了解状况。

【治疗原则】

小唾液腺黏液囊肿可采用药物囊内注射,最常用的治疗方法是手术切除。舌下腺囊肿的根治方法是切除舌下腺。

【常见护理诊断/问题】

（1）语言沟通障碍 与舌下腺囊肿较大时影响说话有关。

（2）吞咽障碍 与囊肿的大小、部位影响吞咽有关。

（3）营养不良：低于机体需要量 与进食不便有关。

（4）焦虑 与病人对疾病知识缺乏了解有关。

（5）疼痛 与术后伤口疼痛影响进食或局部伤口加压包扎有关。

（6）知识缺乏 缺乏唾液腺黏液囊肿病因及治疗的相关知识。

（7）潜在并发症：窒息 与舌下腺囊肿发展较大，将舌抬高有关。

（8）潜在并发症：出血、面神经损伤等 与手术创伤有关。

【护理计划与实施】

1. 护理目标

① 病人能进行有效的语言沟通。

② 病人进食能满足机体的需求。

③ 病人增加营养以满足新陈代谢的需要。

④ 病人情绪稳定，正确对待疾病。

⑤ 病人疼痛减轻或缓解，学会有效放松减轻疼痛的方法。

⑥ 病人了解本疾病的病因、治疗等基本知识。

⑦ 病人呼吸道通畅。发现呼吸困难症状及时通知医师，并及时处理。

⑧ 病人的并发症得到有效预防或及时发现和处理。

2. 护理措施

（1）一般护理

① 进食吞咽障碍的病人：指导病人进餐时增加液体的摄取，为病人提供含水分较多的软食，避免进食粗糙、辛辣的食物。必要时给予静脉营养或鼻饲饮食。

② 舌下腺囊肿病人：观察舌体抬高情况，评估病人的呼吸，必要时遵医嘱给予氧气吸入，床旁备气管切开包。

③ 耐心倾听：尽量采用闭合式问答与病人交流，必要时准备纸笔，方便病人交流。

（2）术前护理

① 心理护理：病人做好术前心理准备；向病人讲清手术目的及手术的必要性，消除恐惧、紧张情绪，使其有充分的思想准备，提高病人心理承受能力。

② 口腔护理：保持口腔清洁，用含漱液漱口。

③ 术前准备：口内手术病人口周备皮；术前3天戒烟，并教会病人有效咳痰的方法；进食困难的病人，可视情况给予营养丰富、易消化的软食或流质；密切观察有无呼吸暂停现象，并酌情处置；消除病人术前紧张情绪，协助病人放松，促进睡眠，必要时给予镇静剂。

（3）术后护理

① 体位：取半卧位或头高脚低位，有利于伤口引流，减轻头面部肿胀，减轻疼痛。

② 严密观察病情：注意观察舌及口底肿胀情况，预防发生窒息。保持呼吸道通畅，床边备吸引器，及时将病人咽部分泌物或血液吸出。注意观察伤口渗血及敷料包扎情况，防止渗血和发生呼吸困难。

③ 口腔护理：保持口腔清洁，可行口腔冲洗或口腔护理，每日3～4次。舌下腺手术后一

般 24 h 内不宜漱口、刷牙,以免刺激伤口引起出血。保持口腔清洁,饭后、睡前使用含漱剂漱口,防止感染。

④ 保持引流管通畅:舌下腺囊肿手术后放置橡皮引流条 1～2 天,观察伤口引流及出血情况。

⑤ 饮食护理:术后进流质饮食 1～2 天后改为半流质饮食,逐渐过渡到普通饮食。舌下腺囊肿术后伤口牵拉痛影响病人进食,鼓励病人少量多餐,进温凉饮食。

⑥ 疼痛护理:进温凉饮食,以减轻疼痛。病人不能忍受疼痛时,遵医嘱给予止痛药物,并观察用药后病人疼痛的缓解情况。

⑦ 术后 3～5 天内尽量少说话,以减少舌部运动,防止术后伤口出血。

⑧ 按医嘱应用抗生素,预防感染及并发症。

【健康指导】

① 禁烟、酒及刺激性食物。

② 口腔卫生指导:教会病人清洁口腔的方法,保持口腔清洁。

③ 心理指导:指导病人保持良好的心理状态。

(二)唾液腺良性肥大

【案例导入】 病人,男性,52 岁。自述双侧耳屏前区肿大 3 年,肿胀反复发作而无疼痛。肿胀亦有时大时小病史,但从未完全消失。查体腮腺腺体呈弥漫性肿大,触诊柔软且均匀,导管口无红肿,挤压腺体仍有清亮液体分泌。

思考题

(1)对该病人可能的临床诊断是什么?

(2)对该病人的健康指导有哪些?

唾液腺良性肥大又称为唾液腺肿大症或唾液腺退行性肿大,是一种非肿瘤、非炎症性、慢性、复发性、无痛性肿大的唾液腺疾病。其发病的确切病因尚不清楚,可能与内分泌紊乱、营养不良和自主神经功能失调有关。

【护理评估】

1. 健康史

仔细询问有无药物过敏史、家族史;肿块的质地、生长特点,有无消长史;有无其他全身疾病史及用药史。

2. 身体状况

肿大常位于腮腺,少数位于下颌下腺,多为双侧弥漫性肿大,偶见单侧。持续多年,肿胀反复发作且无痛。时大时小,但不会完全消除。质地柔软且均匀,导管口无红肿,挤压腺体有清亮液体分泌。

3. 辅助检查

(1)影像学检查 首选 B 超检查,腺体弥漫性增大,无局限性回声异常。

(2)唾液腺造影 腺体形态多正常,体积明显增大。

4. 心理-社会状况

了解病人的心理状况、社会支持状况、经济状况;病人对疾病的了解状况。

【治疗原则】

无特殊治疗。有全身疾病者,经过系统治疗后,部分病人的腺体可能恢复正常。有些糖尿病病人,虽然糖尿病得到控制,唾液腺肿大仍无明显改变。抗高血压药物引起的唾液腺肥大,停药后大多可以消退。

【常见护理诊断/问题】

(1) 焦虑　与腺体肿大、反复肿胀有关。

(2) 知识缺乏　缺乏唾液腺良性肥大的相关知识。

(3) 自我形象紊乱　与腺体肿大影响面形有关。

【护理计划与护理实施】

1. 护理目标

① 病人情绪稳定,正确对待疾病。

② 病人了解本病的病因、治疗等基本知识。

③ 病人接受外表的变化。

2. 护理措施

① 对病人进行健康指导,减轻肿胀,缓解病人的焦虑情绪。

② 讲解疾病相关知识,让病人了解本病的治疗。

【健康指导】

指导病人自行按摩腺体,促使腺体排空唾液;咀嚼无糖口香糖或用匹罗卡品等催唾剂,刺激唾液分泌。

第十二节　颞下颌关节疾病病人的护理

颞下颌关节是颌面部具有转动和滑动运动的左右联动关节,是人体最复杂的关节之一,具有咀嚼、吞咽、言语和表情等重要生理功能。咀嚼和吞咽运动时,关节要承受压力;言语和表情时,关节运动又需要非常灵活。因此,颞下颌关节的解剖结构既稳定又灵活。本节主要叙述颞下颌关节疾病中较为常见的疾病如颞下颌关节紊乱病、颞下颌关节脱位和颞下颌关节强直的护理。这些疾病会影响颞下颌关节的正常生理功能,颞下颌关节强直还可影响颌面部的正常发育,造成口腔颌面部畸形,甚至引起阻塞性睡眠呼吸暂停低通气综合征。

一、颞下颌关节紊乱病

【案例导入】　病人,女性,38 岁。诊断左颞下颌关节紊乱病入院。半年前出现张口受限,咀嚼硬物时双侧关节酸胀;近来张口明显受限,影响进食,开闭口时有弹响声。排除手术禁忌,全麻下行双侧颞下颌关节盘复位锚固术。术后创口加压包扎,外部弹力套包扎,负压引流 2 枚,止痛泵 1 枚,冰敷 24 h。术后第 1 天,只有 65 岁母亲在陪护,进食睡眠均较差,担心疾病预后。

思考题

(1) 如果你是责任护士,该如何做好病人的心理护理?

(2) 该病人的术后的饮食指导及功能锻炼有哪些?

颞下颌关节紊乱病是指累及颞下颌关节或咀嚼肌系统,具有疼痛、弹响、张口受限等相关临床表现的一组疾病的总称。多为功能紊乱,可发展为关节结构紊乱,甚至出现器质性破坏。颞下颌关节紊乱病是常见的颞下颌关节疾病,也是口腔颌面部常见的疾病,患病率为28%～88%。好发于青年、中年,以 20～30 岁常见。

【护理评估】

1. 健康史

仔细询问病人有无药物过敏史、家族史、手术史,家族中有无肥胖、打鼾者。了解病人的全身及精神状况,包括工作和生活紧张程度、咀嚼习惯、饮食种类、夜磨牙、不受控制的打哈欠、不良姿势等生活习惯,以及有无殆干扰、牙尖早接触、创伤殆等殆因素。

2. 身体状况

(1) 下颌运动 开口度异常(过大或过小)、开口型异常(偏斜或歪曲)、开口运动的伴随状况(是否出现关节绞锁)。

(2) 疼痛 开口和咀嚼运动时关节区或关节周围肌肉群有无疼痛。

(3) 弹响和杂音

① 弹响音:开口运动中有"咔、咔"的声音,多为单音,有时为双音,可复性关节盘前移位时可出现这类弹响。

② 破碎音:开口运动中有"咔叽、咔叽"的破碎声音,多为双声或多声,关节盘穿孔、破裂或移位可出现这类杂音。

③ 摩擦音:在开口运动中有连续的似揉玻璃纸样的摩擦音,骨关节病的骨面、软骨面粗糙可出现这类杂音。

(4) 其他伴随症状 头痛、耳病(包括耳闷、听力下降、耳鸣等)、眼病,以及吞咽困难、言语困难、慢性全身疲劳等。

3. 辅助检查

(1) X 线平片 关节许勒位片和髁突经咽侧位片,可发现关节间隙改变和骨质改变。

(2) 关节造影 可发现关节盘移位、穿孔,关节盘附着的改变以及软骨面的变化。

(3) 关节内镜 可以直接获取颞下颌关节的组织结构图像,发现疾病的早期改变,对颞下颌结构紊乱进行确诊。

(4) CT 用于鉴别诊断。

(5) MRI 可检查关节盘和翼外肌病变,有利于病变的定位。

(6) 实验室检查 生化检查以及血、尿、便常规检查。

(7) 心电图、胸部 X 线片检查。

4. 心理-社会状况

了解病人的心理状况、社会支持状况、经济状况,病人对疾病、手术方式、麻醉方式的认识程度,对术前准备、手术和麻醉知识的了解程度。心理社会因素与颞下颌关节紊乱病的发

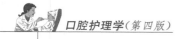

生、发展和治疗效果有着密切的关系。

【治疗原则】

以保守治疗为主，采用对症治疗和消除或减弱致病因素相结合的综合治疗。保守治疗无效，严重影响病人的生活质量时才选用关节镜手术治疗。

【常见护理诊断/问题】

（1）焦虑　与疾病的长期性及其对生活的影响有关。

（2）疼痛　与疾病引发的器质性破坏或肌痉挛有关。

（3）知识缺乏　缺乏颞下颌关节紊乱病病因及治疗的相关知识。

（4）进食障碍　与张口、闭口受限有关。

（5）语言沟通障碍　与张口、闭口受限有关。

（6）自我形象紊乱　与面部外形及功能改变有关。

【护理计划与实施】

（一）护理目标

① 病人情绪稳定，正确对待疾病，有信心纠正不良的生活习惯。

② 病人关节疼痛、弹响减轻或消失。

③ 病人对所患疾病的知识有所了解，能主动采取保护颞下颌关节的措施。

④ 病人进食、咀嚼和吞咽功能改善或恢复正常。

⑤ 病人语言交流障碍改善或消失。

⑥ 病人能接受面形改变。

（二）护理措施

颞下颌关节紊乱病没有特效的治疗方法，多以保守治疗为主；对于保守治疗无效，存在严重的反复发作的疼痛、开口受限、影响功能者方可采取手术治疗。

1. 心理护理

根据病人的身体状况，做好心理疏导，给予心理支持，消除或减弱心理因素对疾病的影响。告知病人治疗的方法以及手术的目的和必要性，使其对疾病有正确的认识，积极配合治疗。

2. 术前护理

（1）口腔护理　保持口腔清洁，用含漱液漱口。不宜刷牙，可采用棉球擦洗或注射器冲洗口腔，每日 3～4 次。

（2）术前准备

① 做好皮肤准备，单侧备皮时必须核对，以免发生错误。

② 术前 3 天戒烟，并教会病人有效咳痰的方法。

③ 进食困难的病人，可给营养丰富的软食或流质。

④ 关节疼痛、张口受限者可给予局部热敷、针灸、按摩和理疗。

3. 术后护理

（1）体位　取半卧位或头高脚低位，有利于伤口引流，减轻头面部肿胀，减轻疼痛。

（2）口腔护理　保持口腔清洁，用含漱液漱口每日 3～4 次或口腔冲洗每日 2 次，防止感染。

（3）保持呼吸道通畅　保持呼吸道通畅,床边备吸引器,及时将病人咽部的分泌物或血液吸出。

（4）保持引流管通畅　引流管保持引流通畅,密切观察引流液的量、色、性状。术后若放置有引流条或负压引流管,应注意防止引流管的扭曲、受压、脱落。如果短时间内有大量血液流出,需警惕,应及时通知医师并处理。

（5）饮食护理　术后进食流质 2 周,半流质 1 周,软食 1 周,逐步过渡到普食。

（6）减轻局部肿胀和疼痛　抬高床头 30°～40°,伤口局部加压包扎 5～7 天;术后 3 天应用激素类药物;疼痛无法忍受时,遵医嘱应用止痛药或止痛泵,注意用药反应;术后冷敷 24 h。

（7）关节运动功能恢复　训练内容包括开闭口、前伸、后退及左右侧方运动训练。一般病人术后 1 周就可以做开口练习,术后 1 个月可以练习前伸及侧方运动。练习前可以先在局部湿热敷,提高练习效果。每个动作每次练习 5～6 min,每天早晚 2 遍,每遍坚持练习 30 次,做到忍受疼痛的最大限度,练习 3～6 个月。具体方法为:

① 将双手示指和拇指分别置于双侧下颌切牙及上颌磨牙部位,做有节律的开闭口练习,每次间隔 1～2 s。

② 用切牙咬住一个棉卷或软木棍,左右滚动,以练习双侧侧方运动。

③ 下颌前伸、后退练习。

上述 3 种训练动作可以循环交替来做,每一种练习重复 20 次。

④ 对抗性开口训练:舌尖抵住上切牙舌侧面,双手持一弹性绷带置于颌下进行开口练习。

⑤ 舌尖抵住上腭后 1/3,保持此位置进行开闭口训练。

⑥ 专用被动开口器训练:应用不同类型的被动开口练习器,指导病人以手挤压操纵的被动开口训练器和持续被动开口练习器练习。

使用吊颌绷带加磨牙橡皮垫或颌间牵引的病人,术后 1 周内应限制下颌运动,拆线后开始做张口训练。

【健康指导】

（1）饮食指导　鼓励病人进食营养丰富、清淡、流质饮食 2 周,如豆浆、牛奶、鸡汤、鱼汤、排骨汤等,半流质 1 周,软食 1 周,1 个月后进普食。术后半年内注意避免食用坚硬食物,避免偏侧咀嚼。禁烟、酒及刺激性食物。

（2）行为知识指导　对病人进行疾病预防知识教育,消除或减弱发病因素。纠正不良生活习惯,避免长期伏案、低头等。

（3）关节保护指导　避免过度寒冷刺激,天气转凉时用热毛巾热敷患处。保护关节,避免外部创伤。

（4）口腔卫生指导　教会病人清洁口腔的方法,保持口腔清洁。

（5）心理指导　指导病人保持良好的心理状态,避免精神紧张、疲劳、焦虑等精神心理因素。

（6）功能恢复指导　张口训练 3～6 个月以上,巩固效果。术后 1 周开始开口练习,方法见术后护理。

（7）指导病人定期复查　术后 2 周、1 个月、3 个月、6 个月复查,以后视病情而定。

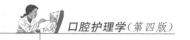

二、颞下颌关节脱位

【案例导入】 病人，女性，72岁。打哈欠时突然不能闭口，唾液外流，言语不清。医师给予手法复位后，辅以颅颌绷带限制下颌运动。

思考题

(1) 手法复位后的注意事项有哪些？

(2) 若颞下颌关节脱位反复发作，应如何处理？

颞下颌关节脱位是指髁突滑出关节窝以外，超越了关节运动的正常限度，以致不能自行复回原位者。颞下颌关节脱位按部位可分为单侧脱位和双侧脱位；按性质可分为急性脱位、复发性脱位和陈旧性脱位；按髁状突脱出的方向、位置，又可分为前方脱位、后方脱位、上方脱位及侧方脱位。临床以急性脱位和复发性前脱位较常见。由于脱位，病人不能完全闭口，脸形变长，自我形象紊乱，语言交流、进食、吞咽等也产生困难。数周未复位者，咀嚼肌群将会产生不同程度的痉挛。

【护理评估】

1. 健康史

了解病人的全身及精神状况，以及病人有无张口过大，如打哈欠、大笑、唱歌、咬大块食物等；下颌前区有无遭受过大压力或暴力，有无习惯性脱位，有无颞下颌关节紊乱病等。

2. 身体状况

脱位可发生于单侧或双侧。双侧脱位症状：下颌运动异常，病人呈开口状，不能闭口，前牙开𬌗、反𬌗；下颌前伸，两颊变平，脸形变长；髁突脱位，耳屏前方触诊有凹陷。单侧脱位的症状类同，只是以上症状显示在患侧，病人开闭口困难，颏部中线及下前切牙中线偏健侧，健侧后牙反𬌗。

3. 辅助检查

X线平片可协助诊断。

4. 心理-社会状况

了解病人精神紧张状况和情绪状态。

【治疗原则】

① 急性脱位者，及时手法复位，限制下颌运动。

② 复发性脱位者可采用关节囊内注射 50% 葡萄糖 1～1.5 ml，必要时重复注射，注射后应限制下颌运动 1～2 个月。若复位性关节脱位硬化剂治疗无效，则可以采用手术复位治疗。

③ 陈旧性脱位者，一般以手术复位为主。

【常见护理诊断/问题】

(1) 焦虑　与关节脱位对生活的影响有关。

(2) 自我形象紊乱　与不能完全闭口有关。

(3) 知识缺乏　缺乏颞下颌关节脱位的病因及治疗的相关知识。

(4) 进食障碍　与张口、闭口受限有关。

(5) 语言沟通障碍　与张口、闭口受限有关。

【护理计划与实施】

（一）护理目标

① 病人情绪稳定，焦虑减轻。

② 病人能接受自我形象的暂时改变。

③ 病人对所患疾病知识有所了解，学会主动自我保护关节。

④ 病人进食、咀嚼和吞咽功能恢复正常。

⑤ 病人语言交流障碍消失。

（二）护理措施

1. 心理护理

向病人介绍治疗的方法及注意事项，初步解除病人心理上的负担。由于就诊时病人呈张口状态，故应注重与病人的非语言交流，增加点头及手势等，使病人消除恐惧、紧张及消极心理；使病人和家属积极配合治疗，在日常生活中学会自我防护。

2. 一般护理

保持口腔清洁，刷牙受限者可协助用漱口液漱口、冲洗或用棉球擦洗口腔。进食困难者，协助进食。

3. 手法复位护理

（1）手法复位前护理

① 让病人做好思想准备，精神不宜紧张，肌肉要放松，必要时给予镇静剂。

② 安排病人坐在高度较低的硬木椅上，端坐位，背部和头部依靠于硬墙面或坚固的高背椅上。下颌牙面的位置低于两臂下垂时肘关节。

③ 按摩关节区及咬肌区 1～2 min。

④ 准备无菌手套，无菌纱布缠于医师拇指上，以防病人咬伤。

（2）手法复位后护理

① 复位后，用弹力绷带固定 2～3 周以限制下颌运动，开口不宜超过 1 cm。

② 弹性绷带固定时，应注意固定不可过紧，保持病人呼吸通畅。

③ 复位后 20 天内限制运动，防止再脱位。

4. 手术护理

（1）术前护理　清洁口腔，使用含漱液漱口。术前进食困难的病人，可给予营养丰富、易消化的软食或流质，保证营养供给。消除病人术前紧张情绪，视情况给予镇静剂。

（2）术后护理　术后取平卧位，单侧手术时头偏向健侧，利于分泌物的引流，减轻伤口局部肿胀。保持口腔清洁，含漱液漱口或口腔擦拭，每日 3～4 次。术后进流质食物，进食时防止发生误吸及呛咳，必要时采用鼻饲饮食。

【健康指导】

（1）饮食指导　手法复位病人建议 1 周内进软食。手术病人鼓励进食营养丰富、清淡饮食，流质 2 周，半流质 1 周，软食 1 周，逐步过渡到普食。禁烟、酒及刺激性食物。

（2）行为知识指导　对病人进行疾病预防知识教育，纠正不良生活习惯。

（3）关节保护指导　避免过度寒冷刺激，局部进行按摩，避免张口过大，改变不良的生活习惯。

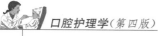

（4）口腔卫生指导　教会病人清洁口腔的方法，保持口腔清洁。

（5）遵医嘱定期复查。

三、颞下颌关节强直

【案例导入】　病人，男性，48岁。小颌畸形，进行性开口困难，咀嚼受限。诊断颞下颌关节强直入院。排除手术禁忌，全麻下行双侧颞下颌关节成形术。术后第1天，负压引流两枚，病人疼痛明显，夜间难以入睡，进食量少。

思考题

（1）该病人的术后护理诊断及措施有哪些？

（2）如何指导病人进行开口练习？

颞下颌关节强直是指由于炎症、损伤或外科手术而导致的关节运动功能丧失。颞下颌关节强直不仅使病人开口困难，语言、进食、咀嚼受限，由于口腔或颌面部的畸形，病人还会产生自我形象紊乱，出现焦虑、自卑、自闭等社会心理问题，影响正常生活和社会交往。根据病变部位的不同，分为关节内强直、关节外强直及混合型强直。其中，关节内强直多发生于儿童。

【护理评估】

1. 健康史

了解病人的全身及精神状况，询问有无患过中耳炎、下颌骨髓炎，以及关节损伤、骨折史、烧伤和放疗史以及其他口腔内手术史；了解病人的家族史、过敏史、发热史；女性病人月经是否来潮。

2. 身体状况

（1）关节内强直　开口受限，纤维性强直的开口度一般为10～25mm；骨性强直的开口度一般为0～15mm。面下部发育畸形，颏部偏向患侧（单侧强直者）或者小下颌畸形面容（双侧强直）。𬌗关系错乱。髁状突活动度减弱或消失。

（2）关节外强直　开口受限。口腔颌面部瘢痕挛缩或缺损畸形。髁突活动减小或消失。

3. 辅助检查

（1）X线平片　可发现关节间隙改变和关节部改变。

（2）CT及三维成像检查　有助于判断粘连的范围、部位及程度。

（3）实验室检查　生化检查，血、尿、便常规检查。

（4）心电图、胸部X线片检查。

4. 心理-社会状况

了解病人的心理状况、社会支持状况、经济状况，病人对疾病、手术方式、麻醉方式的认识程度，对术前准备、手术和麻醉知识的了解程度。

【治疗原则】

以手术治疗为主。

【常见护理诊断/问题】

（1）焦虑　与疾病造成的面部畸形及对生活的影响有关。

（2）并发症：呼吸道梗阻　与病人的呼吸结构及功能紊乱，造成上呼吸道狭窄，产生呼吸暂停有关。

（3）知识缺乏　缺乏颞下颌关节强直的病因及治疗的相关知识。

（4）进食障碍　与张口、闭口受限有关。

（5）语言沟通障碍　与张口、闭口受限有关。

（6）自我形象紊乱　与面部畸形有关。

【护理计划与实施】

（一）护理目标

① 病人情绪稳定，正确对待疾病。

② 保持呼吸道通畅，不发生窒息。

③ 病人对所患疾病知识有所了解。

④ 病人进食、咀嚼和吞咽功能改善或恢复正常。

⑤ 病人语言交流障碍改善或消失。

⑥ 病人能接受目前的面部畸形。

（二）护理措施

1. 术前护理

（1）心理护理　颞下颌关节强直病人张口受限，形象受损，影响正常生活和社会交往。因此，应做好病人心理疏导，讲清手术目的和手术的必要性，消除恐惧、紧张情绪，使病人和家属对疾病有正确认识，积极配合治疗。

（2）口腔护理　保持口腔清洁，用含漱液漱口，必要时可行牙周洁治。

（3）术前准备

① 做好皮肤准备；需要做游离组织移植者，做好供区皮肤准备。

② 术前3天戒烟，并教会病人有效咳痰的方法。

③ 进食困难的病人，可视情况给予营养丰富、易消化的软食或流质。

④ 密切观察有无呼吸暂停现象，并酌情处置。

⑤ 消除病人术前紧张情绪，协助病人放松，促进睡眠，必要时给予镇静剂。

2. 术后护理

（1）体位　取半卧位或头高脚低位，有利于伤口引流，减轻头面部肿胀，减轻疼痛。

（2）严密观察病情

① 对于全麻和双侧颞下颌关节手术的病人，应注意防止因术后下颌及舌后坠而引起呼吸道梗阻。保持呼吸道通畅，床边备吸引器，及时将病人咽部分泌物或血液吸出。

② 游离组织移植者，做好供区伤口的观察和护理；制动的病人应卧床休息，以利伤口的愈合。

（3）口腔护理　保持口腔清洁，含漱液漱口或口腔护理，每日3～4次。

（4）保持引流管通畅　引流管应保持引流通畅，密切观察引流液的量、色、性状；术后若放置有引流条或负压引流管，应注意防止引流管的扭曲、受压、脱落。如果短时间内有大量血液流出，需警惕，应及时通知医师并处理。

（5）饮食护理　术后进流质饮食或软食，以早期锻炼张口和咀嚼功能。关节内有组织填入的病人，术后进流质饮食或鼻饲饮食，限制张口和咀嚼运动，以免填塞物移位。

（6）开口训练　开口训练是预防颞下颌关节强直复发的重要步骤。

① 被动开口练习：一般术后 7～10 天即可开始练习（同时行植骨、骨牵引或下颌前移术者应迟至 2 周以后）。采用适当厚度的楔形橡皮块或阶梯形木块作为开口器，将比较窄的一端置于磨牙区（厚 12 mm，上下边各长 5 mm 和 40 mm 的梯形，可根据病人情况修改），逐渐加大塞入的厚度，逐渐增大开口度，左右交替，以防殆关系紊乱。

② 开口练习至少 6 个月以上；一般在术后头 1～2 个月内，每日晨起和睡前至少两次使用开口器练习，如能配合关节区理疗效果会更好。

③ 应用开口器的训练：术后 2 周左右使用螺旋式开口器进行被动开口训练。在病人可以承受的范围内尽量达到最大开口度，每天训练 5 次，每次 3～5 min。取下开口器后病人进行闭口咬合练习，以恢复咀嚼肌运动功能。

④ 强调每日晨起练习的重要性。

【健康指导】

（1）饮食指导　鼓励病人进食营养丰富、清淡、流质饮食，如豆浆、牛奶、鸡汤、鱼汤、排骨汤等。禁烟、酒及刺激性食物。

（2）口腔卫生指导　教会病人清洁口腔的方法，保持口腔清洁。

（3）心理指导　指导病人保持良好的心理状态，避免精神紧张、疲劳、焦虑等精神心理因素。

（4）功能恢复指导　张口训练 6 个月以上，巩固效果。

（5）保持加力杆的清洁　病人出院后仍带有颌骨牵引器，其加力杆会外露，应教会其清洁的方法，及时清除加力杆周围的分泌物。出现局部肿胀、疼痛时应及时就诊。

（6）指导病人定期复查　定期复查并择期完成牵引器取出或二次手术。

（高玉琴　王玉静）

第十三节　先天性唇、腭裂病人的护理

【案例导入】　患儿，女性。出生后 5 天，出生时发现上唇及"天膛"裂开，喂养困难。医师诊断为左完全性唇裂、腭裂、牙槽突裂，目前暂无入院指征。嘱护士对患儿家属进行喂养指导及序列治疗知识宣教，加强营养，待患儿年龄及生长发育水平达到标准时即入院行初期唇裂整复术。

思考题

（1）此患儿入院后有哪些护理内容？

（2）该患儿腭裂术后伤口的观察与护理措施有哪些？

唇裂和腭裂是口腔颌面部最常见的先天性畸形，表现为不同程度的唇部、腭部的软硬组织裂开及表情、咀嚼、吞咽、呼吸、语音等功能障碍。我国出生缺陷检测中心调查显示，新生儿唇腭裂的患病率为 1.624∶1 000，近年有上升趋势；男女性别比为 1.5∶1，男性多于女性。

唇腭裂畸形不但影响患儿的功能，还影响其容貌，并可导致患儿及家人心理状况的改变。因此，唇腭裂的治疗不单是手术修补其缺损畸形部位的形态，还应按照唇腭裂序列治疗

的模式,最大限度地恢复其生理、心理以及社会适应等功能。与唇腭裂的序列治疗发展相适应,唇腭裂的护理内容也不仅是单纯的手术相关护理,还应包括涵盖心理、语音康复、生长发育评估、遗传咨询等多方面的护理内容。

【病因病理】

唇腭裂的确切病因尚不明确,目前认为可能与遗传及母体怀孕期间胚胎受环境因素影响有关,可归纳为遗传因素、营养因素、感染和损伤、内分泌的影响、药物因素、物理因素、烟酒因素。

胚胎发育在第 5 周时,由于某些有害因素的影响,一侧上颌突未能与其同侧的中鼻突融合,则形成单侧唇裂;左右上颌突均未能与同侧的中鼻突发生融合,则形成双侧唇裂,如图 9-17 所示。胚胎发育第 9 周,如果一侧外侧腭突未能与对侧的外侧腭突、前方的内侧腭突和上方的鼻中隔相互融合,则可发生单侧的腭完全裂;如两侧外侧腭突彼此未能相互融合或与内侧腭突均未能相互融合,则可发生双侧的腭完全裂,如图 9-18 所示。

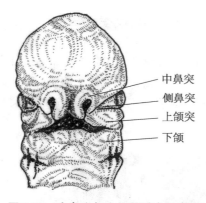

图 9-17 中鼻突与上颌图融合示意图

中鼻突
侧鼻突
上颌突
下颌

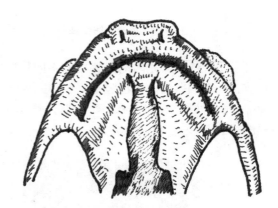

图 9-18 腭及鼻腔发育示意图

一、唇裂

唇裂是口腔颌面部最常见的一种先天性畸形,除常与腭裂并发外,其中少数病人还有身体其他部位的畸形。单纯的唇裂主要是唇鼻部的外观畸形、美观及表情障碍、容貌严重缺陷,其功能障碍主要是吹口哨及某些发音功能不全,吸吮功能也受到一定影响。唇裂通过手术治疗可恢复接近正常的外形和功能。唇裂手术包括初期唇裂整复术、唇裂术后鼻唇畸形二期整复术,以及唇裂伴牙槽突裂的植骨修复术等相关手术。

【护理评估】

1. 健康史

了解患儿入院前 3 周内有无感冒、腹泻、发热等症状。询问预防接种情况。了解喂养情况,有无吐奶史,了解有无抽搐、晕厥、憋气、发绀等现象。询问出生过程是否出现异常情况,有无先天性心脏病、疝气、癫痫等病史。询问过敏史、传染病史、家族史。

2. 身体状况

(1)临床表现

① 单侧唇裂:可表现为单侧不完全性唇裂,其裂隙未裂至鼻底,如图 9-19 所示;单侧完全性唇裂,则表现为整个上唇至鼻底完全裂开,如图 9-20 所示。

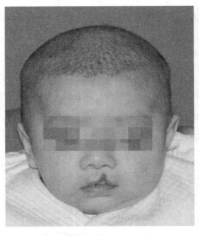

图 9-19　单侧不完全性唇裂

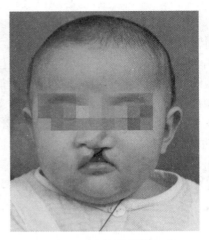

图 9-20　单侧完全性唇裂

　　② 双侧唇裂：患儿两侧上唇均有不同程度的裂开，上唇被裂隙分隔成 3 部分，即两侧上唇和前唇。双侧唇裂的类型包括双侧不完全性唇裂，即双侧裂隙均未裂至鼻底，如图 9-21 所示；双侧完全性唇裂，即双侧整个上唇至鼻底完全裂开，如图 9-22 所示；双侧混合型性唇裂，即一侧完全裂，另一侧不完全裂。

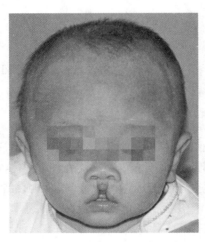

图 9-21　双侧不完全性唇裂

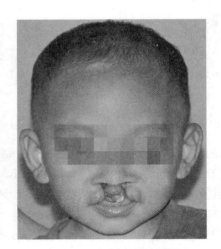

图 9-22　双侧完全性唇裂

　　(2) 身体状况评估　评估患儿年龄及体重，唇裂手术年龄需达到 3 个月，体重不低于 6 kg。检测生命体征。14 岁以下儿童须进行生长发育评估，了解其生长发育水平，评估有无颈短、肥胖等现象。检查患儿有无咽部红肿、听诊双肺呼吸音情况，女患儿需了解有无月经来潮，检查口周皮肤情况。

　　3. 辅助检查

　　(1) 胸片检查　以明确其心肺情况，了解有无肺部感染。

　　(2) 心电图检查　初步检查有无心脏疾患。

（3）血常规　主要检查身体有无感染、贫血，以及出凝血功能是否正常等。

（4）血生化　包括肝、肾功能等。

（5）感染性疾病筛查　排除相关感染性疾病。

（6）尿常规　筛查有无尿路感染及肾脏病变等。

4. 心理-社会状况

（1）评估内容　心理量表测评、患儿及其家庭的社会经济状况、生活方式、社会支持状况、应对方式、情绪控制、自我认识能力等。

（2）评估方法　主观评估和客观评估两类，可采用观察法、访谈法、调查法，以及心理量表评估（常用量表如婴儿气质量表、儿童行为量表、青少年心理行为量表、成人心理健康状况筛查以及生存质量调查等）。

尚需评估患儿及其家长对疾病相关知识的了解情况、对治疗的认知情况、对治疗效果的预期，以及对语音康复治疗等相关知识的掌握情况。

【治疗原则】

以外科手术为中心的序列治疗。

【常见护理诊断/问题】

（1）焦虑　与住院环境改变、人际关系改变以及对治疗效果的担心有关。

（2）知识缺乏　缺乏唇裂病因、喂养知识、治疗与康复相关知识。

（3）进食困难　与唇部畸形，父母缺乏喂养知识有关。

（4）潜在营养失调　与术后伤口疼痛、影响进食有关。

（5）潜在感染　与机体抵抗力下降，以及手术创伤有关。

（6）疼痛　与麻醉插管、手术伤口有关。

（7）潜在并发症：呼吸抑制、误吸、呼吸道梗阻、伤口裂开等　与麻醉气管插管、呼吸道分泌物增加、婴幼儿哭闹、伤口张力增加有关。

【护理计划与实施】

（一）护理目标

① 患儿/家长焦虑程度减轻，配合治疗及护理。

② 患儿/家长掌握一定的疾病、治疗、康复等相关知识。

③ 患儿进食情况好，能满足身体需要。

④ 患儿营养状况得到改善或维持，体重保持不变或减轻较少。

⑤ 患儿术后无感染、伤口愈合良好。

⑥ 术后患儿无疼痛或疼痛可以耐受。

⑦ 术后患儿呼吸道通畅、呼吸平稳、伤口无出血、渗血、裂开等发生。

（二）护理措施

1. 术前护理

（1）喂养指导

① 注意喂养体位，可采用坐位、45°角或直立怀抱位；面对面喂哺以利于观察进食情况；少食多餐。

② 不完全性唇裂，吸吮奶头或奶嘴时容易漏气导致吸吮不成功，可指导母亲用手指指腹

堵住嘴唇缺损的部分,使口腔形成一个密闭的环境,以利于奶水顺利流出。

③ 奶瓶喂养者,应选择十字形开口的奶嘴,而不用圆孔状开口的奶嘴。十字形的奶嘴需要一定的负压才会向外打开,而圆形奶嘴不需压力即可自行流出奶,容易造成患儿呛咳及误吸导致吸入性窒息。另外,奶瓶应选择软塑料材质可以挤压的瓶身,这样在喂养时可以配合孩子的吸吮动作挤压瓶身,帮助孩子进食。

④ 强调喂食后拍嗝的方法与正确睡姿,即当患儿喝完奶后,家长应及时有效地帮患儿拍嗝,把气体排出。拍嗝后 30 min 左右,保持侧卧位或是头偏向一侧平卧位,以免因溢奶、吐奶而窒息。

⑤ 唇腭裂手术患儿不需要改变其喂养方式及喂养习惯,可以沿用术前的进食习惯,比如仍然采用母乳喂养、奶瓶喂养等。

⑥ 住院期间应避免更换奶粉,以防止腹泻。

（2）术前准备　核查相关术前检查的完善情况。必要时遵医嘱进行抗生素皮试。术前漱口,麻黄素滴鼻,治疗牙周病及龋齿。术前沐浴更衣,剪短指、趾甲。术前备皮,成人应剪鼻毛,牙槽突裂植骨修复术者需行髂骨取骨区皮肤准备。术前 6～8 h 禁食固体饮食(含牛奶),术前 4 h 禁饮液体饮食(含果汁、糖水);婴幼儿术前 4 h 可遵医嘱进食 100～300 ml 糖水;术前排空大小便。术晨去除身上金属物品、饰品及绳、链等装饰物。术晨建立静脉通道。床旁备负压吸引、吸痰盘、吸氧装置、心电监护仪,以及棉签、压舌板、电极片和手电筒等,准备接收术后病人。

（3）心理护理

① 介绍同室病友及其治愈情况,增强病人归属感及对治疗的信心。

② 介绍住院环境、作息时间、主管医师、护士等,以帮助患儿及家长尽快熟悉病区环境,建立新的人际关系。

③ 教会病人自我放松的方法,适当安排娱乐活动。

④ 针对个体情况进行针对性的心理评估与心理咨询。

⑤ 鼓励患儿家属和朋友给予患儿关心和支持。

2. 唇裂术后常规护理

（1）保持呼吸道通畅

① 唇裂手术由于麻醉插管的刺激和气管插管压迫呼吸道,导致呼吸道黏膜充血、水肿,术中镇静剂的使用及术后麻醉药物的残余作用让病人处于沉睡状态,咽部分泌物容易误吸而导致吸入性窒息。

② 术后应密切观察呼吸频率、节律、对称性、听呼吸音,及时有效地抽吸口内、鼻腔内分泌物,防止缺氧、窒息的发生。

③ 麻醉未醒前应平卧头偏向一侧,持续低流量吸氧 2～4 L/min;同时,观察皮肤、黏膜及口唇颜色,判断有无发绀等。

（2）24 h 心电监护　严密观测病人的神志、瞳孔、呼吸、心率、血压、血氧饱和度(血氧饱和度须保持在 95% 以上)。及时监测体温和出入量(进食量、静脉补液量、呕吐量、尿量等)的变化,做好记录。

（3）伤口的观察及护理

① 观察伤口有无渗血、渗液、肿胀等。

② 唇裂当日敷料覆盖伤口,次日暴露;可用 0.9%氯化钠清洁伤口,涂敷金霉素眼膏。

③ 应尽量避免患儿大哭大闹,以免增加伤口张力,影响伤口愈合。

④ 术后一般可采用唇弓制动。

⑤ 严禁局部伤口受到猛烈撞击,如摔跤、碰撞到坚硬的床挡和玩具等。

⑥ 注意约束患儿手臂,防止其手指抓挠伤口(可戴手套或袜套,或以别针固定手臂衣袖,小夹板或自制一次性纸杯杯罩固定患儿双手)。

⑦ 唇裂术后 5～7 天拆线(使用可吸收线者不必拆线)。

(4) 药物的使用及输液管理

① 根据医嘱进行抗炎及消水肿治疗,应保证药物的及时准确输入。

② 小儿补液量的计算:禁食期间输液量主要根据其体重计算:首 10 kg 为 100 ml/(kg·d),次 10 kg 为 50 ml/(kg·d),其余为 20 ml/(kg·d)。例如,体重为 21 kg,其每日的补液量为:100 ml/(kg·d)×10 kg＝1 000 ml/d;50 ml/(kg·d)×10 kg＝500 ml/d;20 ml/(kg·d)×1 kg＝20 ml/d。此患儿的全天补液量为 1 520 ml。

③ 小患儿需严格注意输液速度的调控:输液速度依据其体重计算:输液速度(滴/分钟)＝体重×(3～5 ml/h)÷60 min×20 滴。例如,体重为 21 kg,其输液速度为:21×4÷60×20＝28 滴/分钟。

(5) 术后饮食护理 术后当天麻醉清醒后 4 h 内禁食;清醒 4 h 后可饮温凉开水 50～100 ml,观察 30 min 后若无呕吐、呛咳则饮温糖水 50～100 ml,再观察 30 min 后可饮温牛奶 100～150 ml 或流质饮食,每天 6～8 次或按需供给。

3. 不同类型唇裂手术的术后护理

(1) 唇粘连术术后护理

尽可能避免患儿哭闹和自行抓扯伤口,以免复裂。限制患儿双手运动,以防止其自行抓挠伤口。术后 1 周内用含抗生素的软膏涂抹创面。通常术后 1 天,患儿能经口摄入足够营养后可出院。一旦发生复裂,不建议即刻行再次缝合上唇伤口,可通过换药待其自行愈合。

(2) 唇部 Abbe 瓣转移修复术术后护理

① 术后取半坐卧位,以利于呼吸道通畅,减轻唇部肿胀。

② 保持呼吸道通畅:由于上下唇粘连、口唇封闭,需及时有效地抽吸分泌物,避免呼吸道阻塞。术后可从两侧嘴角处各放一根通气管,以辅助通气。此外,需床旁备大剪刀及口、鼻咽通气道,紧急情况时可视情况将缝线剪开。

③ 密切观察呼吸情况:若病人自觉呼吸不畅或血氧饱和度较低,应予间断低流量吸氧。

④ 皮瓣观察:一般术后 1～2 天,需每 1～2 h 观察皮瓣血运情况,对皮瓣的颜色、肿胀程度、毛细血管充盈时间、弹性、温度、渗血情况等作出判断。正常情况下,皮瓣组织的颜色应红润,色泽较邻近组织相同或稍红,以棉签轻触后毛细血管充盈回复迅速。若皮瓣皱缩且颜色变淡或苍白,表示动脉供血不足,需遵医嘱使用扩血管药。若皮瓣颜色青紫或暗黑,表示静脉回流受阻,应立即通知医师查看,一般可选择拆除 1～2 针缝线以利于引流;如果表皮或真皮坏死,应保持干燥,使其仅局限于干性坏死,待其完全分离后再行剪除。

⑤ Abbe 瓣修复后唇部伤口应暴露,保持清洁,有血痂者 24 h 后用 0.9%氯化钠清除。

⑥ 术后应注意保暖,防感冒,以避免咳嗽、打喷嚏等。

⑦ 术后使用口饲管进食,注意少量、缓慢喂食,喂食速度与患儿吞咽保持一致,避免呛咳

及误吸。

⑧ 应注意保持口腔清洁,进食后以注射器抽取生理盐水冲洗口腔。

⑨ Abbe 瓣手术一般术后 7 天拆除唇部切口处缝线;10~14 天行 Abbe 瓣断蒂术;断蒂 1 周后拆除再建组织瓣缝线。

(3) 鼻中隔软骨及肋软骨取出植入术术后护理

① 术后取半坐卧位或适当抬高床头,以减轻鼻部伤口肿胀。

② 保持呼吸道通畅。由于术后采用油纱填塞而堵塞双侧鼻腔,个别患儿因此出现情绪紧张而加重呼吸困难,应加强心理护理;可嘱患儿张口呼吸,以一小块湿纱布遮盖唇以湿润空气,避免咽干;必要时经口腔低流量吸氧。

③ 术后当日可用冰袋冷敷鼻部;术后 3 天可使用地塞米松磷酸钠注射液静脉滴注以消除鼻部肿胀。

④ 观察鼻部敷料的固位情况,通常术后 72 h 鼻腔采用油纱条压迫止血,止血时间不超过 48 h;应注意观察压迫敷料的固位情况。

⑤ 应注意观察肋软骨取骨处有无皮下气肿,局部是否有捻发感或气胸的发生;肋软骨取骨处术后可采用腹带加压 72 h。

⑥ 术后 1 个月内避免触摸、抓挠鼻部,避免鼻部受到外力的碰撞。

⑦ 教会病人正确安放硅胶鼻模的方法。

(4) 牙槽突裂植骨修复术术后护理

① 术后适当抬高床头,髂骨取骨处可以腹带适当加压制动,术后 72 h 内避免过度活动。

② 注意观察术区有无渗血、渗液,可冰敷面部以改善肿胀程度。

③ 观察植骨处有无出血及骨渣溢出,有无异味。

④ 观察髂骨取骨处伤口有无渗血及红、肿、热、痛等以及有无皮下气肿。

⑤ 术后使用口饲管喂食流质,避免食物残渣污染伤口;1 周左右恢复正常饮食,但应避免辛辣刺激性食物和硬质食物。

⑥ 应加强口腔护理,每次进食后先用温开水漱口,再用复方氯己定漱口液漱口,以预防伤口感染。

⑦ 指导病人小心地清洗上颌牙齿、下颌牙齿和舌体;一般术后 10~14 天可淋浴;术后 3 个月内应避免剧烈活动,如跑步、骑自行车、滑板等。

⑧ 伤口完全恢复后可辅以正畸治疗。

⑨ 术后 3 个月复查 X 线片,以观察疗效。

【健康指导】

(1) 疾病知识　介绍疾病相关知识。

(2) 治疗模式及治疗时机　按照序列治疗时间安排,讲解手术的条件要求及治疗方式、治疗时机选择,尽可能为患儿及其家长提供正确科学合理的治疗知识宣教,如图 9-23 所示。

(3) 饮食指导　母乳喂养者可不改变喂养方式,继续母乳喂养;奶瓶或其他方式喂养者,按原喂养方式继续喂养。1 岁后或已经添加辅食的患儿,手术当天进食流质饮食;术后第 2 天按原习惯喂养,可进食米饭、面条等其他软食。无论采用何种方式喂养,都应注意勿触碰到新鲜伤口。在放入奶嘴或乳头时应动作轻柔,尽量避开伤口缝线处,避免伤口局部压力增加,引起伤口出血或影响术后效果。

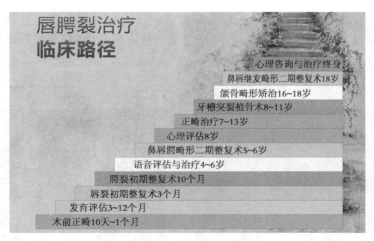

图 9-23 唇腭裂序列治疗流程图

（4）康复指导 详细指导瘢痕贴及鼻模的使用方法与注意事项。唇裂（无腭裂）手术后1年复诊。

二、腭裂

腭裂是口腔颌面部最常见的一种先天性畸形，表现为硬腭和软腭不同程度的裂开。腭裂可单独发生，也可与唇裂伴发。腭部缺裂，口腔与鼻腔直接相通，造成严重的功能障碍，如吸吮、进食、吞咽、咀嚼等功能障碍，尤其吸吮功能和语音功能障碍最为突出。腭裂患儿的面容畸形及功能障碍比唇裂更为严重，对患儿的生活、学习、工作均带来一定的影响。腭裂手术包括初期腭裂整复术及腭裂术后继发畸形的二期整复等相关手术。

【护理评估】

1. 健康史

与唇裂相同，详见本章唇裂护理评估部分。

2. 身体状况

（1）临床表现 出生时即发现腭部裂开，进流质时有鼻孔溢出现象。根据腭裂裂隙程度和部位的不同，其临床表现不同。

① 不完全性腭裂：软腭裂者，仅软腭裂开，有时只限于悬雍垂，不分左右，如图 9-24 所示；硬软腭裂者，软腭完全裂开并伴有部分硬腭裂，但牙槽突完整，无左右之分，如图 9-25 所示。

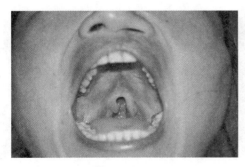

图 9-24 软腭裂

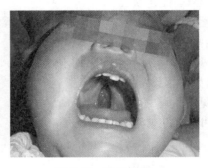

图 9-25 硬软腭裂

② 完全性腭裂:单侧完全性腭裂者,其裂隙自悬雍垂至切牙孔完全裂开,并斜向外直抵牙槽嵴,与牙槽突裂相连,如图 9-26 所示;双侧完全性腭裂者,常与双侧唇裂同时发生,其裂隙在前颌骨部分各向两侧斜裂直达牙槽嵴,鼻中隔、前颌及前唇部分孤立于中央,如图 9-27 所示。

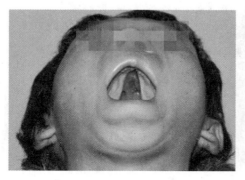

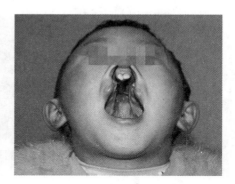

图 9-26　单侧完全性腭裂　　　　　　　　图 9-27　双侧完全性腭裂

　　(2) 身体状况评估　评估患儿年龄及体重,腭裂手术年龄需达到 10 个月,体重不低于 8 kg;检测生命体征。14 岁以下儿童须进行生长发育评估,了解其生长发育水平,评估有无颈短、肥胖等现象。注意筛查有无小下颌畸形,排查是否为综合征性唇腭裂。检查患儿有无咽部红肿、听诊双肺呼吸音情况。

3. 辅助检查

(1) 胸片检查　以明确其心肺情况,了解有无肺部感染。

(2) 心电图检查　初步了解有无心脏疾患。

(3) 血常规　主要检查身体有无感染、贫血以及出凝血功能是否正常等。

(4) 血生化　检查肝肾功能。

(5) 感染性疾病筛查　排除相关感染性疾病。

(6) 尿常规　筛查有无尿路感染及肾脏病变等。

(7) 听力检查　筛查有无腭裂伴发性中耳炎致听力损害的情况。

(8) 中耳鼓室压测定　了解中耳功能情况,如有无中耳积液等。

(9) 鼻咽纤维镜检查　了解腭咽闭合情况。

(10) 语音评估　评估其语音功能状况。

4. 心理-社会状况

与唇裂相同,详见本章唇裂护理评估部分。

【治疗原则】

以外科手术为中心的序列治疗。

【常见护理诊断/问题】

详见本章唇裂相关内容。

【护理计划与实施】

(一) 护理目标

详见本章唇裂相关内容。

（二）护理措施

1. 术前护理

同本章唇裂相关内容。

2. 腭裂术后护理

（1）保持呼吸道通畅

① 同唇裂手术一样,腭裂手术由于麻醉插管的刺激和气管插管压迫呼吸道导致呼吸道黏膜充血水肿,术中镇静剂的使用及术后麻醉药物的残余作用让患儿处于沉睡状态,咽部分泌物容易误吸而导致吸入性窒息。

② 腭裂术后咽腔较术前缩小,口内伤口覆盖的碘纺纱布与后坠的舌体使口咽通气道变窄,可使有效通气量减少。

③ 术后应密切观察呼吸频率、节律、对称性、呼吸音,及时有效地抽吸口内、鼻腔内的分泌物,防止缺氧、窒息的发生。

④ 麻醉未醒前应平卧头偏向一侧,持续低流量吸氧 $2\sim4$ L/min;需注意观察皮肤、黏膜及口唇颜色,判断有无发绀等。

⑤ 腭裂患儿术后舌头以缝线牵拉固定,可在发生窒息等紧急情况时可牵拉后坠的舌体而改善通气。

（2）生命体征监测　详见本章唇裂术后相关内容。

（3）伤口的观察及护理

① 观察伤口有无渗血、渗液、肿胀、淤血、青紫等。

② 腭裂术后对口内伤口的观察,因是否放置碘纺纱布而不同。未放置纱布者其伤口观察较为直观。部分裂隙较宽的腭裂术后为保护创面、减少出血,在腭部伤口处覆盖一块碘纺纱布,需要患儿张口并发"啊"音,或以棉签、压舌板按压舌体才能充分暴露软腭部位。此类患儿需密切观察口内敷料有无松动脱落堵塞呼吸道,同时注意观察敷料或分泌物的颜色。

③ 观察患儿有无呛咳及频繁吞咽、血压的变化,以判断伤口是否出血。

④ 在正常情况下,手术当天患儿口、鼻腔内可能会有少许淡血性分泌物,其颜色会逐渐变淡。

⑤ 全麻清醒后,由于疼痛、饥饿,以及碘纺纱布的特殊气味,患儿易烦躁哭闹,使伤口张力增加,刺激创面出血。应注意安抚患儿,并注意避免其自行抓挠伤口。

⑥ 腭裂术后如有少量鼻腔渗血时,可以 1% 盐酸麻黄碱滴鼻,或填塞鼻腔止血。

⑦ 腭裂术后碘仿纱布拆除时间根据手术方式不同而定,分别在术后 $3\sim7$ 天进行;伤口使用可吸收线,不必拆线。

（4）药物的使用及输液管理　详见本章唇裂术后相关内容。

（5）术后疼痛护理　因手术的类型及患儿的个体差异,术后疼痛的表现存在明显的不同,可采用药物、雾化、物理、心理护理等方法对不同的患儿采取不同的疼痛护理措施。

（6）术后饮食护理　同唇裂手术一样,腭裂手术当天麻醉清醒后 4 h 可开始进食流质。已进普食的腭裂患儿,手术当天进食流质饮食;术后次日至 2 周进食软食,如粥、软米饭、面包、馄饨等;术后第 3 周起可进食普通饮食。术后半年内不可进食骨头、坚果等坚硬带刺的食物。

（7）术后口腔护理　小儿免疫功能不完善,机体抵抗力低,且不易合作,口内分泌物不易彻底清除，加之口内腺体分泌减少，自洁功能降低，极易使细菌积聚繁殖，造成伤口感染、裂开，形成口鼻瘘。术后可予漱口液漱口，不能配合含漱者，应在进食前后饮少量温开水，除去口内食物残渣，以达到清洁口腔的目的。

3. 不同类型腭裂手术的术后护理

（1）腭裂同期行中耳鼓膜穿刺或鼓膜切开置管术的术后护理

① 术后取患侧卧位，双侧中耳手术者取平卧位，头部适当制动。

② 观察耳部伤口有无渗血、出血，有无脓液溢出（术后当日淡血性液体为正常）。

③ 观察耳后有无红肿、压痛，询问患儿有无头昏、耳鸣、听力下降等不适症状。中耳置管术后早期若继发急性化脓性中耳炎可表现为疼痛、流脓、持续发烧、烦躁和哭闹。

④ 保持外耳道清洁，防止管道堵塞，术后2周内可给予地塞米松、糜蛋白酶，加生理盐水混合液滴耳。

⑤ 术后予流质或软食，逐步过渡到普食，健侧咀嚼，饮食宜温热，忌过硬过烫及辛辣刺激的食物。应避免溢奶、呛奶，以免奶液流入外耳道。

⑥ 若PE管脱落，可不予特殊处理。若掉入鼓室，则应及时取出，但不必立即重新中耳置管；若鼓室内有积液，应考虑重新放置通气管。通气管留置时间最短为6～8周，最长可达半年或1年。

⑦ 术后应严格避免污水进入外耳道，洗头沐浴时可将凡士林棉球或橡胶耳塞塞入外耳道，也可使用浴帽。半年内禁止游泳。

⑧ 术后须避免感冒，避免过度哭闹及剧烈运动，以免增大中耳腔内压力。

⑨ 应教会患儿及家属正确滴鼻滴耳的方法，勿自行随便挖耳。

⑩ 提倡正确的擤鼻方法，即用手指按住一侧鼻孔，稍用力向外擤出对侧鼻孔的鼻涕，用同法再擤另一侧；如果鼻腔堵塞鼻涕不易擤出时，可先用呋麻滴鼻液滴鼻，待鼻腔通气后再擤。

（2）腭咽闭合不全矫治术的术后护理

① 术后可适当抬高床头，取头侧卧位，以利于口内分泌物自然引流。

② 注意保持呼吸道通畅：咽成形术后伤口渗血、分泌物增多，应及时抽吸，必要时可以应用抑制腺体分泌的药物及止血药物。

③ 密切观察呼吸情况：咽成形术后咽腔缩小，加之手术刺激引起水肿以及术后疼痛等原因使患儿呼吸受到影响；可嘱患儿张口呼吸，以一小块湿纱布遮盖口唇以湿润空气，避免咽干；术后可常规行雾化吸入治疗；若患儿自觉呼吸困难或血氧饱和度较低者，可经口腔低流量吸氧以防止缺氧。

④ 咽部手术术后出血多易随吞咽而下，不易被发现，术后应特别留意观察。需要患儿张口并发"啊"音，或以棉签、压舌板按压舌体才能充分暴露手术部位。此外，尚需留意观察患儿有无频繁吞咽，结合血压的变化判断伤口是否出血。少量渗血可滴麻黄素止血，或遵医嘱酌情使用止血药；出血较多者则需重返手术室止血。

⑤ 疼痛护理：术后以咽喉部和颈部的疼痛最常见，应及时遵医嘱给予止痛药物并加强心理护理。

⑥ 咽部手术术后患儿常出现打鼾现象，应教会其正确卧位，如睡觉时抬高床头，尽量避免头颈屈曲；若过度憋气，家属应将其唤醒调整体位。告知家属其打鼾现象会随着术后时间的推移而逐渐好转。

【健康指导】

（1）疾病相关知识、治疗模式及治疗时机的知识宣教：详见本章唇裂相关内容。

（2）饮食指导

① 可不改变喂养方式，继续按原喂养方式喂养。

② 腭裂术后1周予半流质或软食，每日5～6餐；腭裂术后2周软食为主，少食多餐；术后3周可进普食，半年内避免坚硬、带刺食物。术后应给予营养丰富、易消化的清淡饮食，忌食辛辣食物，减少对伤口的刺激。

③ 避免使用筷子或吸管，以免增加伤口张力而影响伤口愈合。

④ 喂养时温度适宜，以免引起伤口出血。

（3）康复指导　3岁以下腭裂手术的患儿于3岁半复诊，3岁以上者术后1年复诊。根据复诊情况决定是否需要语音训练并制订具体的训练计划。语音评估及语音训练须由专业的语音康复治疗师，按照一定的疗程，系统规范地进行训练。

三、唇腭裂的序列治疗

（一）概述

序列治疗是指在先天性唇腭裂的整个治疗周期内，联合包括正畸、麻醉、外科、儿科、护理、语音、心理等多学科的专业人员共同组成专门的序列治疗组（TEAM），根据病人的畸形程度和所造成的生理及功能的影响，从其出生到长大成人的每一个生长发育阶段的适当年龄，制订有序的治疗计划，设计合理的治疗方案按序治疗，并对病人每阶段的治疗结果进行实时动态评价，及时修订治疗计划，调整技术方案，最终使病人在面部形态、功能以及心理上均能达到与正常人一致或接近一致的目的。其中，"序"是指治疗时间的顺序，"列"是指横向的各学科治疗方法的排列组合。

未来唇腭裂序列治疗的发展方向是：促成更多的医院积极组建序列治疗组并开展序列治疗工作；建立序列治疗临床技术应用指南，制订统一的操作流程和技术标准，保证序列治疗过程中各个成员的行为达到标准化；扩大序列治疗的宣传与影响；积极发挥家属在序列治疗组中的作用；积极探索最小型化、最有效率、治疗效果最好的治疗组优化模式，使其显示出较单科治疗或独立性学科治疗更好的治疗效果；积极促进社会系统对唇腭裂病人及其家庭的支持，使病人更好地融入社会，实现真正意义上的身心及社会功能的全面康复。

（二）序列治疗的优势

序列治疗与传统手术治疗的显著区别是：传统外科医师对病人的"一对一"的思考与治疗，导致治疗行为的孤立性和局限性；而序列治疗是一组医师对病人的"多对一"的思考与治疗，将不同学科技术的可行性和互补性完美契合，治疗过程更加注重连贯性和全面性。传统医疗模式下的医师主要考虑的是"我能做什么"，而序列治疗团队中医师考虑的是"我应该做什么"。序列治疗组根据每一位具体的病人个体，预先确定治疗时序，设计治疗方案，安排每一步治疗的时间和方法。预见性的治疗干预模式，改变了由病人带着已经彰显的形态或功能障碍盲目寻找医师的传统治疗方式，从而达到最佳的治疗效果。

开展序列治疗，可以为各学科的医师合作创造条件，避免治疗时间、次数、内容上的重复和相互矛盾，从而提高治疗的整体效率，减轻病人的负担。此外，开展序列治疗，有利于完整收集多学科医师参与的评估、治疗、随访、疗效评定等临床资料，如病历、治疗计划、照片、模型、辅助检查结果、医学影像资料、录音录像资料等，并将以上数据进行全面整理与分析。这是其他单项专科难以完成的工作，这些客观的经验总结可使更多的病人受益。

（三）序列治疗的主要内容及时间顺序原则

唇腭裂的序列治疗涉及的学科包括口腔颌面外科、口腔正畸科、牙体牙髓及牙周科、口腔修复科、耳鼻咽喉科、儿科、语言病理科、护理学、遗传学、心理学及社会学工作等。尽管序列治疗的具体内容以及治疗开始的时间根据每个病人的个体差异有所不同，但仍应根据病人生长发育的普遍规律遵循一定的时间序列原则，见表 9-6。

表 9-6　唇腭裂序列治疗的内容及时间安排

时间（年龄）	治疗内容	主要治疗方法
生后 10 天～ 2 个月	术前正畸治疗 唇粘连术	PNAM 矫治器 Randall 法
3～6 个月	单侧唇裂整复术 双侧唇裂整复复术	华西法、改良 Millard 术等 华西法、改良 Millard 术等
8 个月～1 岁	腭成形术 中耳功能检查与治疗	Sommerlad 法、Furlow 法等 鼓膜切开置管术等
4～6 岁	腭裂语音评估与治疗	语音训练
5～6 岁	唇裂术后继发畸形的整复 腭裂腭咽闭合不全的矫治	Z 成形法、V-Y 成形法 腭咽成形术系列术式
8 岁	心理评估与干预	量表测评、心理咨询
7～11 岁	牙槽突裂的修复	以髂骨骨松质为主的骨移植修复法
11～13 岁	腭裂错𬌗畸形的正畸治疗 唇裂鼻畸形的二期整复	矫正牙弓与牙的形态与位置 以鼻翼畸形整体复位术为主的术式
16～18 岁	牙𬌗面骨性继发畸形的整复	上颌 Lefort Ⅰ型截骨前移术或配以下颌骨斜 　行骨切开后退术
18～20 岁	唇裂鼻畸形的再整复	鼻中隔成形术，骨、软骨移植术等
＞20 岁	心理评估与治疗	量表评估、心理咨询/治疗

（龚彩霞　陈丽先）

第十四节　牙颌面畸形病人的护理

【案例导入】　病人，女性，20 岁。因自觉咬合不佳 5 年入院。诊断为下颌发育过度。入院后，病人精神一般，睡眠差，晚上依赖口服安眠药物才能入睡。病人及家属一直询问医师和护士有关治疗的费用、手术风险和效果。术前病人生命体征平稳，无感冒症状，月经未来。

术前血常规、凝血酶时间、肝肾功能、心电图等均正常,无手术禁忌。在全麻下行双侧下颌升支矢状劈开旋转摆正后退术＋双侧下颌骨部分切除术＋颏成形术＋右侧下颌角修整术。术后口外敷料加压包扎,并口外行持续冰敷伤口72 h,口内行颌间牵引固定,口内伤口进行负压引流管引流。术后第1天,病人口饲管流质饮食,进食差,当天进食不足200 ml流质饮食。伤口肿胀,负压引流不畅,精神状态差,不愿下床活动。经护士细心护理后,病人恢复良好,于术后第7天出院。

思考题

(1) 针对该病人,护士在术前应采取哪些方法做好病人心理护理?

(2) 该病人术前护理要点有哪些?

(3) 该病人的术后护理观察要点包括哪些方面?

(4) 出院时护士应重点做好哪些健康指导?

　　牙颌面畸形是指因颌骨发育异常引起的颌骨体积、形态以及上、下颌骨之间,与颅颌面其他骨骼之间的关系异常,随之伴发的牙颌关系及口颌系统功能异常与颜面形态异常。牙颌面畸形不但影响面容美观,造成牙颌功能障碍,更重要的是影响病人的全身发育及心理健康。国内外流行病学调查资料显示,人群中约有40%有错殆畸形,其中约5%为颌骨发育异常引起的牙颌面畸形。

　　现在临床上主要采用现代外科手术与口腔正畸治疗相结合的方式来解决骨性牙颌面畸形。但病人的治疗必须按照严格的治疗程序进行,才能获得最佳预期效果,具体治疗程序包括术前正畸治疗、手术治疗和术后正畸治疗。本章主要介绍牙颌面畸形病人正颌外科治疗的护理。

【病因病理】

　　牙颌面畸形的病因较为复杂,种类繁多,通常分为先天性因素或后天性因素,或者由两者联合影响所致。

　　(1) 先天性因素　由基因遗传或胎儿发育时期的母体内环境影响,导致发育畸形,如先天性唇腭裂发育畸形。

　　(2) 后天性因素　从婴儿到少年的生长发育阶段,任何引起牙颌系统发育障碍的因素均可导致牙颌面畸形。如代谢障碍和内分泌功能失调,儿童时期的不良习惯、损伤及感染等所引起的颌面发育畸形。

【护理评估】

1. 健康史

　　询问病人有无鼻炎、扁桃体炎、佝偻病等可引起错殆畸形的相关病史,有无家族遗传史。有无高血压、心脏病、血液疾病等。了解病人心肺功能、凝血功能等情况。了解病人是否有上呼吸道感染、月经是否来潮等。

2. 身体状况

　　(1) 颜面部发育畸形　呈对称或非对称,畸形可单独或同时发生在上颌骨及下颌骨。

　　(2) 殆异常　包括错殆、咀嚼功能异常。

3. 辅助检查

牙颌模型分析,颜面及牙颌拍照、X线平片、X线头影测量,全身和口颌专科检查,颅面三维 CT 或 MRI 检查。

4. 心理-社会状况

评估病人和家属对该疾病的理解及想要达到的效果,对正畸-正颌联合治疗的配合和耐受力,对治疗相关知识及常规护理知识的掌握程度以及对手术风险的承受能力,对治疗费用的承受能力等。

【治疗原则】

牙颌面畸形病人的治疗必须按照严格的治疗程序进行,才能获得最佳预期效果,具体治疗程序包括术前正畸治疗、手术治疗、术后正畸治疗。

【常见护理诊断/问题】

(1) 社交孤立　与病人自卑心理、性格孤僻等有关。

(2) 潜在并发症:呼吸道梗阻　与手术气管插管、术后伤口渗血、分泌物增加有关。

(3) 有感染的危险　与手术创伤有关。

(4) 语言沟通障碍　与术后颌间固定、牵引、结扎等有关。

(5) 营养不良　与术后伤口疼痛、进食方式改变有关。

(6) 焦虑　对手术及术后效果的担忧有关。

【护理计划与实施】

(一) 护理目标

① 病人焦虑、恐惧程度减轻,配合治疗及护理。

② 术后病人呼吸道通畅,伤口无出血、渗血等发生。

③ 术后伤口愈合良好,病人体温正常。

④ 术后病人可通过书面语言较好地表达自己的想法,与医护人员有效沟通。

⑤ 病人营养状况得到改善或维持,体重保持不变或减轻较少。

(二) 护理措施

1. 术前护理

(1) 心理护理　针对病人对疾病的担忧和恐惧手术的心理,鼓励病人树立信心和勇气;介绍同种病例术后恢复期的病人与其交流,使其减轻恐惧感,以最佳的心理状态接受治疗。对术后可能出现张口困难、语言及进食困难等问题,均应在手术前告知病人,使其有充分的心理准备。

(2) 口腔护理　术前 3 天用漱口液漱口,术晨认真刷牙,清洁口腔。术前 30 min 再次用漱口液含漱至少 5 min 以上,防止术后伤口感染。

(3) 术前准备

① 护士协助病人完成各项检查,并检查各项结果是否正常,各种检查单和知情同意书是否完成并齐全。

② 按外科手术常规做好备皮、备血、皮试等准备。

③ 病人术前 3 天戒烟,并教会病人有效咳痰方法,学会床上使用大小便器。

④ 牙颌面畸形病人由于手术原因,术后颜面、进食方式、交流方式等都有一定的改变,因

此护士应在术前向病人及家属介绍有关疾病知识及治疗计划,让病人认同疾病角色,并积极参与治疗。

⑤ 术后由于手术区加压包扎或进行颌间固定,病人可能出现言语不清。在术前可以教会病人一些固定的手势用于表达基本的生理需要,或通过书面形式交流,如准备纸和笔、小黑板,或通过手机短信、微信等方式进行交流。

(4) 引导板的准备　根据病人手术方式,必要时在手术前 2～3 天,根据模型外科制作引导板,保持术后牙颌关系的稳定。

(5) 术日晨的护理

① 认真检查并确保各项准备工作已落实,帮助病人戴好手术腕带。

② 护士再次了解病人是否月经来潮、有无感冒症状、指甲是否有指甲油等。

③ 建立静脉通道,并在术前 0.5～1 h 内预防性使用抗菌药物。

④ 术晨留置尿管:一般手术时间超过 4 h,则需要在全麻状态下留置尿管,防止全麻术后排尿反射受抑制,或病人术后不习惯在床上使用便器而引起尿潴留。

⑤ 护士护送病人至手术室,并与手术室护士交接病人。

2. 术后护理

(1) 体位　对于神志尚未清醒的病人,应采用平卧位 6 h,头偏向一侧,防止误吸;待完全清醒后可采取半卧位,有利于防止面部肿胀,减轻缝线张力,促进伤口引流。

(2) 神志和意识观察　对牙颌面畸形病人,手术常规采用全身麻醉方式,术后病人神志和意识的观察非常重要。可采用 Steward 苏醒评分标准,评价病人的神志清醒程度、呼吸道通畅程度、肢体活动度 3 个方面。

(3) 保持呼吸道通畅　由于牙颌面畸形病人的手术、麻醉插管都在口腔内进行,颌面部血管丰富,组织疏松,术后口内伤口和咽喉部充血、水肿明显,因此发生呼吸道梗阻的危险较大,故应密切观察病人呼吸情况,及时清除口腔和呼吸道内的分泌物。鼓励病人深呼吸和轻咳嗽,排出气道分泌物;观察病人呼吸的节律和频率,监测动脉血氧饱和度,观察病人面色;必要时行雾化吸入,湿化气道,防止痰液阻塞气道。

(4) 防止伤口出血　由于手术在口内进行,视野小,手术部位深,术中很难彻底止血。因此,术后应加压包扎伤口,保持负压引流管通畅,并严密观察术后伤口引流物的量、颜色和性状;观察伤口有无渗血、渗液及肿胀程度。下颌骨手术应观察病人口底、舌体是否肿胀,伤口有无出血以及颌下区有无肿胀等;上颌骨手术应观察病人咽后壁有无出血和渗血等。一旦发现有出血迹象,应加压包扎,肌内注射或静脉输入止血药,必要时应打开伤口进行止血处理。

(5) 减轻伤口局部肿胀和疼痛　术后术区的肿胀和疼痛是牙颌面畸形病人术后最常见的并发症。现临床上常采用静脉输入药物来减轻病人术后的肿胀,并通过留置镇痛泵或肌内注射止痛药物缓解病人疼痛。也可以采用一些辅助的治疗方法来减轻病人术后的肿胀和疼痛,如早期局部冰敷,可以有效地减轻面部伤口肿胀、疼痛和出血的发生。术后当日立即开始冷敷,冷敷时间一般不超过 3 天。此方法无任何不良反应,但应注意防止病人冻伤。

(6) 注意观察伤口有无感染　由于手术创伤的反应,术后病人体温略微升高,变化在0.5～1℃,一般不超过 38℃为正常情况。术后 1～2 天体温逐渐恢复正常。如果术后 3～6天病人体温降至正常后突然升高或一直发热,且并伴有术区红、肿、热、痛等表现,疑伤口继发感染的可能。因此,护士应注意观察体温曲线变化,遵医嘱给予物理降温或肌内注射退热药物等对症处理。同时,结合血常规结果、伤口分泌物涂片和培养、C-蛋白反应等检查进行针对性治疗。

(7)做好口腔护理　术后因张口受限、咀嚼困难,有时伴有伤口渗血,以致漱口不便,故必须定时进行口腔护理。每次进食后,用 0.9％氯化钠 250 ml 冲洗口腔,再用含氯漱口液漱口,每日 3 次。必要时可借助棉签、探针等彻底清除牙齿上的软垢、食物碎屑、牙菌斑等。

(8)防止营养摄入不足　术后第 1 天,可以根据病人的病情进行饮食指导,采用口饲管给予高热量、高营养的流质饮食。在保证一定能量的基础上,可选择富含维生素 C 丰富的水果,如猕猴桃、橙子等。每次进食量为 100～300 ml,每次间隔 2～3 h,可视病人耐受程度进行调整。

【健康指导】

(1)饮食指导

① 鼓励病人多进营养丰富、清淡、流质饮食,如豆浆、牛奶、鸡汤、鱼汤、排骨汤等。

② 术后 1～3 个月内禁忌辛辣刺激、过烫的食物,如麻辣火锅、辣椒、花椒等。

③ 术后 1～3 个月内禁忌用当归、红花、枸杞、川芎等有加速血液循环作用的中药,以免引发局部出血、血肿,延长恢复过程。

④ 禁忌进食易过敏的食物,如海鲜、热带水果等。

(2)口腔卫生指导　教会病人清洁口腔的方法,保持口腔清洁。

(3)活动指导　术后 3～6 个月避免剧烈活动、挤压碰撞患处。

(4)洗头洗澡注意事项

① 术后洗头、洗澡最好分开洗,水温不宜过高,洗澡时间不宜过长,一般 15～20 min。洗头后不能使用电吹风吹头,以免引起伤口肿胀、出血等。

② 术后 1～3 个月内不能烫脚、泡温泉、蒸桑拿等,以免引起伤口肿胀、出血。

(5)指导病人定期复查　一般出院 3、6、12 个月后复诊。如有不适,应随时就诊。

(邓立梅　辛利琼)

第十章

口腔医院感染护理管理

【学习目标】

1. 掌握医院感染的定义和分类,口腔医院感染的特点与传播途径,个人防护和医护人员健康防护的方法,各种口腔器械的消毒灭菌管理。

2. 熟悉医院感染研究的对象、医院感染的预防控制,口腔器械以及牙科手机处理的基本原则。

3. 了解口腔医疗设备、器械、材料及药物介导的交叉感染种类,医院感染管理现状,口腔正常菌群与感染的关系,口腔医院诊室区域的划分,护理管理在防止医院感染中的作用。

随着健康保健意识的增强,人们对口腔诊疗的需求也日益增长。口腔诊疗包括口腔修复、颌面外科、牙体牙髓、牙周、牙种植等多种诊疗操作。随着现代口腔医学的发展,抗生素的迅速更新换代,先进仪器设备的引进,新业务、新技术的广泛开展,口腔诊疗操作项目越来越多,分科越来越细,服务范围越来越广,侵入性操作不断增加。在给口腔疾病的病人带来转机和福祉的同时,与之相关的医院感染问题也日趋突出,这是摆在口腔医务工作者面前十分突出的问题。

控制口腔医院感染,贯彻以"预防为主"的卫生工作方针,确保病人和医护职工健康,提高医疗服务质量,已是当务之急。护理鼻祖南丁格尔早在克里米亚战争中就提出了清洁护理,并强调医院的卫生条件对于减少病人死亡率的作用,在半年的时间里使伤员的死亡率从50%下降至 2.5%,这充分说明了护理工作在防止医院感染中的作用。世界卫生组织(WHO)提出了有效控制医院感染的关键措施,如消毒灭菌、无菌技术、隔离、合理使用抗生素等。这些措施贯穿于护理活动的全过程,涉及护理工作的诸多方面。正如一些现代医院感染控制专家所指出的那样,医院感染的预防和控制渗透在护理工作的每一个环节。

第一节 绪 论

医院感染或医疗相关感染(healthcare association infection,HAI)是一个伴随医院诞生而产生的古老话题,同时也随着社会的发展、医学的进步变得愈加复杂。在全球范围内,医

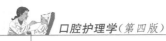

院感染已经成为影响病人安全、医疗质量和增加医疗费用的重要原因,更成了任何医疗机构都无法回避的严重的公共卫生问题。医院感染常导致医疗资源浪费、病人住院时间延长、病人经济负担加重,也极大地增加了医务人员的工作压力和工作负担,成为严重影响医疗安全的隐患之一。早在 2004 年,WHO 就成立了病人安全联盟,并确认 HAIs 为病人安全的首要挑战。

一、医院感染的概念

（一）医院感染的定义

医院感染又称医院内获得性感染,即指病人在入院时不存在,亦不处于潜伏期,而在医院内发生的感染,包括在医院获得而于出院后发病的感染。

WHO（1978 年,哥本哈根会议）给医院感染下的定义是:凡病人因病住院,陪诊或医院工作人员因医疗、护理工作而被感染所引起的任何临床显示症状的微生物性疾病,不管受害对象在医院期间是否出现症状,均属医院感染。

美国疾病控制中心（1980 年）的定义是:医院感染是指住院病人已发生的感染,而在其入院时尚未发生感染也未处于此感染的潜伏期。对潜伏期不明的感染,凡发生于入院后皆可列为医院感染。若病人入院时发生的感染直接与上次住院有关,亦列为医院感染。

中华人民共和国卫生部下发的《医院感染管理规范（试行）》对医院感染的定义是:医院感染是指住院病人在医院内获得的感染,包括在住院期间发生的感染和在医院获得出院后发生的感染,但不包括入院前已开始或入院时已处于潜伏期的感染。医院工作人员在医院获得的感染也属于医院感染。

（二）医院感染研究对象

广义地讲,医院感染研究对象是指一切在医院活动的人群,即住院病人、门诊病人、医院职工、探视者、陪护、家属。除住院病人外,其余研究对象因在医院逗留的时间相对较短,而且与医院外的接触不少,其感染因素较多,难以确定其感染源是否来自医院。另外,有调查表明,医护人员的医院感染多为意外事故,如被利器刺伤、不加防护而接触传染性物质等因素所造成,而与住院病人的医院感染有很大的不同。所以,医院感染的研究对象主要为住院病人。鉴于这些原因,我国卫健委等级医院评审中所确定的感染监测范围为医院住院病人,而且医院感染率的统计也仅限于住院病人。近年来,随着世界各国对医院感染研究的日益重视和深入,在全面综合监测的基础上逐步向目标监测发展,而且监测的范围也从一般医院向其他疗养机构（如精神病院、休养所、残疾人院、养老院、门诊等）扩大。我国数以万计的医务人员分布在门诊、病房、医技、行政及后勤等各个部门,不论是直接或间接接触病人,随时都可能受到医院感染的威胁,而且医务人员也有可能将传染源从社会带至医院。也就是说,医院感染研究的对象有逐渐增多的趋势。

（三）医院感染分类以及预防与控制

医院感染按其病原体的来源可分为内源性和外源性;按其预防性可分为难预防性和可预防性;按其感染途径可分为交叉感染、医院性感染和自身感染 3 类。由于后两种分法的界限性往往难以肯定,故常采用前一种分类。

1. 外源性感染及控制

外源性感染亦称为交叉感染或可预防性感染,通常是指病原体来自病人体外,如其他病人、病原携带者,包括医务人员及探视者,以及污染的医疗器械、药品、血液制品、用物等。近年来,也有将引起医院感染的病原体来自他人的称为交叉感染;病原体来自医院环境的称为环境感染;病原体来自消毒灭菌不严格的医院器具、污染的血制品和药品的称为医源性感染。在此统称为外源性感染。这类感染通过现代消毒、灭菌、隔离和屏障护理等技术措施,切断其传播途径,基本上能预防和控制。口腔诊疗所致的医院感染主要是外源性感染。

2. 内源性感染及控制

内源性感染亦称为自身感染或难预防性感染。引起这类感染的微生物来自病人体内或体表的正常菌群或条件致病菌。例如,口腔、肠道、阴道、尿道及皮肤等部位常构成内源性感染的微生物"贮藏库"。在平常,定植于这些部位的正常菌群对宿主不致病,形成相互依存、相互制约的生态体系。但是,当病人抵抗力下降或免疫功能受损时,原生态平衡失调,宿主即会因对自身正常菌群的感染性增强而发生感染。

目前,无论国外或国内,对外源性感染的认识及预防已比较深入且趋于成熟,能达到有效控制。对内源性感染的研究虽然成果并不显著,但随着认识的深化,也有了不少预防或控制的成功报道。归纳起来,针对具有内源性感染危险因素的病人,常采用以下原则预防:

① 避免扰乱和破坏病人的正常防疫机制。

② 严格执行合理使用抗生素的有关规定,注意保护正常菌群抗定植的能力。

③ 仔细检查和明确病人的潜在病灶(如龋齿、鼻窦炎等)及金黄色葡萄球菌、沙门菌等带菌状态,并及时给予适当治疗。

④ 对感染危险指数高的病人,采取保护性隔离和选择性去污染等措施,控制内源性感染的发生条件。

二、医院感染管理现状

医院感染严重影响医疗护理质量,医院感染管理水平直接体现一个医院的整体管理水平。自 1986 年以来,我国卫计委(卫生部)对该项工作给予了高度重视,先后制定和发布了10 余种关于医院感染管理的措施、规定和标准文件,并将医院感染列为医院分级管理的重要内容,使我国医院感染管理工作迅速走上了正轨。例如,根据 1988 年发布的《关于建立健全医院感染管理组织的办法》的要求,省、市、自治区的各级各类医院都相应地成立了医院感染管理委员会、医院感染管理科、医院感染管理小组,如图 10-1 所示。

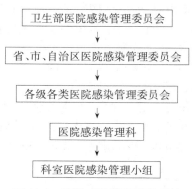

图 10-1 医院感染管理网络系统

这些医院感染网络组织的建立使医院的感染管理工作有了强有力的组织保证。同时，卫健委也将医院感染管理列入医院分级管理的重要内容。各级各类医院的评审达标工作，有力地推动了该项工作的开展。1994年原卫生部医政司发布了《医院感染管理规范》，2002年原卫生部颁布的《消毒技术规范》，使医院感染管理工作有据可依，有章可循，逐渐走向规范化、标准化和科学化管理轨道。

我国十分重视广大医务人员医院感染知识的培训和宣传教育，提高他们对医院感染工作的认识，重视医院感染专（兼）职人员业务素质的提高。全国相继举办各级各类医院感染学习班，而且有些医院将医院感染知识作为岗前培训和常规内容，从而提高了职工对医院感染的认识水平。

随着医院感染管理工作的开展和进一步深入，一些学术组织相继成立，如1991年成立的医院感染控制学会，1994年成立的中华医院管理学会、医院感染管理专业委员会。这些学术团体的成立活跃了全国的感染管理学术气氛，对医院感染管理的研究起到了极大的推动作用。同时有了专业杂志，出版了专著及教材，如《中华医院感染学杂志》《中华医院管理杂志》《医院感染学》《医院感染实用护理手册》等，这对加强全国的学术交流、开阔思路和提高医院感染管理水平都起到了重要作用。

我国地域辽阔、经济状况各异，医院感染管理工作发展极不平衡。有些医院虽然成立了医院感染管理组织，但流于形式，名存实亡。配备的专（兼）职人员不得力、不合理，部分医务人员对医院感染认识不足，重视不够；认为开展医院感染管理工作只有社会效益而无经济效益，不愿意投入；认为医院感染是交叉感染，仅仅是护士的工作等等，致使医院感染管理工作资源不足、停滞不前、难以深入。

因此，建立健全各级医院感染管理委员会组织，配备强有力的医院感染专业人员，特别强调第一线医务人员的教育，树立崇高的医德医风，把控制医院感染的各项规章制度和措施认真负责地贯彻到医疗活动的全过程，这是一个长期而艰巨的任务，也是控制医院感染的关键所在。

第二节　口腔正常菌群与感染的关系

口腔是人体四大菌库（口腔、皮肤、肠道和阴道）之一，是一个复杂完整的生态系统。口腔与消化道、呼吸道相连，与外界相通，解剖结构复杂。成年人口腔中寄居有大量细菌，其数量之大、种属之多均居全身各部位之首。每毫升未经刺激的唾液中细菌达 1.5×10^8，而在牙面或龈沟中集聚的牙菌斑，每克湿重所含细菌数超过 10^{11}。

在正常情况下，这些细菌共生、竞争和拮抗，保持菌群之间的相对平衡，以及与宿主之间的动态平衡，对人一般无害，不致病，这种平衡对保持口腔健康是有益的，称为口腔正常菌群。口腔正常菌群的种类与数量随年龄、饮食、卫生习惯、口腔局部和全身情况等变动，因此，所谓正常菌群是相对的、可变的、有条件的。当口腔正常菌群平衡紊乱或某些因素使这些微生物毒力增强，以及人体口腔的防御机制发生缺陷与破坏可导致内源性感染。

一、口腔正常菌群平衡失调

口腔正常菌群可阻止或限制某些外源性病原体定居，维持菌系的动态平衡，这就是细菌的拮抗作用给人体所带来的好处。当口腔正常菌群失调时则可致病,例如在大部分人口腔中都存在着中等数量的白色念珠菌,人体大量使用抗生素之后常造成白色念珠菌过度繁殖,临床上导致白色念珠菌病。

二、口腔菌系的破坏作用

天然菌系与病原菌有某些相似之处,它们与某些重要疾病的发生有关。天然菌系在一定程度上保留了致病能力。当宿主的条件发生改变时,天然菌系可致内源性感染,如牙周病、亚急性细菌性心内膜炎和放线菌病等。同时,由天然菌系形成的代谢产物也可能增加人体对某些病原菌的敏感性,且其代谢产物为外源性病原体定居提供所必需的碳和能源。此外,天然菌系还可能改变局部物理环境,降低 pH 值和氧化还原电位值,使外源病原体能够生存下来。

三、自然屏障的缺陷与破坏

在正常情况下,宿主与天然菌系之间的关系保持着相互平衡。天然菌可能在宿主体内生长、繁殖,而不损害宿主。宿主的防御机制在这种平衡中起到重要的作用。一旦宿主防御机制受到损伤,这种相对平衡的关系就可能失调而导致疾病的发生。

(1)口腔黏膜机械屏障损害 由于刷牙、咬牙、外物刺伤、手术切口或其他原因均可致口腔黏膜机械屏障破坏,原部位中不引起病变的微生物通过损伤部位进入上皮下组织,使其致病。

(2)营养缺乏 当营养缺乏时,口腔黏膜上皮的通透性增加,烟酸与维生素 C 缺乏可能导致口腔发生严重的梭状菌和螺旋体感染,维生素 A、维生素 C、维生素 D 缺乏则可使机体对结核菌感染的敏感性增加,叶酸缺乏可致口腔黏膜的退行性变。

(3)宿主免疫功能缺陷 宿主因患慢性疾病或由于先天性或获得性免疫缺陷等原因致机体抵抗力低下,可发生感染性疾病,包括口腔的感染性疾病。

(4)宿主的解剖生理缺陷 口腔组织的解剖生理缺陷也是造成口腔疾病的重要原因。如牙齿矿化程度高时,其抗龋能力强。当牙齿矿化程度因遗传、生活条件、机体代谢状况等因素而不良时,易产生龋病。

第三节 医院内口腔感染的常见临床类型和特征

口腔是一个复杂的环境,经常处于湿润状态,适宜多种细菌及真菌寄生。同时,一些长期存在的机械性刺激因素如尖锐的牙尖及牙齿边缘、残根、残冠和不良修复体,进食时的咀嚼摩擦,冷、热、酸、辣的刺激等,使口腔黏膜直接受到威胁而可能引起疾病。

一、病毒感染

1. 上呼吸道感染

绝大多数由病毒引起,包括鼻病毒、冠状病毒、腺病毒、流感和副流感病毒、柯萨奇 A 组病毒等。与口腔诊疗有关的上呼吸道感染主要是咽炎和喉炎。

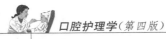

2. 疱疹病毒感染

原发性疱疹口炎为最常见的由Ⅰ型单纯疱疹病毒引起的口腔病变,可表现为一种较严重的龈炎。急性疱疹性龈口炎,多数原发感染的临床表现并不十分显著,以6岁以下儿童多见。原发性单纯疱疹感染发病前常有接触史,潜伏期4～7天,继之出现全身发热、头痛、身痛、咽喉肿痛、颌下淋巴结肿大等。经过1～2天前驱期,口腔黏膜广泛充血水肿,附着龈和边缘龈也有明显的急性炎症损害;口腔黏膜任何部位均可发生成簇小水疱,特别是邻近乳磨牙(成人是前磨牙)的上腭和龈缘处更明显。水疱破溃后可引起大面积溃疡,并能造成继发感染。其原发感染也可在体内广泛播散,引起疱疹性脑炎、脑膜炎以及其他危及生命的并发症。

在原发性疱疹感染愈合以后,不管其病损程度如何,有30%～50%病例可能发生复发性损害。一般复发感染的部位在唇或口唇处,故又称为复发性唇疱疹。虽然复发性唇疱疹是本病最常见的复发形式,但少数复发损害可影响到硬腭。这些口腔内的复发性疱疹感染仍有自限性,由于机体的免疫力使病损局限,其全身反应较轻。

带状疱疹病毒感染也可侵犯口腔颌面部三叉神经,损害可见于颌、眼、面颊、颏部、唇口、腭、舌、颊、龈等部位,更多为单侧不超过中线。该病随着年龄增长,症状加重,病期延长,有的病人痊愈后神经症状可迁延数月或更长时间。

3. 病毒性肝炎

(1) 乙型肝炎　由于其患病率高,且乙型肝炎病毒(HBV)携带者多,可表现为亚临床感染。其牙龈往往有炎症,在接受口腔治疗中其唾液、血液、龈沟液等可直接污染口腔诊室环境,同时含有HBV的血清可直接通过误伤的皮肤污染口腔医务人员,因此所有病人均应视为潜在的HBV感染者,均有潜在的传染危险性。

(2) 丙型肝炎　该病毒是口腔医疗中的一种危险传播因素,其主要传播途径为血液和唾液。

(3) 丁型肝炎　丁型肝炎病毒(HDV)为仅能在已有HBV感染的情况下才能复制的一种病毒。急性丁型肝炎有两种类型,即合并感染和表面感染。前者同时存在急性乙型肝炎和丁型肝炎,但有自限性,很少导致慢性肝炎;后者为慢性HBV携带者的急性丁型肝炎感染,多转为急性重型肝炎。

二、细菌感染

1. 球菌性口炎

球菌性口炎是急性感染性口炎的一种,主要以多种球菌感染为主。临床表现虽常以某种细菌感染为主,常为混合性感染。本病损害以假膜为特征,所以又称为膜性口炎或假膜性口炎。多见于婴幼儿,偶见于成人。内外环境改变、防御能力下降时,如感冒发热、传染病、急性创伤、感染,以及滥用抗生素、激素、化疗和放疗,口内细菌增殖活跃,毒力增强,菌群关系失调,即可发病。

(1) 葡萄球菌性口炎　为金黄色葡萄球菌引起的口炎,多见于儿童,以牙龈为主要发病区。表现为牙龈充血、肿胀,有暗灰白薄的假膜,易被拭去;牙龈乳头及龈缘无破溃糜烂;在舌缘、颊咬合线处可有充血、水肿,多有尖锐灼痛。

(2) 链球菌性口炎　儿童发率较高,常伴有上呼吸道感染、发热、咽痛、头痛、全身不适。呈弥散性急性龈口炎,受累组织呈鲜红色。唇、颊、软腭、口底、牙槽黏膜可见大小不等的表浅上皮和糜烂,有略为高起的假膜,剥去假膜则留有出血糜烂面,不久又重新被假膜覆盖。有轻度口臭和疼痛。

（3）肺炎球菌性口炎　好发于硬腭、口底、舌下及颊黏膜。在充血、水肿黏膜上出现银灰色假膜,呈散在斑块状。

2. 坏死性溃疡性龈口炎

本病同义词病名很多,如奋森口炎、假膜溃疡性口炎、梭螺菌龈口炎、腐败性口炎等。其病原为梭状杆菌和螺旋体。正常情况下,口内两菌共生,单独一般不易感染该病。在局部或全身抵抗力下降时,则可使这两种细菌大量繁殖而发病。在口腔卫生不良、营养状况不佳时则发病迅速,病损严重。本病常是复杂混合感染,好发于前牙牙龈,主要特征为牙龈缘及龈乳头形成穿掘性坏死溃疡。可波及多个牙齿,溃疡边缘不整齐,互相融合成大片溃疡面,并向周围及深层侵犯。除牙龈病损外,可波及唇、颊、舌、腭、咽、口底等处黏膜,局部形成不规则形态的坏死性深溃疡,其上覆盖灰黄或黑色假膜,周围黏膜有明显的充血、水肿,触之易出血。本病因有剧烈疼痛而影响到说话及进食,常伴有发热、头痛等全身中毒症状。

三、真菌感染

由于全身大量应用抗生素、激素,或久病后全身抵抗力降低,或因局部创伤、皮肤潮湿使局部抵抗力降低等,可引起局部或全身的黏膜和皮肤念珠菌病。口腔念珠菌病仅为表层感染,一般并不发展为播散性器官感染。

（1）急性伪膜性念珠菌病　又称为鹅口疮或雪口。多见于婴儿,成人较少见,但久病体弱者也可发生。病损可发生于口腔黏膜的任何部位,表现为口腔黏膜上出现乳白色绒状膜,轻时病变周围的黏膜无明显变化,重则四周黏膜充血发红。绒状膜不易剥离,如强行剥离则出现渗血,且不久又有新的绒膜形成,伴有口干、烧灼、疼痛等自觉症状。

（2）急性萎缩性念珠菌病　又称为抗生素性口炎。表现为黏膜上出现弥散性红斑。以舌黏膜多见,严重时舌背黏膜呈鲜红色并有舌乳头萎缩,两颊、上腭及口角亦可发生红斑。由于上皮萎缩变薄,故黏膜表面发红。伴有口干、烧灼感及疼痛等自觉症状。

四、艾滋病的口腔病变

艾滋病除具有全身性疾病和体征外,口腔黏膜的病变愈来愈引起口腔医务人员的高度重视,其口腔的表现有以下几种。

（1）真菌感染　包括念珠菌病、组织胞浆菌病、隐球菌病等。

（2）细菌感染　包括坏死性牙龈炎、进行性牙周炎、放线菌病、肺炎杆菌感染、大肠杆菌感染、窦腔炎、根尖周炎、颌下蜂窝织炎。

（3）病毒感染　包括疱疹性口炎、巨细胞病毒感染。

（4）口腔溃疡　Volpe曾报道了1例艾滋病病人口腔溃疡特点,溃疡边缘下面的骨质有坏死,黏膜培养有鸟分枝杆菌生长。

（5）艾滋病相关性牙周炎　近年来,在艾滋病毒感染者中发现了一种特殊类型的牙周损害,临床上早期常表现为龈乳头坏死、溃疡、疼痛及出血,随后迅速地破坏牙周附着及骨组织。

（6）艾滋病坏疽性口腔炎　坏疽性口腔炎是一种罕见综合征,主要见于免疫缺陷或严重营养不良的病人。其表现为牙龈炎、口腔严重水肿,不能进食及说话,并有慢性腹泻和体重

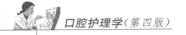

减轻,可闻到口腔恶臭味。若两侧蜂窝织炎延伸到上颌骨处,X射线检查显示牙骨坏疽,颌骨正常。口唇、口腔底部、牙龈和舌头组织显示浸润性坏死。弥漫性炎症和坏死若已影响到口腔黏膜、黏膜下、肌肉和结缔组织,则可引起骨髓炎。

第四节　口腔医院感染的特点与传播途径

一、感染的特点

1. 门诊病人易感因素多

口腔专科医院以门诊治疗为主,口腔医师绝大部分诊疗操作在病人的口腔内进行,治疗器械常会与病人的血液、唾液、其他分泌物及口腔组织频繁接触。HBV、HCV、HIV等病毒不仅存在于血液中,亦可从唾液中排出从而污染口腔器械,80%～90%的牙科病人在口腔治疗过程中伴有牙龈出血和皮肤黏膜损伤。口腔器械污染微生物主要有三大类,即口腔内定植菌群、消化道致病菌群(如沙门菌群、大肠埃希菌群、志贺痢疾菌群、假单胞菌群)以及真菌等。此外,还有备受关注的血液传播性疾病病原。

据文献报道,我国医院口腔科器械上HBsAg污染率波动在5%～30%,城镇个体牙科诊所的器械上HBsAg阳性率为37%,农村诊所内牙科器械HBsAg阳性率高达62%,牙钻手机染菌量可达$5×10^4～5×10^6$ cfu/cm^2。口腔门诊医院感染的重要危险因素来自病人口腔中的分泌物、血液及大量的共生微生物。由于口腔诊室特殊的结构环境(单位牙椅面积3 m×2 m或3 m×3 m),致通风受到一定的影响;可重复使用的口腔诊疗器械器具品种多、数量大、周转快、结构复杂、精密贵重、使用频繁,接触血液、唾液多以及口腔材料的特殊性,对这些器械进行彻底清洗消毒灭菌存在一定难度(如牙科手机、洁治器、拔髓针、钻针、印模托盘等)。当上述危险因素通过不同方式污染诊室空气和环境、污染口腔器具时,极易由消毒或预防工作中的疏忽而增加门诊病人的感染发病率。口腔治疗持续时间长,复诊次数多,在诊疗过程中病人可能由于自身状况而导致各种潜在感染因素增加,这也是口腔门诊病人易感因素之一。

2. 住院病人易感人群多

口腔医院由于专业限定,收治的住院病人多以颌面肿瘤、唇腭裂整形、正颌及关节外科、创伤外科病种为主,住院病人中手术、高龄者、婴幼儿居多。根据全国医院感染监控组织1994年医院感染发病率情况报告,外科高居第二位,儿科居第三位,重要感染部位外科切口位居第二位;重点人群中肿瘤病人最高,高龄及婴幼儿病人发病率处于较高水平。因此,口腔住院病人多具有医院内的易感人群特征。

3. 医务人员感染机会多

口腔医院感染的对象不仅仅是病人,长期与病人面对面、口对口近距离操作并经常接触病人唾液、血液的口腔医务人员,同样存在感染的危险。口腔门诊病人多,周转快,病情隐蔽,医务人员在口腔诊疗过程中接触大量血液、唾液、污染器械和飞雾,而HBV、HIV等病原微生物不但通过血液也可通过唾液引起感染。

以口腔每一门诊病人平均就诊时间为30 min,每一病种平均治疗疗程3～4次,每位医师日均接诊病人14～16人次计算,如此大量的治疗工作都是由医师、护士在病人充满唾液、血液和多种微生物的口腔环境下用手操作完成,且往往医务人员、病人都无法判定口腔疾患病人是否是感染性疾病的带菌者。因此,稍有不慎医务人员即会获得感染性疾病。有文献报道,在英国牙科治疗中每日有 400 例乙型肝炎带菌者接受了常规的口腔治疗。在美国,牙科医师每日治疗 15 位病人,则 7 个工作日就有一个乙型肝炎病毒携带者。调查资料显示,我国医院内医务人员血清 HBsAg 阳性率是普通人群的 3～6 倍,口腔科医务人员血清中 HBsAg 阳性率则是其他科室人员的 4 倍。日本开业牙医 HBV 感染率为 35.9%,美国亦有牙科医师在行医中被感染上 HIV 的报道。

二、感染途径

(一)接触传播

1. 直接接触传播

医师、护士在与病人直接接触中通过手的污染而形成医务人员与病人、医务人员之间、病人与病人之间的交叉感染,这是口腔医院感染的主要途径。如口腔洁治人员经常在出血的牙龈区操作而最具直接感染危险。由于口腔病人中可能含有亚临床感染、潜伏期、健康带菌者以及不愿透露感染疾病实情者,这类病人的唾液和血液最具传染性。因此,许多细菌和病毒都可能在口腔治疗中得到传播,甚至造成大范围感染而出现严重后果。

2. 间接接触传播

主要通过被污染的公用物品或专用物品使病原微生物传播,这是口腔医院感染的又一重要途径。比如,在诊疗过程中医务人员戴着已经污染的手套去取用物品或触摸诊室,就会污染诊室环境和物品;当口腔公用或专用物品被污染上带菌者的唾液、血液而未及时消毒时,便会成为传染源而导致感染性疾病的传播。

(二)空气传播

使用高速涡轮手机、超声波洁牙手机等操作,产生大量带有病原微生物的飞沫、气溶胶和菌雾,随同口腔内的组织碎屑等扩散到周围空气中,污染范围直径可达 2 m。未经消毒的修复体打磨、牙洁治后的机械抛光所形成的碎屑或颗粒固体物质亦可污染诊室环境,形成空气传播。据研究,高速涡轮手机造成的气溶胶可在 1 min 内发散细菌 1 000 cfu(菌落数),简称菌雾。其中,有 95% 的微粒直径小于 5 μm,可直接被人体吸入至呼吸道乃至肺部,也可污染医务人员的手,更可沉降于诊室表面,污染诊室环境,如牙科综合治疗台、诊断桌、治疗车等设备的表面。有研究发现,治疗中产生的飞沫和菌雾大多沉降在医务人员手臂表面、颌下、胸部、头部、口罩或面罩上以及诊室的临床接触表面上,其分布范围受病人口腔卫生情况、体位、牙位、操作类型、是否使用适当的吸引设备、诊室的通风情况、新风置换情况、空气能否保持清新状态等诸多因素影响。因此,口腔诊疗需特别关注呼吸道、高频接触面的防护,强调新风置换及常规防护措施。

(三)媒介传播

1. 水、气传播

在口腔诊疗过程中多表现为经牙科综合治疗台的供水、供气系统和吸唾器所致的水污染传播。口腔诊疗需正压、无油、干燥的压缩空气带动牙科手机高速旋转,从而带动钻针旋转进行治疗操作。当诊疗工作结束时,医师的脚刹松动,高速涡轮手机(A 类空腔器械)停止

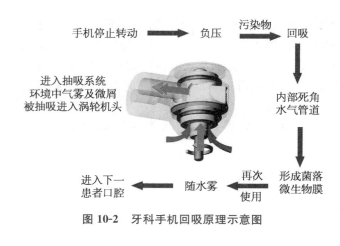

图 10-2　牙科手机回吸原理示意图

转动的瞬间。如图 10-2 所示，因牙科手机结构和工作原理其头部的空气瞬时呈负压状态，导致病人口腔内的唾液、血液、组织碎屑、切割碎屑等污染物回吸入手机内部的死角定植，如果手机内腔未达到充分有效的处置，定植的污染物就会形成菌斑。回吸的力度还可致污染物逆行进入牙科综合治疗台的水、气管线系统，病原微生物也可以在这些部位繁殖并形成生物膜，污染水、气管路系统。当再次使用牙科手机和口腔综合治疗台时，这些菌斑与生物膜可以随治疗所需正压及水雾冲入下一位病人口腔，导致病人和病人间的交叉感染。吸唾器如未及时彻底地清洗，其管道中的残留水也可使细菌繁殖而污染病人。此外，口腔诊室公用水龙头亦是口腔诊疗中不可忽视的一个传播途径。水传播感染性疾病可见于军团菌病等。

2. 口腔材料传播

口腔材料传播主要指口腔治疗中因大量成型或半成型卫生材料污染致病，如口腔种植体、印模材料、印模托盘、蜡、修复体及各种类型正畸矫治器。这些材料来自生产厂家时多以散装形式出现，并带有多种微生物，使用前如不能严格消毒，病原微生物则以此为媒介传播疾病。口腔修复所用的材料多为粉剂，且包装体积较大，常反复为多个病人使用，也易于被污染。修复科所制取的各种印模上常黏附有病人的唾液、血液等，若未适当消毒处理，则可能污染模型，引起技工室医技人员、修复体、临床医务人员和病人之间的交叉感染，故口腔材料也是口腔临床医院感染的重要传播媒介。口腔临床交叉感染途径及方式如图 10-3 所示。

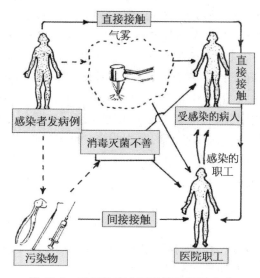

图 10-3　口腔临床交叉感染途径及方式

第五节 口腔医疗设备、器械、材料及药物介导的交叉感染

口腔疾病的诊疗中常会触及唾液和血液。病人唾液和血液中存在着大量的病原微生物,这些病原微生物可直接污染多种口腔设备、器械、材料、药物、模型义齿以及医护人员的手。加之牙钻、洁牙机及三用枪所产生的飞沫、气溶胶等对空气的污染,可造成医患之间、病人之间的交叉感染。据报道,美国牙医乙型肝炎病毒感染率是一般人群感染率的3~6倍,而口腔外科医师高达38.5%。口腔医疗设备及器械已成为口腔交叉感染的传播媒介。

一、口腔设备介导交叉感染

（一）口腔综合治疗台

1. 手机回吸介导的交叉感染

手机在停止转动瞬间所产生的负压,可将病人口腔中的唾液、血液、微生物、切割碎屑物污染等回吸入手机内部的死角及水、气管道,甚至还可能直接进入口腔综合治疗台的水、气管道系统,病原微生物可以在手机内部死角及管道侧壁繁殖形成菌落和微生物膜。当再次使用手机时,回吸入手机内部的污染物可以随水雾进入病人口腔导致交叉感染,这已被实验室细菌学染料试验和对 HBV(乙肝病毒)、HIV(艾滋病毒)病人进行的临床测试所证实。

2. 三用枪介导的交叉感染

三用枪又称为水气(雾)枪,是口腔综合治疗台必备的装置,主要用于冲洗口腔和干燥牙体表面及窝洞。Quinley 等在不同的口腔医院、诊所检测了 300 支三用枪,以其表面、腔内及喷出枪内的水等标本进行细菌培养,均为阳性,而且枪内水的污染率＞92%。研究结果说明,三用枪仍然存在回吸现象,其消毒灭菌与防污染操作应引起足够的重视。

3. 口腔综合治疗台表面及其他装置介导的交叉感染

在口腔治疗操作中,唾液、血液、气雾、飞沫等不仅可污染医师的手及病人的身体,还可污染综合治疗台及周围物体的表面,导致交叉感染。值得重视的是,随着口腔综合治疗台配置的多功能化,如高频电刀、牙髓活力测定器、超声洁牙手柄、光固化机、口腔内镜、数字化牙片机 CCD 传感器等,均要进入病人口腔操作,常因在短时间内反复为多个病人使用,又无全面规范的控制污染的措施,而成为介导交叉感染的传播媒介。

（二）口腔医疗器械介导的交叉感染

口腔诊疗包括口腔修复、颌面外科、牙体牙髓、口腔种植等多种诊疗操作。随着现代医学的发展,口腔诊疗分科越来越细,其操作项目越来越多。不同专业有其特殊的诊疗器械,如牙体牙髓各种根管治疗器械、牙周洁治器械、牙槽外科拔牙器械、牙种植手术器械、正畸修复所用的各种技工钳等,品种多、数量大、周转快,精密、贵重、小器械、中空器械多,器械接触唾液、血液多,锐利器械多,如图 10-4 所示。因此,彻底清洗消毒灭菌的难度较大,口腔诊疗活动极易由于器械消毒灭菌不善而致医院感染和医源性感染的危险。

二、口腔材料、药物反复使用过程中介导的交叉感染

在口腔内科治疗中常使用一些安抚镇痛、窝洞消毒、盖髓、失活、干髓、根管消毒等药物。

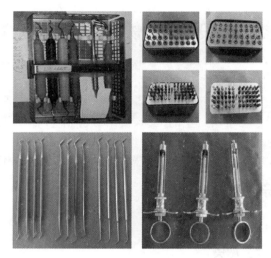

图 10-4　复用口腔诊疗器械示意图

这些共同使用的药物,反复取拿并与其他药物混合调和,操作过程中稍有不慎,极易造成交叉污染。虽然其中一些药物本身具有杀菌、抑菌作用,但药物本身的污染不容忽视。有研究证实使用中的消毒药液发现有链球菌、腐生葡萄球菌、枯草杆菌生长。牙体牙髓修复材料有些在使用时多需粉、液调和,操作中容易介导交叉感染;这些材料的包装过大、材料使用时间较长,反复为多个病人使用,也是在使用中易被污染的一个原因。这些被污染的药物、材料已成为口腔交叉感染的传播媒介。

三、口腔印模、模型介导的交叉感染

印模是用可塑性材料在病人口腔内直接获得的阴模,将阴模用石膏或超硬石膏灌注成阳模即成模型,模型是制成各种修复体的依据和基础。医师备牙后,所取印模上黏附有病人唾液、血液,若不消毒处理,则可污染模型,引起技工室医技人员、修复体、临床医护人员和病人之间的交叉感染,导致医院内感染。

四、医疗设备器械的飞沫与气雾介导的交叉感染

Bentley 研究表明,使用牙钻钻牙、超声波洁牙,以及用牙钻打磨义齿等操作产生的飞沫与气雾也是交叉感染的重要途径之一。这些气雾悬浮于空气中并可进入病人的支气管及肺泡。有研究发现,在诊治活动性肺结核病人的口腔时,高速手机造成的气雾微粒中有结核分枝杆菌,说明病人口腔及呼吸道的细菌可因其口腔操作造成空气污染,从而导致肺结核、肺炎、流感等疾病的传播。HBV 及 HIV 亦可由血液飞沫及气雾进入口、鼻、眼黏膜及破损的皮肤而导致交叉感染。有研究发现,污染有细菌的飞沫及气雾多在医护人员手臂表面、颈下部、胸部及面罩或口罩上,但分布变化极大,受诸多因素影响,如操作类型、牙位、体位,病人口腔和呼吸道内的细菌水平,病人是否术前刷牙或用抗生素液漱口剂漱口,诊室是否使用高容量的抽吸装置和空气消毒灭菌设备等。因此,所有口腔治疗过程中均应采用常规性隔离防护及有效控制污染的措施。

<table>
</table>

第六节 口腔医院感染及预防

常见医院内感染所涉及的面较为广泛,这里重点讨论与口腔临床关系密切的颌面外科手术部位感染、呼吸道感染、尿路感染、乙型肝炎和对人类健康威胁较大的艾滋病感染。

一、口腔颌面外科手术部位感染及预防

据国外资料表明,手术部位感染是术后病人常见的医院感染,约占医院感染病例的25%。在我国,据1983年原卫生部统计,外科手术部位感染为13%~18%。在口腔专科医院的医院感染构成中,外科手术部位感染居于首位,占住院病人医院感染的30%~40%。近年来,由于不同程度地忽视了已经确立的外科手术准则和无菌技术,而过于依赖抗生素,以致在医院里产生了各种各样的耐药细菌,它们对病人更具危险性。手术部位感染可致病人住院时间延长,发病率、病死率增加,不仅加重病人的负担,也增加了医护人员的工作负担和精神压力。如何有效预防手术部位感染是颌面外科病房医院感染控制的工作重心。

(一)病原体及流行机制

(1)造成感染的细菌多为耐药型 引起切口感染通常为已知的医院内的流行菌株,如铜绿假单胞菌、沙雷菌及某些噬菌体型的葡萄球菌。国内研究资料表明,颌面部术后切口感染的致病菌多为需氧、微需氧、兼性厌氧以及厌氧菌的混合感染。由于激素、免疫抑制剂和多种抗生素的应用,不同真菌和病毒也可引起术后切口感染。

(2)造成手术部位感染的主要环节 绝大多数手术部位感染可溯源于手术时刻,而且与术中发生的特定事件紧密相关。颌面外科手术部位感染主要原因为术间口咽部分泌物对创口的污染,少部分由交叉感染引起。感染的细菌主要来自病人自身、手术室环境、参与手术人员带菌。传播方式主要有接触传播和空气传播。

(二)手术部位感染的危险因素

引起术后感染所需的基本条件是有细菌来源、有传播细菌的载体以及细菌经切口进入人体。然而,手术部位是否发生感染则往往与细菌进入切口的数量、毒力和病人的抵抗力有关。因此,手术部位感染的危险可用下列公式表示:

$$\frac{污染切口的细菌数\times(细菌)毒力}{病人的抵抗力}=感染系数$$

公式也可说明,切口均有不同程度的细菌污染,而病人的免疫功能障碍,则术后有较高的感染率。因此,增强术后切口感染的危险因素,如污染细菌数量多、传播细菌的条件多、病人抵抗力低下等诸多危险因素都能影响前述条件。这些因素彼此之间又相互作用,使问题更加复杂化。病人免疫功能、年龄、营养状况、术前住院时间、手术持续时间及切口局部有无坏死组织等,都与发生切口感染的概率有关。

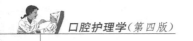

（三）手术部位感染的预防

1. 手术前

（1）缩短术前住院时间　手术部位感染的发生率与病人住院时间的长短有关。住院24 h清洁切口的感染率为1.2%，1周为2.1%，2周为3.4%，3周以上为14.7%。感染率与术前住院时间呈正比关系的原因是，病人的皮肤黏膜和体内寄存的细菌与医院环境和工作人员身上携带的毒力较强且具有耐药性的细菌相互交替。因此，应尽量缩短病人术前住院手术准备时间，能在门诊进行的术前检查不应住院检查；手术室应尽早安排病人手术，最大限度地压缩术前病人住院时间；择期手术病人，应当尽可能待手术部位以外感染治愈后再行手术。

（2）增强病人营养　营养不良肯定对切口愈合有一定的影响，但是否增加术后切口的感染目前并无定论。据国外有关文献报道，此类病人的术后感染率为22.4%，感染率仍高于平均的7.4%。因此，护理人员应提高警惕，积极消除切口愈合不良的因素，降低感染的发生率。鼓励病人术前食用营养丰富的平衡膳食，对进食功能障碍者可给予要素饮食，对因疾病无法从口内进食的病人给鼻饲，以保证病人所需热能。纠正术前水电解质紊乱、贫血、低蛋白血症等，以提升病人抵抗力。

（3）加强合并糖尿病人管理　术前控制糖尿病病人血糖水平，围手术期特别控制高血糖或血糖水平的剧烈波动。

（4）做好术区皮肤准备　据统计，术前不淋浴的病人术后切口感染率为2.3%。国内有医院曾对术前皮肤准备方法进行了研究，结论是术前备皮剃毛与不剃毛的切口感染率无显著性差异。用刀剃毛可在皮肤上留下伤痕，增加切口感染率。因此，术区皮肤的去污垢和去皮屑至关重要，可减少皮肤上大部分寄存的微生物。有条件的病人术前最好用肥皂洗涤淋浴。不能进浴室的病人术区用肥皂洗涤，清洁后涂以杀菌剂。术前备皮应当在手术当日进行，确需要去除手术部位毛发时，应当使用不损伤皮肤的方法，避免使用刀片刮除毛发。术区皮肤消毒应使用卫生行政部门批准的合适消毒剂，以适当的方式消毒，消毒范围应符合手术要求。如需要延长切口，做新切口或放置引流时应当扩大消毒范围。

（5）做好术前口腔准备　颌面外科病人术前均应清洗口腔、洁牙或用药物性漱口液漱口，以减少口腔内常住菌。每一位手术病人术前消毒时常规用碘伏稀释液进行口腔灌洗，灌洗时间不少于3 min。

（6）参与手术人员和环境准备　手术人员按规定更衣戴帽，严格按照《医务人员手卫生规范》进行外科手消毒。口罩的大小要适当，两边应有皱褶，否则细菌可掉入切口。手术衣的袖口和裤脚应扎紧，最好穿上脚套，以减少从内衣里散发的皮屑。消毒手套刺破应立即更换。患疖、湿疹、感冒以及在鼻咽部或肠道中有危险性细菌的工作人员在未治愈前均不得进入手术室。手术室工作人员是传递细菌的重要载体，切不可忽视。手术室人员要尽量减少走动和谈话。通过手术室门的人次越多，越容易加重室内空气的污染，最好通过电视参观或监视手术。

（7）使用抗生素　手术病人皮肤切开前30 min至2 h内或麻醉诱导期给予合理种类和合理剂量的抗生素。

2. 手术中

① 手术室环境物表清洁、空气洁净，最好正压通风，保证手术室房门关闭，最大限度减少人员数量和流动。

② 参与手术的医护人员严格遵循有菌观念、无菌技术操作原则以及手卫生规范。

③ 手术使用的器械、器具、物品等应符合灭菌级水平。

④ 术中注意保暖，保持病人体温正常，防止低体温。

⑤ 控制病人的血糖水平，避免剧烈波动。

⑥ 术中保持有效的止血，尽量轻柔地接触组织，最大限度地减少组织损伤，彻底去除手术部位的坏死组织，避免形成无效腔隙。

⑦ 建议手术室配置恒温箱，冲洗手术部位所需无菌生理盐水等液体恒温 37℃ 下使用。

⑧ 对于需要引流的手术切口，应当首选密闭负压引流。尽量选择远离手术切口、位置合适的部位进行置管引流，确保引流充分。

⑨ 如果手术时间超过 3 h 或手术时间长于所用抗生素半衰期或失血量大于 1 500 ml，术中应当对病人追加合理剂量的抗生素。

⑩ 不在手术室或手术间门口铺设黏性垫子作为控制感染的措施；层流手术间应关注空调出风口滤网的清洗。

3. 手术后护理

（1）合理舒适的体位　术后麻醉清醒取半坐卧位，抬高头部有利于静脉回流，减少组织间隙渗液和消除死腔。

（2）保持敷料干燥清洁　敷料一经渗透应立即更换，并清除能繁殖细菌的渗液，避免皮肤浸渍。

（3）注意观察切口　更换敷料时必须查看切口局部情况，有无感染迹象。对出现分泌物及可疑感染创口换下的敷料，都应及时涂片进行革兰染色检查，必要时做微生物培养和药敏试验。对外科手术部位感染及时诊断、及时治疗、及时监测，敷料集中焚烧。

（4）严格执行无菌操作技术　在护理手术切口前后均应严格执行手卫生，检查和处理开放或新鲜创面以及引流物时，应戴无菌手套和采用无菌技术。

（5）保证术后引流通畅　保持负压管的通畅和引流的持续性单向性。负压引流的吸引力不宜过大，否则易引起细菌污染。引流管周围的皮肤应仔细护理，避免细菌沿管壁进入体内。

（6）做好气管切开护理　严格执行气管切开护理常规，吸痰管坚持一用、一换。雾化吸入器的口罩，每次用后应更换消毒备用。

（7）做好口腔冲洗或口腔护理，尽量让病人保持良好的口腔卫生状况。

（8）保持环境清洁　保持病室内空气新鲜流通，采用湿式擦地，湿式扫床，避免污物等在空气中扩散增加空气中的感染菌数。

（9）病人及家属宣教　告知合理的切口护理方法及手术部位感染的症状并报告这些症状。

二、下呼吸道感染的预防

下呼吸道医院感染是指住院过程中所获得的（不包括入院时已存在或潜伏的）肺部感染。据美国国家医院感染研究所（NNIS）报道，肺部感染占医院内感染的 15.8%，仅次于泌尿系统感染。我国医院感染的病例中以肺部感染居首位，占医院感染的 23.3%～42.0%，且死亡率很高，有医院报道高达 50%。

1. 病原体及流行途径

医院内肺部感染的病原微生物多种多样，以需氧性革兰阴性杆菌为主，约占70%，依次为大肠杆菌和铜绿假单胞菌；其次为金黄色葡萄球菌、肺炎球菌、真菌和病毒。病原体通过3种途径侵入病人下呼吸道：口腔和咽部的细菌吸入、含细菌气溶胶吸入、血源性播散（机体其他部位的感染）。

2. 下呼吸道感染的常见因素

（1）气道的改变和黏膜屏障功能受损　由于手术气管插管、鼻咽腔填塞、气管切开等致气道改变，呼吸道黏膜屏障功能受损，呼吸道清除机制不健全。因此，细菌较易侵入并存留于下呼吸道，引起肺部感染。

（2）机体免疫功能低下　由于病人患慢性消耗性疾病或某些原发疾病免疫抑制作用，病人的免疫功能受损，机体抗病能力下降，细菌易侵入定植而引起感染。

（3）正常菌群失调　多联和广谱使用抗生素治疗，使定植于病人口鼻、咽腔的正常菌群减少，而耐药菌株和真菌则大量繁殖，当被吸入下呼吸道时，可造成支气管或肺部感染。

（4）呼吸治疗器具带菌　麻醉机、呼吸机（器）、雾化器治疗不当，装置消毒不彻底而被污染带菌，使用时产生大量带细菌的气溶胶沉积于肺部毛细支气管和肺泡，并导致感染。

（5）病室环境和空气污染　带菌者口腔分泌物和痰液污染病室环境，工作人员自身带菌和大量探视人员的口咽部带菌污染环境，病室内空气中悬浮致病菌数增加，可引起下呼吸道感染。空调系统对空气的污染也不容忽视，不及时清理空调系统或不做相应的监测常造成医院感染。曾有报道，军团杆菌污染空调冷却水，病室内的空气也被这类菌污染，而暴发感染，特别是对免疫力低下和术后危重病人更具威胁。

（6）呼吸道分泌物沉积　由于手术机体水分丢失、术后卧床以及麻醉药物的作用，导致气管内分泌物黏稠、沉积，支气管纤毛运动能力减弱；加之病人局部伤口疼痛，无意自发性深呼吸和咳痰，呼吸道分泌物得不到排泄，沉积到下呼吸道而引起感染。

3. 下呼吸道感染的预防

（1）加强病室管理　保持室内洁净和空气新鲜，控制陪住和探视，定期监测病室空气感染菌数。

（2）重视术前健康教育　主要教育内容包括吸烟病人必须戒烟；术前应充分排痰，如变更体位、叩背、应用支气管扩张药等；术后深呼吸和咳痰方法；减轻由深呼吸和咳痰引起的伤口疼痛方法；让病人了解过量使用镇静剂的害处；在条件允许下尽早下床走动。

（3）帮助病人有效排痰　指导和协助神志清楚和条件许可的病人排痰。对昏迷病人、气管切开病人，通过定时抽吸痰液、翻身、叩背、保证液体入量、充分稀释痰液等手段帮助排痰。

（4）做好呼吸治疗器具的消毒　氧气湿化瓶及管道应严格消毒晾干后备用，暂时不用时应干燥保存，以免滋生细菌。使用中的氧气湿化瓶，应每日更换瓶内液体，每3天更换消毒一次湿化瓶，呼吸机管路24 h应更换消毒一次。雾化吸入的螺纹管使用后应消毒晾干备用，雾化器容器每24 h应消毒处理，不同病人使用的给氧面罩及氧气导管必须更换。

（5）认真洗手　当手接触到病人呼吸道分泌物时，无论曾是否戴有手套皆应洗手，接触气管插管或气管切开的病人前后均应洗手，切实防止致病微生物的扩散。

三、尿路感染及预防

尿路感染是指细菌在泌尿道直接引起的炎症。据国内资料表明,我国医院感染中尿路感染占 20.8%～31.7%,仅次于呼吸道感染。在发达国家,尿路感染占医院感染病例的 40% 以上,高于呼吸道感染而居首位。我国有相当数量的尿路感染病人因未做常规尿培养而漏诊,所以其感染率较实际为低。在医院的尿路感染中,与导尿有关的菌尿症可占 37.3%～56.0%,导尿是尿路感染的主要危险因素。

1. 病原体及感染途径

医院内尿路感染的病原菌 80% 为革兰阴性杆菌,其中以肠杆菌科和假单胞菌属占多数;革兰阳性球菌约占 20%。感染途径包括导尿或尿路器械操作尿道黏膜损伤,自身正常菌群感染,导管腔内、外细菌逆行侵入,机体其他部位感染经血流引起。

2. 尿路感染发病因素

(1)尿道、膀胱黏膜屏障功能被破坏　由于尿液 pH 值和抗菌活性物质的防御作用,除尿道口附近 1～2 cm 处可存在少量细菌外,一般尿道是无菌的。即使有逆行的细菌也可因膀胱黏膜的屏障防御和收缩功能,使其随尿液排出体外。在保留尿管的情况下,可激惹膀胱黏膜或造成黏膜损伤,这种损伤可破坏其屏障和收缩功能。

(2)导尿致上尿路感染　在正常情况下,输尿管在膀胱壁中潜行,排尿时由于受肌肉挤压而关闭,加之输尿管进入膀胱处有括约肌作用,可使尿液不能反流。但是,当膀胱镜逆行插管和导尿后膀胱松弛时,污染的尿液则可上行引起肾盂肾炎。

(3)尿路特殊的组织学特点　尿路上皮细胞特有的具有结合力的伞状物,使细菌依靠其与尿路上皮细胞或红细胞表面的甘露糖结合,依靠这种特殊的亲和力得以侵入。

(4)细菌 L 型与反复的尿路感染　细菌在高渗状态下(经抗体和抗生素的作用)不能形成胞膜而以原浆形式存在,即细菌 L 型。一旦环境有利,细菌则重新生长胞膜并繁殖致病。因此,细菌 L 型是尿路反复感染发作的重要因素。

3. 尿路感染的预防

(1)严格无菌操作导尿　在严格掌握导尿指征的前提下,对必须导尿的病人按无菌操作技术选用质软、口径规格适当的硅胶质导管轻柔导入。

(2)封闭式无菌引流　留置的保留尿管应保持尿液引流的通畅无菌、持续和封闭状态。

(3)密切观察病情　观察病人有无尿路感染症状,如排尿困难、尿急、尿频和血尿等,尤其应注意观察有无尿管菌尿症的并发症。据研究发现,尿管继发败血症占插管者的 8%。尿源性菌血症男性多于女性(6∶1),这可能因为男性下尿道周围海绵体血管丰富,细菌容易侵入血流,通过盆腔血管进入椎管与颅内静脉吻合而导致颅内及眼部的并发感染。

(4)尿液培养及早期诊断　目前,一般认为尿液中每毫升细菌≥30 个,尤其是伴有脓尿或多次培养为同一菌(排除收集尿液时的污染),即可作为膀胱感染的依据。早期诊断有利控制感染和预防扩散,但不主张频繁检测,以每周 2 次为宜,以免在收集尿标本中,污染到集尿系统和引起交叉感染。为避免尿管与集尿系统连接处的污染,防止破坏密闭的集尿系统,应采用穿刺法留取尿标本。

(5)加强会阴部护理　对留置尿管的病人每日必须进行会阴部的护理,外阴特别是尿道口周围必须保持清洁,无血迹和分泌物。若有污染细菌则可沿尿管壁移行至膀胱并引起感染。

（6）加强健康教育　主要内容：了解导尿术的正确操作和护理；了解留置尿管闭式引流的意义；了解集尿袋放置的正确位置和意义；掌握集尿袋排尿的正确操作，明白保持会阴清洁的意义。在术前、术后对病人进行以上内容的健康教育，以期达到病人合作和提高自护的能力。

四、乙型肝炎感染及预防

病毒性肝炎是世界性社会卫生问题之一，我国属肝炎的高发地区。根据人类的病毒性肝炎病原学研究，可分为甲型、乙型、丙型、丁型、戊型肝炎。据资料报道，乙型肝炎表面抗原（HBsAg）携带者占人口总数的 5%～10%，而其对医院工作人员感染的危险性比一般人群高 5～10 倍。

（一）病原体及感染途径

乙型肝炎病毒（HBV）属嗜肝 DNA 病毒，该病毒对外界环境抵抗力较甲型肝炎病毒强，对一般消毒剂有耐受性，煮沸 30 min（100℃）以上才能灭活。传染源包括病人及 HBV 慢性携带者。传播途径：医源性传播，如输入 HBsAg 阳性的血液或血液制品，通过污染的医疗器械（如动静脉插管、内镜、针刺、血液透析装置、口腔器械等）在治疗或护理操作中传播；性活动为主的密切接触传播；母婴垂直传播。

（二）乙型肝炎感染及预防

1. 医源性传播的预防

（1）认真洗手　在口腔治疗及护理操作过程中，医护人员接触到病人唾液和血液的机会较多，因此医护人员双手被乙型肝炎病毒污染的可能性很大。所以，在每一次治疗操作前或后都必须严格按规定用消毒液浸泡和肥皂流动水充分洗手。近年来，戴手套进行口腔治疗、护理操作，是一种较好的自我保护免受污染的方法。但是，必须强调在每一位病人治疗护理完成后应脱去污染的手套，并认真洗手。切忌戴着手套做其他工作，如调和材料、病历记录、写处方、取物、接电话、开门、拧水龙头等，以免造成清洁区的污染，导致交叉感染。

（2）口腔器械采用有效消毒灭菌方法　凡是耐高温耐湿的器械首选压力蒸汽灭菌，不耐高温不耐湿的物品可采用低温灭菌。如无低温灭菌设施，可采用化学浸泡消毒时，需符合国家相应规范要求。选用对乙型肝炎病毒有杀灭作用的高效消毒剂，如 2% 戊二醛浸泡或含氯消毒剂浸泡。

（3）严把一次性医疗器械物品质量关　近年来，我国不少医院使用了一次性医疗器械、物品，如一次性口腔检查盘、无菌输液装置、注射器、漱口杯等。应加强对这类用物的督查和管理，保证其使用质量，预防因不洁或污染所致的医源性感染。

（4）住院病人床边隔离　住院病人一经确诊为 HBV 携带者，应施行床边隔离，床头设隔离标志。对病人进行治疗护理之后，用流动的肥皂水洗手，或在操作时戴手套。病人用过的物品包括病床单元、餐具、便器等均应彻底消毒。必须向病人做有关的健康教育，以取得病人的理解、合作和自我防护。

（5）设立隔离手术台　手术室应设立乙型肝炎病人隔离手术台。在条件不具备时，用能杀灭肝炎病毒的消毒剂处理手术台及污染的器具，用布类物品装污物袋并注明肝炎隔离标志，送洗衣房专门消毒处理。

2. 对医院内高危人群的保护

对经常接触病人血液的工作人员或需多次输血和血液透析治疗的病人,应检查 HBsAg、抗 HBc 和 HBs 主要感染指标。若 3 项指标均呈阴性者,即为乙型肝炎易感者,应注射乙型肝炎疫苗加以保护。

如工作中不慎被刺伤,意外接种了具感染性血液的人员应及时处理。属易感者,应尽快在当日,最迟不超过 7 天肌内注射高价乙型肝炎免疫球蛋白 2 ml(100 IU/ml),并于 1 个月后加强注射一次。

加强对 HBV 携带者的管理。这些人虽然可以照常参加工作和学习,但应定期检查和随访,并注意个人和行业卫生。尤其应防止自身的唾液、血液和其他分泌物污染周围环境及他人。

五、艾滋病毒感染及预防

获得性免疫缺陷综合征又称为艾滋病(AIDS),是一种致死率很高的传染性疾病,被称为"20 世纪的瘟疫",严重地威胁到各国人民的生命,受到 WHO 和各国政府的重视。

1. 病原体及感染途径

艾滋病病原体是人类免疫缺陷病毒(HIV),属能分泌反转录酶的单股 RNA 病毒。艾滋病毒抵抗力弱,对热敏感,56℃、30 min 即失去活性,0.2％次氯酸 5 min 能灭活病毒。近年来的调查研究证实,艾滋病的传播途径通常有以下 4 点。

(1) 性接触传播 这是艾滋病传播的主要途径。据统计,在艾滋病毒感染中,男性同性恋者、娼妓约占 70％以上。

(2) 血液传播 通常是因静脉注射时滥用或共用不洁注射器与针头引起,是静脉毒瘾者感染艾滋病的主要途径。输入带 HIV 的血或血液制品,以及器官、骨髓移植、人工授精等手术也可传染艾滋病。艾滋病同样可以从皮肤黏膜的破损处侵入血液而导致感染。

(3) 母婴垂直传播 感染 HIV 的母亲可经子宫或分娩时和产后致胎儿或新生儿受感染。

(4) 经污染的医疗器械传播 早在 20 世纪 80 年代末期,美国就有医院的清洁工人、护士因被污染的针头刺伤而感染 HIV 的报道,截至 2010 年,美国有 57 名医务人员因职业暴露感染 HIV,另有 143 人可能因职业暴露而感染 HIV。据有关机构估计,全球有超过 1 000 名医务人员因职业暴露感染 HIV。我国的医务人员也同样面临着感染的可能。2005 年,上海一家三级甲等医院口腔门诊对一位病人 HIV 常规检查的结果是阳性,震惊国内的口腔医疗界。2015 年,悉尼 4 家牙科诊所因器械消毒不达标,上万人面临感染艾滋病的风险。

2. 艾滋病感染的预防

HIV 在外界环境中存活时间短,而 HBV 在外界环境中存活时间长,但两者在口腔医院的传播方式很相似。因此,预防 AIDS 在口腔医院传播的方法与乙型肝炎的预防方法基本相同,主要从器械的灭菌、设备和空气的消毒、个人防护以及对已知 HIV 感染者和废物的处理等方面入手。

(1) 消毒灭菌 所有对 HBV 有效的消毒方法对 HIV 均有效,煮沸消毒(56℃)30 min 即可灭活。对艾滋病有效的化学消毒剂如下。

① 次氯酸钠:普通常用的有效浓度为 1 g/L(1 000 ppm),消毒溅有血液的污染物为10 g/L(10 000 ppm)。

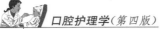
② 甲醛：常用的有效浓度为 50 g/L。

③ 乙醇：常用的有效浓度为 75％。

④ 戊二醛：常用的有效浓度为 2％。

⑤ 过氧化氢：常用的有效浓度为 2％。

一般被 AIDS 病人的血液、唾液、龈沟液、排泄物、呕吐物污染的器械，如涡轮机、手机、钻针、刮治器、拔牙钳、模型托盘等，或经病人接触的物品，均应按相应流程严格处理，敷料及废弃物（可焚烧物品）应焚烧处理。器械类用有效浓度消毒液浸泡消毒后刷洗，再分类进行高压灭菌、煮沸灭菌或化学消毒剂灭菌。

（2）手卫生　凡为病人进行口腔治疗护理操作前后均应认真洗手，严格执行戴手套制度，防止交叉感染。

（3）妥善处理标本　AIDS 病人的标本应标记后送检，并妥善处理。

第七节　口腔医院感染护理管理

口腔护理工作在口腔医院感染预防及控制中有着十分重要的作用。WHO 提出的有效控制医院感染的关键措施包括消毒、灭菌、无菌技术、隔离、合理使用抗生素，以及监测和通过监测进行效果评价。这些都是护理工作的主要内容，护理队伍则是医院感染控制的主力军。运用现代护理手段，科学地做好这些护理工作，可有效地预防和控制医院感染的发生。因此，护理管理在医院感染管理中有着十分重要的意义。

一、诊室环境管理及个人防护

（一）洁净空气

（1）自然通风　各诊室对流通风，每日早、中、晚各一次，每次 30 min 以上，尤其是使用空调的房间更应注意通风，保持室内空气新鲜，显著减少空气中微生物含量。这是最为简便有效的空气净化手段。

（2）空气消毒　每日治疗结束后，应用循环风紫外线消毒器或静电吸附空气消毒器消毒 1 h。

（3）通风设备　实验室、技工室、消毒室的工作环境应采用通风设备以利新风置换。必须考虑到，一些微生物可能通过换气而从一个地方吹到另一个地方，因此通风设备应有防止污染空气再循环的装置。为防止微生物的扩散，在通风设备及冷热空调上应备有滤膜，并注意维护保养。

（4）常规清洁　每日治疗结束后应立即湿拭清洁地面，冲洗消毒洗手池，用消毒液刷洗痰盂。凡与病人有表面接触的治疗用品及工作面均应采用相应的消毒剂擦拭消毒，有外套覆盖的物体应及时更换覆盖外套。

（二）手卫生与隔离

1. 手卫生的目的和意义

美国疾病控制中心（CDC）将洗手定义为：将手涂满肥皂泡沫，并对其所有表面进行强而有力的短时间揉搓,然后用流动水冲洗的过程。洗手的目的是为了清除手上的微生物,切断通过手传播的途径,是防止感染扩散最简单最重要的一项措施。从 20 世纪 60 年代至今,国内外关于手卫生与医院感染控制的相关研究文献都显示,医务人员手卫生依从性的持续改善与医院感染和耐药菌感染的下降呈一致性。2004 年 WHO 清洁卫生与安全小组开展了主题为"拯救生命:清洁你的双手"全球手卫生运动,并于 2009 年确定每年的 5 月 5 日为"世界卫生日"。

2. 正确的洗手方法

(1)洗手的条件与设备 洗手用水必须是优质的自来水或已消毒的流动水,不应使用预先用热水器加热到 37℃ 的水,因这种水通常易被嗜水杆菌污染。更不能应用盆内的存水,因为不流动水是细菌良好的"培养基",导致手的污染而使感染传播。每一诊室椅位、每一病室应设一个洗手池,特别是重症监护病室,应多设几个洗手池。其位置应便于使用,水龙头最好是用肘和脚、膝操作开关,或者使用红外线传感自动开关;洗手的肥皂须干燥。也可采用液体皂液,但使用完后必须更换容器。擦手巾必须清洁干燥,最好使用后丢弃,或使用一次性擦手纸巾。

(2)洗手方法 取下手上的饰物;打开水龙头弄湿双手;擦上肥皂或接取不少于 3 ml 或可打湿双手所有表面的足量洗手液;充分搓洗双手至少 15 s,清洗双手所有皮肤,注意指甲、指缝、拇指、指关节、指尖等处,整个揉搓步骤遵循六步洗手法,如图 10-5 所示;流动水彻底冲洗;使用一次性干手纸巾或其他方法干燥双手。用肘、脚关闭水龙头,如为接触式水龙头,避免用手直接关闭,可用避污纸或擦手后的一次性纸巾关闭水龙头,必要时使用护手液护肤。从打湿双手到冲洗、干燥完双手,整个过程耗时 40~60 s。以上正确的洗手方法,可清除和降低手上微生物的密度,防止经手的交叉感染。

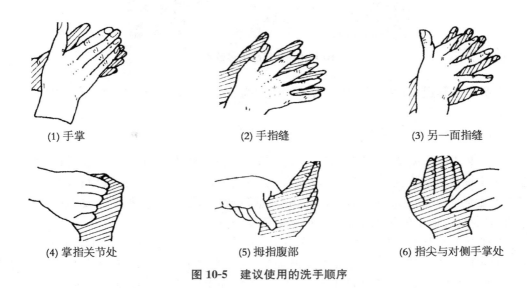

| (1) 手掌 | (2) 手指缝 | (3) 另一面指缝 |
| (4) 掌指关节处 | (5) 拇指腹部 | (6) 指尖与对侧手掌处 |

图 10-5 建议使用的洗手顺序

3. 隔离防护

(1)衣着 所有医务人员均应穿着洗净的工作服。美国牙医学会(ADA)及美国疾病控制中心建议每天换工作服,如果有可见的污染应及时更换。

（2）屏障保护

① 手套：手套能防止皮肤与唾液、血液及黏膜的直接接触。有研究表明，口腔医务人员工作时不戴手套，可造成手指甲中的微生物、唾液和血液持续存在达几天。因此，常规接诊一位病人应换戴一副手套，以保持合理的医疗卫生水平，保障医患双方的医疗安全。

② 眼罩和口罩：在为病人治疗操作中，口腔医护人员应戴眼罩和口罩，以隔绝使用口腔设备产生的气雾悬滴，以及残屑残垢。对治疗中的病人双眼也应给予必要的保护。一次性纸口罩过滤性差，而玻璃纤维和多聚丙烯的口罩能有效地防止疾病的传播。应注意口罩的使用有效性及时效性，潮湿、破损或有明显污染时应及时更换。

（3）橡皮障隔离　在做牙体治疗时应尽可能使用橡皮障，以隔绝唾液、血液的污染，保持操作区域干燥、清洁，减少飞沫，降低诊室空气和物体表面的污染；使术区视野清晰，防止治疗中对口腔黏膜组织的创伤和继发出血；保护病人安全，避免牙科手机在治疗中高速旋转时划伤软组织，药液腐蚀软组织；病人在治疗过程中也不必担心舌头受伤或组织碎片、口腔诊疗小器械掉到气管或食管，如图 10-6 所示。

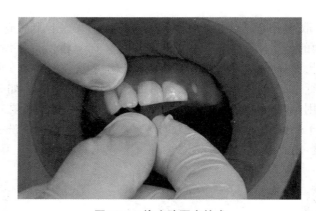

图 10-6　橡皮障隔离技术

（4）吸引器和通风设备　应使用有外通风的高效吸引器，以减少诊室内空气中的微生物气溶胶。

（三）医务人员的健康防护

（1）定期体检和免疫　口腔医护人员每日在充满共生微生物的口腔环境内操作治疗，面对患有感染性疾病的病人。因此，口腔医务人员应当坚持一年一次的健康检查，对易发生的口腔感染性疾病如乙型肝炎、丙型肝炎、结核、疱疹病毒、风疹、麻疹等做必要的血清抗体水平检测，对免疫力低下的职工应给予注射最新免疫疫苗。

（2）注意个人卫生　医护人员的个人卫生状况在口腔医疗活动中起着重要的防护作用，其中手的防护尤为重要。手部不要戴任何饰物，定期修剪指甲，手部指甲长度不应超过指尖，接诊前后洗手并注意正确使用手套。一旦发现手部误伤，应进行必要的处理。

（3）定期更换工作服　工作服应每日更换，最好是穿隔离衣裤；如有可见污染或治疗感染性疾病的病人后应及时更换清洗，对可疑交叉感染的衣物应单独按要求处置。在非诊疗区以外的食堂、商场等公共场所禁止穿着工作服。

（四）误伤的处理

医务人员工作中应特别小心，防止锐利器械和针头损伤，若有误伤应立即采取以下处理方法。

① 对于锐器伤，立即在伤口旁从近心端向远心端轻轻挤压，尽可能挤出损伤处的血液，用肥皂水和流动水彻底清洗伤口，用 0.5% 聚维酮碘等刺激性较小的消毒剂消毒，避免造成二次伤害。

② 如果器械或针头为乙型肝炎病人所冲洗接触过的，所误伤医护人员无免疫力，则应在伤后 24 h 内尽快接受乙型肝炎免疫球蛋白；若从未接种过乙型肝炎疫苗，则应同时注射第一针乙型肝炎疫苗。若曾接种过乙型肝炎疫苗，则应取血确定抗体水平，如果抗体水平不足，则应补充注射乙型肝炎疫苗。如果接诊为 HIV 阳性或可疑病人，对误伤者应进行密切观察，定期检测个人的血清 HIV 水平，检测时间为受伤即刻、伤后 6 周、伤后 12 周。凡疑似乙型肝炎或 HIV 暴露者，均应在有关部门的安排下，在暴露事件发生 24～48 h 内完成自身和暴露源病人血清的 HIV 和 HBsAg 等相关检测，暴露者血清学随访时间为 3～6 个月，特殊情况下随访 12 个月；同时，根据情况进行相应处理，医疗机构还应为其提供必要的心理援助。

③ 如果诊治的病人为可疑破伤风病人，误伤者应立即注射破伤风抗毒素。

④ 根据有关规定向有关部门报告并做好记录。

（五）口腔诊室的护理管理

1. 诊室合理布局

口腔诊室的设计布局已经成为医患双方健康与安全的重要环节。合理的布局可避免清污区域交叉，病人就诊流程安全可靠，医护人员操作治疗受到安全保护。每个诊疗单元相对独立，环境整洁，通风良好。单位牙椅面积不少于 3 m×2 m，按四手操作布局设计；两牙科综合治疗台间宜设物理隔断或独立，隔断高度≥1 400 mm，边台距诊疗椅扶手 66 cm。目的是医师能较容易接触边台，免于接触无关区域。诊室不宜设置多台椅位，诊室的储物柜、地板及墙壁的装修应充分考虑能够简单快捷地进行清洁及消毒。最好使用光滑的无缝及无孔材料，避免微生物聚集；墙壁及座椅表面宜选用乙烯基材料装潢地板用无缝连续的硬质乙烯材料，不宜使用地毯。每一诊疗椅位应设洗手池一个，使用非手动触摸开关；洗手皂液采用壁式固定装置，以便于流动洗手，减少反复触摸端拿的污染。

2. 诊室的区域划分

诊疗区域布局应合理，按功能设置并独立分隔区域，至少应包括诊疗区（诊室、放射室等）、候诊区、动力设备区（如压缩空气设备区）、器械处理区。相对独立分隔区域包括医疗废物暂存区和（或）污水处理区、工作人员办公区及生活区、技工室等，每个治疗单元应分清洁区和污染区。清洁区主要包括边台、洗手设施等；污染区主要指以病人头部为中心，半径 0.5～1.0 m 范围和污染器械存放区以及医疗废物暂存区。

我国通常将治疗室、换药室、手术室等室内划分为无菌区、清洁区、污染区 3 个区域部分，并赋予统一的标准和定义。这些标准同样适用于口腔诊室。依据口腔诊室环境及设备的特殊性，有学者将口腔诊室划分为治疗区、治疗边缘区及治疗外周区，这种划分充分体现了口腔诊室的特点和需要。

（1）治疗区　主要为治疗工作区及相邻区域边台，治疗区内物品应以一次性口腔治疗盘为主,其他位于该区的物品为保持清洁卫生应加盖或覆盖消毒单或一次性保护膜。该区的消毒应于每日治疗前及 2 名病人诊疗之间,常规用含氯消毒液擦拭。

（2）治疗边缘区　该区为口腔治疗操作中需频繁接触使用的诊疗椅附件,如手机、三用气枪托、供水系统与吸唾装置、医师座椅等。该区域物品应于每位病人治疗结束后常规使用含氯消毒液擦拭或清洗。有条件的则可采用外套覆盖,在每位病人诊治后及时更换。

（3）治疗外周区　主要指不易被病人或污染物污染的区域,如贮柜、地板、墙壁及洗手池等,此区域应在每日工作结束后统一清洁与消毒。

3. 诊室废弃物处理

根据医疗废物的类别,将医疗废物分置于符合《医疗废物专用包装物、容器的标准和警示标识的规定》的包装物或者容器内,如感染性废物放入黄色医疗废物袋中,损伤性废物放入锐器盒,病理性、化学性以及药物性废物放入专用的容器内并确保包装物或容器无破损、渗漏。科室暂存的医疗废物,当盛装容量达到 3/4 或暂存时间达到 48 h 后应封口,及时清运。医疗废物清运员清运时与科室按相关交接制度进行交接并做好登记。医务人员使用后的一次性口罩、帽子、手术衣均为感染性废物。各种物品的外包装,包括一次性卫生用品、一次性医疗用品、一次性医疗器械等用品的外包装属生活垃圾。废弃的各种玻璃如输液瓶（袋）、青霉素、头孢类抗生素以及其他粉剂类的小药瓶等不属医疗废物,此类物品可回收利用,放入白色塑料袋,交给有资质的单位处理。口腔诊疗机构应针对医疗废物流失、泄露、扩散等意外事故制订应急预案,一旦发生按相应的应急预案紧急处置。

病人使用过的一次性口杯应作毁坏性无害化处理,一次性口腔器械盒及一次性注射器集中回收处理。在回收中应注意针头及锐器的保护性包装,以避免污染其他物品和误伤医务人员。血液及吸引器的液体应小心注入下水道。临床废物应与生活废物分开装置、分别处理。

二、口腔器械消毒灭菌管理

（一）概述

1. 术语和定义

（1）消毒　利用一切理化因子杀灭或清除传播媒介上的病原微生物,使其达到无害化的处理。

（2）灭菌　利用一切理化因子杀灭或清除传播媒介上的全部微生物,包括芽孢。

（3）口腔器械　用于预防、诊断和治疗口腔疾患和口腔保健的可重复使用器械、器具和物品。

（4）牙科小器械　规格较小的牙科器械,如各种型号钻针、根管器具等。

（5）高度危险口腔器械　穿透软组织、接触骨、进入或接触血液或其他正常无菌组织的口腔器械,如拔牙器械（拔牙钳、牙挺、牙龈分离器、牙齿分离器、凿等）、牙周器械（牙洁治器、刮治器、牙周探针、超声工作尖等）、根管器具（根管扩大器、种类根管锉、种类根管扩孔钻、根管充填器等）、手术器械（种植牙、牙周手术、牙槽外科手术用器械、种植牙用和拔牙用牙科手机等）,以及其他器械（牙科车针、排龈器、刮匙、挖匙、电刀头等）。

（6）中度危险口腔器械　接触黏膜或受损皮肤,不穿透软组织、不接触骨、不进入或接触血液或其他正常组织的口腔器械,如检查器械（口镜、镊子、器械盘等）、正畸用器械（正畸钳、带环推子、取带环钳子、金冠剪等)、修复用器械(去冠器、拆冠钳、印模托盘、垂直距离测量尺等)、各类充填器(银汞合金输送器),以及其他器械(牙科手机、卡局式注射器、研光器、吸唾器、用于舌、唇、颊的牵引器、三用枪头、成形器、开口器、金属反光板、拉钩、挂钩、橡皮障夹、橡皮障夹钳等)。

(7) 低度危险口腔器械　不接触病人口腔或间接接触病人口腔,参与口腔诊疗服务,虽有微生物污染,但在一般情况下无害,只有受到一定量的病原微生物污染时才造成危害的口腔器械,如调刀(模型雕刻刀、钢调刀、蜡刀等)、橡皮调和碗、橡皮障架、打孔器、牙锤、聚醚枪、卡尺、抛光布轮、技工钳等。

2. 口腔器械处理的基本原则

口腔诊疗器械消毒与储存要求见表 10-1。

表 10-1　口腔诊疗器械分类、消毒灭菌水平和储存要求

危险程度	口腔器械分类	消毒灭菌水平	储存要求
高度危险	拔牙器械:拔牙钳、牙挺、牙龈分离器、牙根分离器、牙齿分离器、凿等; 牙周器械:牙洁治器、刮治器、牙周探针、超声工作尖等; 根管器具:根管扩大器、各类根管锉、各类根管扩孔钻、根管充填器等; 手术器械:包括种植牙、牙周手术、牙槽外科手术用器械,种植牙用和拔牙用口腔科手机等; 其他器械:口腔科车针、排龈器、刮匙、挖匙、电刀头等	灭菌	无菌保存
中度危险	检查器械:口镜、镊子、器械盘等; 正畸用器械:正畸钳、带环推子、取带环钳子、金属冠剪等; 修复用器械:去冠器、拆冠钳、印模托盘、垂直距离测量尺等; 各类充填器、银汞合金输送器 其他器械:口腔科手机、卡局式注射器、研光器、吸唾器、用于舌/唇/颊的牵引器、三用枪头、成形器、开口器、橡皮障夹、橡皮障夹钳等	灭菌或高水平消毒	清洁保存
低度危险	调刀:模型雕刻刀、钢调刀、蜡刀等; 其他器械:橡皮调和碗、橡皮障架、打孔器、牙锤、聚醚枪、卡尺、抛光布轮、技工钳等	中、低度水平消毒	清洁保存

① 凡重复使用的口腔器械,应"一人一用一消毒或灭菌"。
② 高度危险口腔器械应灭菌。
③ 中度危险口腔器械应高水平消毒或灭菌。
④ 低度危险器械应中等或低水平消毒。

3. 口腔器械的特殊性

现代化口腔器械的特点是种类繁多、精密度高、价格昂贵、形态大小不一、材质各异。如拔牙钳有喙、关节柄之分,长 15.8~18 cm 不等;根管扩大器细、尖、软,且有螺纹,尖端如绣花针一般尖细;机头形状特殊,金属结构一层套一层,相互之间锯齿连接,质地耐药不耐锈;钻针短小,前端为多层次锯齿状,型号颇多,不易清洁干净,且价格昂贵。口腔器械使用频繁,被血液、唾液、残屑及炎性坏死组织等污染的机会多,必须严格消毒。如果稍有疏忽,消毒不彻底,极易造成医院交叉感染。多年来,口腔器械的消毒灭菌是口腔医务人员棘手的一个问

题。近年来,一次性口腔检查治疗盘(内含口镜、探针、镊子、盘子、隔湿巾)、一次性吸唾器、一次性漱口杯的临床应用,对预防医院内感染起到了积极的作用。一次性物品使用后若管理不善,会对环境造成污染,浪费有限的卫生资源,这些负面影响也应引起医务界的高度重视,也是口腔专业医护人员值得探讨的一个课题。

（二）消毒灭菌方法

常用的消毒灭菌方法有物理方法和化学方法两类。

1. 物理方法

利用光照或热力等物理作用,使微生物的酶失去活性、结构破坏、蛋白质凝固变性而死亡,达到消毒灭菌的目的。

（1）机械除菌　通过擦抹、扫刷、冲洗、通风及过滤来完成除菌。该方法多用于诊室表面清洁及室内减少微生物量。机械除菌只能达到消毒的目的而不能灭菌。

（2）热力应用　包括湿热、干热及焚烧。

① 湿热灭菌(压力蒸汽灭菌):安全、有效、经济的灭菌方法,也是最为有效且应用最为广泛的灭菌方法。凡是耐高温、耐湿热的物品应首选压力蒸汽灭菌。压力蒸汽灭菌器根据其工作原理可分为下排式、预真空式、正压排气式。由于口腔诊疗器械涉及带管腔的器械如牙科手机,宜选用预真空式或正压排气式压力蒸汽灭菌器。预真空及脉冲真空灭菌器的优点为灭菌腔内冷空气排放彻底,灭菌时间短,且效果可靠,但不适用于对液体类物品的灭菌处理。

② 干热灭菌:利用高温热气对流原理灭菌,其基本作用为氧化微生物。在口腔医疗中主要用于对湿热灭菌的补充,如用于易被湿气腐蚀的金属器械、玻璃器皿及液体等的灭菌。该法灭菌效果较为可靠,但穿透力差、灭菌时间长。

③ 焚烧:最为古老传统的灭菌法,应用范围局限,多在野外战地应急时使用。一些医疗废弃物也常采用此法,但均应消毒处理后在定点的焚烧炉焚烧。

（3）辐射灭菌　包括电离辐射、紫外线、超声波。电离辐射灭菌效果可靠,成本低,无残留毒性,穿透力强,可灭菌完整的物品。制造商常采用钴-60辐射γ线对大批医疗器械消毒灭菌,此法不适用于一般口腔器材。紫外线是我国空气及物体表面消毒的主要方法,现发展为高强度、多用途紫外线光源及化学消毒并用的方法。紫外线与乙型丙内酯并用可对血液制品灭菌,预防艾滋病。紫外线杀菌的最强波段为 254 nm,强度在 70 μW 以上,时间 1 h,适宜温度 20～40℃。

2. 化学方法

利用化学药物杀灭病原微生物和所有微生物的方法叫做化学消毒灭菌法。根据其化学消毒剂的灭菌效果分为高效消毒剂、中效消毒剂、低效消毒剂、防腐剂和保存剂。

（1）高效消毒剂　又称为灭菌剂,是指可杀灭一切微生物包括细菌繁殖体、芽孢、真菌、分枝杆菌、病毒的消毒剂。如甲醛、戊二醛、环氧乙烷、过氧乙酸等,适用于口腔高危、中危器械的消毒。

（2）中效消毒剂　除不能杀灭有较多有机物保护的细菌芽孢外,其他微生物均可杀灭。如含氯消毒剂、含碘消毒剂、醇类消毒,适用于口腔中危、低危器材消毒。

（3）低效消毒剂　可以杀灭细菌繁殖体、真菌和亲脂病毒,不能杀灭细菌芽孢和亲水病毒。如苯扎溴铵(新洁尔灭)等季铵盐类、氯己定(洗必泰)等二胍类消毒剂,适用于口腔低危器材消毒。

（4）防腐剂和保存剂 仅有抗菌作用，可抑制微生物的生长繁殖，而不能杀灭微生物的化学制剂。

（5）臭氧消毒法 利用高浓度臭氧(O_3)的强氧化性对细胞膜脂质及一些蛋白质基团的过氧化，而引起菌体破坏，达到消毒灭菌的目的。臭氧极不稳定，在短时间内即自行分解生成氧气和原子氧，故在臭氧发生器停止工作后，在消毒物体表面不滞留化学物质，无二次污染。其杀菌力强，被紫外线激活后的臭氧对芽孢的杀灭力有极大的提高，在常温下 10～60 min 内能有效地杀灭一切病毒病菌。现国内很多医院用臭氧进行空气消毒和床单元的表面消毒。

在有机物残垢存在的情况下，化学消毒剂的抗菌活性会极度降低，若器械表面有污染则不宜用此方法。应根据不同的目的，选择不同的化学消毒剂和消毒方法。

（三）牙科手机消毒灭菌卫生流程管理

（1）带针清洗 牙科手机使用后，在带针情况下使用牙科综治疗台水、气系统冲洗内部水路 30 s。

（2）存放 将牙科手机从快接口或连线上卸下，取下钻针，去除表面污染物，存放于干燥容器内。

（3）回收 物流人员定时至临床各科室回收使用后手机。

（4）记录 点数、分类、记录。

（5）清洗、干燥 清洗分手工清洗和机械清洗。

① 手工清洗：使用压力罐装清洁润滑油，清洁牙科手机进气孔管路，或使用压力水枪冲洗进气孔内部管路，然后使用压力气枪干燥。

注意事项：使用压力罐装清洁润滑油过程中使用透明塑料袋或纸巾包住机头部，避免油雾播散；部件可拆的种植牙专用手机应拆开清洗；不可拆的种植牙专用手机可选用压力水枪进行内部管路清洗；使用压力水枪清洗牙科手机后应尽快使用压力气枪进行内部气路的干燥，避免轴承损坏；压力水枪和压力气枪的压力宜在 2～5 bar，不宜超过牙科手机使用说明书标准压力；牙科手机不宜浸泡在液体内清洗；使用罐装清洁润滑油清洁内部的过程中，如有污物从机头部位流出应操作直到无污油流出为止。

② 机械清洗：牙科手机放入机械清洗设备，固定牙科手机，选择正确的清洗程序，自动清洗。机械清洗设备内应配有牙科手机专用接口，其清洗水流符合牙科手机的内部结构。机械清洗宜选用去离子水、软水或蒸馏水。

注意事项：不宜使用超声清洗机清洗；电源马达不应使用机械清洗机清洗；牙科手机清洗后内部管路应充分干燥。

（6）注油养护 其目的是为轴承和传动机件表面涂润滑油，清洁轴承或涡轮部件间隙中的碎屑及脏物。

① 气压喷罐手工注油养护：压力罐装润滑油应连接相匹配的注油适配器或接头对牙科手机注入润滑油；夹持器械的部位(卡盘或瓣簧)应每日注油；内油路式牙科手机宜采用油脂笔润滑卡盘或瓣簧和轴承；低速牙科弯机和直机注油可参考以上注油方式；特殊注油方式参考厂家或供应商提供的使用说明书执行。

手工注油养护注意事项：清洁注油时应将注油接头与牙科手机注油部位固定，以保证注油效果;避免油雾播散;选择压力罐装清洁润滑油对牙科手机进行清洁的可以不用再次注入润滑油。

② 全自动注油机注油养护:将牙科手机连接相匹配的注油适配器或接头后插入自动注油养护内进行注油;选择适宜的注油程序;可选择清洗注油一体机进行清洗、润滑保养。

全自动注油养护注意事项:手工注油时应注意手法正确;注油后倒放 3～10 min,去除管腔内多余的油及碎屑,防止出现油包及手机连接管道老化;操作过程注意小心轻放,防碰撞及跌摔;注油前应吹干手机内部管腔的水分,注油养护首选带气泵的注油机。

(7) 包装、封口、核数、灭菌装载 将完成养护的手机按规格放入不同型号的纸塑包装袋内,经 180℃医用封口机压膜封口,然后核实数量,依次码放在带筛孔的托盘内。手机之间应保留一定间隙,塑料面朝上,利于蒸汽穿透与干燥。

(8) 灭菌 因牙科手机系 A 类空腔器械,灭菌选用符合 B 级标准的预真空压力蒸汽灭菌器。选择标准程序,注意参数设定及过程监测。灭菌程序结束后将手机从灭菌器内取出,判断灭菌成功与否,有无湿包现象并做好相应记录。

(9) 储存与发放 灭菌成功的手机按类别点数记录置于专柜储存,按交换数量发放至临床使用,如图 10-7 所示。

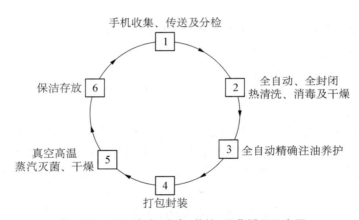

图 10-7 手机清洁、消毒、养护、灭菌循环示意图

① 各诊室使用后的手机按要求回装入启封后的纸塑包装袋内,以避免用后手机污染环境,同时保护手机避免直接碰撞损伤。

② 物流人员去各科室收取手机。

③ 将取回的手机逐个安放在加热清洗消毒柜内的手机插座上。个别黏附有大量血液及组织的手机,应先擦拭清洗,然后再放置于热清洗消毒柜内。

④ 加热清洗消毒程序:先清洗,然后在 93℃条件下消毒 10 min,再经过一次或两次的漂洗过程,最终在 80℃条件下漂洗 3 min。该程序共需 36 min。

⑤ 将手机逐个从清洗消毒柜中取出,进行内部干燥和注油养护。对于低速手机,可将机头直接插入注油机的接口位置,按启动键,经过 35 s 完成内部干燥和注油养护工作。对于高速手机需配置相应的衔接头,进行养护注油。

⑥ 将完成养护的手机放入一次性手机灭菌纸袋内,经压膜封口后送入高温高压蒸汽灭

菌器内。

⑦ 将封装好的手机依次码放在托盘内,之间应保留一定间隙,纸面向上,有利于消毒与干燥。消毒时,必须使用蒸馏水,并确保消毒炉内蒸馏水充足,水系数达到 0 最好,一旦超过 30 应立即更换蒸馏水。

⑧ 一般选择快速程序,灭菌过程为 20 min,容纳手机数视灭菌仓大小而定。

⑨ 灭菌程序结束后,将手机从灭菌器内取出,查看手机灭菌纸袋上的指示剂是否变色,变成黑色为彻底灭菌标记。将灭菌好的手机放入无菌箱内发送至各诊室。

(四)口腔特殊器械、材料消毒灭菌管理

1. 特殊器械、材料的消毒灭菌原则

一般情况下不穿透人体或不与黏膜组织接触的器械、材料可做消毒处理;任何能穿透人体并伸入到口腔组织和黏膜以及灭菌区域的器械、材料应做到绝对灭菌处理;高危人群病人所使用过的器械,都应采用灭菌处理。

2. 口腔特殊器械、材料的消毒灭菌

(1)口腔印模的消毒　口腔印模表面有病人唾液、血液的污染,如果不严格消毒处理,极有可能导致医院感染。印模的消毒方法有多种,如喷雾及短时间浸泡、紫外线照射和气体熏蒸消毒。有学者对喷雾是否能使消毒剂到达各个面持怀疑态度,短时间的浸泡消毒方法可解决这一问题。但是,许多临床医师担心印模在消毒液中浸泡一定时间后,吸水材料可能吸收部分水分而使印模变形。1991 年,美国 ADA 认为浸泡时间不超过 30 min;如果是吸水性印模材料应缩短浸泡时间,宜小于 10 min。有研究认为在此浸泡时间内无变形。建议选择的消毒液有戊二醛、碘伏、次氯化物、合成酚类。消毒方法是:首先用流动自来水冲洗印模;选择合适的消毒液和浸泡时间浸泡消毒;再次冲洗;灌注石膏。

(2)口腔修复体及矫治器的消毒　修复体在技工室完成后需要试戴而往返于临床与技工室之间,如果不消毒处理,有可能成为感染的来源。美国 ADA 推荐用环氧乙烷或碘伏、氯化物浸泡活动(可摘)修复体以达到灭菌的目的。碘伏、氯化物对金属有一定的腐蚀作用,但如果浓度(1∶10 次氯化物)及时间(10 min)合适,其对钴、铬、合金的影响甚微。消毒方法:

① 从病人口中取出修复体,彻底用自来水刷洗或超声清洗。

② 将修复体浸泡于适宜的消毒液中。

③ 待消毒时间到后,取出用自来水冲洗。

④ 树脂修复体冲洗后保存在稀释的漱口液中。

(3)咬合蜡、𬌗堤、模型以及咬合记录的消毒　美国 ADA 建议使用碘伏采用"喷-擦-喷"的方法进行𬌗堤及咬𬌗蜡的消毒,并保持一定的湿度及达到杀灭结核菌的时间,咬合记录若使用 ZOE 或复合印模时,也可使用上述方法消毒印模。石膏模型可采用消毒剂消毒喷雾到足够湿度,或用 1∶10 次氯酸钠或碘伏浸泡的方法。

(4)其他器械的消毒　其他一些耐高温的器械,如面弓、正畸钳、镊子、金属印模托盘、金属用刀、不锈钢碗、根管治疗器械以及磨光用的轮、杯、刷、钻等也应热力灭菌。对光固化机头不耐高温的器械,可采用保护薄膜覆盖加碘伏擦拭消毒处理。

三、护理管理在防止医院感染中的作用

自 19 世纪中叶,南丁格尔倡导科学护理以来,清洁、消毒灭菌、无菌操作以及隔离技术日益为护理界所重视。人们普遍认为,在医院感染管理中,预防远比治疗重要。在此思想指导下,通过大量的临床实践和不断地总结经验教训,总结出一条信念:严格地执行消毒、隔离、灭菌和护理管理制度是预防医院感染的前提,而运用现代护理和管理手段则是降低医院感染发生率的重要途径。

护理管理是医院管理系统中的主要组成部分,在总系统的协调下,运用科学的方法和理论,在医院内实行各种消毒和隔离措施。完善的护理管理是以质量管理为核心,技术管理为重点,组织管理为保证。贯彻执行全院统一消毒隔离规章制度、操作规程和质量控制标准,达到预防和控制医院感染的目的,护理管理起着决定性的作用。

预防医院感染的基本手段——消毒灭菌和隔离等主要技术措施都离不开护理操作。严格地执行消毒灭菌、无菌操作和隔离技术是预防医院感染的重要保证,护理人员是预防和控制医院感染的主力,这一点在任何治疗与护理行动中都必须坚持。

1. 建立健全组织

护理部应在医院感染管理委员会的指导下,组织本系统中有关人员成立预防医院感染的感染管理小组,如图 10-8 所示,由护理部主任或副主任担任组长,组员应包括部分科护士长和护士长,组成感染管理的护理指挥系统,负责制订预防医院感染的近期和远期计划,并提出具体要求。切实可行的预防医院感染的计划是做好护理管理第一步,也是至关重要的一步,它既是护理人员进取的目标,护理质量评定的标准和检查考评的依据,又是做好预防

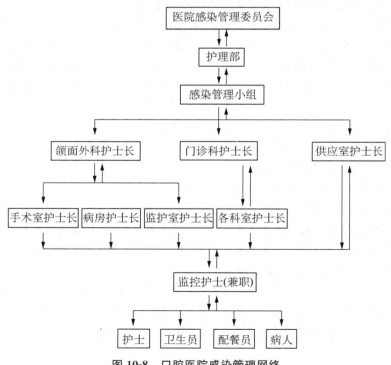

图 10-8 口腔医院感染管理网络

医院感染的一个保障。

护理指挥系统应当充分发挥组织管理的作用和处理、控制感染的职能,通过定期检查、随时抽查以及深入一线等途径,了解情况。以此衡量各科室的护理管理现状和质量,并根据所获得的各方面信息及时处理存在的问题,或作出相应的调整,使医院感染的各项预防措施持续处于良好运行状态。

2. 加强培训教育

不断开展针对性的专业培训与教育是搞好医院感染管理的基础。护理部必须从教育入手,与感染管理专职人员密切配合,根据医院的具体情况,对各级人员进行消毒、隔离技术的培训。只有通过群众性培训,让人人都了解和明确预防医院感染的重大意义、具体要求和实施方法,才能使预防感染的各项计划和措施变为群众的愿望和行动,才能切实控制和防止医院感染的发生。

3. 做好病人健康教育

护理人员是医院内健康教育的主要力量。医院的每一项制度、每一项护理操作的目的与要求都应该向病人作必要的宣传教育,以取得病人的信任和合作。另外,管理好病人,维持病室与诊室的良好环境和秩序亦是预防医院感染措施之一。

4. 健全的规章制度

要做好医院感染的管理工作,在很大程度上取决于行之有效的科学的规章制度。规章制度是人们在长期实践活动中经过反复验证的经验总结,是客观规律的反映,可作为各项工作的准则或检查评价的依据。在制订各项规章制度时,必须注意两个方面:其一,要从现实条件和可能出发,使规章制度切实可行;其二,规章制度必须随着医学科学技术的发展,根据实际情况,在执行过程中不断修正和完善。

四、消毒隔离措施的贯彻落实

消毒、隔离技术是预防感染的基本手段,能否有效地防止和控制口腔临床感染扩散往往取决于消毒隔离工作的质量,因此在实施管理制度时应特别注意以下 4 个方面。

(1)专人负责　每一护理单元应设医院感染监控护士,在护理部和医院感染管理专职人员的领导下,负责督促检查本护理单元的消毒隔离制度及无菌操作执行情况。

(2)定期消毒　无论有无感染发生,各类器具都应按规定时间定期消毒灭菌,不能任意变更。一旦发生感染,应检查消毒液情况、增加消毒次数。除定期消毒的器具外,对某些物品还必须分别做好随时消毒、预防性消毒和终末消毒。如餐具应每餐消毒,便器应一用一消毒,病人床单位应每日清洁消毒,被褥、枕和床垫应终末消毒等。

(3)定期监测鉴定　为确保消毒灭菌的效果,对某些项目应定期监测做出鉴定。例如,对消毒液的有效成分与污染情况,含氯消毒液中有效氯的性能及各种消毒液的细菌污染情况等,必须定时作出分析和鉴定。对压力蒸汽灭菌器还必须定期进行生物与化学检测。重点监测部门如病区治疗室、换药室、手术室、重症监护室,应每月至少有 1 次空气微生物监测报告,并依据医院消毒卫生标准 GB-15982(2012 年修订版)的要求来控制。各类环境空气、物体表面、医务人员手细菌菌落总数卫生标准见表 10-2。

表 10-2　各类环境空气、物体表面、医务人员手细菌菌落总数卫生标准

环境类别	范　　围	标准（cfu/cm³）	标准（cfu/cm²）	
		空气	物体表面	医务人员手
Ⅰ类	层流洁净手术室、层流洁净病房	≤4（暴露 15 min）	≤5	≤5
Ⅱ类	普通手术室、产房、婴儿房、早产儿房、普通保护隔离房、供应室无菌区、烧伤病房、重症监护病房	≤4（暴露 10 min）	≤5	≤5
Ⅲ类	儿科病房、妇产科检查室、注射室、换药室、治疗室、供应室清洁区、化验室、普通病房	≤4（暴露 5 min）	≤10	≤10
Ⅳ类	传染科及病房	—	≤15	≤15

（4）定期检查评价　建立定期检查制度，规定年、季、月、周、日的检查重点，明确划定控制感染机构、护理部、科护士长、护士长分级检查的范围、内容和要求，做到有制度、有部署、有检查。对绝大多数项目的检查，必须按照卫计委《消毒技术规范》规定的统一标准贯彻执行。

（左　珺　曾琪芸　赵佛容）

参 考 文 献

［1］赵佛容.口腔护理学[M].第3版.上海:复旦大学出版社,2017.

［2］高学军,岳林.牙体牙髓病学[M].第2版.北京:北京大学医学出版社,2013.

［3］华红,刘宏伟.口腔黏膜病学[M].北京:北京大学医学出版社,2014.

［4］孟焕新.临床牙周病学[M].第2版.北京:北京大学医学出版社,2014.

［5］李秀娥,王春丽.口腔门诊治疗材料护理技术[M].北京:人民卫生出版社,2011.

［6］林红.口腔材料学[M].第2版.北京:北京大学医学出版社,2013.

［7］张震康,俞光岩等.实用口腔科学[M].第4版.北京:人民卫生出版社,2016.

［8］中华口腔医学会.口腔四手操作技术规范(T/CHSA013—2020)[S].2020.

［9］赵铱民.口腔修复学[M].第7版.北京:人民卫生出版社,2014.

［10］陈治清.口腔材料学[M].第4版.北京:人民卫生出版社,2008.

［11］冯希平.口腔预防医学[M].第7版.北京:人民卫生出版社,2020.

［12］孟焕新.牙周病学[M].第5版.北京:人民卫生出版社,2020.

［13］王兴.第四次全国口腔健康流行病学调查报告[M].北京:人民卫生出版社,2018.

［14］林焕彩,卢展民,杨军英.口腔流行病学[M].广州:广东人民出版社,2005.

［15］冯希平.中国龋病防治指南[M].北京:人民卫生出版社,2016.

［16］葛立宏.儿童口腔医学[M].北京:人民卫生出版社,2014.

［17］秦满.儿童口腔科诊疗指南与护理常规[M].北京:人民卫生出版社,2015.

［18］赵佛容.口腔护理诊疗与操作常规[M].北京:人民卫生出版社,2018.

［19］邹静,李小兵.儿童口腔诊疗与操作常规[M].北京:人民卫生出版社,2018.

［20］么莉.护理敏感质量指标实用手册[M].北京:人民卫生出版社,2016.

［21］中华人民共和国卫生部.临床护理实践指南[M].北京:人民军医出版社,2011.

［22］中华护理学会.成人住院病人跌倒风险评估及预防(T/CNAS 18-2020)[S].2021.

［23］杨艳杰,曹枫林.护理心理学[M].第4版.北京:人民卫生出版社,2017.

［24］中国老年保健医学研究会老龄健康服务与标准化分会.中国老年人跌风险评估专家共识(草案)[J].中国老年保健医学杂志,2019,17(4):47-49.

［25］万学红,卢雪峰.诊断学[M].第9版.北京:人民卫生出版社,2018.

［26］沈洪,刘中民.急诊与灾难医学[M].第2版,北京:人民卫生出版社,2013.

［27］刘文玲.晕厥诊断与治疗中国专家共识(2018)解读[J].中国实用内科杂志,2019,39

(11):949-955.

[28] 王邦宁. 2018 年欧洲心脏病学会晕厥诊断与管理指南要点[J]. 中国临床保健杂志，2019,22(6):742-745.

[29] 尹志勤，王瑞莉. 健康评估[M]. 第 2 版. 北京:人民卫生出版社,2014.

[30] 贾建平，陈生弟. 神经病学[M]. 第 8 版. 北京:人民卫生出版社,2018.

[31] 张志愿. 口腔颌面外科学[M]. 第 8 版. 北京:人民卫生出版社,2020.

[32] 于学忠，黄子通. 急诊医学[M]. 北京:人民卫生出版社,2015.

[33] Stanley F. Malamed. 口腔急症处理[M]. 胡开进，等译. 第 6 版. 北京:人民卫生出版社,2010.

[34] 席淑新，赵佛容. 眼耳鼻咽喉口腔科护理学[M]. 第 4 版. 北京:人民卫生出版社 2017.

[35] 李秀娥. 实用口腔颌面外科护理及技术[M]. 北京:科学出版社,2013.

[36] 毕小琴，龚彩霞. 口腔颌面外科护理基础[M]. 北京:人民卫生出版社,2019.

[37] 毕小琴，邓立梅. 口腔颌面外科护理技术[M]. 北京:人民卫生出版社,2022.

图书在版编目（CIP）数据

口腔护理学/赵佛容，毕小琴主编. —4 版. —上海：复旦大学出版社，2022.8（2024.11 重印）
ISBN 978-7-309-16289-9

Ⅰ.①口… Ⅱ.①赵…②毕… Ⅲ.①口腔科学-护理学-教材 Ⅳ.①R473.78

中国版本图书馆 CIP 数据核字（2022）第 117581 号

口腔护理学（第四版）
赵佛容 毕小琴 主编
责任编辑/张志军

复旦大学出版社有限公司出版发行
上海市国权路 579 号 邮编：200433
网址：fupnet@ fudanpress.com http://www.fudanpress.com
门市零售：86-21-65102580 团体订购：86-21-65104505
出版部电话：86-21-65642845
上海华业装璜印刷厂有限公司

开本 787 毫米×1092 毫米 1/16 印张 26.25 字数 639 千字
2024 年 11 月第 4 版第 5 次印刷

ISBN 978-7-309-16289-9/R·1958
定价：65.00 元